U0225324

顾　问　韩学斌
主　审　李艳芳
主　编　安　健　郭彦青
秘　书　李　俐　王志鑫

心脑血管
前沿技术新进展

Advances in Cardiovascular and Cerebrovascular Technologies

心血管分册

分 册 主 编　魏首栋
分册副主编　邓勇志　李天亮
　　　　　　王海雄　宋晓健

科学出版社
北　京

内 容 简 介

  《心脑血管前沿技术新进展·心血管分册》共分为两篇，心血管临床技术篇详细介绍了冠心病准分子激光消融术、经皮左心室重建术、经皮二尖瓣反流钳夹术、经皮肺动脉瓣置换术、先天性心脏病3D打印技术、小切口冠状动脉旁路移植术等多项技术的原理、应用、注意事项等方面的内容，有助于临床医生全面了解相关技术；心血管影像篇介绍了心腔内超声心动图成像技术、左（右）心超声成像、超声斑点追踪成像、实时3D超声心动图成像等技术，为优化和指导心血管疾病的诊断和治疗提供帮助。

  本书内容丰富实用，层次清晰简明，适合于临床各级医师、护理人员、研究生参考阅读。

图书在版编目（CIP）数据

心脑血管前沿技术新进展：全2册 / 安健，郭彦青主编. -- 北京：科学出版社，2020.6
ISBN 978-7-03-065183-9

Ⅰ.①心… Ⅱ.①安…②郭… Ⅲ.①心脏血管疾病—诊疗 ②脑血管疾病—诊疗 Ⅳ.① R54② R743

中国版本图书馆 CIP 数据核字（2020）第 088295 号

责任编辑：于 哲 / 责任校对：郭瑞芝
责任印制：赵 博 / 封面设计：龙 岩

科 学 出 版 社 出版
北京东黄城根北街 16 号
邮政编码：100717
http://www.sciencep.com

三河市春园印刷有限公司印刷

科学出版社发行 各地新华书店经销
*
2020 年 6 月第 一 版 开本：787×1092 1/16
2020 年 6 月第一次印刷 总印张：31 1/2
总字数：688 000

定价（全 2 册）：260.00 元
（如有印装质量问题，我社负责调换）

"心血管分册"编委会名单

主　编　魏首栋

副主编　邓勇志　李天亮　王海雄　宋晓健

编　者　（以姓氏汉语拼音为序）

心血管疾病是心脏疾病及血管疾病的统称，泛指由于各种原因所导致的心脏及全身组织发生的缺血性或出血性疾病。心血管疾病严重危害人们的身体健康与生活质量。据统计，我国目前心血管疾病现患人数为 2.9 亿，其中高血压 2.45 亿、脑卒中 1300 万、冠心病 1100 万、肺源性心脏病 500 万、 心力衰竭 450 万、风湿性心脏病 250 万、先天性心脏病 200 万；推测今后 10 年我国心血管病患病人数仍将快速增加，因此，我国心血管疾病防治任务十分艰巨。

《"健康中国 2030"规划纲要》颁布实施，提出把人民健康放在优先发展的战略地位，努力全方位、全周期保障人民健康。心血管疾病作为我国居民的首位死因，降低其病死率和致残率是实现健康中国建设的重要环节。近年来，我国心血管疾病诊疗技术发展迅速，许多新技术、新方法、新理念不断涌现，新的诊疗指南、临床应用、规范化的要求及最新理论需向基层医护人员进行普及和推广，以促进心血管疾病诊疗技术的普及和发展。

心血管疾病是临床学科中进展最快的领域之一，本书汇集了心血管疾病各个方面的最新诊疗技术，包括冠心病介入治疗、心电生理和起搏、心力衰竭、肺循环疾病、动脉粥样硬化、高血压、先天性心脏病、心血管影像等方面，力求为相关学科的临床医生提供借鉴和参考。

李艳芳

国家自然科学基金评审专家

中国老年医学学会常务理事

北京安贞医院心内科主任医师、博士生导师

　　近年来，心血管疾病领域的研究飞速发展，日新月异。冠心病介入治疗、心电生理和起搏、心力衰竭、肺循环疾病、动脉粥样硬化、高血压、心血管影像、先天性心脏病、分子心脏病学和结构性心脏病等方面均取得了丰硕的成果。为满足当今临床心血管疾病预防和诊疗工作的需求，我们组织有经验的临床医师编写了《心脑血管前沿技术新进展·心血管分册》一书。

　　本书分心血管临床技术篇和心血管影像篇两篇。心血管临床技术篇对准分子激光消融术、经皮左心室重建术、经皮二尖瓣反流钳夹术、经皮肺动脉瓣置换术、先天性心脏病3D打印技术、小切口冠状动脉旁路移植术等技术从心血管疾病流行病学特征、技术简介、手术过程、适应证和禁忌证、优势与不足等方面做了详尽的论述，以便各级临床医师更为全面地了解相关技术，从而带给心血管疾病患者更大的治疗获益。心血管影像篇介绍了心腔内超声心动图成像、左（右）心超声成像、超声斑点追踪成像、心脏磁共振成像等技术，为优化和指导心血管疾病的诊断和治疗提供帮助，对加强影像科医师和心血管医师的合作具有重要意义。

　　本书编写过程中凝聚了一线临床医师的智慧和心血，翔实介绍了近年来国内外先进的诊疗技术，相关领域的研究进展，内容全面、规范、实用性强，希望本书能为心血管疾病相关学科的临床医师提高诊疗水平发挥积极作用，为提高心血管疾病整体防治水平做出应有的贡献。

编　者

目 录

心血管临床技术篇

第1章 心肌血流储备分数临床应用

一、心肌血流储备分数概述

心肌血流储备分数（fractional flow reserve，FFR）是发生狭窄病变时该处冠状动脉所提供的心肌最大血流量与未发生狭窄病变时心肌所能获得最大血流量的比值，是常用的评价冠状动脉狭窄程度的功能性指标，正常值为1。通过FFR可直接反映病变时冠状动脉供血区域心肌血流量减少的程度。

冠状动脉发生阻塞后，小冠状动脉平滑肌舒张；阻塞解除时，冠状动脉血流量显著增加，是冠状动脉阻塞期间血流量的3～5倍，即冠状动脉流量储备，也称为反应性充血。冠状动脉流量储备包括绝对流量储备（coronary flow reserve，CFR）、相对流量储备（relative coronary flow reserve，RCFR）和分数流量储备（fractional flow reserve，FFR）。

正常情况下，冠状动脉血流量等于心肌血流量。静息状态下，心肌氧摄取能力已达最大，因此氧需要量增加时，心肌氧摄取不能继续增加，只能通过增加血流量来满足心肌氧需要量的增加。心肌血流量的影响因素包括：①自动调节。一种当灌注压在一定范围内变化时维持血流量恒定的内在机制，当冠状动脉横截面积狭窄85%～90%，静息状态下冠状动脉血流量在正常范围，随狭窄加重，冠状动脉微循环血管扩张，仍可维持静息状态下血流量正常，当管腔横截面积狭窄≥75%时，充血相血流量则明显降低。②血管外压力调节。心室收缩峰压力、舒张末期压力、心率和收缩力都可独立的作为血管外压力来增加冠状动脉阻力，特别是当有狭窄存在时，这种作用更为重要。③神经调节。交感和副交感神经系统均影响心肌血流量，前者兴奋时心肌血流量往往增加，后者多使心肌血流量减少。④冠状动脉内皮细胞。正常状态下，内皮细胞可释放许多血管活性物质，特别是NO。缺氧、凝血酶、血小板活性物质、剪切力增加等可刺激NO等内皮活性物质合成和释放增加，诱发内皮下平滑肌细胞舒张，降低血管张力，增加心肌血流量。

二、心肌血流储备分数的测量

FFR的测定是心肌达到最大充血状态时，应用一种特殊的顶端带有传感器的介入导丝，通过传感器测量冠状动脉狭窄近端和远端的压力，流量储备指标通过压力流量方程计算获得。计算公式为：FFR= 狭窄时最大心肌流量 / 正常最大流量。最大充血相诱发的常用药物有罂粟碱、腺苷或三磷酸腺苷（ATP）。当狭窄病变使心肌最大血流量减少至正常的75%以下时，可导致严重的心肌缺血,提示狭窄有明显的血流动力学意义。FFR 的理论正常值为"1"。若 FFR < 0.75,则诊断心肌缺血的特异性达 100%;而 FFR > 0.80 时,则排除狭窄诱发严重心肌缺血的敏感性为 90%;PTCA 后 FFR 应 ≥ 0.90;支架术后 FFR 恢复正常,FFR 应 ≥ 0.95。

三、心肌血流储备分数的应用

FFR 的准确测量可以反映病变冠状动脉的相关血流动力学信息,以帮助心内科介入医师精确诊断,也为介入医师优化后续治疗方案提供有力依据,同时减少患者介入治疗的痛苦。FFR 对各种原因引起的心肌缺血评估具有重要意义,例如,冠状动脉的临界病变、多支病变、分叉病变、单支多处病变、左主干病变等。

(一)指导冠状动脉临界病变的介入治疗

冠状动脉造影(coronary angiography,CAG)显示冠状动脉血管狭窄程度在 50%~70% 时称为冠状动脉临界病变。但 CAG 尚不能评估该血管能否引起生理性心肌缺血。研究显示,通过 FFR 技术可显著减少冠状动脉临界病变患者的支架置入率,并且降低不良心血管事件的发生率。

(二)指导多支血管病变的介入治疗

FFR 弥补了活动平板负荷试验不能识别引起心肌缺血的罪犯血管这一不足,故对于冠状动脉多支病变患者,建议行 FFR 评估,若 FFR ≤ 0.80 行血运重建治疗,若 FFR > 0.80 行药物保守治疗。

(三)指导分叉病变的介入治疗

在主支支架后,血流量的减少程度可由 FFR 来评估。研究提示支架后分支冠脉造影定量分析(quantitative coronary angiography,QCA)直径狭窄 < 75% 时,FFR 均 < 0.75;狭窄 ≥ 75% 时,只有 20% 有血流动力学意义,提示分叉病变分支是否需要介入处理可以通过 FFR 测定来指导。对于冠状动脉开口病变造影有时不能准确判断,FFR 是很好的辅助指标。

(四)评价单支血管多处病变之罪犯病变

通过冠状动脉内压力 pull-back 曲线测量的 FFR 可帮助介入医师确定罪犯病变。当压力导丝由远端向近端回撤时,可见压力曲线有明显变化,造影观察曲线发生变化时感受器的位置,即可确定罪犯病变的位置。

(五)评价侧支循环血流量

心肌血流量是冠状动脉前向和侧支血流量的总和。冠状动脉造影可显影侧支血管的发生情况,但不能定量评价侧支循环的血流量。研究证实,目前只有冠状动脉内压力测量可以定量评价侧支循环的血流量。介入治疗术中,在球囊充气完全阻塞管腔时记录到的远端血管内压力,为冠状动脉边缘压,根据公式计算,能反映侧支循环的血流量。

四、心肌血流储备的优点及局限性

(一)优点

①特异性高:个体的基础心肌血流量在静息状态下存在着一定的差别,FFR 在最大充

血相测量，避免了静息状态下血流导致个体差异造成的影响，因此该指标不受个体差异的影响，患者的正常值都是 1，是很好的能够反映狭窄严重程度的特异性指标。②重复性好：FFR 在两次测量间的变化系数明显小于 CFR。③不受血流动力学参数变化的影响：心率、血压和心肌收缩力的变化对 FFR 的测量没有明显的影响。④可用于三支血管病变患者。⑤包括侧支循环血流量：心肌血流量包括狭窄冠状动脉的前向血流量和侧支循环的血流量。⑥密切反映受支配区域心肌质量，狭窄不等于心肌缺血。同样，狭窄不等于同等程度的心肌缺血。⑦临床上易操作：在诊断和介入导管操作中很容易进行测量，即"导丝 + 注射器 = FFR"。

（二）局限性

①FFR 本身不能评价微血管病变；②中心静脉压力显著增高时，可能影响 FFR 测量值；③测定 FFR 时要求冠状动脉处于最大充血状态，有时难以达到理想要求；④FFR 对复杂冠状动脉病变（同一冠状动脉内多处病变、弥漫性病变、分叉病变、开口处等）的血流动力学评估尚有困难；⑤在某些病理生理情况下受到限制，如冠状动脉痉挛、左心室肥厚等。

五、测量心肌血流储备分数时的注意事项

（一）急性冠脉综合征

急性冠脉综合征（acute coronary syndrome，ACS）患者的冠状动脉斑块形态学复杂、微循环结构或功能受损，理论上 FFR 的应用价值会受到质疑。ST 段抬高型心肌梗死（ST segment elevation myocardial infarction，STEMI）急性期罪犯病变的 FFR 值常被高估，不建议此时用 FFR 值指导病变的治疗决策选择，特别是对那些已破裂或含多个坏死核和极薄纤维帽的病变。新近有研究证实，急性心肌梗死（acute myocardial infarction，AMI）直接 PCI 罪犯病变同时，测得的非罪犯血管病变的 FFR 值与 1 个月后的测量值有高度的一致性。急性期过后的 ACS 病变（通常指发病 5 天后）的 FFR 值有预测梗死区域存活心肌的作用。

（二）左心室肥厚患者

左心室肥厚时，血管床的增加与心肌肥厚的增加不成比例，导致心肌血管床的正常血流量储备降低，0.75 的 FFR 临界值可能并不适合判断左心室肥厚时心肌有无缺血，也许 FFR 的临界值更高。因此，在有严重左心室肥厚存在时，解释 FFR 的意义应慎重。

（三）静息状态下或运动诱发冠状动脉痉挛

FFR 不能反映静息状态下、运动或情绪负荷期间血管张力改变相关的缺血产生的状态，然而大多数由血管张力引起的缺血状态对内科治疗都有高度的反应性。

六、FFR 的新进展

（一）虚拟 FFR 检测技术

基于旋转冠状动脉造影（rotational coronary angiography，RoCA）的虚拟 FFR 检测技术（virtual FFR，VFFR）不需要压力导丝穿过冠状动脉狭窄病变，与 FFR 检测方法相比，可

降低由于操作导致的斑块破裂的风险。但 VFFR 仍为有创性检查,其诊断的准确性未被证实,还需更多的临床研究加以验证。

（二）无创血流储备分数

基于冠状动脉 CT 造影（CCTA）的无创血流储备分数（FFRCT）是一种新型、无创的 FFR 检测技术。该技术通过 CCTA 检查获取冠状动脉三维图像,并利用计算机软件模拟冠状动脉血流信息,进而计算 FFR 值。该技术是一种非侵入性的 FFR 检测技术,为评估冠状动脉功能提供了新选择。

七、展望

FFR 是评价单支血管临界病变、多血管罪犯病变及 STEMI 病变血运重建的一种强大的诊断工具,为心脏内科介入医师提供冠状动脉和心肌缺血程度的客观数据,是 CAG 的重要补充。虽然测定 FFR 费用较高,但能降低患者总的医疗费用,并且能够给患者带来很好的临床效益。随着计算机软件技术的飞速发展,FFRCT、VFFR 等低创伤甚至无创的冠状动脉功能检查手段将会造福于更多的患者。

（山西省心血管病医院心内科　王　宁　王敬萍
首都医科大学附属北京安贞医院心内科　张东凤）

参考文献

Baumgart D, Haude M, Goerge G, et al. Improved assessment of coronary stenosis severity using the relative lowvelocity reserve[J].Circulalion, 1998, 98: 40-46.

Bech GJW, Debruyne B, Bonnier HJR, et al. Long-ierm Follow-up After Deferral of PercutaneousTransluminal Coronary Angioplasty of Intermediate Stenosis on the Basis of coronary Pressure Measurement[J]. JAm Coll Cardiol, 1998, 31: 841-847.

Bech GJW, Droste H, Pils NHJ, et al. Value of fractional flow reserve in making decisions about bypass surgeryfor equivocal left main coronary artery disease[J]. Heart, 2001, 86: 547-552.

Bech GJ, Pijls NH, Debruyne B, et al. Usefulness of Fractional Flow Reserve to Predict Clinical Outcome AfterAngioplasty[J]. Circulation, 1999, 99: 883-888.

Brimuori C Anzuini A. Airoldi F, et al. Intravascular ultrasound criteria for the assessment of the functionalsignificance of intermediate coronary artery stenoses and comparison with fractional flow reserve[J]. Am i Cardiol, 2001,87:136-141.

Chamuleau SA, Tio RA, Decock CC, et al. Prognostic value of coronary blood flow velocity and myocardialperfusion in intermediate coronary narrowings and multivessel disease[J]. J Am Coll Cardiol, 2002, 39: 859-863.

De Bruyne B, Pils NH. Fractional flow reserve in patients withh prior myocardial infarctionBartunek[J]. JCirculation,2001,104（2）:157-162.

De Bruyne B, Pils NH, Smith L, et al. Coronary thermodilution to assess flow reserve; experimental validation[J]. Circulation,2001,104（17）:2003-2006.

Koln JJ, Pils NH. Coronary Pressure Never lies[J]. Catheter Cardiovascur Interven, 2008,72: 248-256.

Mates M, Hrabos V, Hajek P, et al. Long-term follow-up after deferral of coronary intervention based onmyocardial fractional flow reserve measurement[J]. Coron Artery Dis, 2005, 16: 169-174.

Mcgeoch Oldroyd KG. Pharmacological Options o ducing Maximal Hyperaemia During Studies of Coronary Physiology[J]. Catheterization and Cardiovascu Interven, 2008, 71: 198-204.

Pills NH, Fefearon WF, Tonino PA, et al. FAME Study Investigators. Fractional flow reserve versus angiography forguiding pereutaneous coronary intervention in patients with multivessel coronary artery disease: 2-year follow-up of the FAME（Fractional Flow Reserve Versus Angiography for Multivessel Evaluation）study[J]. J Am Coll Cardiol,2010,56（3）:177-184.

Tonino PA, Fearon WF. De Bruyne B, et al. Angiographic versus functional severity of coronary artery stenosesin the FAME study fractional flow reserve versus angiography in multivessel evaluation[J]. J Am Coll Cardiol, 2010,55（25）:2816-2821.

第2章 光学相干断层成像技术

一、光学相干断层成像技术概述

光学相干断层成像（optical coherence tomography，OCT）技术是一种利用近红外线及光学干涉原理进行成像的技术，2000年美国首次应用于冠状动脉内的检查，2005年国内相关医疗机构开始引进并应用于临床。OCT通过与成像透镜耦合的旋转单光纤，将近红外光发射到血管壁，同时收集从血管壁反射回来的光束，从而成像。其光速极大，使用干涉仪测量方可收集从组织反射回来的光。OCT分辨率高（轴向分辨率10～20μm），可评估斑块表面成分及微观结构。目前OCT分为两大类：时域OCT（time domain OCT，TD-OCT）和频域OCT（frequency domain OCT，FD-OCT）。冠状动脉内OCT最常见的形式为时域OCT（TD-OCT）。时域OCT是把在同一时间从组织中反射回来的光信号与参照反光镜反射回来的光信号叠加、干涉，最后再成像。频域OCT的特点是参考臂的参照反光镜固定不动，通过改变光源光波的频率来实现信号的干涉。前者需要球囊阻断血流，存在引起冠状动脉缺血的风险，后者则解决了前者的缺点，无须阻断血流，成像速度更快。OCT的分辨率几乎超过了现有的其他血管内影像学技术，被称之为"光学活检"，其轴向分辨率（10～20μm）和侧向分辨率（20～90μm）分别高于血管内超声（intra vascular ultrasound，IVUS）10倍和3倍，被广泛应用于临床。FD-OCT分为两种：①激光扫描OCT（swept-source OCT，SS-OCT），这种OCT利用波长可变的激光光源发射不同波长的光波；②光谱OCT（spec tral-domain OCT，SD-OCT），它利用高解像度的分光光度仪来分离不同波长的光波。

二、OCT与冠状动脉造影比较

急性冠脉综合征（ACS）患者的冠状动脉病变特征包括斑块破裂、斑块糜烂和（或）侵蚀、钙化结节、血栓形成、自发性夹层、冠状动脉痉挛等。尸检研究结果表明，因冠状动脉血栓形成导致猝死的患者中，斑块破裂占55%～65%，斑块糜烂占30%～35%，钙化结节占2%～7%。冠状动脉造影是评估冠状动脉解剖结构并指导经皮冠状动脉介入治疗（percutaneous coronary intervention，PCI）的传统成像手段。然而，冠状动脉造影获得的二维管腔影像并不能直接反映血管壁情况，因此，我们无法通过冠状动脉造影来评估血管的实际大小、斑块特点和支架置入效果。与单纯的二维影像比较，三维OCT影像能更容易识别支架断裂。约 60% 的支架内再狭窄病例主要成因与新生内膜增生相关，但由于新生内膜增生的组织学特点导致其难以评估。OCT 在检测血栓方面具有独特的价值，这些血栓往往预示着存在机械性或抗凝方面的问题。OCT 能区分血栓和其他组织成分，因此被认为是识别支架内血栓形成的最佳影像学技术。借助 OCT 可获得冠状动脉内影像，为优化支架置入和减少支架相关并发症提供更多有价值的信息。OCT 除了可以观察上述病变外，还可以识别冠状动脉痉挛、冠状动脉自发夹层等少见原因。

三、OCT 对冠状动脉介入治疗的指导与优化

OCT 因其高分辨率的优势，能更加精确地指导冠状动脉 PCI 治疗，指导冠状动脉支架型号的选择，发现冠状动脉支架贴壁不良、支架膨胀不全、支架内组织脱垂、内膜撕裂夹层及支架内血栓等，更好地优化 PCI 手术。研究发现，经 OCT 指导下的冠状动脉介入治疗患者，心源性死亡和主要不良心血管事件（major adverse cardio vaslular events，MACE）发生率更低。另一项观察性研究显示，OCT 指导下的急诊 PCI 中，最终的最小管腔直径（minimum lumen diameter，MLD）更大，使用的支架数量更少。

OCT 对冠状动脉介入治疗的优化主要表现为以下 4 个方面。①支架贴壁不良或膨胀不全：PCI 过程中释放支架时压力不够，或遇到严重钙化病变时容易发生支架贴壁不良或膨胀不全，从而导致支架内血栓的发生。如果能够及时发现处理，对于提高手术的质量、改善患者的预后有很大帮助。既往应用冠状动脉造影或 IVUS 评估效果欠佳，OCT 可以清楚地显示支架横截面，清晰地显示支架丝与内膜的贴壁情况，弥补了以往成像手段的缺陷，从而避免严重的支架贴壁不良导致的支架内血栓风险。现已有研究提出了明确的 OCT 指导支架置入时选择支架尺寸的策略，即当管腔横截面上，可识别的管壁 > 180° 时，使用较小的近端或远端外弹力膜直径来选择支架直径，否则根据管腔直径选择支架大小；选择近端和远端支架边缘着位点时，要避开脂质斑块；支架置入后最小管腔面积和相应的参考管腔面积进行比较，≥参考面积的 95% 为最佳面积，≥参考面积的 90% 为临界面积。②支架断裂：药物洗脱金属支架发生断裂比较罕见，但生物可吸收支架在处理复杂病变时发生断裂的风险明显增加，OCT 可以发现支架丝的断裂。③内膜撕裂：针对一些 PCI 术后新出现的内膜撕裂或严重残余狭窄而补支架的患者，OCT 可以指导支架的选择，优化支架膨胀和贴壁。④其他作用：OCT 可凭借其高分辨率鉴别常规手段无法明确多支或多处病变的罪犯病变。详见图 2-1 至图 2-3。

四、OCT 技术的优势和不足

当前 OCT 系统在一定程度上可以在几秒内对靶血管成像，但其穿透力弱是其最大短板，探测深度最深仅为 1.25mm，而 IVUS 可达 5mm，此外，OCT 容易受到红细胞等的干扰，所以成像时需注射对比剂或用乳酸林格液将红细胞冲走，一定程度上增加了造影剂的用量。另一个潜在的局限性是在某些复杂病变中成像导管的输送性差，这些复杂病变包括严重钙化、扭曲或成角的解剖部位等，在这些部位准确成像可获得潜在收益。但总体来说，随着其高分

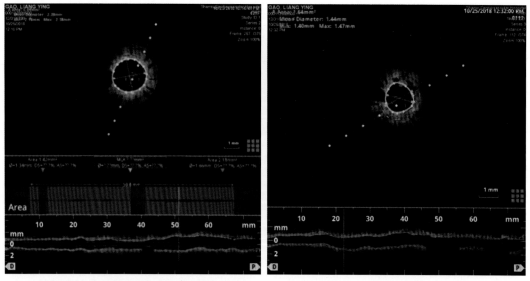

图 2-1　正常支架术后 OCT 图　　　　　　图 2-2　球囊扩张后 OCT 图

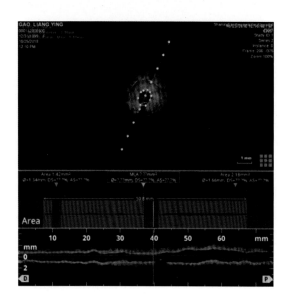

图 2-3　支架术后内膜严重增生

辨率的优势、技术的完善和研究的深入，OCT 目前已得到了业内同行的广泛认可。

（山西省心血管病医院心内科　杨雁军　魏首栋

首都医科大学附属北京安贞医院心内科　师树田）

参考文献

杨跃进，赵杰 . 血管内超声和光学相干断层成像在冠状动脉介入治疗中的应用价值 [J]. 中国循环杂志，

2011，26（6）：401-403.

Ali ZA, Maehara A, Généreux P, et al. Optical coherence tomography compared with intravascular ultrasound and with angiography to guide coronary stent implantation （ILUMIEN III: OPTIMIZE PCI）: a randomised controlled trial[J].Lancet.2016，388（10060）：2618-2628.

Bezerra HG, Attizzani GF, Sirbu V, et al. Optical coherencetomography versus intravascular ultrasound to evaluate coronary arterydisease and percutaneous coronary intervention[J]. JACC CardiovascInterv, 2013, 6（3）: 228-236.

Chin CY, Matsumura M, Maehara A, et al. Coronary plaquecharacteristics inhemodialysis-dependent patients as assessed byoptical coherence tomography[J]. Am J Cardiol, 2017, 119（9）: 1313-1319.

Eitel I, Stiermaier T, Graf T, et al. Optical coherence tomography toevaluate plaque burden and morphology in patients with takotsubosyndrome[J]. J Am Heart Assoc, 2016, 5（12）: 1-10.

Elwany M, Di Palma G, Cortese B. Fracture with the newerbioresorbable vascular scaffolds[J]. Catheter Cardiovasc Interv, 2017,90（4）: 582-583.

Habara M, Nasu K, Terashima M, et al. Impact on optical coherencetomographic coronary findings of fluvastatin alone versus fluvastatin ezetimibe[J]. Am J Cardiol, 2014, 113（4）: 580-587.

Hou J, Xing L, Jia H, et al. Comparison of intensive versusmoderatelipid-lowering therapy on fibrous cap and atheroma volume of coronarylipid-rich plaque using serial optical coherence tomography andintravascular ultrasound imaging[J]. Am J Cardiol, 2016, 117（5）: 800-806.

Iannaccone M, D'Aascenzo F, Frangieh AH, et al.Impact of an optical coherence tomography guided approach in acute coronary syndmmes: A propensiIy matched analysis from the intemational FORMIDABLE. CARDIOGROUP Ⅳ and USZ registry[J].Catheter cardiovasc Interv，2017，90（2）: E46-E52.

Koskinas KC, Ughi GJ, Windecker S, et a.Intracoronary imaging of coronary atherosclerosis: validation for diagnosis, prognosis and treatment[J].Eur Heart J, 2016, 37（6）:524-535.

Mintz GS, Guagliumi G.Intravascular imaging in coronary arlery disease[J].Lancet, 2017, 390（10096）: 793-809.

Prati F, Di Vito L, Biondi—Zoccai G, et al.Angiogmphy alone versus angiography plus optical coheIocnce comography to guide decision-making during percutaneous comnary intervention: the centIu per la 10tta contrD l' infano-opIimisation of percutaneous coronary intertention（CLI-0PCI）study[J]. EuroIntervention, 2012，8（7）: 823-829.

Sheth TN, Kajander OA, Lavi S, et al. Optical coherence tomography—guided percutaneous coronary intervention in ST-segment-elevation myocardial infarction: a prospective propensiIy—matched cohon of Ihe thrombectomy Versus percutaneous coronary intervention alonetrial[J]. Circ Cardiovasc Interv, 2016, 9（4）:e003414.

Virmani R, Burke A, Farb A, et al. Pathology of the vulnerableplaque[J]. J Am Coll Cardiol, 2006, 47（8）: 13-18.

Viceconte N, Chan PH, Barrero EA, et al. Frequency domain opticalcoherence tomography for guidance of coronary stenting[J]. Int J Cardiol,2013, 166（3）: 722-728.

第3章 冠心病准分子激光消融术

一、准分子激光技术原理

准分子激光冠状动脉斑块消融术（excimer laser coronary atherectomy，ELCA）是一种利用激光可以被动脉粥样硬化组织吸收这一特点，来治疗冠状动脉和外周血管病变的新型方法。新型的准分子激光是一种近紫外线，波长 308nm，为氯氙准分子激光，脉冲式发射，是安全且并发症少的冷激光，利用高压消除后处于激发状态的准分子解体，释放能量产生激光，在非常高的能量密度及短暂的作用时间下引起化学键断裂，释放能量，进而将细胞内液态水汽化产生蒸汽水泡，通过迅速膨胀和收缩导致组织崩解，粥样斑块物质汽化，达到改善冠状动脉血流的目的。20 世纪 80 年代准分子激光技术首次应用于治疗动脉粥样硬化性血管性疾病，最初仅仅是用于治疗动脉粥样硬化造成的严重肢端缺血。

准分子激光技术主要通过以下 3 种作用发挥治疗效果：高频紫外光脉冲的光化学作用、光热作用产热和光机械作用产生动能。高频紫外光可以被血管内组织和血栓吸收，使吸收组织的分子键断裂、细胞结构破坏。激光产生的热能可以升高细胞内的水温，进而产生水蒸气促使细胞破裂。激光导管头端产生的水蒸气团泡也可以分解动脉粥样硬化组织。而水蒸气团泡破裂产生的动能可以进一步破坏动脉粥样硬化组织，促进更多的团泡破裂产生更大的动能。准分子激光使纤维、钙化斑块及血栓等产生的大部分碎片颗粒直径都小于 10μm，其副产品是水、气体和微小物质，可以被微循环的网状内皮系统吸收，避免了血管内栓塞，因此引起远端栓塞或无复流的风险极低。

二、准分子激光技术在疾病治疗中的应用

目前主要应用于球囊不能通过的慢性闭塞病变、静脉桥等血栓性病变、支架内再狭窄（in-stent restenosis，ISR）、急性心肌梗死、血栓病变等复杂的冠状动脉介入治疗中。

（一）球囊无法通过或无法扩张的病变

随着人口老龄化，冠状动脉病变日趋复杂化，接受 PCI 治疗的患者球囊失败发生情况也日显突出。球囊失败是指球囊无法通过或者通过后无法充分扩张的病变。使用较细导丝处理这些病变时相对容易，但是使用外径很小的球囊无法处理病变，即使通过或者勉强通过也无法完全膨胀远端。对于球囊失败的病变，大部分 PCI 术者选择冠状动脉旋磨术，这就需要送入更细导丝至远段，故而造成操作困难，加之病变严重狭窄或严重钙化等原因，使得旋

磨术更难以实现，对于这类复杂问题，ELCA 可以弥补其不足。研究报道显示使用激光导管行 ELCA 治疗的成功率高达 90%。应用 ELCA 技术对病变进行修饰，创造导丝可以通过的通道，进而完成冠状动脉旋磨术。

（二）慢性完全闭塞病变

ELCA 在开通慢性完全闭塞（chronic total occlusion，CTO）病变中的应用是目前冠状动脉介入治疗的新选择。该方法适用于在导丝通过闭塞病变到达远端后球囊、支架等器械无法通过严重狭窄闭塞段的情况。ELCA 具有以下两个特点：首先，其消融作用可以破坏 CTO 病变各个组分之间的连接，使器械更容易传送；其次，ELCA 抗栓和抑制血小板的作用会降低消融过程中血栓的发生风险。

（三）静脉桥等血栓性病变（Vein Grafts，VG）

随着人口老龄化，冠状动脉外科旁路移植术患者日趋增多，静脉桥血管病变也日趋增多，其中往往含有弥漫的或多部位的粥样硬化斑块，甚至常包含血栓。因此，在处理这类病变时，很容易发生远端血管栓塞，导致微循环阻塞和无复流的发生，进而出现不良预后，有时虽给予远端血管保护装置（DPD），但仍无法达到预期目的。此时 ELCA 可作为更安全的替代方法，仍然可以对斑块进行充足有效的处理。

（四）支架内再狭窄

随着 DES 的出现，支架内再狭窄（in stent restenosis，ISR）及支架内血栓概率较金属裸支架明显降低，但研究显示仍有高达 10% 左右的患者发生 ISR。目前处理 ISR 常用切割球囊及后扩球囊预处理，而后应用药物球囊扩张，在 DARE 试验中，提示药物球囊 6 个月最小管腔直径不劣于 DES。而 ELCA 与单纯球囊扩张相比，因其可消融更多的内膜增生组织，管腔面积获得更大，支架更容易完全膨胀贴壁。使用 ELCA 治疗 ISR 相比较治疗钙化及 CTO 病变常使用更大的激光导管，若内膜增生组织严重，可以使用 1.7mm 或 2.0mm 的激光导管，有助于支架内增生纤维组织的消融，从而使支架达到完全扩张的目的。

（五）急性心肌梗死

急性 ST 段抬高型心肌梗死（STEMI）的病理特征为冠状动脉斑块损伤破裂，进一步诱发富含血小板和纤维蛋白的白血栓形成，导致冠状动脉急性闭塞。全球各国指南的首选推荐为直接 PCI。治疗 STEMI 时应用 ELCA 技术可以有效促进纤溶作用，抑制血小板聚集，进而清除血栓，同时消融斑块。目前 CARMEL 研究是 ELCA 治疗急性心肌梗死最大的研究。该研究结果表明 AMI 患者应用 ELCA 后，患者罪犯血管心肌梗死溶栓试验血流分级明显改善，病变狭窄程度明显减轻，手术成功率、器械成功率及造影成功率均在 90% 以上，主要心血管事件发生率较低。该研究同时发现病变血栓负荷越重的患者获益越大，并证实了 ELCA 治疗血栓负荷重患者的安全性。其他单中心的随机研究，如 Laser AMI 研究、日本的 ULTRAMAN 研究同样证实了激光治疗血栓病变的有效性。

三、前景

ELCA 设备和技术不断改进的同时，在介入治疗中的应用范围也不断拓宽，该技术带来的治疗价值节节攀升。随着术者经验水平的不断提高及医疗设备的不断完善，ELCA 可以实现经桡动脉路径来处理冠状动脉的复杂病变。尽管我国目前 ELCA 的使用经验不足，相关并发症少等，但在不久的将来，通过各学者研究人员的探索及在临床上的实际应用，ELCA 一定能在介入治疗中大放异彩。

（山西省心血管病医院心内科　杨雁军　魏首栋）

参考文献

樊延明，傅向华，魏庆民，等 . 短头 Amplatz left 指引导管在经桡动脉右冠状动脉复杂病变治疗中的安全性及可行性 [J]. 国际心血管病杂志，2016，43（1）：50-53.

刘巍，周玉杰，赵迎新，等 . 经桡动脉入径行准分子激光冠状动脉斑块消融术在冠状动脉钙化病变及慢性完全闭塞病变中的应用：中国最初应用经验分享 [J]. 中国介入心脏病学杂志，2016，24（9）.

王刚，张涛，李建，等 . 内窥镜获取大隐静脉在冠状动脉旁路移植术中的临床研究 [J]. 中国介入心脏病学杂志，2016，24（4）：191-194.

中华医学会心血管病学分会介入心脏病学组，中国医师协会心血管内科医师分会血栓防治专业委员会，中华心血管病杂志编辑委员会 . 中国经皮冠状动脉介入治疗指南（2016）[J]. 中华心血管病杂志，2016，44（5）：382-400.

Harskamp RE, Lopes RD, Baisden CE, et al. Saphenous veingraft failure after coronary artery bypass surgery：pathophysiology，managementand future directions[J]. Ann Surg, 2013, 257（5）：824-833.

Latib A, Takagi K, Chizzola G, et al. Excimer laser lesion modification to expand non-dilatable stents: the ELLEMENTregistry[J]. Cardiovasc Revasc Med, 2014, 15（1）：8 - 12.

Lee MS, Park SJ, Kandzari DE, et al. Saphenous vein graft intervention[J]. JACC Cardiovasc Interv, 2011, 4（8）：831-843.

Niccoli G, Belloni F, Cosentino N, et al. Case-control registry of excimer laser coronary angioplasty versus distal protection devices in patients with acute coronary syndromes due to saphenous vein graft disease[J]. Am J Cardiol, 2013, 112 （10）：1586-1591.

第 4 章　急性心肌梗死合并室间隔穿孔介入封堵术

一、急性心肌梗死合并室间隔穿孔概述

心肌梗死后并发室间隔穿孔（ventricular septum rupfure，VSR）是急性心肌梗死（AMI）少见而严重的机械并发症之一。及时再灌注治疗可明显降低 AMI 后并发 VSR 的发生率。研究显示，VSR 发生率已由再灌注之前的 1%～2% 降至目前的 0.22%～0.34%。VSR 多发生在 AMI 后 2 周内，高峰期在 AMI 后 3～5 天，也可发生在 AMI 发病 24 小时内或 2 周后。室间隔穿孔好发于首次 STEMI、多支病变，尤其是左前降支病变（前壁心肌梗死）的患者。其发生可能与女性、高龄、前壁心肌梗死、缺乏侧支循环、梗死相关血管完全闭塞、高血压、溶栓治疗等危险因素有关。室间隔穿孔多发生在坏死心肌边缘处，多为单一破口，大小为 1cm 至数厘米，可以是明确相通的孔洞，也可以是不规则或潜行的穿孔。前壁心肌梗死引起的室间隔穿孔多靠近心尖部，下壁心肌梗死引起的室间隔穿孔则多在室间隔的基底部。AMI 合并 VSR 一旦发生，会导致心腔内血流出现急性左向右分流，引起循环功能急剧衰竭，迅速发生急性心力衰竭、心源性休克，死亡率极高。此类患者若采取非手术治疗，1 周内病死率为 67%～82%，1 年存活率仅 7%。外科手术治疗是 VSR 首选治疗方式，一旦确诊，应行急诊外科手术修补，同时进行冠状动脉旁路移植术，以期改善预后。但有报道外科手术 30 天内病死率高达 60%。经皮导管介入封堵术治疗 AMI 后 VSR 亦有相关报道，并取得不错的治疗效果。

二、急性心肌梗死合并室间隔穿孔的治疗现状

AMI 合并 VSR 的临床表现与穿孔的面积、速度有关，患者可在数小时内出现低血压或心源性休克，严重者引起死亡。对于室间隔穿孔面积小、分流量不大，患者的血流动力学尚稳定的，可以在主动脉内球囊反搏（IABP）的辅助下采用药物保守治疗，但是单纯的内科药物保守治疗效果差，患者的死亡率随时间的推移逐渐增加。Birnbaun 等报道了合并室间隔穿孔的 AMI 患者采用内科治疗，其死亡率在 24 小时、1 周及 2 个月内分别为 24%、46%、67%～82%。外科手术修补 VSR 可纠正血流动力学紊乱，减少死亡率，曾经被认为是治疗 AMI 合并室间隔穿孔的首选方法。2002—2010 年，北京阜外医院收治 12 654 例 AMI 患者，合并 VSR 70 例，其中 49 例患者采用内科非手术治疗，30 天死亡率为 77.6%，1 年死亡

率为 87.8%；21 例患者采用外科手术治疗，30 天死亡率为 4.8%、1 年死亡率为 9.5%，结果证实接受外科手术治疗的患者 30 天及 1 年死亡率均明显低于内科非手术治疗的患者。

美国心脏病学院和美国心脏协会建议无论患者处于何种临床状态，均应行急诊手术干预治疗，改善预后。但是术前患者的血流动力学及手术时机的选择对外科手术是否成功有很大的影响。Cerin G 等报道了 60 例 AMI 合并 VSR 的患者，3 周内行手术治疗的患者死亡率高达 50%，3 周后手术治疗的患者死亡率可降至 30% 以下。Arnaoutakis 等研究了 2876 例 AMI 合并室间隔穿孔患者的病例资料，发现 AMI 后 7 天内行外科手术死亡率为 54.1%，7 天以后死亡率为 18.4%。早期行外科手术的死亡率高于延迟外科手术，可能是因为 AMI 早期心脏血流动力学尚不稳定，VSR 周围心肌存在水肿，尚未形成瘢痕组织，手术缝合难度较大，即便行外科修补术，术后也易出现残余漏。因此，在内科非手术治疗或采用 IABP 或心室辅助装置辅助下，血流动力学稳定的患者，可延长至 AMI 后 3 ～ 4 周手术，但是对于穿孔面积大，患者病情重，发生心源性休克不能纠正者，还是应该在心脏机械辅助装置辅助下尽快采取外科手术。

三、介入封堵术治疗 AMI 合并室间隔穿孔

（一）介入封堵术治疗 AMI 合并室间隔穿孔现状

随着介入治疗的快速发展，介入封堵术成为 AMI 合并室间隔穿孔的又一重要治疗手段。1995 年 Mineo 等首先提出并成功实现介入封堵治疗 AMI 合并 VSR。我国朱鲜阳教授等对 30 例 AMI 合并室间隔穿孔成功行介入封堵及经皮冠状动脉介入（percutaneous coronary intervention，PCI）治疗的患者，进行平均 53 个月的随访，3 年存活率为 100%，5 年存活率为 93.3%。基于外科手术的经验，AMI 合并 VSR 行介入封堵的成功仍取决于患者的血流动力学及封堵时机。Thiele 等对 29 例 AMI 合并室间隔穿孔的患者，在 VSR 发生后 1 ～ 3 天进行封堵，手术成功率为 86%，而 30 天的生存率只有 35%。Risseeuw 等通过荟萃分析表明，AMI 合并室间隔穿孔的患者 14 天内行介入封堵治疗死亡率为 46% ～ 100%，14 天后行介入封堵术死亡率为 20% ～ 38.9%。赵玉英等对 4 例 AMI 合并室间隔穿孔的患者，在室间隔穿孔发生 3 周后行封堵治疗，手术成功率为 100%，进行 3 年随访，期间无封堵器脱落和左心室破裂等并发症，其中 3 例患者随访期间无心绞痛、心肌梗死、再次住院等不良事件。AMI 合并 VSR，穿孔部位的形态多不规则，右心室面肉柱肌小梁丰富，术后即刻封堵器成形欠佳等因素的存在，使得封堵术后出现残余分流的机会多，同时穿孔部位心肌水肿严重，很难严格评估穿孔部位的实际面积，术中更换封堵器会造成穿孔部位组织进一步撕裂，造成心功能恶化，导致封堵失败，甚至引起患者死亡。因此，AMI 合并 VSR 行介入封堵治疗需效仿外科手术对于血流动力学稳定的患者，可延长至 AMI 后 3 ～ 4 周。

（二）介入封堵术治疗 AMI 合并室间隔穿孔方法

AMI 合并 VSR 行经皮导管介入封堵术常规采用轨道建立方法，用 Seldinger 穿刺方法置入股动脉鞘管及股静脉鞘管，经动脉鞘管送指引导丝跨过主动脉瓣进入左心室，再经 VSR 进入右心室，最后将导丝送至肺动脉。经静脉鞘管送第 2 根圈套导丝至肺动脉与第 1 根导丝

相连接，通过回缩圈套导丝，建立动脉 - 静脉环，术中行左心室造影明确缺损部位及缺损直径，于缺损处释放大小合适的封堵器，AMI 急性期行介入封堵治疗，封堵器直径应是穿孔直径的 2 倍或＞ 10mm，急性期后行介入封堵治疗，堵器的直径应大于穿孔直径 4 ～ 7mm，成功置入封堵器后行心脏超声心动图检查，确定封堵器固定在室间隔上，X 线片显示封堵器形态位置适当，心室水平分流量明显减少，提示封堵成功。部分患者若在左心系统探查 VSR 失败，指引导丝难以从左心室经 VSR 至右心室，可考虑经股静脉—右心室—VSR—左心室—主动脉—股动脉途径建立轨道钢丝。同样可以完成手术。

（三）介入封堵治疗 AMI 合并室间隔穿孔的适应证与禁忌证

1. 适应证　急性期封堵病死率高，仅作为外科术前的过渡性治疗，推荐慢性期封堵。目前尚无证据表明介入封堵术治疗 VSR 优于外科修补术，因此，介入封堵术应该适用于拒绝外科手术或存在某些外科手术禁忌证的患者。经皮导管介入封堵术具有创伤小、耗时短、费用低、成功率高、住院期间病死率低等优点，AMI 合并 VSR 有以下情况时首选介入封堵术：①直接经皮冠状动脉介入术后晚发或冠状动脉病变适合行经皮冠状动脉介入治疗；②高龄或拒绝外科手术治疗；③ VSR 直径：破裂孔直径≤ 15mm；④外科术后大量残余分流；⑤合并单支病变或支架置入术后晚发穿孔；⑥年龄较高或拒绝接受外科手术；⑦室间隔穿孔直径≤ 20mm；⑧为外科手术做准备或外科手术后残余瘘。

2. 禁忌证　①穿孔直径大，不适合封堵；②穿孔位置靠近重要结构如二、三尖瓣，主动脉瓣或穿孔位置靠近心尖部等；③已经并发二、三尖瓣关闭不全或主动脉瓣脱垂。

（四）介入封堵治疗 AMI 合并室间隔穿孔的并发症

不同于先天性心脏病室间隔缺损，VSR 具有更为复杂的解剖结构，完全封堵较为困难。VSR 周围坏死组织脆弱，术中任何操作均有可能造成 VSR 直径增大，因此，术后残余分流或封堵器移位发生率高，其中残余分流发生率为 12.5％～ 100％。其他并发症包括：①器械栓塞；②左心室游离壁破裂；③二、三尖瓣关闭不全；④心律失常，常见的为室性、室上性心律失常及传导阻滞，多为一过性；⑤封堵器移位；⑥心脏压塞；⑦感染性心内膜炎；⑧心搏骤停；⑨贫血机械性溶血；⑩穿刺部位出血或血肿等。介入手术并发症发生率低，并较少成为引起患者死亡的直接原因。

四、展望

对于 AMI 合并室间隔穿孔的患者无论是采用外科手术还是内科介入封堵，成功对室间隔破口进行封堵是改善患者心功能和降低死亡率的关键。内科介入封堵治疗相对于外科手术为微创治疗，具有操作方便、创伤小、术后伤口恢复快、不遗留手术瘢痕等优点，未来可能会成为 AMI 合并室间隔穿孔患者的首选治疗方法。介入封堵术安全、有效，介入相关并发症的发生率低，但实现完全封堵较为困难，术后残余分流发生率高，但封堵治疗显著减少左、右心室分流，达到稳定血流动力学、改善临床症状、降低病死率的目的。

（山西省心血管病医院心内科　王　元　张学禹　王仲朝）

参考文献

黄劲松，吴若彬，郑少忆，等.急性心肌梗死并发室间隔穿孔的治疗 [J].南方医科大学学报，2006，26（7）：1067-1068.

胡小莹，邱洪，乔树宾，等.70 例急性心肌梗死合并室间隔穿孔患者的临床分析 [J].中国循环杂志，2013，28（2）：107-110.

齐静，侯平，姜钧文，等.急性心肌梗死并发室间隔穿孔介入封堵术 1 例 [J].中华老年心脑血管病杂志，2013，15（2）：209-210.

邵滢，刘寅.急性心肌梗死后室间隔穿孔的特点及治疗进展 [J].天津医药，2017，45（11）：1149-1152.

赵玉英，卫亚丽，汝磊生，等.急性心肌梗死后室间隔穿孔封堵术及 PCI 术后随访四例 [J].解放军医药杂志，2015（3）：108-111.

Birnbaum Y, Fishbein MC, Blanche C, et al. Ventricular septal rupture after acute myocardial infarction[J]. N Engl J Med, 2002,347（18）:1426-1432.

Cerin G,Di Donato M,Dimulescu D,et al. Surgical treatment of ventricular septal defect complicating acute myocardial infarction. Experience of a north Italian referral hospita[J]. Cardiovasc Surg,2003,11（2）:149 - 154.

Crenshaw BS,Granger CB,Birnbaum Y,et al. Risk factors,angiographic patterns,and outcomes in patients with ventricular septal defect complicating acute myocardial infarction[J].GUSTO-I （Global Utilization of Streptokinase and TPA forOccluded Coronary Arteries）Trial Investigators. Circulation,2000,101（1）: 27-32.

Mineo k, Takizawa A,Shimamoto M,et al.Graded exercise in three cases of heart reptureafteracutemyocardialinfarction[J].Am J Phys Med Rehabil ,1995,74（6）: 453-457.

Shabestari MM, Ghaderi F, Hamedanchi A.Transcatheter closure of postinfarction ventricular septal defect：a case report and review of literatrue[J].J Cardiovasc Thorac Res, 2015, 7（2）:75-77.

Xian YZ, Yong WQ, Ya LH, et al. Long-term efficacy of transcatheter closure of ventricular septal defect in combination with percutaneous coronary intervention inpatients with ventricular septal defect complicating acutemyocardial infarction: a multicentre study[J]. EuroIntervention, 2013,8:1270-1276.

第 5 章　经皮左心室重建术

一、左心室室壁瘤的概念及危害

左心室室壁瘤形成是心肌梗死的重要并发症之一，若梗死面积大，梗死区域会出现室壁扩张、变薄、心肌全层坏死，坏死的心肌逐渐被纤维瘢痕组织所替代，病变区薄层的室壁向外膨出，心脏收缩时丧失活动能力或呈现反常运动，即形成室壁瘤，一般见于左心室，发生率为 10%～ 30%。室壁瘤的三大严重后果为导致心力衰竭、附壁血栓形成导致发生血栓栓塞性疾病、室性心律失常。左心室室壁瘤 5 年的存活率为 10%～ 24%。

二、左心室室壁瘤的治疗

因为局部的室壁反常运动，室壁瘤可造成巨大的心室无效腔，引起心室正向射血减少，导致心功能不全。所以治疗室壁瘤的一个重要目的是减少无效腔。尽管室壁瘤的治疗药物和医疗器械不断更新和发展，但心力衰竭的住院率和总死亡率仍居高不下。外科治疗室壁瘤的心室重建手术通常需要开胸，存在创伤大、费用高、效果不理想的缺点，部分患者难以接受。美国 CardioKinetix 公司发明了一种可经导管置入的 Parachute 器械系统，国人称之为"降落伞"，可实现经皮左心室重建。经皮左心室重建术侵入性更小，安全性更高，为心尖部室壁瘤患者带来了福音。

三、经皮左心室重建术的概念

经皮左心室重建术（percutaneous ventricular restoration，PVR），或称为降落伞技术（parachute procedure），另也有学者翻译为经皮室壁瘤封堵左心室减容术、经皮左心室重塑术、经皮左心室重建减容术等，采用经导管于左心室植入心室隔离装置（ventricular partitioning device，VPD）可作为心肌梗死后室壁瘤形成伴心力衰竭患者新的治疗手段。PVR 术通过隔离无活力的心肌（即左心室的室壁瘤腔），减少左心室容积，降低了左心室张力，同时又能协助维持左心室原有的形态，增加心室顺应性，以达到提高心脏射血分数、改善患者心脏泵血功能，纠正心力衰竭，具有微创、经济、术后恢复快等优势。

四、经皮左心室重建术的手术器材

PVR 手术器材由 3 个部分组成：入路系统、输送系统、左心室隔离装置。①入路系统：

包括一个指引导管和扩张鞘。指引导管可将左心室隔离装置输送到左心室，有多种型号导管可选择。②输送系统：用于将折叠的心室隔离装置输送并定位于心尖部。③左心室隔离装置：它的外形似降落伞，由自膨胀镍钛记忆合金支架、覆盖于支架上的聚四氟乙烯膜及尼龙弹性体成分的底座组成。目前有 8 种不同大小的左心室隔离装置可用于植入，伞面直径有 65mm、75 mm、85mm 和 95mm 4 种规格，每种规格依据隔离装置底座的长度分为长底座和短底座。

五、经皮左心室重建术的适应证和禁忌证

（一）适应证

①患者年龄＞18岁；②陈旧性前壁心肌梗死合并室壁瘤，且超声左心室射血分数＜40%；③按照现有指南强化药物治疗超过 3 个月，心功能Ⅱ～Ⅳ级（NYHA 分级）；④适合行心脏外科手术；⑤签署书面知情同意书。

（二）禁忌证

①急性心肌梗死 60 天内；②患者心肌缺血需要血运重建；③冠状动脉血运重建治疗 60 天内；④心脏再同步化治疗 60 天内；⑤显著瓣膜病需要外科手术治疗；⑥左心室血栓；⑦左心室室壁钙化；⑧急性心力衰竭，感染或炎症性疾病，活动性出血，血小板减少症，贫血，外科手术或创伤后 2 个月内，肝、肾功能不全，乙醇或药物依赖，其他严重慢性疾病或肿瘤；⑨患者不愿意行左心室隔离装置置入。

六、经皮左心室重建术的术前准备及围手术期用药

拟行 PVR 的患者，术前常规行超声心动图、CT 或磁共振检查等判断患者的心脏解剖条件是否适合行 PVR。术前 3 天，开始口服阿司匹林 300mg/d。术前静脉给予普通肝素并维持活化凝血酶原时间＞250 秒，术后 1 年口服阿司匹林 100mg/d 及华法林抗凝，维持国际标准化比值 2.0～3.0。是否预防性使用抗生素依据手术操作时间长短及患者基础情况而定。此外，患者在左心室隔离装置置入前、后常规接受规范化抗心力衰竭治疗。

七、经皮左心室重建术的手术操作过程

局部麻醉后，穿刺左侧股动脉进行左心室造影。穿刺右股动脉植入 14F（1F ≈ 0.33mm）或 16 F 鞘管，于左心室内送入 6 F 猪尾导管，沿猪尾导管送入 2.6m 造影导丝，保留导丝，撤出猪尾导管，沿导丝将 14F 或 16 F 指引导管（内有扩张鞘和 5～7 F 多功能导管）放至室壁瘤顶端，撤出扩张鞘、多功能导管和导丝。在体外水槽内将左心室隔离装置安装于输送导管内，充分排气后，通过指引导管将隔离装置放于室壁瘤中央，经左心室造影和超声心动图确认隔离装置的底座已经位于室壁瘤中央后固定输送导管，撤指引导管并扩张球囊释放隔离装置。手术完成后，复查左心室造影及超声心动图。

八、经皮左心室重建术的优点和缺点

（一）优点

①减少了全身麻醉下外科开胸手术风险；②对无须同时做冠状动脉血运重建患者，可先行经皮血运重建，然后予以 PVR 术；③ VPD 材质为镍钛合金框架及聚四氟乙烯膜，弹性较好，能较好地重建左心室形态；④ VPD 植入后暂无相关心律失常报道，而外科手术需要透壁心肌缝合，有可能引起手术瘢痕相关心律失常。

（二）缺点

VPD 植入后封堵伞移位、残余漏或封堵过程中伞不能完全打开。

九、国内外应用现状

欧美国家率先开展 PVR 技术，并进行了多项多中心前瞻性临床试验。结果均证实了 VPD 的安全性与 PVR 术的可行性。2013 年 10 月 9 日，北大医院心血管内科主任霍勇教授率领团队，在国内率先对 2 例陈旧性前壁心肌梗死合并室壁瘤的患者施行了经皮心室重建术，实现了国内在该项技术零的突破。随后我国有多家医院陆续开展了此项技术，且正逐步进行多项临床研究来证实 PVR 技术的安全性、可行性及临床效益，并不断积攒经验，争取为更多患者带来临床获益。

十、安全性、可行性及有效性的指标

评估 VPD 植入人体后的安全性、可行性主要看是否发生主要心脏不良事件（如心脏死亡、急诊心脏手术、装置被腐蚀、心脏压塞、脑卒中、近期发生的或者进行性恶化的心力衰竭、心内膜或装置相关性感染、装置移位或栓塞、植入其他心脏辅助装置等）。评估 VPD 植入的有效性主要靠以下指标完成：心脏彩超证实心脏血流动力学改善（左心室容积、左心室射血分数）和功能参数改善（6 分钟步行试验距离、NYHA 分级及明尼苏达心力衰竭生活质量指数）。

十一、展望

对于心肌梗死合并室壁瘤患者，PVR 术能减少其左心室容积，降低左心室张力，改善左心室重构和患者的心功能。虽然我国 PVR 手术经验不足，但通过国内医务工作者及学者的不断学习和摸索，该技术将会广泛应用于心肌梗死合并室壁瘤患者。

（山西省心血管病医院心内科　李怀娜　安　健）

参考文献

官洪山，上官海娟. 皮心室重建术—左心室室壁瘤治疗新进展 [J]. 心血管病学进展，2015，36（4）：

410-413.

刘娜，邢波. 经皮心室重建术最新研究进展 [J]. 心血管病学进展，2014，35（5）：555-558.

马为，洪涛，李建平. 经皮心室重建术—附两例病例报告 [J]. 中国介入心脏病学杂志，2013，21（5）：274-276.

潘文志，周达新，管丽华. 经皮心室重建术的初步经验 [J]. 中国医学前沿杂志，2014，6：20-23.

汤学超，秦永文. 经皮心室重建术—心力衰竭治疗新手段 [J]. 介入放射学杂志，2016，25（5）：453-455.

魏毅东，刘宝鑫. 改善缺血性心力衰竭的新选择 -Parachute 左心室重建术 [J]. 中国循证心血管医学杂志，2015，7：148-150.

夏炜聪，朱政斌，丁风华，等. 国产经皮左心室隔离装置治疗心肌梗死后充血性心力衰竭 1 例 [J]. 介入放射学杂志，November，2017，26（11）：2019-1021.

Bozdag-Turan I, Bermaoui B, Paranskaya L, et al. Challenges in patient selection for the parachute device implantation[J]. Catheter Cardiovasc Interv, 2013, 82（5）: e718-e725.

Costa MA, Mazzaferri EL Jr, Sievert H, et al. Percutaneous ventricular restoration using the parachute device in patients with ischemic heart failure: three- year outcomes of the PARACHUTE first- inhuman study [J]. Circ Heart Fail, 2014, 7: 752-758.

Costa MA, Pencina M, Nikolic S, et al. The PARACHUTE IV trial design and rationale: percutaneous ventricular restoration using the parachute device in patients with ischemic heart failure and dilated left ventricles [J]. Am Heart J, 2013, 165: 531-536.

Mazzaferri EL Jr, Gradinac S, Sagic D, et al.Percutaneous left ventricular partitioning in patients with chronic heart failure and a prior anterior myocardial infarction : Results of the PercutAneous Ventricular RestorAtion in Chronic Heart failUre PaTiEnts Trial[J].Am Heart J，2012, 163（5）：812-820.

第 6 章　体外膜肺氧合技术

一、体外膜肺氧合技术概述

心搏骤停（cardiac arrest，CA）是指各种原因引起的心脏泵血功能的突然停止，是临床上常见的急危重症，也是全球成人死亡的重要原因之一，其高发生率和高死亡率正威胁着人类的生命健康，同时也加重了社会的医疗经济负担。据统计，全球院外心搏骤停的发生率为 120～140 例 /10 万人，而生存率仅为 2%～11%。国家心血管病中心发布的报告显示，每年我国因 CA 而死亡的人数超过 54 万人，平均每 1 分钟便会有人死于 CA，因此及时有效的心肺复苏（cardiopulmonary resuscitation，CPR）成为避免生物学死亡的抢救措施之一。但心脏停止搏动的后果是以秒计算的，CPR 受各种因素的影响通常成功率偏低，如继发于急性大面积心肌梗死及血流动力学不稳定的 CA，死亡率达 59%～89%。据相关数据统计，在 CA 后 1 分钟开始复苏者的救活率为 90%，4 分钟内开始复苏者的救活率为 60%，4～6分钟的救活率为 40%，超过 10 分钟的患者，其 CPR 的救活率基本为零，所以如何在黄金 4分钟内更快速有效的维持呼吸循环是抢救 CA 的关键所在。

体外膜氧合（extracorporeal membrane oxygenation，ECMO），亦称为体外生命支持（extracorporeal life support，ECLS），始于 20 世纪中期，是一种高级体外呼吸循环辅助装置，快速经皮穿刺置入后将体内的静脉血引出体外，通过人工膜氧合后回输入患者动脉或静脉系统，为可逆性心、肺衰竭患者提供临时的生命支持，也可作为心搏骤停后传统心肺复苏无效的替代抢救措施（图 6-1）。根据管路回流模式，ECMO 分为两种类型。① VV（veno-venous）-ECMO：通过股静脉或颈内静脉置管引流静脉血至体外，通过氧合器氧合后，回输入患者的静脉系统。此类型只取代肺的气体交换功能，只用于呼吸衰竭的患者。② VA（veno-arterial）-ECMO：通过股静脉或颈内静脉置管引流静脉血至体外，通过膜肺气体交换后，回输入患者的动脉系统，此类型适用于循环衰竭或呼吸衰竭患者。

二、体外膜氧合技术优势

有着广阔发展前景的 ECMO 技术较传统的治疗方式有着显著的优势。首先，CPR 成功的基础是提高主动脉压力和冠状动脉血流，ECMO 建立后，即使是自主呼吸循环尚未恢复，氧合器氧合了的动脉血，其氧分压及氧饱和度都达到生理所需，起到了基础生命支持，因而 ECMO 能有效地为 CPR 患者提供机体所需氧供及稳定的循环血量，及时恢

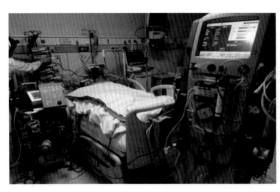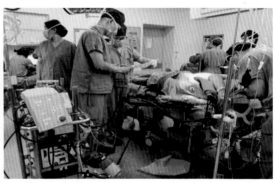

图 6-1　体外膜氧合装置及实景操作

复重要脏器的血供和氧供，促进自主呼吸循环恢复，国外研究显示，CPR 联合 ECMO（ECPR）技术在提高主动脉压力和冠状动脉血流方面明显优于传统心肺复苏（conventional cardiopulmonary resuscitation，CCPR）技术。其次，半个世纪以来，CCPR 技术不断优化、改进及推广，成为 CA 最基本的治疗手段，患者的存活率也得到改善，但采用 CCPR 治疗的院内和院外 CA 患者存活率仍旧很低，院内可达 15%～20%，院外则仅为 10%，与 CCPR 相比，ECPR 可以提高 CA 患者的出院存活率，尤其是对神经系统功能的恢复。最后，ECMO 应用于各种心、肺系统急重症疾病传统治疗无效后的临时生命支持，也可帮助危重患者度过危险期，赢得治疗原发病的更多时间。

三、体外膜氧合技术适应证和禁忌证

ECMO 作为目前医疗行业危重症患者急救的一种辅助技术，已广泛应用于临床抢救支持治疗。患者在 ECMO 运用过程中，可能会出现各种并发症，因此，把握 ECMO 的适应证及预防各种并发症的发生，是改善患者预后的关键。

（一）适应证

①各种原因引起心搏、呼吸骤停；②急性严重心力衰竭：心脏术后、重症心肌炎、急性心肌梗死导致的心源性休克、移植或心室辅助过渡治疗时；③急性严重呼吸衰竭：急性肺栓塞、重度急性呼吸窘迫综合征、肺移植术前后的呼吸支持；④各种严重威胁呼吸循环功能的疾病，如无心跳的供体支持等。而且儿科目前已应用于先天性膈疝、胎粪吸入综合征、重症肺炎、心脏畸形、肺动脉高压等疾病的辅助抢救。

（二）禁忌证

①绝对禁忌证：不可逆的多器官衰竭、不可逆性脑损伤（颅脑损伤合并颅内出血24小时内）、恶性疾病终末期、无法建立合适的血管通路、机体不能耐受置管或者已签署不复苏同意书、左心室血栓、严重的主动脉瓣关闭不全；②相对禁忌证：主动脉夹层伴心包积液、严重的周围动脉疾病、严重脓毒症、心搏骤停时间超过 60 分钟、无法控制的创伤性出血、不可控制的感染、持续进展的退化性全身疾病、中毒、免疫缺陷等。

四、体外膜氧合技术操作过程及管理事项

（一）理论基础

ECMO 的作用原理是将血液从体内引流至体外，经过人工膜氧合以后，再氧合血流注入体内，以维持机体各器官供氧，能对严重可逆性呼吸循环衰竭患者进行长时间体外支持，使患者肺、心得以充分休息，为心、肺功能的恢复赢得宝贵时间。

（二）ECMO 技术

① ECMO 它是一个密闭系统，系统内所有血液均在持续流动，因而肝素化程度的要求较 CPB 低，低度抗凝状态有利于降低出血并发症；② ECMO 通过使血红蛋白完全氧饱和，维持血细胞比容以最大限度地提供氧输送来维持内环境平衡，而不采用降温处理。

（三）ECMO 模式

1. 静脉 - 静脉（V-V）转流模式　经静脉将静脉血引出经氧合器氧合并排除二氧化碳后泵入另一静脉。通常以股静脉引出，而从颈内静脉泵入，也可根据患者情况选择双侧股静脉。原理是将静脉血在流经肺之前已部分气体交换，弥补肺功能的不足。通常需要 4L/min，使 $SaO_2 > 90\%$。V-V 转流适合单纯肺功能受损，无心搏停跳危险的病例。可在支持下降低呼吸机参数至氧浓度 60％、气道压 $40cmH_2O$，从而阻断为维持氧合而进行的伤害性治疗。

2. 静脉 - 动脉（V-A）转流模式　经静脉将静脉血引出经氧合器氧合并排除二氧化碳后泵入动脉。通常心脏指数（cardic index，CI）TCO $> 2.0L/（min·m^2）$，$SvO_2 > 70\%$。成人一般选择股动静脉，新生儿及幼儿因股动静脉偏细，一般选择颈动静脉，也可开胸手术动静脉置管。V-A 转流是可同时支持心肺功能的连接方式。V-A 转流适合心力衰竭、肺功能严重衰竭并有心搏停跳可能的病例。

ECMO 方式的选择主要参考病因和病情灵活选择。一般 VV-ECMO 适用于仅需要呼吸支持的患者，VA-ECMO 可同时进行呼吸和循环支持。对于呼吸衰竭，V-V 方式的并发症和病死率略低于 V-A 方式，故最为常用。当然，在病情变化的过程中，可能需要不断更改转流模式，例如：心、肺衰竭患者的早期救治中选择 VA-ECMO 同时进行呼吸和循环支持，随着心功能恢复，可调整为 VV-ECMO，既可加快肺功能恢复，又能减少相关并发症。

3.AV-ECMO 转流模　是一种新型的动静脉驱动的体外膜氧合技术，主要用于二氧化碳的清除，对氧合轻度改善功能，提供的血流量较低（一般不超过 1L/min）。

（四）ECMO 的基本结构及主要应用技术

1. 基本结构　血管内插管、连接管、动力泵（人工心脏）、氧合器（人工肺）、供氧管、监测系统。

2. 氧合器　又称人工肺，是将非氧合血氧合成氧合血，同时排出二氧化碳。早期为泡型氧合器、膜氧合器，目前多用两种：硅胶型和中空纤维氧合器。

3. 动力泵（人工心脏）　主要作用使形成动力驱使血液流向管道的一方，类似心脏泵功能，主要包括滚轴泵、叶轮泵、光滑椎体泵，一般儿童、新生儿等输入流量较低者选滚轴式泵，

成人选用离心泵。

4.肝素涂抹表层技术（HCS）　在管路内壁结合肝素，肝素保持抗凝活性，防止管壁内血栓形成。

（五）ECMO 建立

（1）物品、药品准备：离心泵、氧合器、管道支架系统、体外循环管道、动静脉穿刺管、乳酸格林液、肝素、白蛋白、肾上腺素、单采红细胞、新鲜冷冻血浆、血小板等。

（2）人员准备：①灌注师，协助医师连接和预冲管道；②护理人员，处理静脉输液、给药及生命体征监测；③ICU 医师/外科医师，进行穿刺及建立动静脉通路。

（3）患者准备：全身肝素化之前完成动静脉穿刺、中心静脉导管和肺动脉导管的放置。

（4）选择体外膜氧合模式及确定穿刺部位，放置导管。

1）VV-ECMO 模式建立：应用经皮 Seldinger 法穿刺颈内静脉或股动脉，将导管置于上腔静脉内作为引流管，另一根导管置于右心房内作为回血管。目前多采用双腔导管，减少穿刺部位。此种模式优点：可经皮穿刺技术完成，减少手术风险及并发症，脑血管意外的发生率低，对血流动力学影响小，无下肢血栓形成及栓塞等风险。缺点：氧合不完全，一旦出现引流管堵塞，对心脏无辅助作用。

2）VA-ECMO 模式建立：应用经皮 Seldinger 法穿刺颈内静脉或股动脉，将一根导管置于右心房或下腔静脉内作为静脉引流管，另一根导管通过颈内动脉（新生儿、儿童）或股动脉（成人）置入主动脉的根部作为回血。优点：对心肺同时进行辅助，保证重要器官的血流灌注及氧供给。缺点：脑血管意外的发生率高，选择股动脉易导致肢端缺血。

循环辅助一般 5 天左右，可选用离心泵及中空纤维氧合器；呼吸循环一般为 10 天左右，可选用滚压泵和硅胶氧合器。

（5）连接安装体外循环管道

1）检查物品：检查管路外包装、有效期。

2）连接离心泵、氧合器：连接静脉引流管与离心泵头口，连接紧密；连接两根预冲管，在两根预冲管中间管路用管道钳阻断；将靠近离心泵头静脉端的预冲管针头插入预冲液容器内，利用重力排气超过离心泵头，排气钳夹；另一预冲管针头插入预冲液容器内；将离心泵头装入离心泵，离心泵转速调至 2000r/min 以上，旋松氧合器上黄色肝素帽，松离心泵头处阻断钳，预冲氧合器与管道，充分排气；氧合器内无明显气体，氧合器预冲完全，钳夹阻断两根预冲管，松两根预冲管中间管道阻断钳，再次确认管路内预冲情况；用 2000U/L 的肝素盐水预冲管道，预冲结束，管路自循环备用。

3）连接空氧混合气管道（气源 - 空氧混合器 - 氧合器），设定 FiO_2 和气体流量。

4）连接变温水箱：设置适宜水温，并进行水循环。

5）准备运行 ECMO。

（六）ECMO 建立注意事项

1.常用插管部位选择　颈部的动静脉，胸腔内的近心端大血管，股动静脉。新生儿一般取右侧颈部切口，暴露颈总动脉和颈内静脉（图 6-2，图 6-3）。

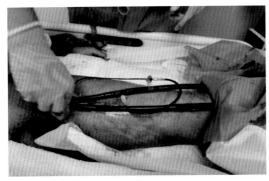

图 6-2　股动静脉置管

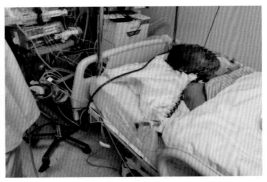

图 6-3　颈内静脉置管

2. 插管深度、角度　在时间允许的情况下，尽可能切开直视插管。插管不能过深，应倾斜一些，避免垂直插管压力过高出现崩脱、喷血，插好后要在 X 线下确认。插管缝合好后，再固定管道。

3. 插管型号选择　插管不可太粗，能提供 2 ～ 3L/min 流量即可。新生儿颈内静脉插管型号一般为 12 ～ 14F，颈总动脉一般为 8 ～ 10F。若静脉引流不充分，可考虑通过用其他静脉缓解，如股静脉、脐静脉等。

4. 患者因素　贫血（血红蛋白 < 80g/L）、凝血异常等。

（七）ECMO 运行和参数的调整

1.ECMO 运行　穿刺置管和预冲的管路连接，需注意防止气泡进入，打开导管阻断钳，抽出气泡；设置初始设置：调解初始泵速、气体流量和吸入氧浓度，开放所有通路，开始运行 ECMO。

2.ECMO 运行中参数调整　调节泵速及血流速，ECMO 开始的 15 分钟应尽量提高灌注流量，机体缺氧改善后根据心率、血压、中心静脉压调节最适流量。吸入氧浓度的调节（至少使患者 SpO_2 维持在 92％以上），常用呼吸频率 5 ～ 10 次 / 分，通气量 7 ～ 10ml/kg，吸入氧浓度 21％～ 40％，MAP > 65mmHg，动脉氧分压 > 80mmHg，动脉二氧化碳分压 < 50mmHg，维持组织氧供，DO_2/VO_2 > 4 : 1。

3.ECMO 期间呼吸机的设置　采用保护性机械通气，容量辅助控制通气模式（A/C），呼吸机 FiO_2 设置在 30％～ 40％，PEEP 设置为 8 ～ 10cmH_2O，VT 在 3 ～ 6ml/kg，限制平台压力在 25cmH_2O 以下，根据动脉血气分析进行适当调整。

（八）ECMO 期间监测

（1）上机前监测血常规、纤溶功能、肝肾功能、电解质、动脉或中心静脉血气分析。

（2）肝素抗凝上机后每 3 ～ 4 小时监测 ACT，随监测调整肝素用量，输注血小板、血浆或大量白蛋白后会导致患者凝血功能改变，监测 ACT。

（3）定期复查：血常规、纤溶功能、白蛋白水平、动脉或中心静脉血气分析。

（4）监测 ECMO 血流量、血压、管路搏动、肢端缺血情况、体温、镇静深度。

（5）注意患者感染风险，预防性应用抗生素，注意无菌操作。

（6）监测设备运行情况，及时发现管路引流不畅、离心泵等血栓形成、血浆渗漏等。

（九）ECMO 的撤离

（1）患者每日进行筛查，如达到筛查标准［原发疾病改善或得到控制，肺部 X 线影像好转、氧合良好，ECMO 血流速度减至 $1.5 \sim 2L/min$，最低剂量的正性肌力药物，心指数＞ $2.0L/$（min·m²），肺动脉嵌顿压和中心静脉压＜ 16mmHg，血气分析结果良好，无组织灌注不足表现］，进行 ECMO 自助循环试验和自主氧合试验，进行心脏功能和呼吸功能评估。

（2）心脏功能评估：心室辅助流量 1L/min，进行自主循环试验，先阻断动静脉插管通路，开放 ECMO 桥，流量减至 0.5L/min，观察 6 小时，血压、心率较基础值变化大于 20% 继续行 ECMO 支持，如呼吸循环变化低于 20%，无明显灌注不足表现，可考虑撤离心脏辅助。

（3）肺功能评估：进行自体氧合试验，$ScvO_2$ 维持在 70% 以上，心率、血压、氧合波动小于 20%，继续观察 6 小时，血压、氧合波动小于 20%，血气分析未有明显恶化，可考虑撤离 ECMO。

（4）ECMO 撤离：将体外循环的血液经自体血回收装置回输患者体内或弃去，并予以鱼精蛋白中和肝素，使 ACT 恢复至正常水平；动脉插管需动脉缝合术，防止远端组织缺血，股静脉需要外科修补，颈内静脉可直接拔管，拔管后需要按压 1 小时以上，注意局部有无出血倾向。

（十）ECMO 的并发症包括机械并发症及患者机体并发症

1. 机械并发症　设备故障、管道故障、氧合器功能异常、气体栓塞等。

2. 患者机体并发症　出血、其他脏器功能损伤、感染、溶血、插管侧肢体循环障碍、动静脉瘘、心肌顿抑。

五、体外膜氧合技术的局限性及临床展望

ECMO 技术目前已成为一个医院，乃至一个国家抢救危重症患者水平的标志。2018 年，中华医学会急诊医学分会制定并发布了《成人体外循环心肺复苏专家共识》，对于国内急诊科成人 ECPR 的开展和实施起到了积极的推动作用，其应用价值也正在逐步显现，但仍然存在以下 3 点现状：①国内应用 ECMO 救治 CA 尚处于起步阶段，ECMO 较传统治疗方式有一定的优势，但同时又有"高创伤""高消耗""高并发症"的特点，特别是心脏 ECMO，国际的统计数据显示 ECMO 死亡率仍然高达 60%；②ECMO 的高技术要求使得选择开展 ECMO 工作的医院应做好必要的准备工作，每个可开展 ECMO 技术的医院需要建立团队及救治流程，定期对其进行模拟训练，包括对人员的培训、仪器维护等；③完善救治体系，建立 ECMO 中心与基层医院的全面合作，可提高 ECMO 的有效使用率和救治成功率。总之，ECMO 是目前维持呼吸循环非常有效的手段，但由于费用昂贵、技术要求高等限制了其发展，但不可否认，其在未来重症急性患者中会有广阔的应用前景。

（山西省心血管病医院心内科　宋晓健　郭彩姬　薛云云　张悟棠）

参考文献

贺丽君，谢剑锋.体外膜肺氧合在危重症患者中的应用进展 [J].解放军护理杂志，2016，33（22）：37-39.

何忠杰，柯友祥.心肺复苏期间心脏氧利用率的临床研究 [J].中国危重病急救医学，2000，12（11）：669-671.

侯晓彤.规范发展体外膜氧合循环辅助支持 [J].中国体外循环杂志，2018，16（4）：193-195.

唐华丽.ECMO 的临床应用与管理 [J].中西医结合心血管病杂志，2017，5（27）：11.

王旭东，李梅.急诊科开展体外循环心肺复苏的机遇与挑战 [J].中国临床医生杂志，2019，47（1）：1-3.

熊熙，崔云，张育才.体外膜肺氧合相关并发症及其防治 [J].中国小儿急救医学，2017，24（02）：144-148.

袁小丽，李春盛.体外膜肺氧合的临床应用 [J].中国临床医生杂志，2018，46（7）：770-771.

张新勇，朱小玲.2010 版欧洲心肺复苏指南（节选）[J].中国医学前沿杂志（电子版），2011，3（3）：81-83.

中华医学会急诊医学分会复苏学组，成人体外心肺复苏专家共识组.成人体外心肺复苏专家共识 [J].中华急诊医学杂志，2018，27（1）：22-29.

Abrams D, Combes A,Brodie D.Extracorporeal membrane oxygenation in cardiopulmonary disease in adults[J].J Am Coll Cardiol,2014,63（25）:2769-2778.

Blum JM, Lynch WR, Coopersmith CM. Clinical and billing review of extracorporeal membrane oxygenation[J]. Chest,2015,147（6）:1697-1703.

Keebler ME, Haddad EV, Choi CW, et al. Venoarterial extracorporeal membrane oxygenation in cardiogenic shock[J]. JACC Heart Fail, 2018, 6（6）：503-516.

Megarbane B,Leprince P,Deye N,et al. Emergency feasibility in medical intensive care unit of extracorporeal life support for refractory cardiac arrest[J]. Intensive care medicine,2007,33（5）:758-764.

Nolan JP,Soar J,Smith GB,et al. Incidence and outcome of in-hospital cardiac arrest in the United Kingdom National Cardiac Arrest Audit[J]. Resuscitation,2014（85）：987-992.

Ouweneel DM, Schotborgh JV, Limpens J, et al.Extracorporeal life support during cardiac arrest and cardiogenic shock: a systematic review and meta-analysis[J].Intensive Care Med, 2016, 42（12）：1922-1934.

Schmidt M, Brechot N. Combes A.Ten situations in which ECMO is unlikely to be successful[J]. Intensive Care Med,2016,42（5）:750-752.

Siao F,Chiu C. Managing cardiac mest with refractory venlricular fibrillation in the emergencydepartment: Conventional cardiopulmonary resuscitation versus extrocOpo-real cardiopulmonary resuscitation[J]. Resuscitation,2015（92）:70-76.

Sung K,Lee YT,Park PW,et al. Improved survival after cardiac arrest using emergent autopriming percutaneous cardiopulmonary support[J]. The Annals of thoracic surgery,2006,82（2）：651-656.

Tramm rR，Ilic D，Davies AR，et al .Extracorporeal membrane oxygenation for critically ill adults[J].Cochrane Database Syst Rev，2015，1: CD010381.

第 7 章　左心室辅助装置技术

一、心室辅助装置研究背景

随着人口老龄化程度日益严重，心力衰竭已成为全世界重要的公共卫生问题。统计显示，现今全球约 2250 万名心力衰竭患者，在我国，心力衰竭患病率已超过 0.9%，并且每年以高达 450 万人的心力衰竭患者在增加，在 70 岁以上的老年人群中患病率超过 10%。心力衰竭发展到终末期，给家庭及社会带来巨大的医疗、精神压力及经济负担。

无论是高血压、冠心病、心律失常、心脏瓣膜疾病等，凡是引起心肌细胞受损、心腔扩大的，其终末期结局都是无法避免的心力衰竭，伴随着患者、家人的生活质量下降，甚至危及生命。尤其是对于一些特殊的顽固性心力衰竭患者，甚至是心源性休克的患者，在积极药物优化治疗的同时，尚需要予以非药物形式的辅助循环以实现患者心功能的恢复。心脏移植手术是现阶段治疗重症心力衰竭最理想的方案，但在实际临床情况中由于可供移植心脏的数量不足而手术数受到严重限制。据统计，2014 年美国仅有 2000 多例的合格心脏供体用于移植手术，在我国尚不足其 1/10。所以心力衰竭患者在等待适合的心脏供体期间，临床医师会建议患者先安装人工心脏。人工心脏可缓解患者本身心脏泵血压力，甚至完全替代病患心脏，包括全人工心脏和心室辅助装置。从辅助对象方面心室辅助装置分为左心室、右心室及双心室辅助。这些心室辅助装置的功能在于辅助心脏完成泵血以满足全身需要。由于左心室是心脏血液循环系统泵血的主要承担者，左心室辅助装置（left ventricular assist device，LVAD）能满足一般心力衰竭患者的治疗，LVAD 能减轻左心泵血负担，是目前可以实现的挽救心力衰竭患者的重要手段。

二、左心室辅助装置概述

左心室辅助装置（LVAD）是将左心血液引入血泵，以机械动力将血泵入动脉系统，部分或完全代替心脏工作，维持血压，保证组织灌注，中断低心排血量所致的恶性循环，使心脏耗氧量减少，使左心室得到休息的一种治疗急重症终末期心力衰竭的有效手段，主要用于心脏术后不能脱离体外循环机、急性心源性休克、顽固性左心衰竭或难以控制的致命性心律失常、心脏移植后的排斥反应，以及心脏移植过渡、等待供者等时期。心力衰竭患者置入 LVAD 后 1、2 年生存率分别为 80% 和 70%，与心脏移植手术效果相似。终点治疗患者的 1 年生存率为 75% 以上，这部分患者常年龄较大且合并多种疾病。应用全人工心脏患者的 1

年生存率达 60%，与双心室辅助效果相似。

三、左心室辅助装置技术优势

传统的临床治疗包括常规的强心、扩血管、利尿，神经内分泌阻滞药，左西孟旦注射液、托伐普坦、重组人脑利钠肽等药物，康复护理及饮食控制治疗等，对心脏扩大后严重心力衰竭患者效果不佳。

LVAD 的优势主要有：①改善心脏血流动力学，终末期心力衰竭患者心排血量减少，心脏后负荷增加，冠状动脉供血减少，当心功能降低不能满足机体的基本需求时会造成重要脏器的供血不足，经研究在应用左心室辅助装置之后，心内膜组织中微血管内皮细胞被激活，血管密度增加，可有效增加心肌及机体各组织的供血量；②改善患者的心肌功能，逆转心肌肥大，使肥大的心肌细胞恢复正常；③通过改善心肌细胞的氧化磷酸化功能，恢复患者的线粒体功能，进而恢复心肌细胞功能，改善心力衰竭症状；④改善患者钙离子的转运能力，促进心肌收缩功能的恢复；⑤有效逆转患者心肌细胞的凋亡状况，降低心肌细胞凋亡率；⑥影响肾上腺素能受体途径而逆转患者的心肌重构。

四、左心室辅助装置的适应证、禁忌证与并发症

（一）适应证

①终末期心力衰竭等待心脏移植的患者；②心脏手术后发生严重低心排综合征或心力衰竭的患者；③急性心肌梗死并发心源性休克的患者；④急性心肌炎及严重的心肌病；⑤恶性室性心律失常；⑥高危心脏手术。以上疾病合并血流动力学异常者建议尽早应用左心辅助循环，具体指标有：①主动脉收缩压（ASP）＜ 80mmHg[或平均动脉压（MAP）＜ 50mmHg]；②心脏指数（CI）＜ 2L/（min·m^2）[儿童＜ 2.3L/（min·m^2）]，肺毛细血管楔压（PCWP）＞ 20mmHg，伴循环血管阻力（systemic vascular resistance，SVR）＞ 2100dyn/（sec·cm^5）。上述血流动力学状态，应用大剂量的血管活性药物及 IABP 等不能改善者即有应用 LVAD 的指征。若同时大剂量应用 2 种以上升压药，血压仍有下降趋势及心脏直视手术后试停机 3 次仍不能脱离体外循环者，应尽快应用左心辅助循环。应用左心辅助循环越早越好，尤其在应用大剂量升压药及出现不可逆心力衰竭或多器官功能衰竭之前应用效果更好。

（二）禁忌证

主要有慢性不可逆性肾衰竭、与心功能无关的严重肺疾病、不可逆性肝衰竭、肺部广泛转移性病灶、严重感染和败血症，以及不可逆性的中枢神经系统疾病。

（三）并发症

①血栓形成和栓塞：血栓形成与所用装置的种类有关，发生率在 2.7%～ 40%。其中以 HeartMate 的发生率栓塞最低，不需肝素抗凝治疗，只需阿司匹林或双嘧达莫（dipyridamole）即可。②感染：发生率为 10%～ 66%，需积极预防。③右心衰竭：发生率约为 25%，许多原先已存在的右心衰竭在使用 LVAD 后才明显表现出来，因为 LVAD 改善了主动脉血流，导致静脉回流量增多，加重了右心负担。④右向左分流，卵圆孔半闭约占人口的 25%，

LVAD 使左心房压下降而产生的抽吸作用，经卵圆孔产生右向左分流，因此，术前必须检查是否存在卵圆孔未闭，并行手术关闭。⑤机械故障：管道内血栓形成、管道外压迫等原因引起辅助装置发生机械故障。

五、左心室辅助装置手术方法

（1）除了 IABP 经股动脉插入，安置 LVAD 多需经正中切开胸骨，有时也可经左胸入路，需要麻醉医师、手术医师团队及器械护士及手术室相关人员设备的配合，另外，术后需要住监护病房（ICU）。

（2）术前评估和准备，常规检查血红蛋白、血细胞比容、电解质、肝肾功能、出凝血功能（PT、PTT、纤维蛋白原、血小板）、X 线检查、心导管、超声心动图等。需关注右心室功能状况及对肺血管扩张药的反应。准备充足的血液制品和血小板，如患者以前使用过抑肽酶，再次使用应做好抗过敏反应的准备，血管加压药和肾上腺素应备以待用。因 LVAD 置入后左侧心腔内压力下降，如有卵圆孔未闭或房间隔缺损将会发生右向左分流，导致低氧血症和横穿性栓塞，主动脉瓣关闭不全和二尖瓣狭窄将会分别影响 LVAD 的射血和充盈。因此有卵圆孔未闭、主动脉瓣关闭不全或二尖瓣狭窄者，在 LVAD 置入前必须矫正。食管超声心动图检查容易发现心脏的这些畸形和病变，如患者的肺动脉收缩压高于 65mmHg，可考虑吸入一氧化氮（NO）。

（3）麻醉。

（4）操作流程：①胸部正中切口按常规建立体外循环和心肌保护，心脏停搏后由心尖打孔插入带金属套管的带瓣 Dacron 人造血管，用带垫片褥式缝线固定，作为 LVAD 的流入道，另一带瓣 Dacron 人造血管与升主动脉根部做端侧吻合，作为人造 LVAD 的流出道。②经左上腹直肌切口，将 LVAD 置入于左上腹，上述两人造血管穿过膈肌的人造裂孔，导入腹内充分排气后与 LVAD 相连；LVAD 的气动管道则由腹壁戳孔通至体外连接到可移动的控制仪上。该控制仪经程序设计，可定时驱动气体作用于 LVAD 的隔膜，使其最大每搏量可达 85ml，控制仪可由标准的交流电作动力，亦可利用机内可反复充电的电池。内部电池可保证 40 分钟正常工作以便于患者户外活动，LVAD 的工作频率可以根据需要调节，亦可根据充盈满后自动调节，当采用自动调节模式时，一旦充盈至 LVAD 室腔的 90%，即自动射血，其优点是当患者户外活动时心排血量即自动增加。见图 7-1。

（5）一般在术后 24～48 小时，待心脏循环功能稳定后关闭胸骨，拔气管导管前需使用利尿药，以除去过多的肺水量。

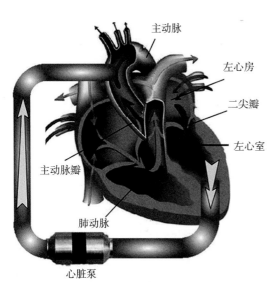

主动脉

左心房

二尖瓣

左心室

主动脉瓣

肺动脉

心脏泵

图 7-1　左心室辅助装置植入

六、左心室辅助装置护理要点

（一）管理好辅助循环泵

通过辅助泵的应用达到使辅助心脏做功，让心脏充分休息的目的。妥善固定 LVAD 管道，防止管道扭曲、打折、衔接处松脱及血泵破裂，保证泵体位置固定，以防泵体移位损伤主动脉内膜。用无菌治疗巾覆盖置管处皮肤切口，每 8～12 小时消毒换药 1 次，并注意观察切口敷料渗血情况，切口处有无血肿及切口引流。注意观察 LVAD 各参数，尤其是泵流量、泵搏率、残留量等重要参数并做好记录，安装辅助泵后患者的心率和泵率是不一致的，应同时进行监测。观察辅助装置工作运转情况，发现机械故障及参数异常应及时通知医师及相关技术人员。

（二）监护中要兼顾机体整体容量、阻力、泵三者之间的关系

综合评估，综合调整，最终达到确保机体有效灌注。有效的左心辅助，血流动力学应向良性方面发展，表现为减少左心辅助，血压不降或不降反升，心律失常减少或消失，左心充盈适度，中心静脉压不高。

（三）观察左心辅助对右心功能的影响

观察辅助泵的流量与右心监测指标及超声结果之间的关系，综合评价右心功能。LVAD改善了主动脉血流，导致静脉回流量增多，加重了右心负担，因此应注意每天进行超声心动图检查。

（四）辅助泵应用所需的监测

①监测游离血红蛋白血浆中游离血红蛋白的量可提示血细胞破坏的程度。需严密监测患者有无头部胀痛、面色潮红、恶心呕吐、四肢麻木、腰背剧痛等症状，预防溶血的发生。②保暖问题监测：每 4 小时监测体温 1 次。③机械内血流情况监测：每小时用强光照射检查血泵，观察有无血凝块、气体吸附于管壁或管道衔接处及血泵腔内和瓣膜凹处。④患者出凝血监测：每 2～3 小时测 ACT 1 次，维持 ACT 于 200～300 秒。⑤撤机时的出、凝血检测。

（五）感染的观察及预防

由于长时间左心辅助，心包腔处于相对开放状态，感染概率增高，为 10%～66%。应注意观察局部有无炎症表现，每 4 小时监测体温 1 次，观察有无持续高热症状，如果出现异常，及时处理原发病灶并做血细菌培养及药敏试验，应用高效抗生素及时控制。

（六）肾衰竭和多器官衰竭

长时间低灌注会影响各个器官功能，因此尽早施行左心辅助，避免全身脏器长时间低灌注是防止出现肾衰竭和多器官功能衰竭的决定因素。在监护过程中，应密切注意平均动脉压和尿量的变化。

七、展望

全球心力衰竭患者的人数呈逐年上升趋势，我国目前约有 1000 万心力衰竭患者。在心

力衰竭药物治疗的终末期，心脏移植、全人工心脏、左心室辅助装置、左心室减容术等为患者带来了福音，点燃了希望。其中心室辅助装置技术备受青睐，通过安装一个微型人造升压泵替代衰竭的左心室或右心室。LVAD除用于心血管外科术后的不稳定期、心脏移植的等待期之外，现已广泛用于难以药物控制的心力衰竭患者。左心室辅助装置为我国独立研发的磁悬浮装置，其优于第二代轴流装置，并以磁悬浮无接触轴承为特点，体积小，生物相容性好，这项新技术的应用将我国心学管科治疗心力衰竭的水平推向了新高度，使更多的患者获益。

（山西省心血管病医院心内科　薛云云　宋晓健　刘红俊）

参考文献

陈锡明，尤新民.左心辅助装置与麻醉[J].国外医学.麻醉学与复苏分册，2005，（2）：88-91.

段文涛.左心室辅助装置治疗终末期心力衰竭的应用研究进展[J].内科，2018，13（1）：52-54.

国家心血管病中心编著.中国心血管病报告2014[R].北京：中国大百科全书出版社，2015.

洪昌明，李世.终末期心力衰竭的管理[J].中华老年心脑血管病杂志，2018，20（12）：1323-1326.

王芳群，徐庆，吴振海，等.基于左心辅助的血液循环系统的控制研究[J].生物医学工程学杂志，2016，33（06）：1075-1083.

王立群.我国开展心衰终末期治疗新技术[J].临床心电学杂志，2018，27（1）：73.

武文芳，吴兵.人工心脏的历史及研究进展[J].中国医学装备，2008，5（3）：55-58.

尧林，杨双强.左心室辅助装置的临床应用[J].重庆医学，2008，37（13）：1495-1497.

中华医学会心血管病学分会.中国心力衰竭诊断和治疗指南2014[J].中华心血管病杂志，2014，42（2）：3-10.

Asgari SS, Bonde P. ImplanTab physiologic controller for left ventricular assist devices with telemetry capability[J]. Journal of Thoracic & Cardiovascular Surgery, 2014, 147（1）:192-202.

Jennifer LH, David R. Fermin,Hideo A, et al. Baba,Jeremias Wohlschlaeger,Leslie W. Miller. Clinical, Molecular, and Genomic Changes in Response to a Left Ventricular Assist Device[J]. Journal of the American College of Cardiology,2011,57（6）.

Stevens MC, Wilson S, Bradley A, et al. Physiological control of dual rotary pumps as a biventricular assist device using a master/slave approach[J]. Artificial Organs, 2014, 38（9）:766.

第 8 章　经皮心室辅助装置 Impella 系统

一、冠状动脉粥样硬化性心脏病概述

冠状动脉粥样硬化性心脏病（coronary atherosclerotic heart disease，CHD）是指由于冠状动脉发生粥样硬化引起管腔狭窄、痉挛或阻塞，导致心肌缺血、缺氧或坏死而引发的心脏病，统称为冠状动脉性心脏病或冠状动脉疾病，简称冠心病，也称缺血性心脏病。根据最新发布的《中国心血管病报告 2014》显示，我国心血管疾病患病率及死亡率逐年上升。目前心血管疾病占居民疾病死亡构成的 40% 以上，为我国居民的首位死因。严重冠状动脉狭窄或急性心肌梗死（AMI）发病率不断增加，择期或急诊经皮冠状动脉介入治疗（PCI）的应用越来越普及，其中冠脉复杂病变和高危的 PCI 占比亦增加。然而，对于高龄、重度心力衰竭和（或）左心室射血分数降低伴冠状动脉复杂病变的患者，PCI 术中发生夹层、血管急性闭塞、恶性心律失常、无血流等并发症的概率增加，患者耐受或代偿并发症造成的心肌缺血的能力也下降，增加了术中及术后的危险；急性心肌梗死（AMI）合并心源性休克患者（cardiogenicshock，CS）人群病死率仍然较高，临床需要使用临时机械循环支持装置来进行内循环以辅助患者度过危险期。

二、心室辅助装置 Impella 概述

经皮心室辅助装置（percutaneous ventricular assist device，pVAD）Impella 系统可用于急性心肌梗死后或冠状动脉复杂病变尤其是左主干无保护的 PCI 术中出现并发症时的血流动力学支持装置。经皮心室辅助装置可以直接从左心抽取氧合血液再泵入体循环，从而减轻左心室负担、减少心肌机械做功、降低心肌能量消耗进而抑制心肌重构，可以为严重血流动力学障碍的患者提供较完全的血流动力学支持。因此，近年来越来越多的介入科医师在高危 PCI 的术中使用 Impella 预防性提供循环支持，为介入保驾护航，增加手术成功率，减少患者术中、术后严重并发症和死亡的风险。

主动脉内球囊反搏（intra-aortic balloon counter pulsation，IABP）是临床目前最常用于心肌梗死后或 PCI 术中出现并发症时的血流动力学支持装置。一些研究显示，在高危 PCI 术中、急性心肌梗死应用 IABP 可起到很好的效果。但 IABP 的作用需要依赖于尚存的左心室功能和心脏自身节律，仅能轻度增加心排血量和冠状动脉血流，若血流动力学完全崩溃则不能提供完全的循环支持。Impella Recover LP 2.5 提供的心排血量比 IABP 更多。

现阶段临床主要应用的 pVAD 有 TandemHeart 和 Impella Recover LP 2.5 系统。Impella 优越于 TandemHeart 之处在于：①不需要穿间隔穿刺；②血液不流经体外装置。

三、Impella Recover LP 2.5 系统的适应证、禁忌证及并发症

（一）适应证
①急性心肌梗死；②心源性休克或低心排血量情况；③为接受高危 PCI 患者提供短期循环支持。

（二）禁忌证
①严重外周血管病；②机械主动脉瓣和主动脉瓣严重钙化的患者。

（三）并发症
出血、溶血、泵移位、下肢缺血、穿刺部位感染。

四、Impella Recover LP 2.5 系统操作过程

Impella Recover LP 2.5 系统（Impella Cardio Systems，Aachen，Germany）简介及操作过程：是一个直径 4 mm（12 F）的轴流泵（最大转速 50 000 r/min，最大流量 2.5 L/min），流量是连续的，且与心律无关。安装于 9F 猪尾导管上，经内置导线与体外控制装置相连。猪尾导管经 13F 股动脉鞘管从股动脉逆行插入左心室后，左心室内含氧血从导管前端流入口经心内轴流泵抽吸至升主动脉由流出口流出，这样就建立了左心室至升主动脉引流系统，可提供长达 5 天的循环支持。该装置目前也有 LP5.0 型号，最大流量可达 5L/min，但导管前端外径为 21F，需动脉切开植入，因此不如 LP2.5 应用范围广。

五、Impella 血流动力学效应及治疗目的

Impella 血流动力学效应：将血液从左心室泵入升主动脉，从而降低左心室负荷并增加前向血流，减少心肌耗氧量，改善平均动脉压，并减少肺部毛细管楔压力。

治疗目的：①维护重要器官灌注；②减少心内充盈负荷，从而减少充血和（或）肺水肿；③减少左心室容积、室壁应力和心肌氧消耗；④增加冠状动脉灌注；⑤支持复杂介入期间的循环和电生理过程；⑥限制梗死面积。

六、展望

Impella 是真正的微轴泵，可增加平均动脉压、心排血量、心脏功率和冠状动脉灌注。更重要的是，因为它从左心室被泵送到主动脉而泵出血液，所以系统有效地减小左心室充盈压，从而降低心肌对氧气的需求。更重要的是，由于 Impella 是一种连续的非脉动泵，它对心脏做出的巨大贡献不仅体现在能维持心排血量和平均动脉压力方面，更体现在对心脏全部血流的泵动力和减少压力波的搏动方面。

目前较多的心血管病临床研究中心已经开展 Impella，随着适应证的把握、操作技术的成熟，Impella 优势逐渐体现，但总体生存获益仍不理想，尚需不断的技术支持改进及大规

模临床研究；对于药物治疗 AMI 合并重度心功能不全不理想，以及对复杂的高危冠状动脉严重病变患者 Impella 显得举足轻重，前景广阔。

（山西省心血管病医院心内科　薛云云　魏首栋　杨雁军）

参考文献

陈少敏，郭丽君. 经皮机械循环支持装置在重症心血管疾病中的应用进展［J］. 中华危重病急救医学，2016，28（12）：1161-1164.

高传玉，张健. 左心辅助装置 Impella 保护经皮冠状动脉介入技术临床应用进展 [J]. 中华实用诊断与治疗杂志,2019,33（6）:521-523.

刘东庭，韩江莉. 经皮心室辅助装置在高危冠状动脉介入治疗中的应用进展 [J]. 中华临床医师杂志（电子版），2015，9（13）:2598-2601.

张东青，宋显晶，朴哲浩. 急性心肌梗死合并心源性休克器械化治疗进展 [J]. 心血管病学进展,2018,39（1）:90-95.

Akhondi AB, Lee MS. The use of percutaneous left ventricular assist device in high-risk percutaneous coronary intervention and cardiogenic shock[J]. Rev Cardiovasc Med, 2013, 14（2/4）：e144-149.

Seyfarth M , Sibbing D , Bauer I, et al. A Randomized Clinical Trial to Evaluate the Safety and Efficacy of a Percutaneous Left Ventricular Assist Device Versus Intra-Aortic Balloon Pumping for Treatment of Cardiogenic Shock Caused by Myocardial Infarction[J]. Journal of the American College of Cardiology, 2008, 52（19）:1584-1588.

Taniguchi Y , Sakakura K , Adachi Y , et al. In-hospital outcomes of acute myocardial infarction with cardiogenic shock caused by right coronary artery occlusion vs. left coronary artery occlusion[J]. Cardiovascular Intervention and Therapeutics, 2017.

第 9 章　脉搏指示连续心排血量监测技术

一、脉搏指示连续心排血量监测技术概述

休克是重症医学科面临的重要临床问题。休克是一种复杂的临床综合征，其本质是机体有效循环血容量不足、组织缺血、缺氧，所以有效的液体复苏和血管活性药物的及时应用是治疗本类患者的重要手段。感染性休克，作为分布性休克的典型表现，已经成为所有休克类型的共同通路，随着人口的老龄化、肿瘤发病率上升及侵入性医疗手段的增加，感染性休克发病率在不断上升。早期液体复苏以维持血流动力学稳定是感染性休克救治的关键，然而各种合并症及休克的进展使得该类患者血流动力学趋于复杂。虽然国际上开展了"拯救严重感染运动"，但感染性休克病死率仍然高达 30%～50%。由此可见，感染性休克仍然是威胁患者生命的重大问题。此外，预计全世界每年有 2.3 亿项手术操作被实施，接受手术的患者中约 18% 会发生严重的术后并发症，而这些术后并发症是决定功能恢复与长期生存率的重要因素。尽管只有不到 15% 的手术在高风险患者中实施，这些患者却构成院内死亡的 80%。基于此，对此类患者进行适当的管理和前瞻性的评估对于患者和医务工作者都是非常重要的。血容量不足和心功能不全，导致组织灌注不足、氧合功能障碍，是患者不良预后的主要原因。因此，以有效的液体管理来防治血容量不足，应用血管活性药物治疗心脏和血管功能障碍，这些对于保证氧输送和预防血管内血容量紊乱是非常重要的。

实现和维护稳定的血流动力学一直是重症医学的核心。目前，对于重症监护病房或手术室中的复杂患者，简单的临床检查已无法回答许多有关血流动力学管理的问题。近年来，临床上应用监测设备来指导血流动力学的治疗决策和方案化治疗策略的兴趣逐渐增加，尤其是在高风险患者群体中的应用。血流动力学监测的范围从简单的临床评估和常规床旁监测到护理超声检查和各种侵入性监测设备。临床医师必须了解可用技术、方法、干预措施和技术进步，以及在选择最佳治疗方式之前拥有一种基本的血流动力学监测方法。虽然体格检查十分重要，但其在帮助临床医师识别大致血流动力学异常和选择最佳治疗方面帮助往往有限。血流动力学监测可以用来清晰而可靠地确定休克的种类，选择最合适的治疗并评价患者对治疗的反应。经过几十年的发展，血流动力学监测技术已经从间断发展到连续和实时并且有创性更少，同时在提供血流动力学参数的数量和特性方面都有所不同。有创动脉血压是大部分休克患者一线血流动力学监测。当需要更多的血流动力学监测时，临床医师需要选用能提供心排血量测量的装置。对于非常复杂的病例，心排血量测量也不能满

足需要，高级血流动力学技术会提供其他有用的血流动力学变量。在重症监护环境中，目前的共识推荐，应对那些对初始复苏没有反应的患者监测心排血量，并且肺动脉漂浮导管（pulmona arte floating catheter，PAC，又称 Swan-Ganz 导管）或经肺热稀释（transpulmonary thermodilution，TPTD）装置应该用于此目的。经肺热稀释和脉搏轮廓分析是当今危重患者中最常使用的分析方法。

脉搏指示连续心排血量监测（pulse indicator continous cadiac output, PiCCO, Pulsion Medical Systems，Feldkirchen，Germany）采用的方法结合了经肺热稀释技术和动脉脉搏轮廓分析技术。该监测仪采用热稀释方法测量单次的心排血量（cardiac output，CO），同时可以计算全心舒张末期容积（global end-diastolic volume，GEDV）、胸腔内血容量（intrathoracic blood volume，ITBV）、血管外肺水（extravascular lung water，EVLW）、肺血管通透性指数（pulmonary vascular permeability index，PVPI）等指标，并通过分析动脉压力波形曲线下面积来获得连续的心排血量，进行连续心排血量指数（cardiac output index，CCI）、每搏量（stroke volume，SV）及其指数（stroke volume index，SVI）、有创血压（invasive blood pressure，IBP）、脉压变异（pulse pressure variation，PPV）、每搏量变异（stroke volume variation，SVV）等的连续测定。

二、脉搏指示连续心排血量监测技术优势

自从 1996 年被认可应用于临床以来，PiCCO 技术目前已经成为血流动力学监测的一种趋势。由于便于操作、创伤小，仅通过一条中心静脉和动脉导管就能简便、精确、连续、床边化监测血流动力学变化，同时可测出心排血量、胸内血容量和血管外肺水，为判断肺水肿程度和心脏前负荷状态提供宝贵资料，使危重症血流动力学监测与处理得到进一步提高，从而在临床工作中得到了越来越广泛的应用。得到广泛应用的 PiCCO 技术具有显著的优势。首先，动脉轮廓波形分析能够准确预测容量反应性。据报道，尽管该值在 $9\% \sim 13\%$ 时，预测是不够准确的，但当该值 $\geq 14\%$ 时可准确预测容量反应性，其预测值可 > 0.85。灌注变异指数（PVI）和脉搏血氧波幅变异率（DPOP），是基于 PPV 和 SVV 类似原理的无创技术，它对容量反应性有充分的预测能力。其次，TPTD 这一技术测量 CO 是间断性的，但是经校准后的压力波形分析（pressure waveform analysis，PWA）是连续的。运用这一技术的 CO 测量十分精准，即使在高流量肾替代治疗的患者或低体温治疗的患者。热稀释曲线的数学分析提供了其他的血流动力学参数。全心舒张末期容积（GEDV）是前负荷指标。心功能指数（CFI）和全心射血分数（GEF）是心脏收缩功能指标。血管外肺水（EVLW）是肺水肿的定量测量，肺血管通透指数（PVPI）是肺血管渗漏的指标。因此，这一装置特别适合指导急性心、肺衰竭患者的液体管理，它能帮助临床医师评估液体管理的利益风险比。这一装置提供的前负荷反应性的指标［PPV、SVV、PWA 介导的 CO 在直腿抬高（PLR）或呼气末屏气试验（EEO）时的变化］能评估液体治疗的益处。EVLW 和 PVPI 都是 ARDS 患者死亡率的独立预测指标，并能作为液体管理的安全参数。PiCCO 的使用应当只推荐用于对初始治疗无效或合并 ARDS 的休克患者。一项近期的多中心研究纳入了 1789 名患者，证实

目前在欧洲高级血流动力学监测的使用远远没有达到过度使用。所有纳入患者，机械通气占50%，儿茶酚胺类药物使用占40%。总体上CO监测（PAC和TPD为主）只用在12%的患者。PiCCO指导下强化液体管理能够精确液体管理，有效改善急性心力衰竭患者的心、肺功能。研究表明，对重症患者应用脉搏指示持续心排血量监测及相应的护理干预，不仅缩短检测及住院的时间、减少并发症，并且预后效果显著。

通过PiCCO独有的血管外肺水（EVLW）、肺血管通透性（PVPI）监测，结合完整的血流动力学参数，实施有效的治疗方案，促进患者的生理指标在较理想区域，减少液体复苏量，以及血管活性药物的使用量，从而提高患者的复苏成功率，降低并发症和病死率，促进患者复苏后的恢复。PiCCO避免了CVP、肺动脉楔压（pulmonary arterial wedge pressure，PAWP）等压力代容积的方法反映心脏前负荷的缺陷。Michard F等研究证实，与CVP、PAWP相比，ITBV、EVLW能更准确地反映心脏前负荷。SVV可以准确预测机体对容量负荷的反应性，指导围手术期液体治疗，且明显优于心率（heart rate，HR）、血压（blood pressure，BP）、CVP等静态血流动力学指标。

PAC造价昂贵、并发症多、有创技术要求高，需经专门训练的技术人员进行插管及各项数据监测，解读血流动力学变量上存在困难，同时也没有证据显示其在重症患者使用上的获益，因此受欢迎程度显著降低。此外，PAC存在的一些并发症包括心律失常、导管打结、肺动脉破裂、肺栓塞等，这些并发症发生率不高但一旦发生则临床后果严重。目前PAC推荐使用于顽固性休克合并右心功能不全的患者或合并ARDS。PAC的优势在于能测量肺动脉压和提供肺血管阻力的评估，这些参数在ARDS或右心功能不全时可能有用。PAC也能提供其他潜在的有用参数，如右心房压、肺动脉嵌顿压及SVO_2的持续监测。值得注意的是，PAC只能提供间断或半连续的CO监测，它不能可靠地追踪到CO的短期变化。

近年来重症超声的发展势头强劲，但在重症领域尚未普及，投入的人力、物力均较大，在未来亦难以达到人人娴熟于超声技术。

三、脉搏指示连续心排血量监测技术的监测指标

（一）心功能指标

全心射血分数（global ejection fraction，GEF）和心功能指数（cardiac function index，CFI）可以反映左、右心室的收缩力，可以准确评价心脏的收缩功能，心功能的改变情况，及时评价治疗方案是否有效。GEF正常值为25%～35%，与每搏量和舒张末期容积相关。CFI是最重要的指标，由CEDV与SV通过相应的公式计算而衍生出来的，CFI正常值4.5～6.5L/min。国内外很多研究证明，CFI是反映左心室心肌收缩力最可靠的指标，但不能准确地反映右心室心功能不全患者的心肌收缩力。

（二）心脏前负荷指标

全心舒张末期容积（GEDV）是左、右心房及左、右心室舒张末期容积总和，胸腔内血容积（ITBV）是GEDV与肺血容量总和，ITBV通常是GEDV的1.25倍，GEDV与ITBV显示的是心腔和胸腔内的总血容量，可以准确地反映患者心脏的容量负荷。全心舒张末容

积指数（global end-diastolicvolume index，GEDI）、胸内肺血容量指数（intratho-racic blood volume index lungs，ITBI）小于正常低值表示前负荷不足，大于正常高值为前负荷过重。与中心静脉压（central venous pressure，CVP）等指标不同，GEDV 和 ITBV 是以容量参数直接反映心脏容量状态，消除胸腔内压力和心肌顺应性等的干扰，从而可以更准确地反映心脏容量的真实情况，经实验和临床观察也证实作为反映心脏前负荷指标优于肺动脉阻塞压（pulmonary artery obstruction pressure，PAOP）、右心室舒张末期压力（right ventricular end-diastolic pressure，RVEDP）和 CVP 等。Lichtwarck- Aschoff 等研究证实，CVP 或 PAOP 与心指数（cardiac index，CI）无相关，ITBI 与 CI 相关，在分别改变机体血容量、给予血管活性药物儿茶酚胺和机械通气等多种改变时，只有 ITBI 能反映机体前负荷的变化。GEDI 正常参考范围为 $680 \sim 800ml/m^2$，用于容量的判断不受呼吸、心脏功能的影响。研究表明，GEDI 能全面精确地指导全身麻醉患者及脓毒性休克患者容量管理，避免盲目复苏，减短机械通气持续时间及住 ICU 时间。亦有研究发现，GEDI 是评价容量反应性的良好指标，能正确地预测患者容量反应性，是预测重症患者容量状态的理想指标。

脉压变异（pulse pressure variation，PPV）、每搏量变异（stroke volume variation，SVV）可以动态显示有效血容量，更适用于呼吸机通气的患者。SVV 和 PPV 可以监测心脏对前负荷的反应，其优于其他的静态参数，是目前最常用的功能性血流动力学监测指标。机械通气过程中胸腔内压力发生周期性变化，左心室 SV 也会随之发生周期性变化，SV 变化的幅度取决于机械通气的潮气量和左心室舒张末容积。PP 的变化仅与 SV 的变化相关，故每次心搏时 PP 的变异就能直接反映左心室 SV 的变化。SVV、PPV 越大，表明机体有效血容量不足就越明显，给予容量治疗后 CO 就会随之增加。PPV 的正常值 $\leq$ 10%，SVV 的正常值 $\leq$ 10%。扩容治疗后心排血量或每搏输出量较前增加 10%～ 15% 提示容量反应性良好。因而 SVV 和 PPV 能够预测心脏对容量负荷的反应能力。

（三）心脏后负荷指标

系统血管阻力（systemic vascular resistance，SVR）是血流在体循环过程中所受到的阻力，是影响心脏后负荷的重要因素，SVR 正常值 $1200 \sim 1800dyn/(sec \cdot m^5)$，有效地管理可以明显改善患者预后。

（四）肺水监测指标

血管外肺水（extravascular lung water，EVLW）是指分布于肺血管外的液体，该液体是由血管滤出进入组织间隙的量，由肺毛细血管内静水压、肺间质静水压、肺毛细血管内胶体渗透压和肺间质胶体渗透压所决定。肺组织间隙的负压使一定量液体通过毛细血管内皮缓慢进入肺组织间隙，当进入的液体过多时，将引起肺间质腔内蛋白含量降低，肺间质胶体渗透压降低，从而减少了自毛细血管流入肺间质的液体量。肺泡间质腔内液体经淋巴系统最终汇入中心静脉。任何原因引起的肺毛细血管滤出过多或排出受阻都会使 EVLW 增加，导致肺水肿。超过正常 2 倍的 EVLW 就会影响气体弥散功能，出现肺水肿的症状与体征。EVLW 是一项表示病情严重程度的指标，能直接反映肺水肿的程度，如图 9-1，是最具特异性的量化指标。最常见检查肺水肿情况的是胸部 X 线片，但对于肺水肿早期无特异性改变，如果 PiCCO 显示心力衰竭患者 EVLW 增加，就提示患者肺间质出现水肿，应减少液体摄入，减轻肺间质水肿，这样降低了心脏前负荷，使患者心功能能得以改善，已有研究证实，EVLW 与 ARDS 患者的病情、呼吸机通气的时间、入住 ICU 的天数及病死率显著相关。因此早期、有效地降低 EVLW 可以改善患者的预后。EVLW 与肺血容积（pulmonary blood volume, PBV）之间的比值是肺血管通透性指数（pulmonary vascular permeability index, PVPI），其正常值范围是 $1 \sim 3$，该比值在一定程度上可以反映发生肺水肿的类型。

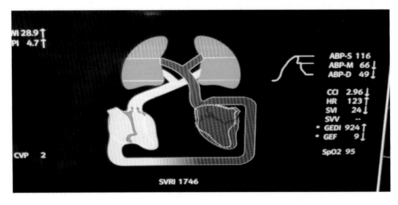

图 9-1　EVLW 指示

四、脉搏指示连续心排血量监测技术适应证及禁忌证

PiCCO 作为目前医疗行业危重症患者的高级血流动力学监测技术之一，越来越广泛地应用于临床。为了 PiCCO 监测的必要性及准确性，严格把握其适应证尤为重要。

1. 适应证　用于需要监测心血管和循环容量的患者，例如，在外科、内科、心脏科和烧伤科特殊监护病房中的患者，其他特殊监护病房中需要进行心血管监护的患者，以及被施行较大手术而需要进行心血管方面监护的患者，休克、ARDS、急性心力衰竭、严重创伤、大手术等。

2. 禁忌证　由于测量方式是有创的，因此如果患者的动脉置管部位不适合置管，则不能使用。PiCCO 只应用于预期结果与风险相比是值得的患者。接受主动脉内球囊反搏治疗（IABP）的患者，不能使用本设备的脉搏轮廓分析方式进行监测。出血性疾病、主动脉瘤、大动脉炎、动脉狭窄、肢体有栓塞史、肺叶切除、肺栓塞、胸内巨大占位性病变，体外循环期间不能使用。体温或血压短时间变异过大，严重心律失常、严重气胸、心肺压缩性疾病、心腔肿瘤、心内分流不能使用。

五、脉搏指示连续心排血量监测技术操作过程及注意事项

临床上使用的 PiCCO 监测仪（Pulsion, Germany）只需置入 1 根特殊的动脉导管和 1 根中心静脉导管，即可进行测定。通常需要测定 3 次心排血量求平均值来校正 PiCCO，如图 9-2。

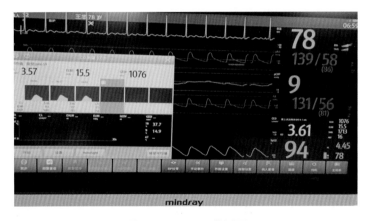

图 9-2　PICCO 监测图

　　将动脉导管放置在腋动脉或股动脉，如图 9-3。该导管的一段较为特殊，装有用于测量温度的探头，患者的单次心排血量用热稀释法进行测量，并以此进行连续心排血量的校正；在患者放置动脉导管的位置放置专用的监测导管，将有创压力模块通过压力的传感器进行连接，对患者的动脉血压进行连续监测，通过对动脉压力进行监测和其波形曲线下的面积来获得心排血量。除了动脉导管，还需要一根注射冰盐水的深静脉导管，一般临床上将该导管置于右心房或上腔静脉。测量心排血量时，应匀速地将生理盐水从中心静脉注入，其注入路程为经上腔静脉到右心房，再到右心室、肺动脉，再经肺静脉到左心房和左心室，经升主动脉到腹主动脉和股动脉，最后到 PiCCO 的导管接收端，与 PiCCO 导管结合所得曲线即为热稀释曲线。定标前中心静脉停止输液 30 秒以上，经中心静脉内快速注射盐水 10～15ml，动脉导管尖端的热敏电阻测量温度下降的变化曲线，通过分析热稀释曲线，使用 Stewart-Hamilton 公式计算得出 CO。注入中心静脉的盐水量根据患者的体重和胸腔内液体量选择，4 秒内匀速输入，注射完毕立即关闭三通开关；指示剂温度一般 0～4℃，与血温应相差 10℃ 以上；连续 2 次注射，时间应间隔 70 秒左右，以便让动脉血温恢复正常。为了保持经肺热稀释对患者状况有更准确的监测，推荐病情稳定后每 8 小时用热稀释测定 1 次 CO 校正，每次校正注入 3～5 次冰盐水，避免反复频繁测定，以增加心脏负荷。测量过程中勿触摸中心静脉的温度传感器和导管，避免手温影响测量准确性；避免从中心静脉注入血管活性药。

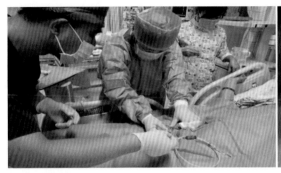
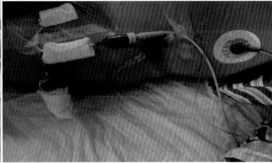

图 9-3　动脉导管放置

六、脉搏指示连续心排血量监测技术应用价值及展望

PiCCO 技术应用于危重症患者，可以动态连续监测血流动力学，能及时、准确地了解患者心功能及血容量情况，更准确地评估患者容量负荷及全身灌注情况，有效指导患者液体复苏，避免因液体不足导致血压下降及过度补液出现肺水肿，降低患者死亡率。PiCCO 指导液体复苏可缩短患者的机械通气时间、减少 ICU 住院时间及费用，但是目前认为无法改善预后。过去，血流动力学监测不断发展到更小程度的有创和实时测量不同指标参数。对于最初治疗无反应或非常复杂的休克患者则推荐监测心排血量及运用更高级的血流动力学监测技术，如 PiCCO 监测技术。在未来，集成大循环、微循环和代谢指标的最低程度有创多模式监测方法将提供重症休克患者个体化的治疗管理。

（山西省心血管病医院心内科　刘盼盼　张悟棠

山西省心血管病医院门诊部　王旭玲 ）

参考文献

傅丽琴，韩芳，姚惠萍，等.PICCO 监测在重症感染患者 CRRT 容量管理中的应用与护理措施 [J]. 中华医院感染学杂志,2012,22（12）:2528-2530.

刘松桥，邱海波，杨毅. 每搏输出量变异度和胸腔内血容量指数对失血性休克犬容量状态的评价 [J]. 中华外科学,2006, 44（7）:1216-1218.

刘亚林，邹帅，赵中林，等. PiCCO 监测技术在感染性休克患者液体复苏及血管活性药物应用中的指导作用 [J]. 中华医院感染学杂志,2016,26（10）:2254-2256.

秦学东，刘鹏飞，王泉利. 脉搏指示连续心排血量监测技术在急性心力衰竭患者中临床应用 [J]. 创伤与急危重病医学，2018, 6（1）: 1-4.

王平善.PICCO 在心外科后危重患者监护中的应用进展 [J]. 吉林医学，2014，（27）: 6200-6201.

王秀莲. 国际医药卫生导报，2016，22.

张纳新，秦英智，徐磊，等. 连续血流动力学监测技术在机械通气患者中的应用研究 [J]. 中国危重病急救医学,2006（06）:359-362.

Mathieu Jozwiak, Xavier Monnet, Jean-Louis Teboul Monitoring: From Cardiac ontput monitoring to echocardiogrpahy[J]. Current Opinion in Critical Care, 2015, 21（5）:395-401.

Michard F, Alaya S, Zarka V, et al. Global end-diastolic volume as an indicator of cardiac preload in patients with septic shock[J].Chest,2003,124（12）:1900-1908.

Minokadeh A, Pinsky MR. Postoperative hemodynamic instability and monitoring[J]. Current opinion in critical care,2016,22（4）:393-400.

第 10 章　心衰超滤脱水技术

一、心力衰竭流行现状

心力衰竭（heart failure，HF，简称心衰）是指心室充盈和（或）射血功能受损，不能将静脉回心血量充分排出心脏，引起呼吸困难、体力活动受限和体液潴留，进而导致静脉系统血液淤积、动脉系统血液灌注不足的一种综合征。心力衰竭并不是一个独立的疾病，而是心脏疾病发展的终末阶段。2017 年 6 月发布的《中国心血管病报告 2016》调查结果显示，2000 年我国 35 ～ 74 岁人群慢性心力衰竭患病率为 0.9%，其中北方 1.4%，南方 0.5%，城市（1.1%）高于农村（0.8%），男性（0.7%）低于女性（1.0%）。目前全国约有超过 1100 万名心衰患者。回顾性研究显示，心力衰竭病死率呈下降趋势，而心力衰竭患病率随着年龄增长显著上升。心力衰竭是心脏疾病发展的终末阶段，病死率和致残率高，5 年生存率与恶性肿瘤相当，家庭及社会的经济负担巨大，是最严重的全球性健康问题之一。

二、心衰超滤脱水治疗概述

心衰患者经药物治疗、康复护理及饮食控制等手段干预后常能迅速改善症状，若心衰症状和体征在常规治疗下仍持续无变化或呈进行性加重时，称为顽固性心衰。即使患者进行低耐量运动，也很容易出现心衰的症状，因此需要密切监测和反复治疗。常规的强心、扩血管、利尿，神经内分泌阻滞药，左西孟旦注射液、托伐普坦、重组人脑利钠肽等药物治疗等对顽固性心衰疗效一般。利尿药是心力衰竭药物治疗的基石，约 80% 的患者使用利尿药，但是利尿药抵抗、利尿效果不佳、电解质紊乱、神经内分泌系统激活及与利尿药相关的致残或死亡等不良反应，是临床的难点。超滤脱水治疗可有效改善顽固性心衰患者的血流动力学效应，改善钠水潴留，不引起电解质紊乱，不激活神经内分泌系统，恢复利尿药疗效，降低患者的中心静脉压、肺动脉高压、右心房压，使患者心排血量增加。

临床上血液超滤脱水纠正钠水潴留已有 20 余年历史，过去临床普遍使用血液透析（滤过）设备实施超滤脱水，但这类设备是为治疗肾衰竭而设计的，主要目的是清除代谢终产物，而心力衰竭患者只需纠正钠水潴留，血液透析（滤过）设备的许多功能参数并不适用于心力衰竭的治疗，而且对血流动力学影响比较大。但是近 10 年由于超滤技术的进步，为临床提供了更好的治疗工具，显示了良好的临床应用前景，已成为慢性心力衰竭（chronic heart failure，CHF）患者利尿药治疗的重要补充或替代手段。新型心力衰竭超滤装置克服了传统血液透析（滤过）设备治疗心力衰竭的不足，血流速度低，体外循环血量少，血室容量少，只需要 0.3m² 以下膜面积的滤器，不需要置换液，在实现单纯超滤机械性利尿的同时，安全性和使用便易性大大提高。

三、心衰超滤脱水技术的原理和优势

超滤（ultrafiltration）是采用对流的原理，利用半透膜在一定的膜两侧压力阶差作用下，使小分子溶质穿过一定孔径的半透膜，溶剂被动带出，而使大分子物质不能透过，停在膜的一边。体外超滤（extracorporeal ultrafiltration，UF）治疗是指用机械装置从外周或中心静脉把血液抽出，通过第二个泵产生的静水压对血液进行过滤，过滤后再输送回患者静脉的过程。体外超滤器的半透膜允许血浆等小分子溶质自由通过，形成与血浆晶体渗透压相等的超滤液，因此，超滤治疗不影响血浆电解质和酸碱平衡。目前临床采用超滤脱水装置对顽固性心衰患者进行超滤治疗，能够快速缓解症状，缩短住院时间，降低再住院率，可以获得更为有效的临床治疗效果，为顽固性心衰患者的治疗提供了新的有效途径（图 10-1）。

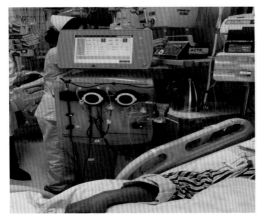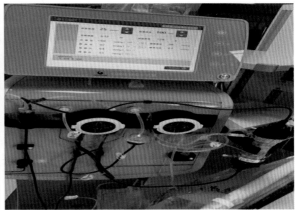

图 10-1　超滤脱水装置

四、心衰超滤脱水适应证、禁忌证及治疗时机

（一）适应证

①心力衰竭伴利尿药抵抗（目前临床统一认可的利尿药抵抗的定义：每天使用呋塞米＞200mg 仍持续性液体潴留）或利尿药缓解淤血症状效果不满意的患者。②心力衰竭伴明显液体潴留的患者，即有下肢或身体下垂部位凹陷性水肿同时具备以下 2 项或 2 项以上的患者：劳力性呼吸困难、阵发性夜间呼吸困难或端坐呼吸；肺部湿啰音；淤血性肝大或腹水；颈静脉怒张＞10cm；X 线胸片示肺淤血、肺水肿或胸腔积液。③因近期液体负荷明显增加，导致心力衰竭症状加重的患者。

（二）相对禁忌证

①收缩压 ≤ 90 mmHg，且末梢循环不良，或需使用主动脉球囊反搏 IABP 治疗。

②肝素抗凝禁忌证。③严重二尖瓣或主动脉瓣狭窄。④急性右心室心肌梗死。⑤需要透析或血液滤过治疗。⑥全身性感染，有发热、全身中毒症状、白细胞计数升高等。⑦严重肾功能不全，肌酐＞ 265.81μmol/L（3mg/dl），或预期进行肾脏替代治疗，由于体外超滤利用对流机制清除水分和电解质等小分子溶质，心衰专用超滤设备主要用于脱水，不能有效清除代谢终产物（如肌酐），也不能纠正严重电解质紊乱（如高血钾）。对于血肌酐明显升高等有血液透析指征的患者，不宜使用单纯超滤，而对血肌酐中度升高但未到透析指征的患者，建议谨慎选用超滤治疗，超滤速度控制在 200ml/h 以内，超滤总量不宜超过 4000ml（24 小时），并密切监测血肌酐变化。

（三）治疗时机

心衰超滤治疗时机，目前研究倾向于对 CHF 患者早期开始超滤治疗，不必等到利尿药治疗无效后。特别是左心衰竭呼吸困难症状严重的患者，超滤可定时定量地清除过剩体液，比利尿药更可靠，改善症状迅速，为救治赢得时间。当病情进展到药物治疗无效的顽固性心力衰竭阶段或严重心肾综合征，将超滤作为一种"补救性"治疗措施，患者将难以获益。

五、心衰超滤脱水治疗步骤

（1）超滤期间需监测血压、心率、呼吸和经皮血氧饱和度，必要时检测中心静脉压（CVP）。

（2）选 8Fr 或更大的双腔中心静脉导管，做股静脉或颈内静脉穿刺置管，如图 10-2。标称主腔和副腔流量不低于 90ml/min。外周静脉条件良好的患者，也可采用 16G 或 18G 静脉留置针，经头静脉、肘正中等浅表静脉建立体外循环。同时建立静脉输液 / 药物通道。

（3）体外循环管路和滤器用 500ml 生理盐水 +5000U 普通肝素进行预冲，充分排出气体和浸泡滤器，避免空气残留，以延长滤器使用寿命。预冲时间＞ 30 分钟。

（4）在血液进入管路前启动抗凝治疗，可采用普通肝素或低分子量肝素抗凝。普通肝素负荷量为 1500 ～ 3000U，初始维持量 500U/h，保持 APTT 在正常值的 1.5 ～ 2.5 倍或 65 ～ 85 秒，或 ACT 180 ～ 220 秒。每 4 ～ 6 小时测定 APTT/ACT，据此调整肝素剂量。

也可采用低分子量肝素抗凝，如依诺肝素首剂量 75 ～ 100U/kg 于治疗前 30 分钟静脉（不可皮下）给药，每 6 ～ 8 小时追加首剂的半量，不必监测 APTT。年龄＞ 70 岁或血肌酐升高者，应适当减量。

（5）初始血泵流量 30ml/min，根据压力判断静脉导管能否满足流量要求，并相应调整速度。初始超滤速度为 200ml/h，患者每次超滤脱水 1 ～ 4L，超滤治疗时间为每次 6 ～ 8 小时，以呼吸困难为主要表现的左心衰竭患者，24 小时超滤总量不宜超

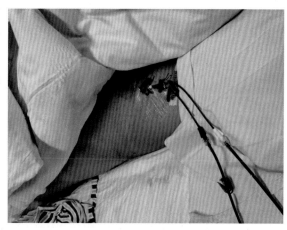

图 10-2　**股静脉穿刺**

过 3000ml；以体循环淤血、外周水肿表现为主的右心衰竭，除非有严重组织水肿，24 小时内超滤总量不宜超过 5000ml。根据病情、患者反应、液体负荷状态和脱水计划做后续调整。

（6）治疗期间血流动力学应保持稳定，治疗第 1 小时内每 15 分钟检测血压和心率，之后每小时检测 1 次，每 4 小时测量体温 1 次。如血压持续下降（收缩压 ＜ 90mmHg）、心率加快，应降低超滤速度，必要时药物干预。仍不能维持血压时，暂停或中止超滤治疗。

（7）定时观察、记录和评估呼吸困难、肺部啰音、水肿程度等指标的变化，判定淤血症状和体征的缓解程度和治疗终点，达到治疗终点后停止治疗。结束超滤时用尽可能少的生理盐水完成体外循环管路回血，心力衰竭超滤专用管路加滤器总容积为 65ml，通常 100ml 生理盐水就能完成回血。

（8）记录每小时尿量。

（9）密切注意穿刺点、皮肤黏膜、消化道等部位的出血情况。

（10）在治疗观察表上，按时间顺序记录呼吸困难等主要症状、生命体征、超滤量、液体出入量、压力参数、血泵和超滤速度等。

（11）超滤治疗结束后或治疗过程中每 24 小时复查动脉血气、血常规、电解质和肾功能等必要的实验室检查指标。

超滤的治疗目标是纠正容量超负荷，达到体液容量正常（euvolemia），淤血症状和体征的缓解尽可能达到临床满意。何时中止治疗，即超滤终点的确定要综合淤血症状和水肿的缓解程度、超滤总量、中心静脉压（CVP）、血细胞比容等指标判断。随着累计超滤量的增加，呼吸困难等症状将逐渐缓解、肺部啰音减少、水肿减轻、体重（水肿）下降。

血液超滤是治疗心力衰竭钠水潴留的重要措施，采用超滤技术有效处理液体潴留显示了良好的临床前景，已成为国际研究热点。随着我国人口老龄化进展逐渐加快，心衰患者数量亦逐年增加，住院率增长，心衰超滤脱水装置可有效缓解患者的症状，改善患者心功能，改善预后且操作简便，有较高的临床应用价值。

六、展望

目前我国自主研发的心衰超滤装置已应用于临床，临床观察随访期内治疗效果明显，有待长期的观察。目前国内心衰超滤装置型号多样，具体参数不统一，有待进一步研究统一标准，以及广泛的临床推广应用，更好地造福于心衰患者。

（山西省心血管病医院心内科　薛云云　武志锋　张悟棠）

参考文献

曹剑 . 心力衰竭最新诊治进展 [J]. 中华保健医学杂志，2017，19（05）：375-378.

陈伟伟，高润霖，刘力生，等 . 中国心血管病报告 2016[J]. 中国循环杂志，2017，32（6）：521-529.

冯新庆，胡大一，黄峻，等 . 心衰超滤脱水装置临床应用中国专家建议，心脏病学会议，2015，10：30.

李佳月，董蔚倡，戈程，等 . 心衰超滤脱水装置治疗急性失代偿性心力衰竭伴利尿剂抵抗患者的有效性及安全性评价 [J]. 中华老年多器官疾病杂志，2017，16（9）：649-651.

刘鸿玲，雷锐，张洪亮，等 . 超滤脱水装置在顽固性心衰患者中的应用 [J]. 现代生物医学进展，2018，18（06）：1107-1111.

心力衰竭超滤治疗专家组，心力衰竭超滤治疗建议 [J]. 中华心血管病杂志，2016，44（06）：477-482.

中华医学会心血管病学分会，中华心血管病杂志编辑委员会 . 中国心力衰竭诊断治疗指南 2014[J]. 中华心血管病杂志，2014，42（2）：98-122.

Marenzi G, Morpurgo M, Agostoni P. Continuous Ultrafiltration in Acute Decompensated Heart Failure: Current Issues and Future Directions [J]. American Journal of Cardiovascular Drugs Drugs Devices & Other Interventions, 2015, 15（2）：103-112.

Yancy CW,Jessup M, Bozkurt B, et al. 2013 ACCWAHA guideline for the management of heart failure：a report of the American College ot Cardiology Foundation/American Heart Association Task Force on practice guidelines[J].Circulation , 2013, 128（6）: e240-e327.

第 11 章　心内膜心肌活检技术

一、概述

心内膜心肌活检（endomyocardial biopsy，EMB）是一种通过在光镜和电镜下对活体心脏组织进行组织形态学、组织化学、酶学、免疫学和病毒学检查的诊断技术。心内膜心肌活检是诊断心脏移植术后排斥反应的金标准，在心肌炎、药物毒性、心肌病、心律失常、心脏肿瘤和继发于系统疾病的心脏疾病诊断中也具有一定临床应用价值。

二、临床指征

（1）经充分临床考虑和无创检查排除多数疾病（如瓣膜病、先天性心脏病、心包疾病及冠心病）后需经 EMB 明确诊断或排除诊断。

（2）EMB 监测疾病的临床过程和治疗效果。

三、临床情况

（1）原因不明的新发心力衰竭（短于 2 周），伴有血流动力学障碍、左心室大小正常或扩张。

（2）原因不明的新发心力衰竭（2 周至 3 个月），伴左心室扩张、新发室性心律失常、二度Ⅱ型或三度房室传导阻滞，或常规治疗 1～2 周反应差者。

（3）原因不明的新发心力衰竭（>3 个月），伴左心室扩张及新发室性心律失常、二度Ⅱ型或三度房室传导阻滞，或常规治疗 1～2 周反应差者。

（4）与 DCM 相关且原因不明的心力衰竭，有可疑的过敏反应，伴嗜酸细胞增多症的患者。

（5）原因不明心力衰竭，不除外蒽环类药物性心肌病。

（6）原因不明的限制性心肌病伴心力衰竭患者。

（7）怀疑心脏肿瘤并已经除外典型心脏黏液瘤。

（8）原因不明的儿童心肌病患者。

（9）原因不明的新发心力衰竭（2 周至 3 个月），伴左心室扩大，不伴新发心律失常、二度Ⅱ型或三度房室传导阻滞，常规治疗 1～2 周有效患者。

（10）原因不明的心力衰竭（>3 个月），伴左心室扩大，不伴新发心律失常、二度

Ⅱ型或三度房室传导阻滞，常规治疗 1 ～ 2 周有效患者。

（11）可疑继发于代谢性疾病或浸润性疾病的心肌肥厚，如 Pompe 病、Danon 病或淀粉样变性。

（12）怀疑 ARVD/C 的患者。

（13）不明原因的室性心律失常者。

四、具体操作

当前我国及欧美国家常采用的方法为经颈内静脉或股静脉途径的右心活检。据文献报道，与右心活检相比，左心活检并发症发生率较低，且组织病理诊断率更高，故左心活检临床作用显著；同时桡动脉途径的主要出血及穿刺部位并发症的风险显著降低。国内桡动脉途径左心室 EMB 的相关报道较少。

EMB 通常在 X 线指导下进行，但为了增加心肌活检的成功率，也会使用其他非侵入性心脏影像学技术来进行辅助，如对疑似心肌炎患者使用心脏磁共振（MRI）定位取样；对右心室致心律失常性心肌病患者使用电解剖标（electroanatomical mapping）；对心内肿块患者予以超声心动图（echocardiography）等。

心肌活检术在右心室间隔至少一个部位采取标本，抓取 5 ～ 10 块，每块大小在 1 ～ 2mm。为了减少伪像，标本必须用无菌针头由活检钳上移到含有 10% 福尔马林缓冲液的固定液里，后放于室温下保存，以免出现收缩带假象。若进行透射电镜检查时，标本必须保存在 4% 戊二醛的固定液中，用于分子研究、免疫荧光或免疫组化检查。

经桡动脉左心室心内膜心肌活检时，在 X 线透视下，将其送至左心室心尖或左心室外侧壁，回撤活检钳约 1.0cm，分别于室间隔、左心室侧壁或左心室前壁钳取心肌组织 4 ～ 6 块；心肌活检结束后，再次进行左心室造影，防止造影剂进入心包腔或右心室。

五、并发症

心内膜心肌活检术的并发症分为急性和迟发性。急性包含穿孔、心脏压塞、室性或室上性心律失常、心脏传导阻滞、气胸、大动脉穿孔、肺栓塞、神经麻痹、静脉血肿、右房室瓣损伤及动静脉瘘形成。迟发性并发症有穿刺点出血、三尖瓣损伤、心脏压塞和深静脉血栓。最严重的是穿孔后心脏压塞导致的死亡。

六、诊断价值

EMB 是一项临床上不很常用但很重要的检查，而经桡动脉左心室 EMB 的开展为心肌病的诊断提供一种可能更加安全、有效的新技术，且提高了患者的舒适度，并使手术更加便捷、经济。临床上不仅用于评估心脏移植患者排异，对于许多不明原因心力衰竭的诊断也具有重要价值。

（山西省心血管病医院心内科　闫建红　张丽贞　安　健）

参考文献

谷伯起，朱静珍，包黎明，等 . 潜在型克山病心内膜心肌活检组织电镜研究 [J]. 中华地方病学杂志，1992（1），3-6.

曲乃路，田养勤，马洪斌，等 . 中青年原因未明的心律失常与心内膜心肌活检 [J]. 天津医药，1989（7），394-396.

夏求明 . 现代心脏移植 . 北京：人民卫生出版社，1998: 168-175.

Austin BA, Duffy B, Tan C, et al. Comparison of functional status, electrocardiographic, and echocardiographic parameters to mortality in endomyocardial-biopsy proven cardiac amyloidosis[J]. American Journal of Cardiology, 2009, 103（10）:1429-1433.

Baccouche H, Mahrholdt H, Meinhardt G, et al. Diagnostic synergy of non-invasive cardiovascular magnetic resonance and invasive endomyocardial biopsy in troponin-positive patients without coronary artery disease[J]. European Heart Journal, 2009, 30（23）:2869.

Bennett MK, Gilotra NA, Harrington C, et al. Evaluation of the role of endomyocardial biopsy in 851 patients with unexplained heart failure from 2000—2009[J]. Circulation Heart Failure, 2013, 6（4）:676-684.

Cooper LTJ. Myocarditis — NEJM[J]. New England Journal of Medicine, 2009.

Hariri A. A positive endomyocardial biopsy result for sarcoid is associated with poor prognosis in patients with initially unexplained cardiomyopathy[J]. American Heart Journal, 2005, 150（3）:459-463.

Jolly SS, Yusuf S, Cairns J, et al. Radial versus femoral access for coronary angiography and intervention in patients with acute coronary syndromes （RIVAL）: a randomised, parallel group, multicentre trial. Lancet, 2011; 307: 1409-1[J]. Kardiologia Polska, 2011, 69（11）:1201.

Patel JK, Kittleson M, Kobashigawa JA. Cardiac allograft rejection[J]// Cardiac Allograft Rejection, 2001:160-167.

Rao SV, Cohen MG, Kandzari DE, et al. The transradial approach to percutaneous coronary intervention: historical perspective, current concepts, and future directions[J]. Journal of the American College of Cardiology, 2010, 55（20）:2187-2195.

Rao SV, Ou FS, Wang TY, et al. Trends in the prevalence and outcomes of radial and femoral approaches to percutaneous coronary intervention: a report from the National Cardiovascular Data Registry[J]. Jacc Cardiovascular Interventions, 2008, 1（4）:379-386.

Yilmaz A, Kindermann I, Kindermann M, et al. Comparative evaluation of left and right ventricular endomyocardial biopsy: differences in complication rate and diagnostic performance[J]. Circulation, 2010, 122（9）:900.

第 12 章　ST2 在心血管疾病中的应用

一、心力衰竭的流行现状

心力衰竭（heart failure，HF）是指由于心脏的收缩功能和（或）舒张功能发生障碍，不能将静脉回心血量充分排出心脏，导致静脉系统血液淤积，动脉系统血液灌注不足，从而引起心脏循环障碍症候群，是各种心血管疾病的终末阶段，是心内科住院患者的主要诊断，已成为一个日益严重的公共卫生问题。据报道，急性失代偿性 HF 患者住院后 1 年死亡率估计接近 30%。虽然新药物和新设备的使用降低了 HF 患者的死亡率，但住院率和再入院率仍持续增加，为医疗保健系统带来了巨大的经济负担。HF 尤其是急性 HF 的早期诊断和对高危患者的早期识别、早期处理将会提高患者的救治质量，降低死亡率，节省医疗费用，改善患者预后。HF 患者的评估和管理方法也很复杂。因此，随着医学和非医学治疗 HF 患者策略的日益多样化，医师必须准确评估患者的风险，以便制订他们的治疗方法。

二、sST2 测定循环生物标志物

循环生物标志物的测定已经被建议作为反映 HF 发展过程和预测 HF 结果的有意义的方法。近年来，由于利尿钠肽（包括 N- 末端 pro-B 型利尿钠肽；NT-proBNP）具有操作简单、方便且与 HF 密切相关等优点，成为诊断 HF、评估风险和预后、评估药物治疗效果不可缺少的工具，被广泛推荐使用，已被公认为 HF 中的重要风险预测因子，是临床上最常用的诊断心功能不全的生物学指标。但在肾功能不全患者中，NT-proBNP 代谢途径受阻，其结果受患者肾功能的影响，因此单独的利尿钠肽不足以解释 HF 中病理生理途径的复杂性。除传统的血浆利钠肽外，可溶性生长刺激表达基因 2 蛋白（soluble growth STimulationexpressed gene 2，sST2）被认为是 HF 的新型生物标志物，具有不受年龄、体质量指数、肾功能和基础心脏病、心房颤动的影响等优点，在某些方面的评估中甚至优于传统的脑利钠肽。sST2 表达水平与 HF 的诊断、危险分层、预后评估及药物和医疗设备治疗疗效评估方面存在密切联系。

三、 ST2 的特征

ST2 是白细胞介素 I（interleukin 1，IL-1）受体家族中的一员，具有可溶性形式（sST2）和跨膜形式（ST2L），具有免疫调节功能。除此之外，sST2 也可以通过调节 IL-

32/ST2 信号系统在心脏纤维化和肥大的发展中发挥作用。其原理是心肌受到压力等刺激时，心肌细胞、成纤维细胞负荷变化，ST2L 和 sST2 水平均增高。IL-33 是 sST2 和 ST2L 的功能配体，心肌受到刺激时，ST2L 与 IL-33 结合后激活下游通路，从而抑制心肌重塑，保护心肌，但 sST2 也可与 IL-33 结合，竞争性地抑制 ST2L 与 IL-33 相结合，削弱 ST2L 通路对心肌功能的保护作用，最终促进心肌重塑，导致心功能障碍。抑制 sST2 信号通路，则可促进 ST2L 通路对心肌的保护作用，防止心室重塑，改善心功能。这说明 sST2 在调节重要的生物力学诱导和心脏保护信号系统中起作用，这可能与 HF 患者的生化和临床相关。目前已经证实心功能不全患者 sST2 水平与心功能损伤严重程度呈正相关，sST2 可以非常有效地预测心脏病风险。sST2 被认为是 HF 的一种新型生物标志物，得到了美国食品药品监督管理局（FDA）的批准，并得到美国心脏病学会和美国心脏协会（ACC／AHA）风险指南的推荐。

四、ST2 的临床应用

（一）检测方法

MBL ST2 检测，第一代高敏 ST2 检测；Presage ST2 检测，第二代高敏 ST2 检测。Januzzi 等使用第一代试剂盒首次报道 ST2 预后的潜力，发现 1 年内非存活组的 ST2 水平高于存活组，近年第二代 Presage ST2 检测试剂盒的研究报道了相似的结果。

（二）参考区间

sST2 ≤ 35ng/ml，提示患者病情稳定。若＞ 35ng/ml 则提示患者未来不良事件发生率高。动态监测 sST2 值呈下降趋势，提示患者病情得到控制，趋于稳定，预后较好，未来不良事件发生率较低，建议维持当前的治疗方案；反之患者预后差，不良事件发生率高，需要调整更适合患者的治疗方案。

五、临床意义与评价

1. 心力衰竭（HF）　急诊科就诊时 sST2 水平可协助急性心力衰竭的临床诊断，并与患者死亡率相关。前 48 小时的早期 ST2 变化也与长期死亡率相关，可评价急性心力衰竭病情严重程度，协助制订治疗方案。sST2 可以预测慢性心力衰竭全因死亡和心血管相关死亡。出院 sST2 在随访期间对 HF 再入院有预测作用。可以对潜在心衰患者进行评估。通过结合 NT-proBNP 等相关生物学标志物可以更好地进行危险分层和预后评估。

2. 急性冠脉综合征（ACS）　sST2 高浓度是急性冠脉综合征患者心脏死亡和 HF 的显著预测因素。ST2 在心肌梗死后第 1 天水平升高，12 小时达到最大值，12 小时的 ST2 水平也与 30 天时的死亡独立相关。sST2 可以预测 AMI 后中期左心室功能恢复，且与梗死范围相关。同样，联合 sST2 和 NT-proBNP 两种标志物，可改善危险分层和预后判断。

3. 心脏手术前预测　Sai Polineni 等的研究表明冠状动脉旁路移植术患者术前 NT-ProBNP 和 ST2 水平与院内死亡率显著相关，术前生物标志物的使用可能具有临床实用性，可用于识别心脏手术后死亡风险较高的患者。

4. 肺动脉高压 PAH　肺动脉高压是由于肺血管阻力逐渐升高最终导致右心衰竭甚至过

早死亡的疾病。PAH 患者血浆 sST2 水平升高，sST2 水平升高与 PAH 严重程度相关，可预测临床恶化，sST2 可能是 PAH 中一种新的预后生物标志物。

5. sST2 与其他心血管疾病的关系　最新临床研究显示，sST2 浓度还与高血压、动脉粥样硬化等相关，sST2 也可用于社区人群的筛查。

六、sST2 的局限性及展望

sST2 检测敏感性低，需结合其他生物学标志物共同评估病情及预后。戴谦等在国内进行的第二代超敏 sST2 检测中表明 sST2 具备一定区分心力衰竭患者与健康人的能力，诊断敏感性为 51.2%，特异性为 92.7%。而当结合 NT-proBNP 时诊断敏感性上升至 83.3%，再加上 LVEF 时敏感性上升至 94.7%。sST2 的评估预测价值已逐渐被国内外认可，2013 ACC/AHA/HFSA 指南及 2017 年更新中推荐，sST2 为一个心肌纤维化的标志物，可以预测心衰患者的入院和死亡概率，还可以为利钠肽类增加额外的预测价值。国内专家对 sST2 的临床价值进行评估证实其是中国 HF 住院患者的独立风险预测指标，可以为风险预测中的 NT-proBNP 提供额外的预后价值。sST2 与 BNP/NT-proBNP 有许多共通之处，许多研究将二者进行对比，中国心力衰竭指南中同样指出 sST2 有助于心衰患者的危险分层和预后评估，sST2 与 BNP/NT-proBNP 均为心脏标志物中的一员，联合使用多项生物标志物可能是未来的发展方向。但是国内 sST2 的检测尚未普及，目前国内仍缺乏对第二代 sST2 高敏检测方法应用的研究，检测标准的制定仍存在争论。需要更多的循证医学证据以证实 sST2 对心血管疾病患者心力衰竭风险评估及预后的临床价值。

（山西省心血管病医院心内科　宋晓健　张国丽　侯书贤）

参考文献

戴谦, 吴炯, 郭玮, 等. 可溶性 ST2 的检测性能评价及对心力衰竭患者的诊断价值 [J]. 中华检验医学杂志, 2014, 37 (5): 394-398.

刘奇, 李进军, 钱招昕. 急性失代偿性心力衰竭患者 NT-proBNP、ST2 的变化 [J]. 中国循证心血管医学杂志, 2017, 10 (8): 972-973.

武希梅, 韩雅君. 可溶性 ST2 在心力衰竭中的作用研究进展 [J]. 华北理工大学学报（医学版）, 2019, 21 (2):158-162.

徐亚妹, 葛均波. 新型心衰标志物 sST2 的生物学特征和临床意义 [J]. 中华检验医学杂志, 2015 (7): 498-501.

中华医学会心血管病学分会. 中国心力衰竭诊断和治疗指南 2014[J]. 中华心血管病杂志, 2014, 42 (2): 3-10.

Aimo A, Vergaro G, Passino C, et al. Prognostic Value of Soluble Suppression of Tumorigenicity-2 in Chronic Heart Failure[J]. JACC: Heart Failure, 2016:S2213177916304966.

Antman EM, Bax J, Chazal RA, et al. Updated Clinical Practice Guidelines on Heart Failure: an International Alignment[J]. European Journal of Heart Failure, 2016, 68 (13):1474-1475.

Bayes-Genis A, Zamora E, Antonio M, et al. Soluble ST2 serum concentration and renal function in heart failure[J]. J Card Fail, 2013（19）:768-775.

Bayes-Genis A , Zhang Y , Ky B . ST2 and Patient Prognosis in Chronic Heart Failure[J]. The American Journal of Cardiology, 2015, 115（7）:64B-69B.

Boisot S, Beede J , Isakson S, et al. Serial Sampling of ST2 Predicts 90-Day Mortality Following Destabilized Heart Failure[J]. Journal of Cardiac Failure, 2008, 14（9）:0-738.

Breidthardt T, Balmelli C, Twerenbold R, et al. Heart Failure Therapy–Induced Early ST2 Changes May Offer Long-Term Therapy Guidance[J]. Journal of Cardiac Failure, 2013, 19（12）:821-828.

Fang J, Mensah GA, Croft JB, et al. Heart Failure-Related Hospitalization in the U.S. 1979 to 2004[J]. Journal of the American College of Cardiology, 2008, 52（6）:428-434.

Giamouzis G, Kalogeropoulos A, Georgiopoulou V, et al. Hospitalization Epidemic in Patients With Heart Failure: Risk Factors, Risk Prediction, Knowledge Gaps, and Future Directions[J]. Journal of Cardiac Failure, 2011, 17（1）:0-75.

Jr JLJ, Peacock WF, Maisel AS, et al. Measurement of the Interleukin Family Member ST2 in Patients With Acute Dyspnea: Results From the PRIDE （Pro-Brain Natriuretic Peptide Investigation of Dyspnea in the Emergency Department）Study[J]. Digest of the World Core Medical Journals, 2007, 50（7）:607-613.

Kim MS, Jeong TD, Han SB, et al. Role of soluble ST2 as a prognostic marker in patients with acute heart failure and renal insufficiency[J]. J Korean Med Sci, 2015,（5）:569-575.

Kociol RD, Hammill BG, Fonarow GC, et al. Generalizability and longitudinal outcomes of a national heart failure clinical registry: Comparison of Acute Decompensated Heart Failure National Registry （ADHERE）and non-ADHERE Medicare beneficiaries[J]. American heart journal, 2010, 160（5）:0-892.

Kohli P, Bonaca MP, Kakkar R, et al. Role of ST2 in Non-ST-Elevation Acute Coronary Syndrome in the MERLIN-TIMI 36 Trial[J]. Clinical Chemistry, 2012, 58（1）:257-266.

Ky B, French B, Mccloskey K, et al. High-Sensitivity ST2 for Prediction of Adverse Outcomes in Chronic Heart Failure[J]. Circulation: Heart Failure, 2011, 4（2）:180-187.

Madamanchi C, Alhosaini H, Sumida A, et al. Obesity and natriuretic pep-tides, BNP and NT-pro BNP：Mechanisms and diagnostic implications for heart failure[J].Cardiol, 2014,（176）：611-617.

Maisel A, Mueller C, Adams K, et al.State ofthe art：using natriuretic peptide levels in clinical practice[J].Eur J Heart Fail, 2008（10）：824-839.

Maisel AS, Peacock WF, Shah KS, et al. Acoustic cardiography S3 detection use in problematic subgroups and B-type natriuretic peptide "gray zone"：secondary results from the Heart failure and Audicor technology for Rapid Diagnosis and Initial Treatment Multinational Investigation[J]. American Journal of Emergency Medicine, 2011, 29（8）:924-931.

Members WC, Yancy CW, Jessup M, et al. 2016 ACC/AHA/HFSA Focused Update on New Pharmacological Therapy for Heart Failure: An Update of the 2013 ACCF/AHA Guideline for the Management of Heart Failure: A Report of the American College of Cardiology/American Heart Association Task Force on Clinical Practice Guidelines and the Heart Failure Society of America[J]. Journal of the American College of Cardiology, 2016, 68（13）:1476-1488.

Mueller T , Dieplinger B, Gegenhuber A, et al. Increased Plasma Concentrations of Soluble ST2 are Predictive for 1-Year Mortality in Patients with Acute Destabilized Heart Failure[J]. Clinical Chemistry, 2008, 54（4）:752-756.

Pascual-Figal DA, Manzano-Fernández, Sergio, Boronat M, et al. Soluble ST2, high-sensitivity troponin T- and

N-terminal pro-B-type natriuretic peptide: complementary role for risk stratification in acutely decompensated heart failure[J]. European Journal of Heart Failure, 2011, 13（7）:718-725.

Ponikowski P, Voors AA, Anker SD, et al. 2016 ESC guidelines for the diagnosis and treatment of acute and chronic heart failure：The task force for the diagnosi and treatment of acute and chronic heart failure of the European Socity of Cardiology（ESC）. Developed with the spcial contribution of the Hcart Failure Association （HFA）of the ESC[J].Eur J Heart Fail,2016,18（8）: 891-975.

Redfield MM, Jacobsen SJ, Jr JCB, et al. Burden of Systolic and Diastolic Ventricular Dysfunction in the Community: Appreciating the Scope of the Heart Failure Epidemic[J]. Journal of the American Medical Association, 2003, 289（2）:194-202.

Rehman SU, Mueller T, Jr JLJ. Characteristics of the Novel Interleukin Family Biomarker ST2 in Patients With Acute Heart Failure[J]. Journal of the American College of Cardiology, 2008, 52（18）:1458-1465.

Rongcheng Z, Yuhui Z, Jian Z, et al. The Prognostic Value of Plasma Soluble ST2 in Hospitalized Chinese Patients with Heart Failure[J]. PLoS ONE, 2014, 9（10）:e110976.

Sabatine MS, Morrow DA, Higgins LJ, et al. Complementary Roles for Biomarkers of Biomechanical Strain ST2 and N-Terminal Prohormone B-Type Natriuretic Peptide in Patients With ST-Elevation Myocardial Infarction[J]. Circulation, 2008, 117（15）:1936-1944.

Sai P, Parker DM, Alam SS, et al. Predictive Ability of Novel Cardiac Biomarkers ST2, Galectin‐3, and NT‐ProBNP Before Cardiac Surgery[J]. Journal of the American Heart Association, 2018, 7（14）:e008371.

Shimpo M, Morrow DA, Weinberget EO. Serum levels of the interleukin-1 receptor family member ST2 predict mortality and clinical outcome in acute myocardial infarction[J]. ACC Current Journal Review, 2004, 13（8）:11–12.

VanVark LC, Lesman-Leegte I, Baart SJ, et al. Prognostic Value of Serial ST2 Measurements in Patients With Acute Heart Failure[J]. Journal of the American College of Cardiology, 2017, 70（19）:2378-2388.

Yancy Clyde W, Jessup Mariell, Bozkurt Biykem, et al. 2013 ACCF/AHA Guideline for the Management of HeartFailure: Executive Summary: A Report of the American College of Cardiology Foundation/American Heart Association Task Force on Practice Guidelines[J]. Am Coll Cardiol. 2013, 62（16）:1495-1539.

Zheng YG, Yang T, He JG, et al. Plasma Soluble ST2 Levels Correlate With Disease Severity and Predict Clinical Worsening in Patients With Pulmonary Arterial Hypertension[J]. Clinical Cardiology, 2014, 37（6）:365-370.

第 13 章　植入式心电监测仪的临床应用

一、植入式心电监测仪概述

　　晕厥是指因阵发性全脑供血不足出现头晕、晕倒及短暂意识丧失（T-LOC），以发病迅速、持续时间短、可完全自行恢复为特点。晕厥的病因分为心源性与非心源性两大类，心源性的晕厥也称阿 - 斯综合征（Adams-Strokes syndrome），常见疾病包括室上性心动过速、多源性室性期前收缩、心室过速或心室颤动、病态窦房结综合征等，但常无神经系统局灶症状和体征；器质性心脏病（急性冠状动脉综合征）、基础心电异常及有心源性猝死家族史的高危人群，追踪晕厥发作时的心电图成为诊断或排除心源性晕厥的"金标准"。

　　植入式心电监测仪（insertabile cardiac monitor ICM）为皮下植入的心脏电子器械，由于记录仪的两个电极在记录器外壳的表面，不需要进行锁骨下静脉穿刺植入心内电极导线。用于长期监测患者在各种情形下的心电图，可长达 14 ～ 24 个月；可以追踪心脏事件的发生并描记事件发作时的心电图，以明确心律失常与晕厥的相关性。经随机对照试验研究表明，ICM 组晕厥诊断率远高于接受常规方法的患者。Paruchuri 等研究表明，ICM 可使近 1/3 的原因不明的晕厥患者得到最终诊断。

　　传统的心电监测仪为体外心电监测：如 24 小时动态心电图、移动心电遥测，与 ICM 相比较，存在一定局限性，在诊断偶发、短时心律失常应用较广泛，长时间监测不方便携带，24 小时动态心电图（Holter）会受到内存、电池的影响，移动心电遥测受监测信号所覆盖范围 - 距离的影响，且随着监测时间延长，患者依从性逐渐降低，达不到理想的监测效果与诊断目标。

二、ICM 的适应证

　　①经过全面检查不能明确晕厥原因或是否进行特殊治疗的高危患者；②反复发作、造成创伤而疑似为反射性晕厥患者，在植入心脏起搏器前评价心动过缓与临床症状的关系；③高危反复发作的不明原因的晕厥患者；④缺血性心脏病 - 冠心病的提早发现；⑤疑似心律失常致晕厥的患者，应用 ICM 有助于评估晕厥原因；⑥筛查隐源性脑卒中病因。

三、ICM 操作方法

　　患者至导管室，平卧位，以左侧胸骨旁线为中心，常规消毒手术部位和周围皮肤，铺巾，在左侧胸骨旁线第 3 肋间用 1% 利多卡因局部麻醉后，取横行切口，于该切口皮下制作纵行囊袋，为保证传输，植入深度＜ 4cm，插入囊袋时，设备尾端先进入，保证与组织紧密贴靠，利用头端的缝合孔进行固定，以减少囊袋内移动，随之植入心脏监测仪，测试 R 波感知＞ 0.72mV，感知良好，包埋固定，逐层缝合至皮肤。术后使用程控仪为 ICM 设置工作参数，在出现＞ 3 秒的停搏、心率＞ 150 次 / 分或＜ 50 次 / 分时自动激活并记录心电图。植入部位的选择：通常植入位置平行于锁骨中线，靠近第 1 肋骨和胸骨，并远离胸腔下部和乳房区域，这样有助于降脉冲发生器的位移降至最低。要求获得清晰的波形并尽可能使患者舒适。观察伤口有无渗血，伤口周围皮肤颜色、温度、局部张力及有无血肿形成。

四、ICM 植入后注意事项

每次激活事件记录后应及时随访；出院后 1 ～ 3 个月定期随访；及时获得主动激活事件信息；向患者介绍出现症状时如何正确有效地使用激活器；及时进行反馈，了解患者掌握的程度；并注意不要用力触碰左胸上方植入部位；洗澡时切勿搓揉以免干扰心电描记。日常接触的移动电话、电子物体监测系统、金属探测门及磁共振成像 4 种电子设备对体内及体外的植入式循环心电记录仪有影响，指导患者尽量用非手术侧肢体使用手机、家用电器等设备，远离高压电及磁场强的场所，告知患者出入有金属探测门场合如超市、机场铁路安检时应快速通过，且减少逗留时间。

五、ICM 的未来与展望

明确晕厥原因是预防晕厥再发生的关键，ICM 可作为诊断不明原因晕厥患者病因的理想手段之一，可作为早期诊断工具以提高晕厥诊断率，并通过诊断结果指导治疗有效减少晕厥发生率。ICM 手术简单安全，无明显不良反应，心电图的传输无明显技术难题，研究表明可有效用于晕厥查因、筛查隐源性脑卒中病因及心房颤动的检出和监测，为临床医师提供可靠的临床诊疗证据。但 ICM 的应用现状并不理想，为了明确晕厥原因就诊的患者在完善全部常规检查后，其 ICM 植入率较低，分析原因可能与省、地、市、县级医院的临床综合水平及此项技术的推广有关，临床医师严格把握好 ICM 适应证，多方面的支持是关键。随着临床医学的发展，惠及患者的技术会越来越好地为健康服务。

随着全球老龄化，心房颤动及脑卒中高危人群逐渐增多，符合 ICM 适应证的患者也将显著增多。未来的 ICM 还可能增加体温感知、体位变化、胸腔阻抗等功能，并通过这些功能辅助诊断或治疗心力衰竭、睡眠障碍等疾病。目前，还需要每天通过床旁问询机将数据传输于网络读取信息，将来或可直接通过智能手机或手表即可查看数据，为心律失常相关心脏不良事件的及时预警和快速救治提供有力的技术支撑。

（山西省心血管病医院心内科　薛云云　杨雁军　李小明）

参考文献

刘文玲，向晋涛，胡大一，等 . 晕厥的诊断与治疗指南（2009 年版）详解 [J]. 中国心脏起搏与心电生理杂志，2010，24（1）：4.

罗先道，张雪莲，夏晓莉，等 . 植入式循环记录仪在晕厥诊断中的研究进展 . 中华临床医师杂志，2013，7（14）：6658-6659.

俞杉，安亚平，陈保林，等 . 植入式心电记录器的临床应用（附两例报告）[J]. 中华急救病医学，2014，26（10）：757-758.

宗文纳，卢新政 .2009 年欧洲晕厥诊治指南解读 [J]. 心血管病学进展，2010，31（1）：56.

Krahn AD, Klein GJ, Yee R, et al. Randomized assessment of syncope trial: conventional diagnostic testing versus a prolonged monitoring strategy[J].Circulation, 2001, 104: 46-51.

Moya A, Sutton R, Ammirati F, et al. ESC guidelines on syncope [J].Eur Heart J, 2009, 30: 2631.

Paruchuri V, Adhaduk M, Garikipati NV, et al. Clinical utility of a novel wireless implantable loop recorder in the evaluation of patients with unexplained syncope[J].Heart Rhythm, 2011, 8: 858-863.

Rossano J, Bloemers B, Sreeram N, et al. Efficacy of implantable loop recorders in establishing symptom rhythm correlation in young patients with syncope and palpitations[J]. Pediatrics, 2003, 112: 228-233.

Task Force for the Diagnosis and Management of Syncope, European Society of Cardiology （ESC）, European Heart Rhythm Assoclarion（EHRA）, et al. Guidelines for the diagnosis and management of syncope （version 2009）[J].Eur Heart J, 2009, 30（21）：2631-2671.

第14章 左心耳封堵术

一、房颤的流行现状及危害

　　心房颤动（简称房颤）是临床上最常见的持续性心律失常，在美国，约有230万名房颤患者，到2050年将增加至560万名，每年因房颤住院的患者约40万例。欧洲现在约有600万名房颤患者，Rotterdam队列研究显示55岁以上的人群一生中发生房颤的概率为22.2%～23.8%。普通人群房颤的患病率为0.4%～1%，房颤患病率会随着年龄的增长而增加，55岁以前患房颤的概率为0.1%，而80岁以上的人群患病率约为10%。我国的房颤流行病学调查资料显示，中国房颤的患病率为0.77%，男性0.9%，高于女性的0.7%，全国房颤患者估计在1000万名以上。从流行病学的角度来考虑，房颤主要发生在有器质性心脏病的老年患者当中，近年来，房颤发生率的增加可能与人口老龄化、心力衰竭、心肌梗死患者生存率的提高有关，少部分房颤患者不伴任何器质性心脏病，称为孤立性房颤。

　　Framingham研究显示，调整年龄、危险因素后男性发生房颤的危险是女性的1.5倍。其他明确的心血管危险因素，如高血压、糖尿病和肥胖也是房颤的重要独立危险因素。调整以上危险因素后，心力衰竭、瓣膜性心脏疾病和心肌梗死可显著增加房颤的发生风险。预测房颤发生的心脏超声指标包括左心房扩大、左心室壁厚度、左心室短轴缩短率和二尖瓣环钙化等。最近新发现的房颤危险因素包括血管顺应性、动脉粥样硬化、胰岛素抵抗、炎症和氧化等应激等。

　　房颤最主要危害是导致脑卒中和诱发心力衰竭。前者的危害更大，非瓣膜性房颤患者发生卒中风险是普通人的4倍，而瓣膜性房颤患者发生卒中风险是普通人的17倍（卒中后1年死亡率可高达30%，在5年之内会有1/3的患者复发卒中）。一旦发生了脑卒中，轻则致残，重则致死。此外，房颤还可以引起其他部位的栓塞，房颤患者周围动脉血栓栓塞发生的危险是非房颤患者的4～5.7倍。最常见的是栓塞是肢体动脉的血栓栓塞，尤其是下肢，半数以上在盆腔动脉、肠系膜动脉、肾动脉、髂动脉段等，这些部位的栓塞可导致供血器官的缺血坏死，因此致残、致死率很高。

二、房颤的治疗现状

　　房颤的治疗一般分为药物治疗和非药物治疗。药物治疗是现阶段绝大多数房颤患者采用的治疗方法，但目前这些药物都有一定的毒副作用且不适于长期使用。国内应用的抗凝血药物主要是华法林，由于安全范围窄，需要反复监测凝血指标，且出血并发症的发生率高，临床应用受到限制。新型口服抗凝血药物如利伐沙班、达比加群、阿哌沙班等价格较高，疗效也并不显著，不能够避免出血的并发症。

近10余年来房颤射频消融治疗日益受到重视，但该治疗方法是有创治疗方法，费用高，操作时间长，疗效不理想，对患者而言，接受度低。

三、左心耳封堵术

左心耳封堵术（left atrial appendage occlusion/closure，LAAO/C）是最近几年来发展的通过微创导管术的方式来封堵左心耳，以求达到预防房颤患者血栓栓塞的新技术。具体的方法是经皮穿刺，到达房间隔，将封堵器装置放置在左心耳的开口部位，隔离左心房与左心耳内腔，最终达到预防左心耳血栓脱落导致卒中的目的。左心耳封堵术已发展近20年，经历了3次FDA专家小组听证会，最终于2015年FDA批准将此项技术应用于临床。2019年1月28日，美国心脏病学学会（ACC）、美国心脏协会（AHA）联合美国心律学会（HRS）发布了关于《2019 AHA/ACC/HRS房颤患者管理指南》，对2014版房颤指南的重点进行了更新。其中对于脑卒中风险的增加、存在长期抗凝禁忌证的房颤患者，可考虑经皮左心耳封堵治疗（Ⅱb，B-NR）。指南同期发布于 *Circulation*、*Heart Rhythm* 和 *J Am Coll Cardiol*。

四、左心耳封堵器的研制与应用

鉴于左心耳在房颤患者血栓形成及血栓栓塞事件中的重要地位，早在20世纪30年代就有学者提出对左心耳进行封闭可减少房颤患者血栓栓塞并发症。但由于外科手术创伤大，仅适用于因其他需行心脏外科手术治疗的慢性房颤患者，且约36%的患者外科手术也不能完全封闭左心耳，故使这一技术的推广应用受到限制。近10多年来，经皮封堵左心耳预防房颤患者血栓栓塞受到重视，极大地促进了左心耳封堵器材的研发与应用。除2003年Meier等报道用Amplazer房间隔封堵器行左心耳封堵术外，目前国内外研制的左心耳封堵装置有10余种，其中有3种类型的封堵装置较成熟，并已应用于临床。

（一）PLAATO系统

PLAATO系统是由美国Appriva Medical公司研制的，第一个用于人体进行左心耳封堵的装置。该封堵系统由一个封堵器和一个输送导管组成，以自动膨胀的镍钛记忆合金笼为封堵器的骨架，其表面覆盖聚四氟乙烯膜，该膜能够阻断左心房、左心耳之间的血流。封堵器直径15～30mm，镍钛合金支架（骨架）杆上有数个锚状结构，有助于封堵器固定于左心耳开口处，它能够促进周围组织增生，使得左心房内皮细胞能够覆盖在聚四氟乙烯膜，防止封堵器表面有血栓形成。PLAATO封堵器是通过一个特殊的房间隔穿刺鞘及一个指向左心耳的释放导管进行释放的。

（二）Watchman左心耳封堵器

Watchman左心耳封堵器是由美国Bosten公司研制的，该封堵器由自膨胀镍钛记忆合金骨架和包被在骨架上的聚乙烯滤过膜组成，其骨架上有多个锚样小钩，既可以协助堵闭器固定在左心耳开口，还可促进周围组织增生，使内皮细胞覆盖在聚乙烯膜上。封堵器直径包括 21 mm、24 mm、27 mm、30 mm、33 mm 等多种型号。

（三）Amplatzer cardiac plug 封堵器

Amplatzer cardiac plug （ACP）封堵器是由美国 AGA 公司研制的一种双盘样左心耳封堵装置，该装置由自膨胀镍钛记忆合金骨架和包被在骨架上的聚乙烯膜组成，置于左心耳的部分近似圆柱状，远端有 6 对锚钩，近端装置呈圆盘状，用于封堵左心耳口部，两者中间由凹陷的腰部连接。

（四）国产左心耳封堵装置

近年来，我国学者在左心耳封堵装置研制方面进行了探索，并取得了可喜的研究成果，其中以深圳先建公司研制的 Lifetech LAmbreTM 左心耳封堵装置最为成熟，该装置由自膨胀镍钛记忆合金支架和包被在支架上的聚乙烯膜组成，置于左心耳部分呈伞状，并附有 8 个锚钩，近端装置呈圆盘状，两者中间由金属杆相连。

五、左心耳封堵术的适应证和禁忌证

（一）适应证

CHA2DS2-VASC 评分 ≥ 2 的非瓣膜性房颤患者，同时具有下列情况之一，是左心耳封堵术的适应证，包括：①年龄在 75 岁以下者须有华法林禁忌证或者副作用，年龄 > 75 岁则可视为具有华法林的相对禁忌证；②服用华法林，国际标准化比值（INR）达标的基础上仍发生卒中或栓塞事件者；③ HAS-BLED 评分 ≥ 3 者；④可长期服用阿司匹林或氯吡格雷；⑤年龄 > 18 岁（推荐 > 65 岁），由于 75 岁以上患者抗凝血药物治疗面临导致更多出血风险的困境，因此，我们目前选择施行左心耳封堵术的目标人群倾向于高龄患者。

（二）禁忌证

①左心房（LA）内径 > 65mm、经食管超声（TEE）发现心内血栓 / 左心房面积（LAA）浓密自发显影、严重二尖瓣病变或心包积液 > 3mm 者；②预计生存期 1 年的患者，低卒中风险（CHA2DS2-VASC 评分 0 或 1 分）或低出血风险（HAS-BLED 评分 3 分）者；③需要使用华法林抗凝治疗的除外房颤以外其他疾病患者；④存在有卵圆孔未闭并合并有房间隔瘤及右向左分流，升主动脉或主动脉弓部存在有复杂的可移动 / 破裂 / 厚度 > 4mm 的动脉粥样硬化斑块者；⑤胸膜粘连（包括曾经做过心外膜炎、心脏手术及胸部放疗等）患者，建议不使用 LARIAT 封堵；⑥需择期接受心外科手术者；⑦虽然目前并没有直接证据证明心功能低下是经皮左心耳封堵治疗的不利因素，但左心室射血分数 < 35％的 NYHA 心功能Ⅳ级且未纠正者，不建议左心耳封堵。

六、左心耳封堵术的治疗过程

首先要了解左心耳的位置和解剖结构，左心耳位置偏上、向前，左上肺静脉偏上、靠后，因此使导丝先进入左上肺静脉，沿左上肺静脉将鞘管送入左心耳，之后后撤并逆时针方向旋转，使导管进入左心耳，在导管的保护下将初始鞘置入左心耳，将封堵器输送系统经初始鞘置入左心耳，远端标记环吻合后停止送入输送系统，要点是使猪尾套在左心耳封堵器上，避免操作左心耳，之后稍微后撤初始鞘，使初始鞘尾端和输送系统尾端固定。术中需要注意如下要点：①需要有房间隔穿刺的经验；②对左上肺静脉和左心耳的解剖关系要非常清楚；③对左心耳的解剖结构，如食管超声、造影形态要充分了解。

七、左心耳封堵术的操作技术和操作者要求

美国心血管造影和介入学会（Society for Cardiovascular Angiography and Interventions，SCAI）美国心脏病学会（American College of Cardiology，ACC）和心律协会（Heart Rhythm Society，HRS）为了保障左心耳封堵术在预防房颤患者脑卒中的安全性和有效性，联合颁布了左心耳封堵手术医院及术者要求专家共识声明，该声明于 2016 年 5 月正式发表于 *Heart Rhythm* 杂志。

（一）机构大小

机构在开展经皮左心耳封堵术后的 1 年及此后的每年，都应当维持平均每年 50 例的结构性心脏病或左心导管消融术，其中最少有一半病例涉及经房间隔穿刺术，这样不但能够使主要的操作专家或医师队伍能够更加熟悉操作，还能够使相关辅助人员够熟悉该操作的每个基本内容。

（二）手术操作区

操作需要设在心脏导管室、电生理检查室或者有连续血流动力学监测仪器的杂交手术室进行。导管室内高品质的成像是必需的，因此需要有固定透视 X 线成像系统。强烈推荐有能够获取、记录、循环播放及回放等功能。移动式 C 臂透视不适合双平面成像，虽有帮助但并不是必需。房间应当足够大，除常规放射影像系统之外还需要配备超声心动图及麻醉设备。介入室应该配备能安全操作及处理手术并发症的设备，如稳定器材脱出、心包积液等，该设备包括各种血管鞘、穿刺包、诊断导管、导丝、圈套、血管封堵器、活检钳和心包穿刺等的设备。在心脏压塞或心包积液的情况下，用于抽血和回输的回收技术设备应当齐全。

（三）辅助团队

①从事心腔内超声及房颤管理的医师；②CT 或其他影像技术专家和技师；③心脏外科医师、麻醉师和灌注师应在手术现场提供支持，心脏外科手术室应该在出现需要手术治疗的罕见并发症时可以立即使用；④术后护理：在行左心耳封堵术治疗后，患者需在麻醉后监护病房、重症监护室或遥测监护病房进行管理并配备对于复杂心脏手术术后护理的有经验的工作人员；⑤血库：为谨慎起见，应当对患者血液信息进行登记和筛选，以保证在需要时有可使用的血细胞。

八、左心耳封堵术并发症的处理

心包积液和心脏压塞是经皮左心耳封堵最常见的严重并发症，这类并发症可立即发生或在操作后出现（隐匿性的几周之后），尤其是在急性发生时，操作者能早期识别，早期的

重视，使这部分患者可以被迅速识别、安全救治。操作的过程中给予持续性血流动力学监测是必不可少的，有多种方式可以快速定位和测量新发积液，有透视（心脏左侧肺部呼吸运动的减少往往预示血流动力学变化）、超声和血流动力学监测。操作的医师需要对于心包穿刺引流所要求的基本原则和设备操作熟练。积液一旦被确定，操作团队需要了解相关的风险及收益，改变抗凝的模式。操作团队在出现不可控的出血时，可以保证立刻联系到心胸外科医师能够立即现场手术。患者接受外科手术的决定时应当非常谨慎，需要一个有经验的操作者能够准确判断并且与外科手术小组成员共同协商解决，通常来说，不间断的持续的出血应当立即给予进行外科手术治疗及紧急开胸。所以如果没有现场开展心胸外科手术的设备，不能进行急诊手术的医学中心都不可以进行左心耳封堵术项目。手术操作团队也必须监测除外心脏压塞之外的其他并发症，包括手术相关的脑卒中、空气栓塞和与设备相关的血栓形成，这一切都能够通过熟练地处理鞘管递送系统和患者的抗凝状态而有所减少。熟练掌握检查技术及利用各种形式的活检钳和圈套是非常必要的，操作小组应时刻监控超声图像用来发现血栓。为尽量减少在操作期间或者手术之后发生血栓栓塞性卒中，建议相关卒中介入小组在患者出院后给出一个结构化的心血管专家的随访评价程序。

九、左心耳封堵术存在的问题和展望

虽然左心耳封堵术在预防房颤患者血栓栓塞方面显示出良好的效果与安全性，但仍有许多问题需进一步研究探讨：①目前报道的临床试验样本量相对较小，且多为非随机对照研究，尚需更多大规模、前瞻性、随机对照研究证实此项技术的有效性与安全性；②左心耳不仅是一个容量器官，还是一个内分泌器官，左心耳封堵后是否影响左心房结构和电重构及对机体体液容量的调节如何均不清楚；③房颤发生脑卒中并不都是心源性的，左心耳也并非血栓的唯一来源，因此，对接受左心耳封堵治疗的房颤患者，抗栓治疗的时间与策略，仍是未来临床研究的课题之一。

尽管如此，经皮左心耳封堵术仍是预防高危房颤患者发生脑卒中的一种有效方法，特别是对有脑卒中病史及口服华法林禁忌者。相信随着左心耳封堵器材的改进及临床研究的不断深入，上述问题将会逐步得到解决。随着国产左心耳封堵器材的面世，也将进一步促进我国经皮左心耳封堵术在临床上的应用与推广，为众多房颤脑卒中高危患者的临床防治提供一种新的有效干预手段，但临床应用病例数量有限，仍需要更大的样本证实其远期疗效。另外，房颤导致脑卒中发生并不都是心源性的，因为左心耳也并不是左心血栓的唯一来源，其中高凝状态患者，即使进行了左心耳的切除或者封堵治疗，房颤的抗凝治疗也是不可或缺的。所以，抗凝治疗依旧是基础的治疗，对于有口服抗凝血药物禁忌的患者，在进行左心耳封堵术后采用单一或者双联抗血小板的治疗也是可行的。

综上所述，左心耳封堵术是预防房颤脑卒中的一种有效方法，特别是为服用华法林导致房颤合并出血脑卒中的患者提供了一种有效的治疗方法。虽然目前的技术和材料上尚不完美，依旧需要从技术和封堵材料上进行不断的改进。但从目前国外的临床应用情况来看，左心耳封堵术的应用前景不容置疑。目前国外已经积累了相当多的成功经验，国内尚刚刚起步，因此需要认真的学习和借鉴国外的经验，积极地从技术和材料上进行突破。与房颤的射频消融比较，左心耳封堵的适应证会更加广泛，更加安全，也许在不远的将来，对于大多数的房颤患者，可能会更多地去选择左心耳封堵术。

（山西省心血管病医院心内科　冷　婧　王海雄）

参考文献

中华医学会心血管病学分会，中国老年学学会心脑血管病专业委员会，中国生物医学工程学心律分会等. 心房颤动抗凝治疗中国专家共识 [J]. 中华内科杂志，2012，51（11）：916-921.

Connolly SJ.Preventing stoke in patients with atrial fibrillation: current treatments and new concepts[J].Am Heart J, 2003, 145（3）:418-423.

Craig T, January L, Samuel Wann, Hugh Calkins, et al. 2019 AHA/ACC/HRS Focused Update of the 2014 AHA/ACC/HRS Guideline for the Management of Patients With Atrial Fibrillation: A Report of the American College of Cardiology/American Heart Association Task Force on Clinical Practice Guidelines and the Heart Rhythm Society. Circulation[J]. J Am Coll, 2019, 74(1): 104-132.

Donal E, Yamada H, Leelercq C, et al. The left atrial appendage, a small,blind-ended structure: a review of its echocardiographic evaluation and its clinical role[J].Chest, 2005, 12: 1853-1862.

European heart rhythm association, European association for cardio-thoracic Surgery, camm AJ, et al.Guidelines for the management of atrial fibrillation: the Task Force for the Management of Atrial Fibrillation of the European Society of Cardiology （ESC）[J].Eur Heart J, 2010, 31:2369-2429.

Gomes T, Mamdani MM, Holbrook AM, et al. Rates of hemorrhage during warfarin therapy for atrial fibrillation[J]. CMAJ, 2013, 185: E121-127.

Han J, cheng J, Mathuria N. Pharmacologic nonpharmarmacologic thrapies for stroke prevention in nonvalvular atrial fibrillation[J]. Pacing Clin Electrophysiol, 2012, 35:887-896.

Katz ES, Tsiamtsiouris T, Applebaum RM, et al.Surgical left atrial appendage ligation is frequently incomplete: a transesophageal echocardiographic study[J].J Am Coll Cardiol, 2000, 36（2）：468-471.

Leithauser B, Park JW.Cardioembolic stroke in atrial fibrillation-rationale for preventive closure ofthe left atrial appendage[J].Korean Circ J, 2009, 39:443-458.

Valentin F, Lars ER, Davis SC, et al. 2011 ACCF/AHA/HRS Focused Updates Incorporated Into the ACC/AHA/ESC 2006 Guidelines for the Management of Patients With Atrial Fibrillation[J]. Circulation, 2011, 123: e269-e367.

第 15 章　第二代冷冻球囊治疗持续性房颤

一、房颤的流行现状

心房颤动（简称房颤）是目前临床上最常见的心律失常之一，发病率日益增高，全球流行病学负担日益增加。北美和欧洲的流行病学研究已发现房颤的发病率与年龄密切相关，年龄越大，发病率越高，随着人口逐渐老龄化，房颤在过去的几十年中越来越普遍，导致发达国家和发展中国家房颤所致的经济负担压力越来越大。目前，全球约有 3350 万人受到房颤的影响（占世界人口的 0.5％），每年新发病例达 500 万例。房颤可以导致严重的后果，由于房颤发作时心房失去同步收缩，心律绝对不齐导致患者出现心慌、心悸等不适，且心房失去同步收缩导致心房内血液排出量减少，长期可导致心房扩大，影响心脏结构及心脏功能。同时左心耳部位血流速度减慢，容易在此部位形成血栓，血栓脱落后沿着动脉系统走行，可引起脑卒中、肠系膜动脉血栓栓塞、下肢动脉血栓等，导致致残和死亡风险增加。2010 年全世界发生的死亡人数中有 1/4 是由血栓／血栓栓塞性疾病引起的，房颤、心血管疾病和脑血栓导致的死亡风险最近几年明显增加，全球 1500 万名卒中的患者中，由房颤引起至少占 15％。

二、房颤的治疗方法

目前房颤主要的治疗方法包括抗凝治疗、室率控制和节律控制等。近年来，有关房颤节律控制和室率控制的一系列随机对照研究得出了相似的结果，即死亡、栓塞硬终点的发生率并无显著统计学差异。因此，对于无症状的房颤患者，可行室率控制，而对于药物治疗效果不佳、症状性房颤患者，节律控制更佳。房颤的节律控制包括抗心律失常药物、外科手术、导管消融等，但抗心律失常药物的长期应用副作用较多，外科手术创伤大，在这一背景下，导管消融（catheter ablation）技术发展迅速，随着循证学证据增多，其在相关指南中的推荐级别也在逐年提升。1998 年 Haïssaguerre 提出肺静脉局灶快速激动触发心房颤动（房颤）学说，奠定了肺静脉隔离（PVI）术的理论基础。目前最常用于肺静脉电隔离的消融技术根据能量来源和应用方式不同分为射频（radiotrequency）消融和冷冻球囊（cryoballoon）消融。射频消融通过加热导致组织细胞坏死，是点状消融。冷冻球囊消融的原理是通过液态制冷剂的吸热蒸发，带走组织的热量，破坏病变的心肌细胞，阻止异常电信号的传递，由于冷冻球囊可通过一次性冷冻完成肺静脉的电隔离，较射频消融的"逐点式消融"环肺静脉更为简单，操作难度更低，手术时间较前缩短，近年来发展迅速。多项临床研究表明冷冻球囊在安全性和有效性方面不劣于射频消融。Fire and Ice 研究共纳入 762 名房颤患者，随机接受射频消融或冷冻球囊消融治疗，平均随访周期 1.5 年，结果表明，两组之间死亡、脑血管事件及严重的治疗相关不良事件发生率无显著统计学差异。在 FreezeAF 研究中，315 名房颤患者随机接受射频或冷冻球囊消融，随访发现两组 12 个月内症状性房性心律失常发生率无显著统计学差异。Jian Ming 等的研究发现，对中国药物治疗不佳的症状性房颤患者群来说，与射频消融相比，冷冻球囊治疗经过质量调整的生命年（QALYs）更低，即冷冻球囊的性价比可能更高。

三、导管消融适应证的拓展

近年来，房颤导管消融的适应证在不断拓展。2006 年的 ACC/AHA/ESC 房颤指南组，导管消融被主要推荐于药物治疗无效的症状性阵发性房颤患者，推荐级别为 Ⅱa，证据级别为 C。随着循证学证据的增多，导管消融的获益逐渐显现。2010 年的 ESC 房颤指南中，导管消融治疗证据级别上升为 A。该指南推荐对药物治疗无效的症状性持续性房颤性导管消融，推荐级别为 Ⅱa，证据级别为 B，同时推荐对药物治疗无效合并心衰的房颤患者行导管消融，推荐级别为 Ⅱb，证据级别为 B。2011 年 ACCF/AHA/HRS 房颤指南和 2012 年 ESC 房颤指南均将药物治疗无效的症状性阵发性房颤患者导管消融的推荐级别上升为 Ⅰ，证据级别为 A，同时首次对药物治疗无效，有症状的长程持续性房颤推荐进行导管消融，推荐级别 Ⅱb，证据等级 C。2016 年 ESC 房颤指南中对该推荐的级别上升为 Ⅱa，证据等级 C，同时首次推荐对房颤相关心动过缓患者行导管消融术，推荐级别为 Ⅱa，证据级别为 C。从房颤导管消融适应证的变迁不难看出，导管消融的适用人群在不断扩大，这一技术也将越来越成熟。

四、第一、二代冷冻球囊的特点及优缺点对比

第一代冷冻球囊（美敦力公司）于 2005 年获得欧洲认证，并应用于临床，在 2010 年获得 FDA 批准。冷冻球囊通过在肺静脉前庭周围形成连续性损伤带进行肺静脉电隔离，效果类似于传统的逐点式射频消融术。但与传统的射频消融又有所不同，冷冻球囊技术应用单一能源进行"一次性隔离"提高了肺静脉电隔离率，减少了手术时间和 X 线透光时间。第一代冷冻球囊（Arctic Front TM，美敦力公司）由内球层、外球层及中间的 10.5F 大小的可旋转鞘管组成。鞘管中央为中空结构，可通过造影剂和八极标测电极。制冷剂由液化的 N20 组成，外部球囊起到保护作用，以防内部球囊破裂后保持球囊内真空状态，热电偶可检测冷冻球囊内部温度。球囊导管可通过 15F 可旋转鞘管（FlexcathTM）。加压的液化的 N20 被输送到球囊的远端，通过多个端口喷射，压力的降低导致液体相到气相的变化，使球囊内部温度迅速降低，称之为焦耳 - 汤普森效应。N20 气化从四周组织吸收热量，然后通过导管回收到冷冻消融仪。理论上冷冻球囊最低温度可以达到 −80℃。第一代冷冻球囊制冷剂通过 4 个喷射口到达远端区域，在球囊远端形成冷却环，但它的定位是偏心性的，导致冷冻球囊冷却环与肺静脉口不能完全重合，从而可能导致肺静脉电位隔离失败。

美国食品药品监督管理局于 2012 年 8 月批准了第二代冷冻球囊（ArcticFront Advance TM）（Arc-Adv-CB）上市。对比第一代球囊（Arc-CB），第二代球囊结构与之类似，不同之处在于球囊导管远端注射线圈由 4 个变为 8 个，线圈向远端移动了 4.5mm。由于第二代冷冻球囊结构的不同，所形成的冷冻区几乎覆盖了整个远端球囊半球，以保证球囊与肺静脉的同轴性，使手术难度降低，特别是对于操作难度较大的左上肺静脉，困难程度就会明显降低，因此能够缩短手术时间及曝光时间。由于第二代球囊注射孔成倍增加，因此它所能形成的囊内温度就会下降得更快、更低，故在球囊刚上市时厂家推荐单次冷冻时间为 4 分钟，而一代冷冻球囊推荐的时间为 5 分钟左右，因此导致组织损伤程度就会更深，这可能是第二代冷冻球囊近期及远期复发率减少的原因。在并发症方面，两代冷冻球囊的主要并发症都是膈神经麻痹，因为右侧肺静脉靠近膈神经，尤其是右上肺静脉，在消融时更容易造成膈神经损伤，大部分膈神经麻痹都可在数月内自行恢复，几乎没有永久性膈神经麻痹的报道。对于其他并发症，如心包积液、肺静脉狭窄、心房食管瘘、围手术期脑卒中等，由于报道数量小，所以未做进一步的分析。

Alexandre 等的研究纳入 100 例阵发性房颤患者，接受第一代（CB-1）或第二代（CB-2）冷冻球囊消融治疗，进行为期 2 年的随访，结果表明两组患者 24 个月房颤复发率无显著统计学差异，但与第一代冷冻球囊相比，第二代冷冻球囊具有更有效的冷却能力，可缩短手术时程和透视时间。Pandya 等的 Meta 分析研究也将 CB-1 和 CB-2 进行了比较，结果表明 CB-2 操作时间、透视时间更短，房颤复发率更低，但持续性或短暂性神经麻痹的发生率更高。就目前循证学证据来说，CB-2 是安全、有效的，但远期疗效需要更多的临床试验来验证。

五、第二代球囊手术过程

穿刺房间隔之前，建议予以适量肝素静脉推注，房间隔穿刺后，将 FlexCath 鞘送入左心房，并连接肝素盐水持续冲洗，推荐 ACT 时间维持在 350 ～ 400 秒，可预防血栓形成。术前已口服华法林的患者，若 INR 在治疗水平时，可继续服用华法林；术前已进行新型口服抗凝药物治疗的患者，建议术前 12 ～ 24 小时停止新型口服抗凝药物治疗。建议使用标准间隔鞘穿刺房间隔（Mullins and SL-1 curve）后更换为 FlexCath。建议穿刺房间隔时位置不要太高（靠近或在卵圆窝），以便于球囊获得更多操作空间。若穿刺部位与右下肺静脉之间没有足够预留距离，球囊定位、充盈与组织贴合将会有一定难度。推荐在该手术过程中使用心内超声心动图（ICE）。选择合适直径的球囊，将其与同轴管路连接，注意保持干燥，并通过 FlexCath 鞘将 Arctic Front 导管送入左心房。将导管头端的金属导丝或 Achieve 环状标测导管送入靶肺静脉，在其引导下，通过使用冷冻球囊球体上的标记，可以最大程度地减少透视。当第一条白色带在鞘口处时，球囊在鞘的远端。第二条白色带出现表示冷冻气球已脱离鞘，可以完全充气。确保球囊完全送出 FlexCath 鞘且尚未进入靶肺静脉之后进行充气，推进囊，使其四周完全贴靠于靶肺静脉口，使其封堵，并应用选择性肺静脉造影证实是否已达到完全贴靠。完全封堵可以提高肺静脉隔离成功率，因此，合理放置球囊是非常关键的一步。确保充气后的球囊完全封堵靶肺静脉口后开始消融，消融开始时要固定好球囊的位置，直到球囊与组织紧密贴合，消融过程中尽量不要移动球囊的位置，一旦出现迷走反应，注意起搏，直到达到肺静脉隔离的终点。建议最低温度不低于 −55℃进行 180 秒的第一次消融。如常规 TTI ＜ 60 秒，建议可给予 180 秒冷冻消融 1 次；如常规 TTI ＞ 60 秒，建议停止冷冻，重新封堵，寻求更佳肺静脉位置，适宜的温度下降提示隔离效果好，但温度高低并不能预测隔离效果，TTI 才是预测是否实现完全隔离的重要因素。此外，需要注意的是，对于所有右侧肺静脉的消融尤其是右上肺静脉，应在右膈神经行持续起搏下冷冻消融，建议起搏周长保持在 1000 ～ 2000 毫秒，利用 X 线影像观察膈神经跳动或用手触诊腹部跳动感实时监测膈神经是否受损，一旦发现膈神经受损征象，立即停止消融。

六、第二代冷冻球囊消融术后并发症

冷冻消融治疗房颤的并发症主要包括：①膈神经损伤（6.38％），绝大多数在 1 年内可以恢复，使用 28mm 冷冻球囊可以明显降低膈神经损伤的发生率（28mm 球囊 3.53％，23mm 球囊 12.37％），如果右上肺静脉直径＞ 25mm，膈神经损伤的发生率也明显增加，此时应慎用冷冻消融；②食管溃疡（5.17％），术后给予抑酸和保护黏膜治疗均可恢复，目前没有左心房食管瘘的报道；③由于使用 14F 鞘管，局部血肿的发生率较高（1.79％）；④心包积液或压塞（1.46％）；⑤肺静脉狭窄 0.9％，需要介入干预的为 0.17％。

七、展望

导管消融在房颤患者中的应用日趋广泛，而冷冻球囊技术，疗效肯定，操作相对简单、学习曲线较短，更易于推广使用。第二代冷冻球囊是在第一代冷冻球囊基础上加以改进的，与第一代球囊比较，新一代球囊具有更短的消融时间，且肺静脉隔离率及手术成功率与第一代类似，临床运用前景巨大，虽然随之伴随的膈神经麻痹等并发症增加，但相信随着该技术广泛开展，操作经验的不断积累，手术过程日臻完善，手术并发症也一定有所降低，越来越多的房颤患者将会因此获益。

（唐山市工人医院心内科　高夏青

山西省心血管病医院心内科　高兵兵）

参考文献

黄从新，张澍，黄德嘉，等 . 心房颤动：目前的认识和治疗建议 -2015[J]. 中华心律失常学杂志，2015，19（5）：321-384.

杨桂棠，王祖禄，梁明，等 . 冷冻球囊在治疗房颤围术期并发症的分析 [J]. 中国循环杂志 , 2015, 08:40.

AksuT, Golcuk SE, Guler TE, et al. Prediction of mid-term outcome after cryo—balloon ablaion of atrialfibrillation using post-procedure high-sensitivity troponin level[J]. Cardiovasc J Afr, 2015, 26（4）: 165-170.

Cappato R,Calkins H,Chen SA,et al.Updated worldwide surveyon the methods,efficacy,and safety of catheter ablation for human atrial fibrillation[J].Circ Arrhythm Electrophysiol,2010,3（1）: 32-38.

Chun KR,Schmidt B,Metzner A,et al.The 'single big cryoballoon' technique for acute pulmonary vein isolation in patientswith paroxysmal atrial fibrillation:a prospective observational single centre study[J]. Eur Heart J,2009,30（6）:699-709.

ErnstS. Cryo balioon pulmonary vein isolation：is it really all so "simple"?[J]. J Am Colt Cardiol, 2013, 61（16）:1724-1725.

Haïssaguerre M, Jaïs P, Shah DC,et al.Spontaneous initiation of atrial fibrillation by ectopic beats originating in the pulmonary veins[J].N Engl J Med,1998,339（10）:659-666.

Hofmann R, Hönig S, Leisch F. Pulmonary vein isolation with Mesh Ablator versus cryoballooncatheters：6-month outcomes[J].J Interv Card Electrophysiol，2010, 29（3）:179-185.

Kholmovski EG, Coulombe N, Silvernagel J, et al. Real-Time MRI-Guided Cardiac Cryo-Ablation: A Feasibility Study[J]. J Cardiovasc Electrophysiol, 2016, 27（5）:602-608.

WojcikM，Janin S, Neumann T. Which standard biomarkers are useful for the evaluation of myocardial injury aRer pulmonary vein isolation with cryoballoon?[J]. Kardiol Pol, 2011, 69（11）:1151-1155.

Writing Group Members, Mozaffarian D, Benjamin EJ, et al.Heart Disease and Stroke Statistics-2016 Update: A Report From the American Heart Association[J]. Circulation, 2017, 135: e146-e603.

Writing Group Members, Mozaffarian D, Benjamin EJ.Executive Summary: Heart Disease and Stroke Statistics-2016 Update: A Report From the American Heart Association[J].Circulation, 2012, 133（4）: 447-454.

第 16 章　可穿戴式心脏除颤器

一、可穿戴式心脏除颤器研究背景

心脏性猝死（sudden cardiac death，SCD）是指因心脏原因引起的、在急性症状发作后1小时内发生的以意识丧失为特征的自然死亡。患者生前有或没有心脏病表现，死亡的时间及形式未能预料。缺血心脏病是猝死最常见的病因，但近年来其占比呈下降趋势，心肌纤维化、肥厚型心肌病等病因的占比逐渐增大，随着研究的深入，有学者发现无器质性心脏病者也会出现SCD。90%的SCD为致命性恶性心律失常，其中80%为心室颤动（ventricular fibrillation，VF）。资料表明，我国SCD的发生率为41.84/10万，若以13亿人口推算，每年SCD的总人数约为54.4万人。SCD一直是非常严重的公共卫生问题，一旦发生，患者的存活率非常低，在我国存活率尚不足1%。研究显示，发生VF后最佳抢救时间为最初的3～5分钟，每延迟1分钟心肺复苏和电复律，患者的生存率以7%～10%递减，这是一个非常可怕的数据。早期电除颤是最有效的治疗方式，医院的除颤设备难以满足院外抢救的需求，自动体外除颤仪（automated external defibrillator, AED）具有便携、易操作优势，为现场急救创造可能，非医务人员经培训后也可操作，但它仍不能保证治疗的及时性，且操作需患者卧床监护、外部人员的帮助，有明显的局限性。另外，目前最有效的预防SCD的措施是植入埋藏式心脏复律除颤器（intracardiac defibrillator，ICD），其有效率可高达99%。目前FDA批准的有关ICD的植入指征已被广为接受，且有大量证据表明这些高危患者植入ICD能够减少猝死。但它存在价格昂贵、需要手术、感染等风险，且部分患者短时间内存在SCD风险、不宜置入ICD或存在置入ICD禁忌的，往往需要别的措施来弥补。基于以上抢救措施的弊端，可穿戴式心脏除颤器（wearable cardiac defibrillator，WCD）应运而生。

二、可穿戴式心脏除颤器特点

WCD不同于其他独特形式的除颤，具有独特的感应装置和放电装置。Liftwest WCD 4000（ZOLL医疗器械公司，美国）其外形好似贴身背心，总重1.5kg，背心上包含前胸的1个除颤电极、后背的2个除颤电极，构成覆盖心脏表面的除颤单元，每个除颤板上有10个自破型导电凝胶胶囊，帮助感知心电活动。另外，背心上内装有4个心电图感知贴片电极，电极带环绕胸廓，用以记录心电信号。通过胸带和腰带的压力保持电极与胸壁紧密接触，除颤主机位于腰部，由电池、双相波除颤模块（电容和高压变频器）、分析心电图的数字信号处理器、液晶显示屏和响应按钮组成。当检测并确认满足程控化标准的室性心动过速/心室颤动后即对皮肤产生警示性振动脉冲，并最终升级为声音警报和语音提示。在长达 25 秒阻止电击，否则除颤器会自动充电并挤出凝胶，最终给予电击治疗。整个除颤过程通常不超过 60 秒，平均 45 秒，特别地，WCD 要求患者有良好的依从性，建议除洗浴时间外尽量整天穿戴，能做出正确的判断、做出符合要求的反应，仪器使用双相指数波形除颤技术，可增加除颤成功率，减少胸部灼伤及除颤电击对心肌的损伤。

三、可穿戴式心脏除颤器优点

WCD 是一种穿戴式体外自动除颤器，穿戴后不需要旁观者干预，即可自行进行电击治疗，且清醒的患者可通过按压响应按钮延迟或终止治疗。WCD 最早于 1998 年由德国学者介绍，目前最新款为 LifeVest4000，为 WCD 第四代产品，已于 2014 年获 FDA 批准。WCD 具有独特的优势：穿戴舒适、应用简便无创、误击率低、患者自身可独立完成、适合室外使用、提高生活质量；通过模拟环境实验及动物实验均证实了 WCD 工作稳定性；相比 ICD，短期使用 WCD 具有费用优势。总之，WCD 具有即时性、有效性、安全性、经济优势突出等优势。

四、适用人群

《2015 年 ESC 室性心律失常处理和心脏性猝死预防指南》首次推荐了 WCD 的应用，对于有 SCD 风险但不适合或不需要立即进行 ICD 的患者可考虑行 WCD。2016 年美国心脏协会建议以下人群可考虑行 WCD，包括：①因 ICD 装置感染而暂不能及时植入者。②心肌梗死早期（40 天）因恶性心律失常致 SCD 高危人群伴有严重左心功能不全，LVEF ＜ 35% 者。③急诊血运重建治疗后（3 个月内）伴有 LVEF ≤ 35% 的 SCD 高危患者。④新诊断的非缺血性心肌病，LVEF ＜ 35%，有心律失常高危风险致死的患者。⑤等待心脏移植且和接受机械循环支持具有高危猝死风险患者。⑥心脏预后未知时，即 SCD 危险因素在变化时或不确定时或 SCD 风险大小与非心律失常死亡或总死亡的相关性不清楚时，短期使用 WCD 进行过渡性保护，如临床上常见的围生期心肌病、应激性心肌病、心肌炎、甲状腺功能亢进性心肌病、心动过速性心肌病等，心功能往往可恢复，恢复期间若存在 SCD 风险可考虑给予 WCD。⑦非心脏预后未知时，有植入 ICD 指征时并发非心脏因素而存在暂时或相对 ICD 禁忌时；但是对于非心律失常危险风险大于心律失常风险，尤其是预期寿命不超过 6 个月患者是不适合行 WCD 的。⑧等待患者决定行 ICD 期间时，WCD 可起到过渡作用。如若患者不能对自己的状况作出判断或不能符合要求的反应，不能使用 WCD，对于一些特殊体型（如特别肥胖）、有开放性或未痊愈的胸部创口的患者也不适合使用 WCD。

五、展望

虽然 WCD 在临床实践中的应用在增加，但尚无针对 WCD 的前瞻性、随机性临床研究，对于 WCD 的相关介绍均源于个案报道、病例分析或生产商开展的注册研究，对选择 WCD 治疗的患者进行危险分层仍是一个主要的挑战。虽然 WCD 存在上述的局限性，但作为新型的体外自动除颤器，其具有简便、易操作、即时性等优势，值的进一步研究、关注及推广。

（山西省心血管病医院心内科　何　蓉　宋晓健）

参考文献

李菊香，程晓曙，吴清华，等 . 无器质性心脏病多形室性心动过速 15 例临床分析 [J]. 中华心律失常学杂志，2004，8（2）：97.

Zhang S.Sudden cardiac death in China:current status and future perspectives[J].Europace, 2015, 17 Suppl 2:i14-i18.

第 17 章　Micra 无导线心脏起搏器的临床应用

一、心脏起搏器的进化史

心脏不同于体内其他脏器，具有自主跳动的功能，每天跳动约 10 万次，每分钟在 60～100 次 / 分。休息时心脏跳动（简称心跳）减慢，运动或情绪激动时心跳加快，心脏的"电路系统"控制着心跳的快慢。这个"电路系统"由控制心跳快慢的司令部，即窦房结和传导系统，包括房间束、房室结、左右束支、浦肯野纤维等组成，如果司令部"窦房结"或传导系统发生病变或老化，心跳就会变慢，如果心跳太慢，就会出现头晕、胸闷、乏力、嗜睡等症状，严重时甚至会发生一过性眼发黑、神志丧失的情况。如果心跳变慢的同时，出现了上述症状，就需要植入心脏起搏器了。自 1958 年起搏器问世以来，该疗法已经成为缓慢性心律失常的一线治疗手段，救治了无数患者。多年来，随着微电子学的发展，心脏起搏器领域有了新进展，起搏器的体积越来越小，电池寿命越来越长，功能越来越智能化，从单腔起搏器到双腔起搏器，从非生理性到生理性起搏，从治疗心动过缓到抗心动过速、心力衰竭的同步化治疗。近年来还突破了心脏起搏器不能兼容磁共振的难题，全系列的磁共振兼容起搏器已应用于临床。但传统起搏器存在着一些无法解决的问题：起搏导线的磨损、脱位、断裂；起搏器囊袋的破溃和感染；穿刺导致的气胸、心脏压塞、血肿，三尖瓣反流、皮肤局部隆起和瘢痕影响美观和心理健康等。同时，有的患者因病情和静脉系统缺陷根本无法植入传统起搏器，丧失了起搏器治疗的机会。经过科学家们不懈努力，无导线起搏器诞生了。

二、Micra 无导线心脏起搏器

所谓无导线起搏器，顾名思义就是没有导线的起搏器。无导线起搏器是集脉冲发生器与起搏电极于一体的新型起搏器，无须静脉植入心内膜导线，而是以微缩胶囊的形式通过股静脉经导管植入患者的心腔内，因此也无须皮下切口和囊袋。凭借结构高度集成的一体化设计，无导线起搏器的体积和重量可缩小至原来的 1/10 左右，其功能却与传统的心室单腔起搏器无异，同样具有频率应答及自动阈值管理等功能。无导线心脏起搏器的出现，彻底改变了传统起搏器的植入方式，是继血管支架和心脏瓣膜（TAVI）后的又一款经导管微创植入心血管产品，是心律管理领域发展的里程碑。经过多年的研究和探索，终于在 2016 年 4 月，史上最小的心脏起搏器 Micra 通过了美国食品药品监督管理局（FDA）的许可获批上市，于 2018 年 5 月 11 日在第 39 届美国心律学年会（HRS2018）的 Late Breaking Clinical Trials

专场上，关于房室同步性无导线起搏器的一项多中心研究（Av Synchronous Pacing with a Ventricular Leadless Pacemaker: Primary Results from the Marvel Study）验证了植入在心室的 Micra 无导线起搏器可以通过内置的加速度传感器感知心房的收缩进行 VDD 的房室同步性起搏的可行性和有效性。

Micra 无导线起搏器从外观看仅仅只有胶囊大小，长 25.9mm，体积 1.0cm^3，重量仅 2g，体积和重量仅为传统起搏器的 1/10 大小。虽然体积小，但是它几乎具有单腔起搏器所有的功能，还能兼容 1.5T 和 3.0T 磁共振扫描。Micra 无导线起搏器的植入也非常简单，是一项全新的微创植入手术，患者无须全身麻醉。患者术后也无切口及传统起搏器所需的囊袋。大量的临床试验数据证明与传统的起搏器相比，Micra 能降低 48% 的并发症发生率。

三、Micra 起搏器的植入过程

通过穿刺单侧股静脉，应用特定的递送导管进入右心室，将起搏器上的电极与心室壁固定，其过程不到半小时。其优点和传统起搏器相比是显而易见的：首先，不需要皮下做囊袋容纳起搏器巨大的机身，这样不仅胸前不再需要"开刀"，不影响美观及上肢活动，也大大减少了囊袋及导线感染的风险；其次，先进的电子元件使其功耗很低，仅如胶囊大小的起搏器也能维持 10 年之久，这已经和传统的起搏器相当了；再次，微型起搏器 Micra 目前还兼容磁共振扫描，这在大多数普通起搏器中是不支持的。

四、Micra 无导线起搏器植入的适应证及禁忌证

（一）适应证

慢性房颤伴房室传导阻滞（包括房颤伴缓慢心室率），低水平身体活动或短预期寿命（但至少 1 年）的窦性心律伴二度 / 三度房室传导阻滞，窦性心动过缓伴非频发停搏或有电生理证据的不明原因晕厥。

（二）禁忌证

起搏依赖，机械三尖瓣置换后，肺动脉高压，已存在起搏 / 除颤电极，植入有下腔静脉滤器。

五、无导线起搏器在部分特殊人群中获益更多

由于无导线起搏器体积小，周围有快速的血流冲刷，心腔密闭与外界无交通，因此不易发生感染相关并发症，对于血液透析的患者、血管迷走性晕厥 - 心脏抑制型的患者，以及出现心脏停搏、反复晕厥的年轻女性患者，植入无导线起搏器可能避免在未来的几十年因传统的起搏器导线引发的相关风险，如感染、破溃和移位等，获益更多。

六、Micra 无导线起搏器的优势

（一）无囊袋感染

无导线起搏器无须制作皮下囊袋，所以就不必做切口，可避免相关并发症。

（二）穿刺并发症减少

传统起搏器植入过程中，穿刺锁骨下静脉途径植入起搏器电极占大多数，穿刺过程中导致气胸，穿刺到动脉等相关并发症较为常见。但同无导线起搏器相比，可减少避免此类并发症。

（三）无导线相关并发症

由于 Micra 起搏器无导线，所以可避免导线疲劳断裂，导线磨损不绝缘，导线脱落，导线磨损所致皮下疼痛等相关并发症。

（四）无跨三尖瓣相关并发症

传统起搏器无论是单腔起搏器还是双腔起搏器，都需要跨三尖瓣将电极放置于右心室，所以电极的存在势必影响三尖瓣的功能，而此类影响多以三尖瓣关闭不全为主，由于 Micra 无导线起搏器无导线跨三尖瓣，可避免此类并发症。

七、Micra 无导线起搏器的不足和展望

无导线起搏技术避免了导线的静脉植入与存留，减少了相关并发症的发生，具有良好的发展前景，但目前无导线起搏器均为单腔起搏器，无法提供双腔起搏及感知，且无除颤功能，仍需进一步改进。

无导线起搏器操作简单、微创美观、无囊袋及导线并发症等优势必将推动其在临床上的广泛运用，为患者带来福音。随着无导线起搏技术的迅猛发展，相信不远的将来，起搏治疗将进入无线时代。

（山西省心血管病医院心内科　冷　婧　李小明）

参考文献

McMurray JJ, Adamopoulos S, Anker SD, et al.ESC Guidelines for the diagnosis andtreatment of acute and chronic heart failure 2012: The Task Force for the Diagnosis and Treatment of Acute and Chronic Heart Failure 2012 of the European Society of Cardiology. Developed in collaboration with the Heart Failure Association （HFA）of the ESC[J]. Eur heart J. 2012, 33（14）:1787-1847.

Reynolds D, Duray GZ,Hudnall JH. A Leadless Intracardiac Transcatheter Pacing System.N Engl J Med[J]. 2016, 11, 374（6）:533-541.

Steffel J, Jais P, Hindricks G.The year in cardiology 2015: arrhythmias and device therapy[J]. Eur Heart J, 2016, 14, 37 （7）:587-593.

第18章　经静脉途径起搏器感染电极拔除术

一、起搏器植入感染现状

近年来，心脏起搏器植入装置的设计、制造等生物医学工程技术发展迅速，使各种起搏器植入装置的体积逐渐缩小，植入装置（如脉冲发生器、电极导线等）的性能不断提高，大大促进了起搏器植入术的发展。虽然植入器械及植入技术日趋成熟，并且起搏器植入术的围手术期都预防性地应用了抗生素，但起搏器感染发生率不降反升，造成的危害日益增多，严重威胁着患者的健康与生命。纵观起搏器植入术的发展史，初期的感染率较高，这与当时起搏器体积的硕大、植入手术的繁杂有关。随后，感染率有所下降并保持在较低水平。但近20年来，起搏器感染发生率出现反跳，感染率上升的趋势一直未能得到有效控制，还有加重趋势。

Cabell的报道表明，1990—1999年10年期间，起搏器植入装置的感染率增加了1.24倍。Steven调查和总结了美国1993—2008年的16年资料，发现2004年后的起搏器感染率增加更明显，到了2008年，感染率猛增到2.41%。随着感染率的增加，感染的起搏器植入装置对患者健康与生命的危害也在明显增加。资料表明，起搏器植入装置感染可使肾衰竭、呼吸衰竭、心力衰竭等严重合并症的发生率明显升高，以2004年为界，美国植入装置感染的患者在2004年后发生合并症的比例也在升高。感染患者在治疗感染相关手术中死亡风险明显增加，感染使患者住院期间的死亡风险增加2倍。

目前临床意义的电极拔除是"经静脉拔除电极导线"（transvenous lead extraction, TLE），此方法必须运用"血管内操作技术"。现在世界公认的电极拔除领域的先驱是美国医师Massumi，他为电极拔除开创了先河。Massumi医师在临床工作中深切体会到外科手术给患者带来的风险与痛苦，于是他自行设计回收器械，通过静脉途径捕捉断裂导线，避免开胸所带来的创伤。1967年，其利用这套器械尝试经股静脉为1位患者拔出断裂的右心导管，实现"非外科方法移除心腔内异物"突破。

二、体内植入装置概述

目前，治疗心血管疾病的体内植入装置的种类日益增多，其中与心律失常诊疗相关的植入器械，包括起搏器、ICD、CRT、植入式Holter等，因其内部具有复杂的电路系统而属于电子装置，国外统称为心血管植入电子装置（cardiac implantable electronic device，CIED）。随着起搏器植入数量的剧增，起搏器感染发生率明显升高，已经成为临床常见的问题。1999 年，NASPE 于第 18 届学术年会上启动了"电极导线拔除专家共识"的制定工作，并于 2002 年 4 月正式颁布其专家共识。2009 年，HRS 在第 29 届学术年会进行了修订与修订版的颁布。AHA 在 2003 年制定并发表了"心律植入装置感染与处理专家共识"，2010 年发表其专家共识修订版。显然，与 1958 年第一台起搏器首次植入人体相比，植入装置感染的专家共识的制定滞后了 40 年（1997）。与国外相比，我国对该领域的关注又推后近 10 年。

三、起搏器感染治疗现状

起搏器感染的治疗方法很多，但治疗原则却十分简明：①囊袋表层感染时，采用以抗生素抗感染治疗为主的非手术治疗方法；②囊袋及更严重感染确诊时，必须拔除感染装置，同时使用抗生素抗感染治疗。

起搏器植入术后几天内，多数存在浅表皮肤或切口周围红肿，甚至存在切口缝线的小脓肿、局部红肿，此时口服抗生素和局部消炎几乎都能有效治疗。此阶段不能过早进行植入装置的拔除，抗生素治疗可持续 7～10 天或依具体病情而定，抗生素可选用各种头孢类抗生素。囊袋浅表皮肤及切口感染时，除抗生素抗感染外，还可以适当热敷、硫酸镁外敷、用有消炎作用的中药外敷等。一旦发生囊袋内感染，各种非手术治疗均无效，包括囊袋彻底清创配合感染电极部分离断的做法都属于非手术治疗范畴，治疗有效的可能性几乎为零。

一旦确定囊袋内感染、血行感染、感染性心内膜炎的诊断，应当尽早行感染装置的整体拔除。因为这些感染的非手术治疗几乎 100% 失败，而且感染装置未被及时取出时，增加患者的死亡率，有学者报道 6 个月内患者的全因死亡率高达 18%。引起患者死亡的高危因素包括：中、重度二尖瓣反流，右心功能障碍，全身性血栓栓塞，肾功能异常等。因此，一旦确定囊袋及植入系统感染时，即使患者尚处在无全身感染症状时，完全拔除整个植入系统也不可避免，因为囊袋感染之时就意味着已影响了整个植入系统，遗留任何的植入装置都会使感染的复发率大大增加。

四、起搏器感染电极拔除术的适应证和禁忌证

起搏器感染拔除适应证包括囊袋感染、血行感染、感染性心内膜炎。患者应尽快拔除整个起搏器植入装置。对非感染性电极导线的拔除适应证是指目标电极导线留存体内时，对患者的健康与生命存在严重的不良影响，包括发生严重的血栓栓塞事件、电极导线存在附着血栓或已引起静脉狭窄并妨碍新的电极导线经静脉植入，或有引发致命性心律失常的可能，或已影响植入装置的正常工作等情况。

有些感染患者伴有特殊原因，例如，预期寿命较短、患者拒绝取出感染的植入系统等，包括心功能较差不能耐受手术的患者，虽然起搏器电极拔除为全身麻醉手术，但患者心功

能较差、BNP 指标较高时，手术中死亡风险更大。以上患者不宜行起搏器感染电极拔除术。

五、起搏器感染电极拔除术方法

血管内反推力牵引法有上腔静脉和下腔静脉两种途径，采用相应的拔除工具：通过锁定导线或网篮导管，一方面可将牵拉力直接引至电极导线的远端，同时可防止电极导线的断裂；另一方面，经套叠式扩张鞘管相互分离与血管和心脏内粘连的电极导线。在牵拉锁定导丝或网篮导管的同时，将扩张鞘管顶住局部心肌，保持与牵引方向相反的推力，使电极导线很容易与所附着的心内膜或心肌分离。

直接牵引法具体为：①旋转直接拔除。在皮肤破溃处彻底清创后，由原感染段拉出失用电极远心端，从失用电极导线内腔中置入加硬加粗导管钢丝，旋转进入，直至近心端，稍用力顶紧。将失用起搏电极和导线钢丝拉直后以持针器夹紧，共同按逆时针方向旋转 20 ～ 30 圈，轻拉即可使电极头与心肌分离，拔除导线。②内芯钢丝连续曲线法直接拔除。选择一直径合适的直内芯钢丝，插入起搏电极弹簧钢圈内，并送至最远端，如能顺利到达远端，则将其拔出，用拇指及示指，将其从远端至近端连续曲折 5 ～ 10 次，再次将其插入起搏电极弹簧圈内，送至远端。用蚊式钳夹住起搏电极弹簧圈体外端，顺其绕行方向旋转 10 ～ 15 圈，再沿相同方向旋转内芯钢丝 3 ～ 5 圈。用另一蚊式钳同时夹紧电极弹簧钢体外端及内芯钢丝。仍沿相同方向旋转 5 ～ 10 圈。术者用双手适当牵拉，5 分钟后起搏电极远端脱离心肌组织。③左心室电极导引导管辅助：先将 40cm 长的导引导管（InSync 左心室电极导引导管）用套内撕开刀剖开，沿起搏导线自体外远心端至近心端，轻度牵引起搏导线与导引钢丝（要拔除的电极导线内先插入了导引钢丝）的同时，反向推动外层导引导管，使之顶住近心端心肌附着点，以便电极头端从心肌附着处分离。

六、起搏器感染电极拔除术常用器械

起搏器感染电极拔除的新型器械层出不穷，以下简单介绍国内常用的 3 种器械。

（一）Evolution 机械鞘

基于 ICD 电极及植入时间较长的普通起搏器电极的拔除难度，高效的分离装置应运而生。Evolution 是在 20 世纪 90 年代根据原有机械鞘改进而来的新型工具。其目的是增加分离电极沿途组织包裹的效率。其头端为螺旋式金属切割装置，中空的外允许电极通过，然后通过电极的引导向前推送鞘管，同时，鞘管尾端与手柄式联动装置连接，扣动 Trigger（类似手枪扳机）使鞘管旋转，进而向前切测包裹导线的瘢痕组织（图 18-1）。

（二）激光鞘

激光鞘基本工作原理与较早的 Evolution 机械鞘并无本质差别，均着重于将电极导线与沿途粘连的血管进行分离。其不同在于能量来源，激光鞘进一步将外层鞘管壁置入光纤，通过外源性能量发生器提供激光束，进而更加高效地完成分离步骤（图 18-2）。

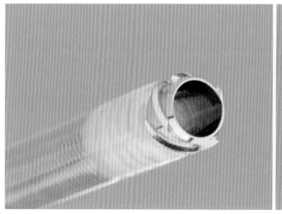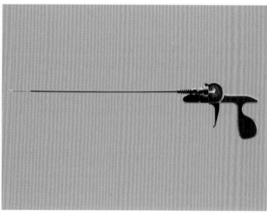

图 18-1　Evolution 机械鞘

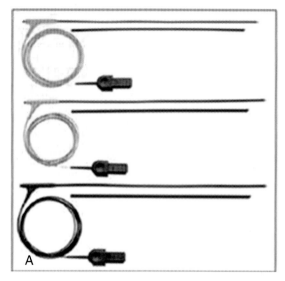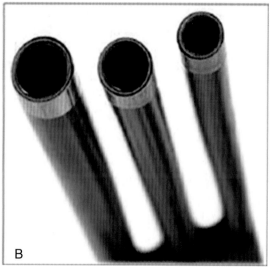

图 18-2　激光鞘

（三）新型下腔回收装置

原有的 Byrd 下腔回收装置对术者的操作技巧要求较高，而且，金属网篮的开放性较差，对于心腔内没有游离端的电极导线难以抓捕。此外，其配备的可控弯金属导丝在操作中与网篮的配合存在缺陷，往往迫使术者采用操控性更好的消融电极导管。为此，新型的 Snare 下腔装置应运而生。其仍然采用直径较大的股静脉长鞘推送至心腔，首先将头端宽阔、弯曲度较大的环形金属抓捕器推出鞘管，由于这一部件十分像头颈直立、准备进攻的眼镜蛇，所以又称其为"眼镜蛇抓捕器"，用其钩挂电极导线的体部。然后，将头端细长、弯曲度较小的"舌形"金属环推出鞘管其绕过电极体部，随后穿越"眼镜蛇抓捕器"的头端空隙。最后，固定"舌形"金属环，回撤"眼镜蛇抓捕器"，两者共同将导线捕捉、固定于鞘管头端。然后同时回撤"眼镜蛇抓捕器"和"舌形"金属环，将电极体部纳入鞘管腔内，撤出体外（图 18-3）。

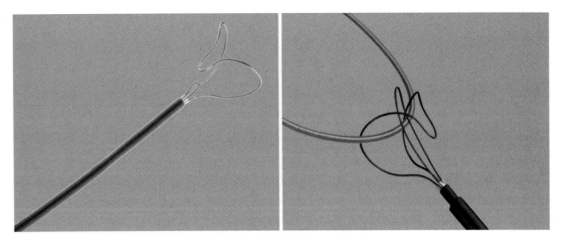

图 18-3　新型下腔回收装置

七、人员要求、手术具体过程

起搏器感染电极拔除术因其手术风险较大，特别是植入电极时间在 10 年以上的患者，术中可能出现心搏骤停、心脏破裂等情况，因而需要麻醉科、心外科医师在场并随时准备行开胸手术。患者于心导管室行全身麻醉、气管插管，麻醉后常规消毒，铺无菌单。手术过程以 Snare 抓捕器为例：首先穿刺右侧股静脉并留置四极电极线至右心室，以备术中心搏停跳时随时起搏心室。切开感染囊袋，取出起搏器并充分分离埋藏于起搏器下面的电极线，螺丝刀旋开连接于起搏器的电极线，然后把暴露于血管外的电极线剪断。通过下腔静脉途径，利用 Snare 抓捕器将上腔静脉的电极线拖进下腔回收装置，然后将电极体部纳入鞘管腔内，拔除电极（此为最关键及最凶险的一步），最后将拔除的电极撤出体外。手术结束后，缝合切开的感染囊袋，待感染控制后择期于对侧植入新的起搏器。

八、国内感染电极导线拔除领域的现状

①以感染病例居多；②针对囊袋感染患者，仍存在局部清创等不恰当治疗；③原感染侧未彻底拔除的情况下，于对侧植入新的心律装置；④除颤电极导线以双线圈为主。②～④点观念的更新，是预防电极导线拔除发生严重并发症、改善患者预后的关键。囊袋感染是经静脉拔除电极导线的 I 类适应证，局部清创非手术治疗无益且有感染恶化的风险；拔除感染电极时，可能损伤、拔除对侧新植入电极，进而增加拔除手术的难度、增加局部感染入血的风险；双线圈除颤电极导线拔除困难、严重并发症发生率高，且除颤效能同单线图比无明显差异，因此当前建议首选单线图除颤电极导线置入，以减少未来拔除手术的风险。

九、展望

尽管过去的 10 年里，我们对 CIED 感染发生机制、相关危险因素的认识有了很大提高，经静脉电极移除技术和工具也在不断改进，但对于 CIED 感染领域我们仍有许多悬而未决的

问题需要解决。而另一方面，随着 CIED 植入数量的不断增长，CIED 感染患病人群也必将越来越多，如何正确、及时、有效地处理 CIED 感染问题，必将成为心脏电生理医师面临的新的挑战之一。就我国而言，自 20 世纪 90 年代末引入经静脉移除电极技术以来，推广、普及速度相对滞后。与此同时，我国永久心脏起搏器的年植入数量由 1997 年的 5123 台增至 2009 年的 49 347 台，同期 ICD 的年植入数量由 23 台增至 1432 台。按照美国的 CIED 感染流行病学资料，我国的 CIED 感染患者数量也必将随之增加。面对激增的 CIED 植入数量及相对落后的电极移除技术，如何完善我国 CIED 感染流行病学资料的收集，如何普及正确的 CIED 感染预防、诊疗观念，如何建立相应的经静脉电极移除技术培训制度、资格认证体系，都是我们亟待解决的问题。

（山西省心血管病医院心内科　王海雄　邵　新）

参考文献

李学斌，郭继鸿，等 . 心律植入装置感染与处理的中国专家共识 2013[J]. 临床心电学杂志，2013，22（4）：241-253.

李学斌 . 植入式电子装置感染的识别与处理 [J]. 临床荟萃，2015，30（8）:853-858.

田轶伦，李学斌 . 电极拔除的历史沿革和现状 [J]. 中国心脏起搏与心电生理杂志，2014，28（3）:189-192.

Bardour LM, Epstein AE, Erickson CC. et al. Update on cardiovascular implantable electronic device infections and their management: a scientific statement from the American Heart Association. Circulation, 2010, 121: 458.

Darouiche RO. Treatment of infections associated with surgicalimplants[J]. N Engl J Med, 2004, 350: 1422.

Greenson AJ. Patel JD, Iau E, et al. 16-year trends in the infectionbunden for pacemakers and implantable cardioverter-defibrillators in the United States 1993 to 2008[J]. J Am Coll Cardiol, 2011, 58: 1001.

Kurtz S.M, Ochoa J. A, Lau E, et al. Implantation trends and patient profiles for pacemakers and implantable cardioverter defibrillators in the United States: 1993—2006[J]. Pacing Clin Electrophysiol, 2011, 33:705.

Love CJ, Walkoff BL, Byrd CL, et al. Recommendations for extraction of chronically implanted transvenous pacing and defibrillator leadsindications, facilities. training. North American Society of Pacing and Electrophysiology Lad Extraction Conference Faculty[J]. Pacing Clin Electrophysiol, 2000, 23: 544.

Wilkoff BL Love CJ, Byrd CL, et al. Traransvenous lead extraction Heart Rhythm Soiety expert consensus on facilities, training indications, and patient management: this Dument was endorsed by the American Heart Asoxation（AHA）[J]. Heart Rhythm, 2006: 1085.

第 19 章　永久希氏束起搏术

一、生理起搏器的研究背景

心脏起搏器是医用电子仪器，是通过发放一定形式的电脉冲，用来刺激心脏，使之激动及收缩，可以模拟正常心脏的冲动形成和传导，它通过不同的起搏方式纠正心率和心律的异常，以治疗由于某些心律失常所致的心脏功能障碍。起搏器又称为脉冲发生器，埋藏于胸部皮下，与通过锁骨下静脉放置在心房和心室里的电极导线相连，通过定时发放一定频率的脉冲电流，使电极导线传输到电极所接触到的心房或者心室，使局部的心肌细胞受到外来电刺激而产生兴奋，使整个心房或心室兴奋进而产生收缩活动，是目前公认的治疗心动过缓和心脏传导功能障碍患者的有效手段。

自世界首例全埋藏式心脏起搏器于 1958 年成功植入以来，永久性心脏起搏技术在很大程度上提高了患者生存率和患者的生活质量，现在已经成为病态窦房结综合征、多分支传导阻滞及高度房室传导阻滞等缓慢性心律失常主要的治疗方法。心脏病专家们经过将近半个世纪的临床实践研究发现，右心室心尖部起搏可导致心室激动失同步，最终会引起心室机械活动失同步，导致远期预后不良。多年来对起搏其他位点（如室间隔和右心室流出道等）替代右心室心尖部起搏进行了探索，但没能得到定论。始于 21 世纪初期，对于起搏左、右心室（房室顺序性双心室同步化起搏）的心脏再同步治疗（CRT），已经在伴有心室失同步的特定患者人群中的临床获益得到了证实。但非生理部位的心室起搏一直以来都是永久起搏器技术的局限，很多患者为了保命而不得不接受由于异位起搏导致的不适甚至心功能下降，对窄 QRS 波（< 120 毫秒）患者双心室起搏也未能够见到明显的临床获益，CRT 无应答发生率高达 20%～ 30%。所以，生理性起搏的研究一直在路上。

生理性起搏是人工心脏起搏器在保证基本心率的前提下，能够通过不同的起搏方式、间期的计算方法，电极导管位置，以期获得各心腔之间最好的同步性、最佳的心排血量、最佳的电生理稳定性，以期保证起搏节律及血流动力学效果最大可能地接近心脏的正常生理状态。希氏束起搏可使电激动沿心脏正常传导系统传导，与此同时保证了相对正常心室电激动顺序，被誉为"真正意义的生理性起搏"，是近年来国内外心脏起搏领域所研究的热点和前沿。因为它可以近乎完美的解决生理性起搏的问题，所以最大限度地保证术后患者的心率稳定和心脏功能。

二、永久希氏束起搏

永久希氏束起搏（permanent his-bundle pacing，HBP）是保持房室、双室及室内同步的最生理的起搏方式，避免传统右心室起搏导致的各心腔不同步。永久希氏束起搏国际专家于 2017 年达成共识，统一定义了两种形式的希氏束起搏：选择性（selective）夺获（起搏只夺获希氏束）和非选择性（nonselective）夺获（融合了希氏束和希氏旁心室组织的夺获）。根据阈值和夺获形态给出如下定义：①将选择性的希氏束起搏（selective-HBP）定义为输出电压只夺获了希氏浦肯野纤维系统；②非选择性的希氏束起搏（nonselective-HBP）定义希氏束及起搏点局部的心肌同时被夺获。

与传统的起搏方式比较，希氏束起搏具有无法比拟的优势：①能够模拟正常心脏激动和传导的起搏方式，在最大程度上实现了心室的电、机械同步化；②在保持起搏后正常的房室同步及房室间期；③能够纠正近端室内阻滞，使宽 QRS 变窄正常化；④电极固定点位于三尖瓣膈瓣偏房侧，避免导线跨瓣，引起的三尖瓣反流；⑤减少室性心律失常的发生。

三、永久希氏束起搏的解剖及电生理学特点

（一）解剖特点

希氏束由房室结深部纤维移行而来，长 15 ～ 20mm，被包裹在纤维管鞘内走行在室间隔膜部，穿过中心纤维体，进入室间隔膜部的下缘，分为左、右束支。His 束在心内膜面缺乏心肌细胞覆盖，由浦肯野细胞组成，外包裹纤维鞘，因此起搏电极接近 HIS 束，输出电压穿过纤维鞘便可激动 His 束，并将激动沿希 - 浦系统传导通路下传。希氏束起搏分为 DHBP 和 PHP。DHBP 是电激动由希氏束传出，经过左、右束支将激动传导至心尖；PHP 是希氏束旁高位间隔的心肌细胞先被激动，再激动左心室后壁，最后由心底传向心尖部。

（二）电生理学特点

目前公认的直接希氏束起搏的标准为：①在体表标准 12 导联心电图上，各导联起搏信号产生的 QRS-T 波与自身节律下的 QRS-T 波的波形和时限相同。②电生理检查时，心内电图的起搏信号 - 心室激动间期基本等同于希氏束，心室激动间期。③实现希氏束起搏的阈值较高（＞ 2V）；此外，进一步研究还发现希氏束起搏的文氏点应达 150 次 / 分以上，提高起搏能量可引起 QRS 时限增宽。希氏束旁起搏的标准为：①在体表心电图上，至少希氏束旁起搏时 QRS 时限比右心室心尖部起搏时少 50 毫秒（＜ 130 毫秒）；②在心电图 12 导联当中最少 6 个导联与自身 QRS 波形态一致，QRS 波电轴方向同自身 QRS 波相同；③心内电图提示，起搏信号—心室激动间期＜希氏束—心室激动间期，起搏阈值＜ 1V。从影像学来看，常规右心室心尖部起搏电极导线尖端正位观位于膈上 2 ～ 3cm、心尖影左缘内侧，左前斜其尖端指向前下方。而希氏束区起搏电极导线尖端位于希氏束区，三尖瓣环上缘附近，常规采用希氏束电极标测定位，希氏束旁起搏位点一般不超出距希氏束 5mm 的范围，解剖位置为室间隔膜部的右心室面。

四、永久希氏束起搏（HBP）的适应证

目前永久 HBP 的应用主要可以解决以下几方面的临床问题：①缓慢性心律失常有传统起搏适应证，尤其是伴心功能不全或具有心功能不全潜在危险的患者。②伴快心室率的持续性房颤、若已经有心功能不全或者已经存在有心力衰竭危险因素的患者在行房室结消融后植入永久 HBP，可避免由此引发的心功能不全加重，并可解决消融后右心室起搏依赖导致的不同步。对于房室结消融后的 BVP 无效甚至恶化的患者希氏束起搏可能是更好的选择。③ HBP 也可应用于需再同步化治疗的完全性左束支（LBBB）患者，通过希氏束起搏来纠正近端阻滞的 LBBB 使 QRS 正常化，通过 HBP 可以使具有 CRT 双室起搏指征的患者实现心室再同步化。

五、希氏束起搏导线植入策略及永久 HBP 安全性

（一）植入策略

希氏束电极导线的植入方法为两步：希氏束的定位及导线的固定。准确的定位希氏束是成功的基础，可先用标测电极预先粗标 HIS 束位置，然后依靠起搏电极自身去寻找最佳起搏位置。也有术者推荐不需要预先标测即可定位，Sharma 等在未应用标测电极和右心室备用起搏的情况下，80% 的患者成功植入希氏束电极，由于 HBP 无须预先标测电极和备用电极，与常规 RVP 相比是安全并且可行的。无须预先标测可降低感染等手术并发症，减少总体费用。在电极选择方面，Sharma 选用的是 C315 HIS 固定鞘和新型 3830 电极导线，3830 的导线是实心的无钢丝的主动双极电极，其直径比常规主动电极导线细且软，刺激表面积 $3.55mm^2$，头端螺丝长度 1.8mm，端环距 9mm。起搏导线植入成功后，连续单极起搏按照前文所述标准来判断 HBP 定位是否成功，定为成功后进行参数测定，夺获阈值在脉宽 1.0 毫秒时小于 2.5MV 表示该位点可接受。尝试多次后 DHBP 仍未成功，PHP 出现融合、窄 QRS 波也是可接受的。术中的参数测定除了常规的参数如感知、阈值及阻抗之外，还需测定希氏束至心室的传导性用以判断 HBP 起搏的远期安全性。高频率（> 150 次 / 分）起搏 HBP 电极时能够以 1：1 传导即可以考虑希氏束部位以下传导正常。

（二）HBP 安全性

HBP 电极位置位于房室交界区，会出现交叉感知或感知到远场电位。此部位的心肌组织相对较少，可导致纯 HBP 常规参数感知偏低、阈值偏高。Sharma 对 94 例 HBP 患者和 98 例 RVP 患者进行对比研究，术中透视时间无差异 [（12.7±8）分钟 vs.（10±14）分钟，$P=0.14$]，HBP 组起搏阈值显著高于 RVP 组 [（1.35±0.9）V vs.（0.6±0.5）V，0.5 毫秒，$P < 0.001$]，且随访 2 年后起搏阈值稳定。随访 2 年后两组死亡率无差异，在心室起搏 > 40% 的患者中，HBP 组因心力衰竭住院率显著低于 RVP 的患者。（2% vs. 15%，$P=0.02$），结论表明永久 HBP 安全可行，较常规右心室起搏可显著改善预后。实验发现 HBP 组因心力衰竭住院率显著低于 RVP 的患者，结论表明永久 HBP 安全可行，较常规右心室起搏显著改善患者预后。

六、起搏器门诊管理与技术培训

（一）起搏器门诊管理

起搏器门诊由助手或其他人员完成，他们对希氏束起搏的概念是全新的，在程控办公室内必备 12 导联心电图机。在随访中非常需要去记录希氏束起搏的相关阈值，负责程控及记录的工作人员需要接受培训并具备识别不同起搏阈值的能力。在非选择性希氏束起搏时，也许会出现设置起搏输出电压虽然保证夺获了局部的心肌但是没有夺获希氏束，同样的问题在束支传导阻滞患者中存在，这就需要去设定适当输出电压用来纠正束支传导阻滞。

（二）记录及随访

随访安全性的重点和关注点是记录希氏束夺获阈值升高及是否需要重置电极。在随访中，所有明显的或忽然的希氏束阈值升高、心房过感知、心室感知不良，甚至电极重置都均应当记录，所有与感知事件相关介入操作都应记录。每次随访均应该详细记录患者的起搏和感知参数，若患者需要进行计划之外的随访，那么重新程控及排查检修等也应记录。专家共识推荐对于那些已经植入了起搏器或 ICD 的患者进行标准时间的问询，在植入术后的 1 个月、3 个月、6 个月，以及其后每 6 个月 1 次进行复查。

（三）培训

能够进行希氏束起搏的操作者对电生理和解剖基础都应当有清晰认识，因此，希氏束起搏治疗的术者都应接受电生理方面的培训，需要有丰富的起搏器植入的经验，能够熟悉各种复杂的器械管理及植入技术。专家共识特别指出，对受过良好训练的介入电生理专家，通过进行集中培训、病例观察及在有经验导师指导下可通过约 10 名病例的操作能够顺利掌握希氏束起搏。

七、希氏束起搏术的优缺点及展望

从临床电生理作为一个独立学科开始，希氏束起搏就已存在。但永久希氏束起搏是近 10 多年才得到了广泛关注，一部分原因是器械的改进，同时在很大程度上是由于医师们对心脏不同步会损害心功能的重视。随着对希氏束起搏报道的相关文献越来越多，国际协作组专家一致认为需要通过一致性较强的方法来强化报道希氏束起搏的临床研究结果，通过运用较同质的标准开展更大规模的临床研究，用来提升希氏束起搏的临床价值，使该项技术成为起搏器领域当中独一无二的生理起搏手段。

在 2018 年美国心脏病学会（ACC）于 3 月 10 ～ 12 日在美国奥兰德召开，关于 Geisinger 希氏束起搏注册研究结果显示，希氏束起搏是需要植入永久起搏器患者的一种安全、有效的治疗方式。希氏束起搏能够显著降低因心力衰竭而发生的住院率及全因死亡率。希氏束起搏在心室起搏比例 > 20% 患者中临床获益更加明显。

但 HBP 仍存在诸多不足：①希氏束部位电极不易定位及固定，手术难度较高；②需要借助特殊器械和具有丰富的起搏器植入经验的医师；③由于植入技术缺乏足够经验、深部室间隔电极提取可能会造成室间隔缺损等问题；④还需要大型和前瞻性临床研究进一步验证其有效性和安全性。

近年来，随着新型 HBP 专用器材的应用，永久性 HBP 的成功率从既往的 44％上升至 80％左右，手术操作也经历了由难到易、由繁到简的过程，并且有可行性和更高的安全性。目前有应用 3D 打印心脏技术明确希氏束起搏电极相对于三尖瓣环的位置的报道，可用于指导定位并能够减少三尖瓣反流，随着起搏系统及影像等新技术的不断进步和发展，希氏束起搏将在临床上的应用变得更为广泛。

（山西省心血管病医院心内科　王海雄　冷　婧）

参考文献

丁立刚，华伟，陈柯萍，等 . 长期右心室心尖部起搏对心室重构的影响 [J]. 中华心律失常学杂志，2009，13：364-368.

Barold SS. Adverse effects of ventricular desynchronization induced by long-term right ventricular pacing[J]. J Am Coll Cardiol, 2003, 42:624-626.

Barold SS, Ovsyshcher IE. Pacemaker-induced mitral regurgitation[J]. Pacing Clin Electrophysiol, 2005, 28:357-356.

Deshmukh P, Casavant D, Romanyshyn M, et al. Permanent direct His bundle pacing: a novel approach to cardiac pacing in patients with normal His-Purkinje activation[J]. Circulation, 2000, 101:869-877.

Deshmukh P, Romanyshyn M. Direct His-Bundle pacing: present and futurePacing[J].Clin Electrophysiol, 2004, 27:862–887.

Stawuta A,Mazur G,Matecka B,et al.Permanent His bundle pacing An optimal treatment method in heart failure patients with AF and narrow QRS[J].Int J Cardiol, 2016,214:451-452.

Vijayaraman P, Dandamudi G, Zanon F.Permanent His Bundle Pacing（HBP）：Recommendations From A Multi-Center HBP Collaborative Working Group For Standardization Of Definitions,Implant Measurements And Follow-Up. Heart Rhythm, 2018,15 （3）:460-468.

Zanon F, Barold SS.Direct His bundle and paraHisian cardiac pacing[J]. Ann Noninvasive Electrocardiol, 2012, 17（2）:70-78.

第 20 章　左束支区域起搏的临床应用

一、左束支区域起搏诊疗现状

半个多世纪以来，随着人类社会的进步和科学技术水平的飞速发展，在人工心脏起搏领域方面，临床医师通过不断地从实践中摸索经验，不断创新提高植入技术水平，从最开始最简单地通过电刺激使心脏恢复跳动，到现在不断地接近模拟生理性起搏，最大限度地接近、保持心脏的电机械同步性，进一步减少和改善心力衰竭的发生。

就目前来看，无论是单纯的心室起搏模式（VVI），还是双腔（DDD/R）、三腔起搏（CRT），心室不同起搏位点会产生不同心室壁激动顺序，造就不同的心室去极化空间向量，进而形成不同的心室肌应力向量，产生心室激动时间、收缩同步性的差异。为解决心脏收缩同步性，希氏束起搏（His bundle pacing）就是在这样的追求中提出、推广及广泛引用于临床后，希氏束系统保证了心脏的电激动能够快速地沿心脏传导系统下传，并快速扩散全心室，双侧心室能够真正意义上达到同步有效收缩。但接下来的问题随之而来，希氏束起搏起搏阈值偏高，长期的安全性顾虑在临床上进一步限制了希氏束起搏用于患者，尤其是对于部分阻滞部位在希氏束以下或更远端的疾病，希氏束起搏的成功率仅 70% 左右。对于此类患者，更深、更远地起搏阻滞部位以下的传导束无疑是最好的解决方案。

二、左束支区域起搏概述

长期临床实践中发现，希氏束区域附近或以下进行起搏，同样可以夺获包括左束支、浦肯野在内的传导心肌，实现生理性起搏，左束支区域起搏正是在这样对生理性起搏不懈追求的临床实践中，由我国黄伟剑教授提出、完善并加以推广的一项创新起搏疗法，另外，左束支区域起搏具有明显优于希氏束起搏的多个优点，较希氏束起搏器更易操作及推广，相对具有更广泛的适应证。

心脏解剖学家 James 于 1974 年详细阐述了左束支的走行途径：短而粗的左束支主干自房室束的分叉部呈扁带状发出，于肌性室间隔穿出后走行于室间隔左侧心内膜，于肌性室间隔左侧上、中 1/3 交界水平发出分支。左束支传导速度快，不应期短。左束支血供较丰富：右冠状动脉的血供给予左束支主干、粗而短的左后分支，左冠状动脉的前降支血液供给细而长的左前分支及少部分左后分支。

左束支的解剖、电生理特性，决定了在电极植入过程中，起搏夺获的束支不尽相同，可为左束支主干或左前分支或左后分支或更远端的左侧浦肯野系统。这些统称为左束支区域起搏（peri-LBB pacing）。目前，国内有经验的中心将左束支区域植入经验总结如下：经静脉途径，将导线从右心室间隔面深拧穿间隔至左心室间隔面内膜下的左束支区域，起搏夺获左束支主干或左前、左后分支或更远端的左侧浦肯野纤维网，达到跨越阻滞部位，保持左心室电同步。其特征为：①记录到左束支电位；②起搏 QRS 形态为 RBBB 形；③起搏后最大限度地保持左心室电同步；④可以为选择性或非选择性左束支区域起搏。

三、左束支区域起搏优越性

左束支区域起搏相对于传统起搏方式最大的区别在于起搏了左束支区域，使得激动沿束支下传，保证了左心室收缩的同步性。对于缓慢性心律失常患者而言，常规的起搏位点均不是通过传导系统下传激动，人为造成了心室收缩不同步，增加心力衰竭的发生率。虽然间隔部起搏相比心尖部起搏而言相对更具生理性，相对 QRS 波较窄，但无论右心室或左心室间隔面起搏，均没有夺获传导束，与穿间隔至左心室间隔心内膜下夺获传导束的左束支区域起搏有着本质差别。

对于 CRT 适应证的左束支传导阻滞患者，常规 CRT 左心室导线经冠状静脉窦植入分支静脉，是心外膜起搏，而其他左心室电极植入途径，包括房间隔穿刺左心室心内膜起搏、开胸手术心外膜起搏，同样均不是传导系统起搏。对于近端左束支传导阻滞的患者，起搏阻滞部位以远的左束支区域，能最大限度通过起搏传导束来纠正其近段左束支传导阻滞，改善左心室的电同步性。

就手术方式而言，传统的左心室心外膜起搏选择穿刺锁骨下静脉（或腋静脉）至冠状静脉窦的分支静脉，常因冠状静脉窦解剖变异而不能找到理想的靶静脉，或植入靶静脉的左心室电极因支撑力不足出现移位、膈肌刺激。左束支区域植入操作简单易行，克服了传统左心室心外膜植入的缺点。另一方面，左束支区域起搏跨越了术束支阻滞部位，夺获阈值低且稳定，同时避免了房侧希氏束导线出现交叉感知。固定在阻滞病变以下，不易受传导束病变随时间向室侧进展的影响。同时该部位与希氏束区域相比，更靠近间隔心室侧，局部心肌细胞较多，可夺获周边心肌细胞可作为自身心室起搏备份，安全性高。

四、左束支区域起搏适应证及禁忌证

以下两部分患者可能从左束支起搏中获益：①心室起搏依赖患者，如缓慢型心房颤动、房室传导阻滞合并（或者不合并）心力衰竭患者；② CRT 适应证患者，左束支起搏可部分替代左心室电极导线，减少患者体内电极导线数量，节约手术时间。同时，也是左心室电极导线植入失败及 CRT 无反应患者的备用选择。

但是，学术前沿并不等于临床实践。陈柯萍教授指出，左束支起搏还存在许多尚待解决的问题，例如阈值能否稳定，是否会随着束支传导阻滞发展出现起搏安全问题。

五、左束支区域起搏植入方法

国内较有经验的中心将左束支区域植入经验总结如下：通过 3830 电极标测到希氏束电位后，RAO30 影像作为后期进行左束支区域电极固定的解剖参考，调整 His 鞘管位置，于 LAO 45 影像下，确定 His 鞘管垂直于心室间隔面，将 3830 主动电极头端向远端移动 1.5 ～ 2cm，进行起搏，随着输出电压的增加可见 QRS 波变窄，然后进行旋拧，使 3830 电极固定于心肌。旋拧过程中观察：①明确的标志性束支电位，左束支与希氏束电位相比较，左束支到心室激动的间期明显缩短；②急性损伤电流，通常为 10 ～ 15mV；③阻抗变化，旋拧初期阻抗明显增高，可达到 1000Ω，随着逐渐向左侧室间隔肌部的深入而逐渐降低；④ 3830 电极的阳极环 1mm，其远端到螺旋体部的距离是 9mm，根据术前心脏超声提示室间隔厚度可以大概预估旋拧的深度；⑤ V_1 导联波形变化，连续的单级起搏 V_1 导联图形由 QS 型逐渐出现 r 波，并转变为 rSR 图形；⑥比较低的电压输出即可夺获左束支。

六、左束支区域起搏未来前景

左束支区域起搏克服了希氏束区域起搏、双心室起搏的不足，手术操作简单，可重复性高，目前多个中心随访观察结果表明其临床疗效不劣于传统双室起搏，可作为三度房室传导阻滞患者及完全性左束支传导阻滞合并心力衰竭患者治疗的选择之一，将来有望替代右心室起搏和双心室起搏。由于植入技术经验少，并且可能会造成室间隔穿孔等问题，左束支区域起搏仍面临一定的潜在风险。目前没有大样本的数据证实左束支起搏优于传统双心室起搏，故其有效性和安全性需要大量前瞻性临床研究进一步证实。

（山西省心血管病医院心内科　孙跃晖　王海雄）

参考文献

耿仁义，朱中林，钟忠辉 . 生理性与非生理性起搏方式并发症的对比分析 [J]. 中华心律失常学杂志，1999，3（1）：5-7.

郭志坤 . 正常心脏组织学图谱 [M]. 北京：人民军医出版社，2005：138-148.

姜治忠，宋有城 . 新编简明心电图学 [M]. 北京：科学出版社，2001：86-87.

廖铭扬，许迪 . 右室双部位起搏的新概念 [J]. 中国心脏起搏与心电生理杂志，2000，14（4）：217-219.

刘国树，黄大显，杨兴生，等 . 完全性左束支传导阻滞与希浦氏传导系统病理改变的相关性 [J]. 中华内科杂志，1984（23）：329.

沈法荣，郑良荣，徐耕 . 现代心脏起搏治疗学 [M]. 上海：上海科学技术出版社，2004：194-195.

苏静怡，李澈，苏哲坦，等 . 心脏从基础到临床 [M]. 北京：北京医科大学，中国协和医科大学联合出版社，1999：301-303.

徐亚伟，于学靖，于燕生，等 . 右房左室起搏治疗慢性心力衰竭伴室内传导阻滞患者的初步临床观察 [J]. 中国心脏起搏与心电生理杂志，2004，18（3）：175.

Burkhoff D, Oikawa RY, Sagawa K，et al. Influence of pacing site oncanine left ventricular contraction [J].Am J Physiol Heart Circ Physiol,1986,251（2）:428- 435.

Deshmukh A, Deshmukh P. His bundle pacing：Initial experience and lessons learned[J].J Electrocardiol,2016,49（5）:658- 663.

Duncan AM, Francisco DP, Ginson DC, et al. Limitation of cardiac output by total isovolumetric time during pharmacologic stress in patients with dilated cardiomyopathy [J].J Am Coll Cardiol，2003,（41）:121.

James TN. Sherf.Li and Urthaler F：Fine structure of the bundle branches[J].Br heart,1974,（36）:1.

Jas P, Douardh, Shah DC, et al. Endocardial biventricular pacing[J]. PacingClin Electrophysiol,1998,21（11）:2128.

Kassaii, Szekely A,et al. Alternative method for cardiac resynchronization：transapical lead implantation[J].Ann Thorac Surg,2008,87（2）:650.

Rosenqvist M, Isaaz K, Botvinick EH, et al. Relative importance of activation sequence com pared to atrioventricular synchrony in left ventricular function[J].Am J Cardiol,1991,（67）:148- 156.

Scheinman MM, Saxon LA, et al. Long term His bundle pacing and cardiac function[J].Circulation, 2000(101):836- 841.

Shimony A, Eisenberg MJ, Filion KB, et al. Beneficial effects of right ventricular non- apical vs.apical pacing：A systematic review and meta- analysis of randomized- controlled trials [J].Europace,2012, 14（1）:81-91.

Sugiura M, Hiraokak J, Ohkaw AS, et al. A clinic- pathology study on 25 cases of complete left bundle branch block[J].Japan heart, 1979,（20）:163.

Thambo JB, Bordachar P, Garrigue S, et al.Detrimental ventricular remodelling in patients with congenital complete heart block and chronic right ventricular apical pacing [J].Circulation,2004,10（25）:3766.

Tse HF, Lau CP. Long - term eff ect of right ventri cular pacing on myocardial perfusion and function [J].J Am Coll Cardiol, 1997,（29）:744- 750.

Tse HF, Yu C, Wong KK, et al. Functional abnormalities in patients with permanent right ventricular pacing：the effects of sites of electrical stimulation[J].J Am Coll Cardiol, 2002, 40（8）:1451.

van Deursen C, van Geldorp IE, Rademakers LM, et al.Left ventricular endocardial pacing improves resynchronization therapy in canine left bundle- branch hearts [J].Circ Arrhythm Electrophysiol, 2009, 2（5）:580.

第 21 章　心房颤动的外科治疗

一、心房颤动流行病学

心房颤动（简称房颤）是临床上最常见的心律失常之一，可明显降低患者的心脏功能和生活质量，增加致残率和死亡率。全球房颤患者约 3300 万人，我国约 1000 万人。我国人群患病率约 0.77％，且患病率随年龄增长而显著增加。房颤发病率也随年龄增长而显著增高，80 岁时房颤的发病率接近 10％。

流行病学调查结果表明，房颤患者脑卒中发生率及死亡率明显升高。Framingham 研究表明，非心脏瓣膜疾病房颤引发脑卒中发生的危险是对照组的 5.6 倍，心脏瓣膜疾病合并房颤发生脑卒中是对照组的 17.6 倍。胡大一等对我国房颤住院患者的多中心对照研究结果显示，住院患者房颤的脑卒中发生率为 24.8％，且随年龄增长而增加，80 岁以上脑卒中患病率高达 32.86％。

二、房颤发生机制

房颤是多种作用机制共同作用的结果，对房颤机制的理解是理解房颤外科治疗的基础。当前，认为房颤的发生机制主要是房颤的触发因素和维持机制。

1. 多发子波折返　Moe 及其同事 1959 年提出该学说，认为房颤时心房内存在多个折返形成的子波，这些子波可以自行复制，并不停地碰撞、湮灭、融合，新的子波不断形成。多发子波折返学说更多揭示的是房颤的维持机制。

2. 局灶激动学说　Scherf 等 1947 年通过动物实验提出局灶激动可诱发房颤观点。局部激动病灶是心肌快速激动的部位，快速激动包括自律性增加、触发或折返活动。1998 年，法国学者 Haissaguerre 等发现，肺静脉内的异位兴奋灶可通过发放冲动诱发房颤，并且 90％以上的异位兴奋灶在肺静脉内，消融肺静脉异位兴奋灶可根治房颤。之后研究发现，异位兴奋灶也可以存在于心房的其他部位，如左心耳、左心房后壁、上腔静脉、冠状静脉窦、Marshall 韧带等。局灶激动学说主要反映了房颤的触发机制。

三、房颤外科治疗

基于上述房颤机制理论，1991 年 Cox 等介绍了外科治疗房颤的方法 Cox Maze- I 。通过心外膜标测认为双房游离壁有大面积的不连续区，这些不连续区是折返环形成的前提条件，打断这些不连续区间潜在的传导途径可以治疗房颤。鉴于此电生理研究，Cox等设计Cox Maze-Ⅰ手术，包括多条心房切线。通过32例行Maze手术患者一些患者出现运动后窦性心率不加快，部分患者左心房失去功能，可能原因是部分心房手术切线损伤了心房起搏复合体。为此Cox Maze-Ⅱ对手术切口进行了改进，因术中需要切断上腔静脉，且上腔静脉有两个切口，术后需吻合上腔静脉易造成静脉狭窄，手术时间长，技术要求高，术后部分左心功能受影响。通过上述手术治疗进展，Cox等设计了Cox Maze-Ⅲ，其具有更高的治愈率，较少的并发症，成为房颤外科治疗的金标准。

过去的20年里，Maze手术曾是治疗房颤的金标准，但因手术范围大，操作复杂，易损伤其他组织，手术时间长等难以推广。近年来，以能量消融技术为代表的一些新型治疗技术及手术仪器被应用于外科手术中，使得房颤的外科治疗更加快捷、安全，容易被外科医师和患者接受，促进了房颤外科治疗的发展。射频消融技术是临床常用的治疗方法，特别是双极消融技术，透壁性好，消融时间短，心内外膜可同时消融，组织挛缩狭窄发生率低，但是灵活性差。

Cox Maze-Ⅲ是外科治疗房颤的金标准，可以治愈所有的房颤，但由于复杂性和较高的并发症，这种术式并未得到广泛应用，因此直接从中获益的患者数量有限（图21-1）。

基于迷宫手术原理，通过改良和消除部分Maze Ⅲ的径线，并应用各种能量替代"切和缝"的技术创造消融线，阻断已有的折返环路，消除折返波形成所需的心房基质，手术创伤明显减少，操作简便，外科消融过程持续时间在15~25分钟，降低了出血和低心排血量的发生风险，总体成功率大于70%。常用的外科消融技术有射频消融术、微波消融术、冷冻消融术、激光消融等，下面介绍常用的消融系统。

（一）双极射频消融术

将能量集中于两极之间，从心外膜和心内膜释放能量，并有阻抗感应装置，根据消融阻抗变化可精确判断消融的透壁性，消融基质既有足够能量产生透壁损坏，又可以减少热扩散，减少周围组织的受损，每条消融线约10秒即可完成。Mokadam通过双极射频消融术（radiofrequency），经改良CMP Ⅲ消融径线，治疗房颤窦性转复率达96%。此操作更为简捷、经济、有效，而得到广泛应用。

（二）微波消融术

通过对局部组织加热，微波导致水分子在组织内震荡，将电磁能量传导至心肌，对心肌的穿透能力取决于电极的类型。据报道，外科微波消融术（microwave）治疗房颤的成功率为70%~90%。

（三）冷冻消融疗法

冷冻消融疗法（cryoablation）历史悠久，是利用细胞内冰晶冷冻技术破坏细胞膜，但保持胶原结构的完整性，造成的组织破坏通过纤维修复，可遗留致密均一损伤，较好保持心房组织结构，较好保持心内膜

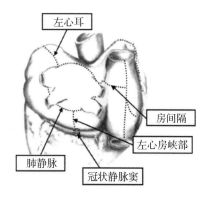

图21-1　Cox Maze-Ⅲ手术路线示意图（后面观）

引自：Prasad S. The Cox maze Ⅲ procedure for atrial fibrillation: long-term efficacy in patients undergoing lone versus concomitant procedures[J]. J Thorac Cardiovasc Surg, 2003, 126（6）：1822-1828

的光滑性。同样可以对心内膜及心外膜进行消融。在心脏直视手术中经常用作心房消融径线的补充消融。有学者通过不同能量的比较，认为射频能量的透壁性优于微波和冷冻。

就目前我国外科治疗房颤情况，相较于导管消融术及其他能量消融术，双极射频消融技术开展最早，于 2002 年即开始射频消融术治疗，经过多年的经验积累，该技术已非常成熟，应用范围最广且无射线损伤，适用于各种类型房颤。消融线可达到相互连续和完全透壁，单次成功率高，中长期疗效确切。安贞医院孟旭主任统计，双极射频消融术窦性转复率：出院时为 86.9%（113/130）；术后 ≥ 12 个月为 79.7%（51/64），费用低（总体费用约 2 万元），明显低于导管射频消融术费用。故从经验性、疗效性、实用性、经济性来说，射频消融术是目前外科手术治疗房颤的优先选择。

此外，在房颤射频消融术治疗基础上，同期进行左心耳心外膜夹闭术目前在国内外临床大量应用。左心耳夹闭术，即通过心耳夹闭装置在心外膜通过心耳夹将左心耳根部夹闭，操作简便易行。无须在心脏超声心动图下，经房间隔穿刺导入封堵器封堵左心耳，避免了传统切除或结扎左心耳所致的术中术后大出血等并发症。研究表明，左心耳夹闭可明显降低房颤患者血栓栓塞的风险，在预防术后房颤复发等情况下所致脑卒中有重大意义。

四、指南推荐

根据 2017 HRS/EHRA/ECAS 专家共识推荐：所有需要心脏手术、有症状的阵发性、持续或永久房颤患者，建议同期行外科房颤消融术治疗，推荐级别为 I 类推荐，B 级证据；对于有症状的持续性和永久性房颤，独立外科消融术适应证推荐级别 II a 类推荐，B 级证据；其中有症状且药物治疗无效或不宜药物治疗的孤立性房颤患者在尝试导管消融失败后也可行心脏外科手术，可以选择进行外科房颤消融（II a 类推荐 /B 级证据）。而新兴起的左心耳夹闭术也为 II a 类推荐 /B 级推荐。

五、房颤双极射频消融术准备及手术简要过程

1. **手术准备**　双极射频消融术所需器材，消融仪及双极消融钳。心外科医师团队及麻醉、体外循环团队。

2. **手术过程**　在外科治疗房颤的金标准 Cox-Maze III 基础上，经技术改良，通过肺静脉、左房顶、左心耳、左心房峡部、左心房冠状窦部、右心房峡部逐个消融术治疗，术中常规安装临时起搏导线，见图 21-2。

3. **消融能量**　100kHz 至 1MHz 交流电。

4. **消融时间**　10 秒至 1 分钟 / 消融线。

5. **消融深度**　3 ～ 6 mm。

6. **探头类型**　干式双极。

此外，部分心脏中心还进行部分去神经化治疗，包括肺静脉前庭的射频消融、Marshall 韧带的切断、心外膜脂肪垫的局部射频消融。也可同期行左心耳心外膜夹闭术，将心耳夹放置于左心耳根部，确定具体位置合适后释放心耳夹，见图 21-3。

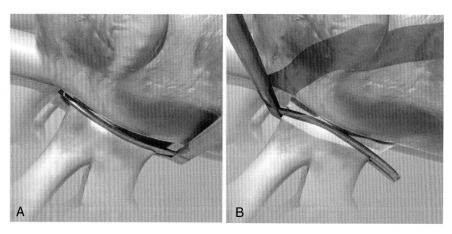

图 21-2　射频消融

A. 射频消融；B. 钳子反向再次射频消融

（引自：Jonathan Philpott.Surgcal Treatment of Atrial Fibrillation. Saunders Elsevier publishing, 2017）

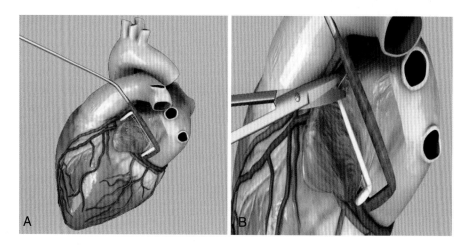

图 21-3　左心耳心外膜夹闭术

A. 心耳夹放置于左心耳根部；B. 确定位置释放心耳夹

（引自：Jonathan Philpott.Surgcal Treatment of Atrial Fibrillation. Saunders Elsevier publishing, 2017）

六、房颤外科治疗围手术期治疗及术后随访

为防治术后房颤复发，术前应常规服用胺碘酮；为防治术后发生窦性心动过缓或房室传导阻滞，术中需要安置临时起搏器。有研究建议术前 5 天开始应用胺碘酮，10 天以上达到 7.0g 负荷量。对于术前未给予胺碘酮负荷量者，术后需静脉应用胺碘酮，最大剂量 1.2～1.8g/d，同时需口服胺碘酮，与静脉重叠 3 天后改为单纯口服治疗，0.2～0.4g/d，为期 6～12 个月。对机械瓣膜置换患者，需要华法林终身抗凝治疗，而无抗凝要求孤立房颤患者抗凝治疗 3 个月。

房颤外科治疗患者应建立完善的随访制度，除患者的姓名、性别、年龄等一般信息外，还应包括房颤持续时间、类型、是否合并脑卒中、其他疾病，术前使用抗心律失常药物及抗凝血药物情况。手术信息包括消融程序、能量、时间、终点判断、术后心律，合并手术名称等。

术后 1 周内常规监测心电图，长期随访心电图等。

七、房颤外科治疗展望

长期以来，临床上房颤射频消融术以导管消融为主，外科消融由于手术创伤和风险一定程度上限制了其发展。但随着外科技术的发展，特别是微创心脏外科技术，在确保手术安全性及有效性前提下，向个体化、精准化方向发展，这样扩大了外科的治疗范围，显示了外科治疗房颤的巨大潜力，使房颤的治疗进入一个更先进、更丰富的新阶段。

（山西省心血管病医院心外科　刘　鹏　邓勇志）

参考文献

周自强，胡大一，陈捷，等 . 中国心房颤动现状的流行病学研究 [J]. 中华内科杂志，2004，43（7）：491-494.

Cox JL. Atrial fibrillation II: rationale for surgical treatment[J]. J Thorac Cardiovasc Surg, 2003,126（6）:1693-1699.

Cox JL, Boineau JP, Schuessler RB, et al. Modification of the maze procedure for atrial flutter and atrial fibrillation. I. Rationale and surgical results[J]. J Thorac Cardiovasc Surg, 1995, 110（2）:473-484.

Cox JL, Schuessler RB, D'Agostino HJ Jr, et al. The surgical treatment of atrial fibrillation. III. Development of a definitive surgical procedure[J]. J Thorac Cardiovasc Surg, 1991,101（4）:569-583.

Di Biase L, Burkhardt JD, Mohanty P, et al. Left atrial appendage: an underrecognized trigger site of atrial fibrillation[J]. Circulation, 2010, 122（2）:109-118.

Gorav A, Marc W Gerdisch, Richard L Harvey. Exclusion of the left atrial appendage with a novel device: early results of a multicenter trial[J]. J Thorac Cardiovasc Surg, 2011, 142（5）:1002-1008.

Haïssaguerre M, Jaïs P, Shah DC, et al. Spontaneous initiation of atrial fibrillation by ectopic beats originating in the pulmonary veins[J]. N Engl J Med, 1998, 339（10）:659-666.

Jonathan Philpott, Christian Zemlin, Ralph Damiano. Surgcal Treatment of Atrial Fibrillation[M]. Saunders Elsevier publishing, 2017: 93.

Marc N Saad, Daniel P Morin, Sammy Khatib. Atrial Fibrillation: Current Perspective[J]. Ochsner J, 2009,9（4）: 241-247.

Moe GK, Abildskov JA. Atrial fibrillation as a self-sustaining arrhythmia independent of focal discharge[J]. Am Heart J, 1959, 58（1）:59-70.

Rahman F, Kwan GF, Benjamin EJ. Global epidemiology of atrial fibrillation[J]. Nat Rev Cardiol, 2014, 11（11）:639-654.

Scherf D,SChaffer AI,Blumenfeld S. Mechanism of flutter and fibrillation[J]. AMA Arch Intern Med, 1953, 91（3）:333-352.

Sheikh A, Patel NJ, Nalluri N, et al. Trends in hospitalization for atrial fibrillation: epidemiology, cost, and implications for the future[J]. Prog Cardiovasc Dis, 2015, 58（2）:105-116.

Staerk L, Sherer JA, Ko D, et al. Atrial Fibrillation: Epidemiology, Pathophysiology, and Clinical Outcomes[J]. Circ Res, 2017, 120（9）:1501-1517.

Stulak JM, Sundt TM, Dearani JA, et al. Ten-year experience with the Cox-maze procedure for atrial fibrillation: how do we define success[J]. Ann Thorac Surg, 2007,83（4）:1319-1324.

Wolf PA, Abbott RD, Kannel WB. Atrial fibrillation as an independent risk factor for stroke:the Framingham Study[J]. Stroke, 1991, 22（8）:983-988.

Wolf RK, Schneeberger EW, Osterday R, et al. Video-assisted bilateral pulmonary vein isolation and left atrial appendage exclusion for atrial fibrillation[J]. J Thorac Cardiovasc Surg, 2005,130（3）:797-802.

第 22 章　经皮肺动脉血管成形术

一、慢性血栓栓塞性肺高血压的概念和流行现状

慢性血栓栓塞性肺高血压（chronic thromboembolic pulmonary hypertension，CTEPH）是肺血栓栓塞症的特殊类型之一。由于血栓不能完全溶解，或者深静脉血栓反复脱落引起反复肺栓塞，血栓机化，肺动脉内膜慢性炎症并增厚，发展成慢性肺栓塞，最终导致慢性肺动脉高压，引起呼吸困难、低氧血症和右心室功能衰竭。

符合下列条件可诊断为CTEPH：持续规律抗凝 3 个月后，影像学检查提示肺动脉存在机化血栓的证据，肺动脉平均压持续 ≥ 25mmHg，肺毛细血管楔压 ≤ 15mmHg，肺血管阻力大于 3WU。CTEPH 确切发病率目前不清楚，文献报道 0.1％～ 0.5％的急性 PE 患者会出现 CTEPH，随着手术治疗的成功开展，以前被认为罕见病的 CTEPH 确诊病例越来越多。由于多达 2/3 的 CTEPH 患者没有急性肺栓塞症状，因而 CTEPH 的发病率很难确切估计。未经干预的 CTEPH 患者预后很差，生存率与诊断时的肺动脉压增高的程度密切相关。一项研究结果显示当平均肺动脉压超过 40mmHg 时，患者 5 年生存率为 30％，超过 50mmHg 时仅为 10％。另一项研究发现平均肺动脉压超过 30mmHg 时，预后较差。《2011 年 AHA 科学声明——大面积和次大面积肺动脉栓塞、髂股深静脉血栓形成、慢性血栓性肺动脉高压的处理》指出，当患者平均肺动脉压大于 40mmHg 时 1 年死亡率为 70％，平均肺动脉压大于 50mmHg 时 1 年死亡率为 90％。

二、经皮肺动脉血管成形术概述

既往 CTEPH 的治疗包括一般治疗、支持治疗、肺动脉高压靶向药物治疗、外科手术治疗。外科手术治疗包括肺动脉内膜剥脱术（PEA）和肺移植，其中 PEA 目前是最有效的治疗方法。

2001 年美国学者 Fenstein 等首次报道了一组 CTEPH 患者接受肺动脉球囊成形术（balloon pulmonary angioplasty，BPA），近年来日本学者对该技术进行了深入研究，使该技术逐渐成熟。目前常用的名称是经皮肺动脉血管成形术（percutaneous transluminal pulmonary angioplasty，PTPA），该技术可改善肺血流分布，增加肺血管的顺应性和减轻右心室负荷，适合 PTPA 术的 CTEPH 患者，其肺血管病变主要有两种类型：段和亚段肺动脉的闭塞、狭窄或网状病变。PTPA 术的治疗效果如下：①肺动脉血流重建，改善通气血流比例失调：通过开通闭塞的段

动脉，恢复该段动脉支配区域的血流，可使肺通气血流比例失衡得到改善，使患者的血液中血氧饱和度增加，运动耐力得到改善；②降低肺动脉压力和肺血管阻力，降低右心室后负荷；有些CTEPH患者，在急性PE之后，即使经过系统的抗凝治疗，但在某些段动脉和亚段动脉，特别某些段动脉起始部或近心段，血栓机化并内膜增生，导致不同程度的网状病变和（或）局限性狭窄，通过球囊扩张的方法解除狭窄，肺动脉压力及肺血管阻力均可明显下降。

三、经皮肺动脉血管成形术的手术过程

（一）术前准备

1. 器材准备　9F血管鞘、5F猪尾造影导管、8FMPA大腔导管、6FJR3.5大腔导管、260cm超滑导丝、0.014PCI导丝、相应直径的球囊导管。

2. 患者准备包括以下内容　①充分纠正右心功能不全：第一次接受PTPA手术的患者，很多患者是因为严重的右心衰竭入院，这些患者不宜过早接受PTPA术，应在右心功能不全基本被纠正后，心功能达到Ⅱ级左右时，再接受PTPA术，首先要注意消除过重的容量负荷，降低术后再灌注肺损伤的程度，其次要观察经治疗后血浆BNP水平的变化。②积极的肺动脉高压靶向药物治疗：尤以静脉给药为首选，目前国内可以使用的药物包括伊洛前列素、曲前列环素和盐酸法舒地尔；同时给予口服的内皮素受体拮抗剂和（或）5型磷酸二酯酶抑制剂。③积极的抗凝治疗：部分CTEPH患者存在原位血栓形成，尤其在原有闭塞的肺段动脉的近心段或狭窄以远，由于右心衰竭，肺动脉血流速度减慢和血氧水平的下降，触发原位血栓的形成。④影像学准备：有别于冠状动脉介入治疗的是，两肺共有18个肺段动脉，术中仅依靠左、右肺动脉造影不能提供肺段动脉的病变精细情况，而且会增加造影剂的用量，术前行肺动脉CTA不仅可以判断肺动脉的病变部位、类型，而且可以在3D重建后，以不同的角度显示病变的类型和程度，可帮助做好介入治疗术前的准备工作，特别是帮助选择拟行介入治疗的靶血管、最佳投照角度和合适导管。⑤充分的水化治疗：由于PTPA术中，首先行左、右肺动脉的选择性造影，随后对选定的靶血管行超声选择造影，并在术中多次造影评估导管、导丝和球囊的到位情况导致造影剂用量增加；在部分CTEPH患者，不同程度地存在右心衰竭导致肾前性肾功能不全，所以术前充分的水化治疗，是防止术后出现肾功能不全加重的关键。

（二）导管插入途径

一般首选右股静脉，部分患者（合并髂总静脉闭塞、抗心磷脂抗体综合征患者）选择右锁骨下静脉。

（三）操作步骤

1. 右心导管检查　局部麻醉下穿刺右股静脉（右锁骨下静脉），送入9F鞘管，首先行右心导管检查，重点记录肺动脉压力、右心室压力和右心房压力及混合静脉血氧饱和度，同时计算肺血管阻力、心排指数等指标。

2. 左、右肺动脉选择性造影　肺动脉选择性造影是PTPA术中的重要一个环节，造影投照体位的选择，对于判断血管病变具有重要作用，既往肺动脉造影多选用正、侧位，可较

为清楚显示肺动脉各段动脉，但是需要患者双上肢上举，如果作为诊断性肺动脉造影检查，患者可耐受，但行 PTPA 术，手术时间长（2～3 小时），患者难以耐受，所以选择合适的投照体位，保证术中便于对照、比较尤为重要。

（1）左肺动脉选择性造影：以右前斜位为首选，其次为后前位。由于每个患者的病变和病程的不同，导致肺动脉扩张情况差异明显，所以为保证造影评价的趋同性，建议均以右前斜 45°为统一的投照角度，该角度可清晰显示左肺的上、下舌段和左肺下叶的各基底段动脉病变情况。

（2）右肺动脉选择性造影：同左肺动脉相比，右肺动脉建议首选后前位，随后依次为左、右前斜 45°。

3. 导管操作技术

（1）单导管技术：国外很多文献介绍的方法选用单根大腔导管送入病变血管，随后送入导丝和球囊，行 PTPA 术。

（2）双导管技术：国内采用的双导管技术或称为"双大腔技术"，借鉴冠状动脉介入治疗技术中"子母导管"方法。日本学者报道过这种方法。该技术的操作流程：首选将 8FMPA 大腔导管经 9F 血管鞘，沿交换导丝送入主肺动脉中，随后将另外一大腔导管（6FJR3.5 或 JL4.0）从 8FMPA 导管尾端插入主肺动脉，形成 8FMPA 和 6FJR3.5 的组合。该技术的优点：首先，比单导管技术，可提供较强支撑力；其次，由于 8FMPA 导管长度较 6FJR3.5 短，依据病变血管走行，调整 JR3.5 导管伸出的长度来获得不同的弯曲度，使之顺利进入病变血管；最后，进入比较困难的血管，可采用两个大腔导管交替进行的方法，使双腔导管进入病变血管。

（3）双导丝技术：双导丝技术是指在同一支病变血管放入 2 根导丝或在紧邻靶血管的另一支血管内放入另一根导丝，一根导丝是超滑导丝，另外一根是 PCI 导丝。不同于冠状动脉介入治疗的是，由于 PTPA 术并无专用导管，使用的是冠状动脉介入治疗的器材，需要调整导管并借助导丝实现操作系统的稳定性，即使导管一度从靶血管中脱出，可借助导丝迅速将导管恢复至原来的位置，减少重复操作、造影剂用量和 X 线曝光时间。需要指出的是，如果使用直径 6mm 及以上扩张球囊，则需要撤出超滑导丝，否则推送球囊时会很困难。

4. 靶血管的选择　优先选择网状病变、狭窄病变进行治疗，必要时开通闭塞病变。同一患者中，特别是未经过系统、规范抗凝治疗的肺栓塞患者，往往同时存在闭塞的肺段动脉和狭窄的肺段动脉。而经过系统、规范化抗凝的患者，则以血栓机化后形成的狭窄病变或网状病变为主。如何选择靶血管进行介入治疗，是首先开通闭塞血管还是消除肺动脉的狭窄，结合阜外医院经验，总结如下。

（1）优先开通狭窄或网状病变的肺段动脉：首先，开通网状 / 狭窄的肺段动脉可以纠正血流通气比值异常，增加患者的血氧饱和度，增加患者活动耐力，同时使肺血管阻力及平均肺动脉压下降。

（2）随后开通闭塞的肺段动脉：开通闭塞病变风险相对较高，容易导致肺损伤、咯血等并发症。

日本学者对靶血管的选择建议是：通过肺灌注扫描确定灌注不良 / 缺失的肺叶；如双肺

同时存在灌注不良的肺叶，右肺优先行 PTPA 术；同一肺内，下肺优于上肺；狭窄优于闭塞病变。

5. **球囊的选择**

（1）球囊直径：一般不超过病变所在靶血管的直径。对于高度狭窄的肺段动脉，应逐步扩张，先从直径 2mm 起步，直至 6mm。

（2）扩张时间：一般单次扩张时间不超过 30 秒。对于部分高度狭窄病例，可延长扩张时间至 60 秒。

（3）扩张终点：球囊腰征消失或者是狭窄前后压差小（< 10mmHg），不宜超过球囊的爆破压。

6. **手术终点**

（1）单次手术的终点：日本学者建议，以动脉血氧饱和下降 4% 或者出现血痰为手术终点。阜外经验提示少量的痰中带血并不少见，可暂停在该靶血管的操作，观察血痰的情况，如无加重迹象或咳血停止，可继续完成拟定的介入治疗或选择另一支靶血管进行介入治疗。

（2）PTPA 术的终点：以肺动脉平均压 < 30mmHg 为终点。

7. **手术间隔**　日本学者建议每次介入治疗间隔为 1 ～ 2 周，阜外经验是每周 2 次。

（四）并发症及处理

（1）咳血或痰中带血可发生在术中或术后，少量咳血并不影响介入治疗，可停止在该肺段动脉的操作或球囊低压堵塞，咳血会逐渐终止。患者发生咳血后应嘱护士备好吸引设备，并注意观察咳血的量和速度，如咳血量逐渐减少且速度减慢，提示咳血逐渐停止，否则可给予少量鱼精蛋白中和肝素。

（2）肺动脉破裂常见于初始扩张球囊大于段血管直径时，造影检查可见造影剂外渗，可停止操作，并以球囊低压堵塞，必要时用明胶海绵或弹簧圈堵塞该段动脉。

（3）肺动脉夹层多发生于患者病程较长且肺动脉压力较高者，但与体动脉夹层不同的是，停止在已经发生夹层的动脉相关操作后，夹层不会出现明显的胸痛和血流动力学恶化征象。

（4）肺血肿，与肺动脉损伤有关。

（5）间质性肺炎和间质性肾炎比较少见。

（6）再灌注性肺水肿也是并发症之一，以往文献报道其发生率在 60% ～ 70%，是制约和影响 PTPA 术的主要并发症；但是新近的研究表明再灌注肺水肿并不常见。

1）临床表现：可表现为呼吸困难、干咳或咳痰。严重的再灌注性肺水肿患者，呼吸困难在平卧后加重，需坐位方能缓解，部分患者会咳出大量黄色、较为稀薄的胶冻样痰，持续 2 ～ 3 分钟后逐渐停止，考虑为渗入肺泡的血浆，这种类型的患者术后往往恢复较好。体格检查会发现局限于某肺段的湿啰音，在此前表现为该肺段的呼吸音减低，无创血氧饱和度监测会发现血氧饱和度的降低。

2）放射学检查和分级：日本学者在这方面做了大量工作，提出分级和处理方法，胸部 CT 检查在再灌注性肺水肿方面强于胸部 X 线片。① 1 级：胸部 X 线片上无明显可识别的再灌注性肺水肿；② 2 级：胸部 X 线片可以看到轻度的再灌注性肺水肿，增加吸氧后数日可缓解；③ 3 级：胸部 X 线片上可以看到中度的再灌注性肺水肿，需要增加吸氧浓度和面罩供氧，使动脉血氧饱和度维持在合适的水平；④ 4 级：胸部 X 线片上可以看到中到重度的再灌注性肺水肿，需要无创正压通气和高浓度的氧气吸入；⑤ 5 级：胸部 X 线片上看到极为严重的再灌注性肺水肿，需要有创通气治疗。

3）再灌注性肺水肿的预防：PSPSI（pulmonary edema predictive scoring index）肺水肿预测评分指数由日本学者在 2013 年提出，研究发现该值＞ 35.4 是再灌注性肺水肿发生的预测值。PEPSI 由两部分相乘而得，第一部分是单次 PTPA 术实施治疗的血管术后血流分级情况（肺动脉血流分级）的总分，第二部分是介入术前（基础状态下）肺血管阻力。

4）肺动脉血流分级：见表 22-1。

表 22-1　肺动脉血流分级

	肺动脉	毛细血管	肺静脉
0	无或极不规则	无	无
1	可显影，稍远部位显影延迟	显影延迟伴不均	无
2	显影正常（1 个心动周期）	部分不均	不良 / 延迟（2 个心动周期）
3	显影正常（1 个心动周期）	显影正常（1 个心动周期）	显影正常（1 个心动周期）

5）再灌注性肺水肿的处理

①维持血氧饱和度是首要的目标：增加吸氧流量的方法，来维持血氧饱和度在一个合适的水平（SaO_2 ＞ 90％为宜），根据病情变化依次采取增加氧流量、双路吸氧、无创正压通气、有创机械通气方法。

②积极利尿治疗：积极利尿，减轻患者右心室前负荷，使进入肺动脉的血流量减少；促进造影剂排泄，降低造影剂对肾脏的影响。

③糖皮质激素的使用：日本学者认为对肺水肿的预防和缓解无确切的作用。

④血管活性药物的应用：多巴胺在纠正右心衰竭中有着重要作用，但考虑到对右心室的正性肌力作用，使右心收缩力增强，可使肺循环灌注压增高，该药在治疗再灌注性肺水肿方面，有待进一步评价。

四、经皮肺动脉血管成形术的适应证和禁忌证

目前尚无文献报道 PTPA 术的适应证，总结文献，建议下列情况下可考虑行 PTPA 术，仅供参考：①段动脉的狭窄或闭塞病变，经外科专家会诊后不适合行 PEA 术者；② PEA 术后残留，肺段动脉或亚段动脉有血流动力学意义的残存狭窄；③所在区域无 PEA 术可及而患者不能转诊者；④有 PEA 术禁忌证，包括合并其他疾病而不能行 PEA 术者；⑤作为 PEA 术的"桥接治疗"。因肺血管阻力＞ 1000dyn·s/cm^3。而无法行 PEA 术者，可考虑先行部分肺段动脉的 PTPA 术，待肺血管阻力下降后再行 PEA 术。

禁忌证：①同一般的心导管检查常见禁忌证；②肾功能不全伴有严重右心功能不全的CTEPH 患者，在入院初期可出现肾前性肾功能不全，经过系统治疗后肾功能不全可以纠正或血肌酐轻度升高。对于这类患者，PTPA 术前后，如能给予充分水化治疗，并不是 PTPA术的禁忌证；③严重肺功能减低者在 PTPA 术后，已有严重的肺功能减低者。

PTPA 术的出现，是 CTEPH 治疗方法重大的进步，相信随着 PTPA 术病例数的不断增加和经验的逐渐积累，经皮肺动脉血管成形术 PTPA 会成为 CTEPH 患者除 PEA 术、肺移植术和传统药物治疗以外的又一个新选择。

（山西省心血管病医院心内科　杨　鹏　郭彦青）

参考文献

潘欣，王承，张佑俊，等 . 经皮球囊房间隔造口术治疗特发性肺动脉合并右心衰竭效果的初步分析 [J]. 中华心血管杂志，2015，43（4）：212-213.

中华医学会心血管病学分会肺血管病学组 , 中华心血管病杂志编辑委员会 . 中国肺高血压诊断和治疗指南2018[J]. 中华心血管病杂志 ,2018,46（12）:933-964.

Bhamra-Ariza P, Keogh AM, Muller DWM, et al. Percutaneous Interventional Therapies for the Treatment of Patients with Severe Pulmonary Hypertension[J]. J Am Coll Cardiol, 2014,63（7）:611-618.

Hopkins WE. The remarkable right ventricle of patients with Eisenmenger syndrome [J].Coron Artery Dis, 2005,16（1）:19-25.

Klepetko W, Mayer E, Sandoval J, et al. Interventional and surgical modalities of treatment for pulmonary arterial hypertension[J]. Jam Coll Cardiol, 2004,43（suppl S）:73S-80S.

Keogh A, Strange G, McNeil K, et al. The Bosentan Patient Registry: long-term survival in pulmonary arterial hypertension[J]. Intern Med J,2011,41（3）:227-234.

Duan Y, Su H, Zhou X, et al. Pulmonary haematoma caused by percutaneous transluminal pulmonary angioplasty[J]. Eur Heart J, 2019, 40:910

第 23 章　肺动脉高压治疗新进展

一、肺动脉高压概述

肺动脉高压（pulmonary arterial hypertension,PAH）是一类主要累及小肺动脉，并使肺血管阻力增加的血管病变，其特征性改变包括血管收缩、内膜增殖和闭塞、中膜肥厚、外膜增厚、血管及周围炎症细胞浸润、血栓形成等，持续升高的肺血管压力及阻力可导致右心负荷增加，最终导致右心衰竭而死亡。PAH 是一类恶性肺血管疾病，主要病理机制是血管收缩、血管重构和原位血栓形成，具有危害性大、致死率高的特点，好发于女性和老年人。

流行病学资料显示特发性和家族性 PAH 年新增病例为 5 ～ 6 人 /100 万人口，约 1/3 的结缔组织疾病合并有 PAH，而左心衰竭患者中约有 1/2 患者存在难治性 PH，继发于肺部疾病或缺氧和慢性血栓栓塞性 PAH 患者逐年增多。研究显示，未经治疗的特发性和家族性肺动脉高压患者的平均存活时间为 2.8 年，接受联合靶向药物治疗后 1 年、3 年、5 年、7 年的生存率分别为 68%、47%、36% 和 32%。

PAH 的防治越发被重视。目前推荐的治疗肺动脉高压的药物作用有限，随着对 PAH 发病机制研究的不断深入，针对不同发病环节研制出了许多新兴靶点药物，介入治疗也取得了一定的进展。近年有关肺动脉消融去神经治疗肺动脉高压的小规模临床研究初见成效。

二、传统药物治疗 PAH

（一）钙拮抗药（CCBs）

CCBs 能阻断钙离子通道，抑制平滑肌的收缩、延缓平滑肌肥厚及增生，从而用于治疗 PAH。然而 CCBs 不是对所有 PAH 患者治疗有效，研究表明对急性肺血管扩张试验结果为阳性的患者使用 CCBs 治疗才能获益，这类患者长期应用大剂量 CCBs 可延长生存期，最常用的此类药物是地尔硫䓬与硝苯地平。

（二）前列环素类药物

PAH 患者内皮功能紊乱，前列环素合成酶活性和前列环素水平均降低导致血管扩张和抗增殖能力下降。前列环素类药物通过补充体内前列环素水平，扩张血管，同时促进环磷酸腺苷的形成，抑制血管平滑肌细胞增殖和减少血小板聚集，从而治疗 PAH。此类药物包括依前列醇、伊洛前列素、曲前列素、贝前列素等。

（三）内皮素受体拮抗药

内皮素1（ET-1）通过激活两种不同的受体亚型发挥生物学效应，其激活肺血管平滑肌上的ETA和ETB受体发挥缩血管作用，作用于血管内皮细胞ETB受体，间接发挥扩血管作用。目前应用于临床的内皮素受体拮抗药有波生坦、安立生坦，而西他生坦因服药期间出现急性肝衰竭导致患者死亡而退出市场，故此类药物用药期间均应定期随访肝功能。

（四）NO、精氨酸及硝酸酯类

NO作为细胞内的第二信使，有扩张血管、抑制血小板活性和平滑肌细胞（SMCs）增殖的作用，其体内水平的变化是导致PAH的重要因素之一。雾化吸入NO能有效治疗肺动脉高压，但因其操作复杂、价格昂贵、不良反应等较少应用于临床。精氨酸是合成NO的底物，补充L-精氨酸能增加NO的合成，从而起到降低肺动脉压的作用，但只能作为一种辅助性治疗。硝酸酯类药物在体内与内皮细胞受体结合后生成亚硝酸，后者再与氧结合生成NO扩张肺小动脉，降低肺动脉压力。

（五）5型磷酸二酯酶抑制药

5型磷酸二酯酶（PDE-5）的激活参与了cGMP的代谢，PDE-5过度表达导致环磷酸鸟苷（cGMP）大量降解。鸟苷酸环化酶（cGMP）作为一氧化氮（NO）介导血管扩张的重要信号分子，其大量降解导致血管异常收缩和细胞异常增殖。目前研究显示PDE-5是肺循环中表达最多的亚型，使用PDE-5抑制剂可提高NO依赖性，促进了cGMP介导的肺血管扩张，目前临床可应用的药物包括西地那非、他达那非、伐地那非。

（六）联合药物治疗

两种以上药物联合治疗已成为PAH治疗最重要的方案之一，多项短期随机双盲临床试验证明联合药物治疗PAH是安全有效的，然而其长期治疗的有效性及安全性仍缺乏循证医学证据。

三、新靶点药物治疗

（一）前列环素受体激动药

体内前列环素代谢快、化学性质不稳定，其发挥舒张血管、抑制血小板聚集的作用有限，而已用于临床的前列环素类药物通过补充体内前列环素水平而发挥作用。新的研究靶点通过有效刺激前列环素受体，使扩血管效应得以更稳定的发挥。Selexipag是一种口服长效高选择性人前列环素受体激动药。2012年一项药物治疗PAH的随机安慰剂对照研究结果表明Selexipag治疗组的平均肺血管阻力（PVR）相对于基线水平的变化较安慰剂组下降了30.3%，证实了Selexipag耐受性佳。

（二）Rho激酶抑制药

Rho激酶是细胞内信号磷酸酶，通过抑制肌球蛋白轻链磷酸化维持肺动脉平滑肌收缩，从而使肺血管过度收缩。新兴PAH研究靶点通过抑制Rho激酶途径发挥舒张肺血管的作用。法舒地尔（fasudil）是第一代Rho激酶抑制药，目前已有小样本临床研究发现法舒地尔可降低PAH患者的肺血管阻力，同时不影响体循环，安全性良好。

（三）鸟苷酸环化酶激动药

可溶性鸟苷酸环化酶（sGC）存在于血管床中，其可激活 cGMP 产物使血管扩张并改善血管重塑，鸟苷酸环化酶激动药通过刺激 sGC，直接增加 cGMP 产物表达。Riociguat 为目前研究较多的鸟苷酸环化酶激动剂，2010 年一项多中心开放临床非对照 Ⅱ 期试验，共入选 75 名试验对象，其中 42 例慢性血栓栓塞性肺动脉高压（chronic thromboembolic pulmonary hypertension，CTEPH）患者和 33 例 PAH 患者，患者起始口服 Riociguat 每次 1.0 ～ 2.5mg，3 次 / 天，治疗 12 周后结果显示 Riociguat 可以改善患者临床症状、运动耐量、肺血流动力学等，其中 42 例 CTEPH 患者平均 6 分钟步行距离（6MWD）增加了 55m，33 例 PAH 患者平均 6MWD 增加了 57m（$P < 0.01$）。美国胸科医生协会年会 2012 年公开了 Ⅲ 期 CHEST-1 的研究结果：与安慰剂组对比，不可手术的 CTEPH 患者及持续性或术后复发性 PAH 患者使用 Riociguat 的 6MWD 显著提高。

（四）5- 羟色胺（5-HT）受体拮抗药

5-HT 是一种血管收缩因子和有丝分裂原，可与 SMCs 上的 G 蛋白偶联血清素受体键合，激动受体引起 cAMP、腺苷酸环化酶的减少，使平滑肌收缩、促进平滑肌细胞肥大和增生，最终导致 PAH，5-HT 受体拮抗药则可拮抗这种效应从而治疗 PAH。目前已得到的该类化合物有 PRX-08066、Terguride 和 C-122。PRX-08066 可选择性舒张肺血管，Porvasnik 等对野百合碱（MCT）诱导的 PAH 大鼠服药 5 周，结果显示 PRX-08066 可明显降低肺动脉压、抑制血管重塑及改善心功能。Terguride 是 5-HT 受体拮抗药和部分多巴胺受体拮抗药，Dumitrascu 等对 MCT 诱导 PAH 的大鼠进行的实验结果显示 Terguride 可抑制大鼠肺动脉血管收缩及 SMCs 增生。C-122 为新型 5-HT 拮抗药，Zopf 等已证实其可抑制 PAH 大鼠的血管平滑肌增生及微血管重构。

（五）酪氨酸激酶抑制药

血小板源性生长因子（PDGF）是内皮和平滑肌的强效丝裂原。研究表明，PAH 患者肺组织中 PDGF 表达增多，使肺动脉平滑肌细胞异常增殖，肺血管异常重塑，从而导致肺动脉压力升高。酪氨酸激酶抑制药通过抑制 PDGF 信号途径治疗 PAH。伊马替尼是第一代酪氨酸激酶抑制药，2010 年 Ghofrani 等报道一项评估伊马替尼疗效的多中心双盲安慰剂对照 Ⅱ 期临床研究，结果显示，伊马替尼未能提高患者的 6MWD，但降低了 PVR 及增加了心排血量。

（六）血栓噁烷 A2 抑制药

血栓噁烷 A2 是强效血管收缩药及促有丝分裂物质，已发现 PAH 患者肺循环中血栓噁烷 A2 水平增加，故使用血栓噁烷 A2 抑制药可用于治疗 PAH。特波格雷（terbogre1）是一种口服血栓噁烷合成酶抑制剂和血栓噁烷受体拮抗药。Langleben 等进行了一项评价 terbogre1 疗效的多中心随机双盲对照试验，结果治疗组血栓噁烷代谢产物减少至 98%，前列环素代谢产物升高 39%，但 6MWD 和血流动力学没有明显改善。

（七）他汀类药物

他汀类药物是 3- 羟基 -3- 甲基戊二酰辅酶 A 还原酶抑制药，可减少血总胆固醇的合成，近年来有报道在动物实验中他汀类药物能有效减轻甚至逆转 PAH 及肺血管重构。目前研究最多的是辛伐他汀，Nishimura 等用辛伐他汀对严重 PAH 的大鼠模型进行了研究，结果显示 6 周后辛伐他汀组的大鼠肺动脉压力、小动脉中膜厚度、小动脉中膜厚度、右心室肥厚、新生内膜厚度均下降，而对照组大鼠肺动脉压 2 周内进一步恶化并出现部分死亡，提示辛伐他汀可能减轻大鼠 PAH 的形成及逆转 PAH。

（八）血管活性肠肽

血管活性肠肽（vasoactive intestinal peptide，VIP）能有效抑制血管平滑肌细胞的增殖、减少血小板的聚集，有扩血管、抗增生及抗炎作用。VIP 基因敲除小鼠表现出肺动脉压力增加、平滑肌细胞增殖、血管周围纤维细胞增殖及炎症改变、肺小动脉增厚等 IPAH 症状，予以 VIP 治疗后小鼠右心室肥厚和血管重塑均改善。阿肽地尔（aviptadil）为 VIP 类似物，Leuchte 等入选了 20 名 PAH 患者雾化吸入阿肽地尔，结果表明其可引起短暂的肺小血管选择性扩张、心排血量和混合静脉血氧饱和的增加，同时不影响体循环血压。

（九）内皮祖细胞

内皮祖细胞（endothelial progenitor cells，EPCs）不仅参与人胚胎血管生成，而且还参与血管新生和内皮损伤后的修复过程。内皮损伤及功能障碍是 PAH 的重要发病机制，为 PAH 治疗提供了新的方向。2007 年的一项前瞻性随机对照临床研究，试验组在使用传统治疗的同时静脉注射自体 EPCs，对照组进行传统治疗，结果显示试验组 6MWD、mPAP、PVR 及心排血量明显改善。

（十）其他新靶向治疗途径

除了以上介绍的治疗靶点以外，越来越多的潜在靶点被挖掘。如前列环素合成酶是前列环素合成途径的最后作用酶，对该靶点的研究为 PAH 新药的研发提供了新思路；肺动脉平滑肌细胞的钾通道功能或表达异常可能与肺动脉血管收缩有关，激活钾离子门控通道可能成为潜在治疗靶点；血管内皮细胞生长因子（VEGF）是内皮细胞的有丝分裂原和血管生成肽，抑制体内的 VEGF 水平可能改善病情；细胞表面的血清素转运子（5-HTT）可将细胞外的血清素转运至 SMCs 的细胞质内从而促进 SMCs 增生，5-HTT 抑制药可能成为治疗 PAH 的新靶点；有关实验证明肾素 - 血管紧张素 - 醛固酮系统与 PAH 的发病有关，血管紧张素转化酶 2 在肺中的高度表达可以防止急性肺损伤、减轻 PAH。ACE2 过度表达可能成为研究 PAH 治疗的新方向。

四、经皮肺动脉去神经治疗

PAH 的发病机制尚不明确，近年来有研究表明交感神经系统（sympathetic nervous system，SNS）在肺动脉高压患者中被激活，交感神经的激活加剧肺动脉高压的进展及恶化，同时神经激素活化在一定程度上促进了肺动脉高压的病理生理改变。

有研究证实，NO 与 ET-1 等维持血管舒缩平衡的作用依赖于肺动脉交感神经的活性，PAH 患者交感兴奋性增强早于右心室功能的改变，帮助右心室适应后负荷增加。然而，长期的交感兴奋性增强产生不利影响，心率增快、循环血液中儿茶酚胺增多和骨骼肌交感神经活性增强是预测 PAH 患者预后的可靠指标。随着交感神经过度激活，肾上腺素能受体对肌动蛋白的应答和心肌细胞收缩的调节起着非常重要的作用。右心室收缩功能受损可能是神经激素激活和受体密度下降的结果。类似的，有研究证实 PAH 患者运动时右心室不能相应地增加收缩力，最可能的原因是肾上腺素能受体密度降低，阻止儿茶酚胺相关的收缩增强。陈绍良教授通过动物实验证实，肺动脉去神经术可以完全去除经球囊阻塞叶间动脉诱导的肺动脉压力升高现象。表明肺动脉去神经术能够去除神经对肺动脉的紧张性活动及改善血管重构，从而成为治疗特发性 PAH 的新治疗方向之一。陈绍良教授首次尝试对特发性 PAH 药物治疗效果不佳的患者进行肺动脉去神经治疗，证实了该技术的安全性及有效性。

南京市第一医院陈绍良教授在 TCT2018 上报道的 PAND-5 试验显示，PAND-5 试验共纳入 4 个中心 98 例患者因心力衰竭恶化而入院治疗后稳定的患者，患者平均肺动脉压至少 25mmHg，肺毛细血管楔压 > 15mmHg，肺血管阻力 > 3.0Wood 单位；39% 的患者射血分数保留（≥ 50%）；肺动脉高压持续时间为 0.3 ～ 9.8 年。作为对照的 48 例手术组患者同时接受西地那非（20mg，3 次 / 日）治疗 1 周，之后调整为 40mg，3 次 / 日，治疗半年。去肺动脉交感神经治疗有助于改善左心衰竭患者肺动脉高压。不过鉴于研究限制，临床应用有待进一步评估。研究显示，在随访 6 个月时，与接受西地那非治疗的假手术组患者相比，那些接受去神经治疗的患者 6 分钟步行距离显著增加（83m vs 15m，$P < 0.001$）。此外，去神经治疗还显著改善了患者血流动力学和超声心动图参数，而且临床恶化率较低（16.7% vs 40.0%，$P=0.018$）。其中去神经治疗组肺血管阻力也显著较低（4.2 Wood 单位 vs 6.1 Wood 单位，$P=0.001$）。在主要安全性方面，两组均发生 1 例疑似 / 致命性肺栓塞。左心室充盈压增高，继而肺静脉压升高，导致毛细血管前后肺动脉高压，而目前世界卫生组织（WHO）推荐的药物治疗并不适宜这种类型的肺动脉高压。PAND-5 试验表明了去神经治疗的益处，而且对于射血分数降低或保留的患者疗效相当。陈绍良指出。纽约州心血管研究基金会 Ori Ben-Yehuda 指出，对于肺动脉去交感神经治疗有很可靠的理论学基础，而且大量研究表明肺动脉高压患者的交感神经活性增加。临床研究相关数据也显示出消融肺动脉交感神经有助于降低肺动脉压。但是 PAND-5 试验并不能证明去神经治疗是安全有效的。该试验的主要局限是假手术组应用了西地那非，并且非盲法。此外，西地那非或会影响临床结果，混淆了去神经治疗的效果。同时他也指出，PAND-5 试验作为首个评估左心衰竭患者去神经治疗的随机试验，尽管样本量相对大，但仍需进行更严格的研究采用更为明确的假手术对照来验证其实用性。

上海儿童医学中心张浩主任医师研究团队与中国医学科学院阜外医院荆志成教授、中国医学科学院基础研究所杨隽教授合作，在肺动脉高压外科治疗领域取得重要进展。研究成果以经胸肺动脉去神经化治疗肺动脉高压：以交感神经分布和肺动脉重构（Transthoracic Pulmonary Artery Denervation for Pulmonary Arterial Hypertension：Sympathetic Nerve Distribution and Pulmonary Artery Remodeling）为题，于 2019 年 3 月 28 日在《动脉硬化、血栓形成和血管生物学》（Arteriosclerosis Thrombosis and Vascular Biology）上发表。

五、其他治疗

经充分内科治疗之后，患者症状仍无明显好转，进一步可行房间隔造口术及肺移植等姑息性手段治疗终末期 PAH。基因治疗 PAH 是目前研究的热点，但仍处于实验室阶段，对其治疗 PAH 的研究还有很漫长的路要走。

总之，目前为止 PAH 仍是无法根治的慢性疾病，经典治疗药物对延缓 PAH 有效，但仍缺乏长期有效的医学证据。随着 PAH 发病机制研究的深入，新兴靶点药物及介入治疗的出现为 PAH 患者治疗提供了新方向，但大多数仍处于实验阶段，对于 PAH 治疗疗效仍需要我们不断地探索，同时需更多基础研究及大规模的随机临床研究为医学实践提供有力的依据。

（山西省心血管病医院心内科　王海雄　李　军　杨　鹏）

参考文献

罗鹏，黄石安，何建国 . 动脉型肺动脉高压靶向药物治疗的中国证据 [J]. 中国循环杂志，2014，29（7）：552-554. DOI: 10. 3969/j.issn. 1000-3614.

Chen SL, Zhang FF, Xu J, et al. Pulmonary Artery Denervation to Treat Pulmonary Arterial Hypertension The Single-Center, Prospective, First-in-Man PADN-1 Study （First-in-Man Pulmonary Artery Denervation for Treatment of Pulmonary Artery Hypertension）[J]. Journal of the American College of Cardiology, 2013, 62（12）: 1092-1100.

Chen SL, Zhang YJ, Zhou L, et al. Percutaneous pulmonary artery denervation completely abolishes experimental pulmonary arterial hypertension in vivo[J]. EuroIntervention, 2013, 9: 269-276.

Chin KM, Rubin LJ. Pulmonary arterial hypertension [J]. J Am Coll Cardiol, 2008, 51 （16）: 1527-1538.

Ciarka A, Doan V, Velez-Roa S, et al. Prognostic significance of sympathetic nervous system activation in pulmonary arterial hypertension[J]. Am J Respir Crit Care Med, 2010, 11（11）: 1269- 1275.

De Man FS, Handoko ML, Guignabert C, et al. Neurohormonal axis in patients with pulmonary arterial hypertension: friend or foe?[J]. Am J Respir Crit Care Med, 2013, 187（1）: 14-19.

Dumitrascu R, Kulcke C, Königshoff M, et al. Terguride ameliorates monocrotaline-induced pulmonary hypertension in rats[J]. European Respiratory Journal, 2011, 37（5）: 1104-1118.

Fujita H, Fukumoto Y, Saji K, et al. Acute vasodilator effects of inhaled fasudil, a specific Rho-kinase inhibitor, in patients with pulmonary arterial hypertension[J]. Heart and vessels, 2010, 25（2）: 144-149.

Galiè N, Manes A, Negro L, et al. A meta-analysis of randomized controlled trials in pulmonary arterial hypertension[J]. European heart journal, 2009, 30（4）: 394-403.

Ghofrani HA, Hoeper MM, Halank M, et al. Riociguat for chronic thromboembolic pulmonary hypertension and pulmonary arterial hypertension: a phase II study[J]. European Respiratory Journal, 2010, 36（4）: 792-799.

Ghofrani HA, Morrell NW, Hoeper MM, et al. Imatinib in pulmonary arterial hypertension patients with inadequate response to established therapy[J]. American journal of respiratory and critical care medicine, 2010, 182（9）: 1171.

Hansmann G. Pulmonary hypertension in infants, children, and young adults[J]. J Am Coll Cardiol, 2017, 69（20）: 2551-2569.

Hertz MI, Taylor DO, Trulock EP, et al. The registry of the International Society for Heart and Lung Transplantation: nineteenth official report-2002[J]. The Journal of heart and lung transplantation, 2002, 21（9）: 950-970.

Hoette S, Jardim C, Souza R. Diagnosis and treatment of pulmonary hypertension: an update[J]. Jornal Brasileiro de Pneumologia, 2010, 36（6）: 795-811.

Jing ZC, Yu ZX, Shen JY, et al. Vardenafil in pulmonary arterial hypertension: a randomized, double-blind, placebo-controlled study[J]. American journal of respiratory and critical care medicine, 2011, 183（12）: 1723-1729.

Juratsch CE, Jengo JA, Castagna J, et al. Experimental pulmonary hypertension produced by surgical and chemical denervation of the pulmonary vasculature[J]. CHEST Journal, 1980, 77（4）: 525-530.

Langleben D, Christman BW, Barst RJ, et al. Effects of the thromboxane synthetase inhibitor and receptor antagonist terbogrel in patients with primary pulmonary hypertension[J]. American heart journal, 2002, 143（5）: 4A-10A.

Leuchte HH, Baezner C, Baumgartner RA, et al. Inhalation of vasoactive intestinal peptide in pulmonary hypertension[J]. European Respiratory Journal, 2008, 32（5）: 1289-1294.

Mak S, Witte KK, Al-Hesayen A, et al. Cardiac sympathetic activation in patients with pulmonary arterial hypertension[J]. Am J Physiol Regul Integr Comp Physiol, 2012, 302（10）: R1153-1157.

Morrell NW, Adnot S, Archer SL, et al. Cellular and molecular basis of pulmonary arterial hypertension[J]. Journal of the American College of Cardiology, 2009, 54（1s1）: S20-S31.

Nishimura T, Vaszar LT, Faul JL, et al. Simvastatin rescues rats from fatal pulmonary hypertension by inducing apoptosis of neointimal smooth muscle cells[J]. Circulation, 2003, 108（13）: 1640-1645.

Paul GA, Gibbs JSR, Boobis AR, et al. Bosentan decreases the plasma concentration of sildenafil when coprescribed in pulmonary hypertension[J]. British journal of clinical pharmacology, 2005, 60（1）: 107-112.

Petkov V, Gentscheva T, Schamberger C, et al. The vasoactive intestinal peptide receptor turnover in pulmonary arteries indicates an important role for VIP in the rat lung circulation[J]. Annals of the New York Academy of Sciences, 2006, 1070（1）: 481-483.

Porvasnik SL, Germain S, Embury J, et al. PRX-08066, a novel 5-hydroxytryptamine receptor 2B antagonist, reduces monocrotaline-induced pulmonary arterial hypertension and right ventricular hypertrophy in rats[J]. Journal of Pharmacology and Experimental Therapeutics, 2010, 334（2）: 364-372.

Salvi SS. α1-Adrenergic hypothesis for pulmonary hypertension[J]. CHEST Journal, 1999, 115（6）: 1708-1719.

Sauvageau S, Thorin E, Caron A, et al. Endothelin-1-induced pulmonary vasoreactivity is regulated by ETA and ETB receptor interactions[J]. Journal of vascular research, 2007, 44（5）: 375-381.

Simonneau G, Torbicki A, Hoeper MM, et al. Selexipag: an oral, selective prostacyclin receptor agonist for the treatment of pulmonary arterial hypertension[J]. European Respiratory Journal, 2012, 40（4）: 874-880.

Sitbon O, Humbert M, Jaïs X, et al. Long-term response to calcium channel blockers in idiopathic pulmonary arterial hypertension[J]. Circulation, 2005, 111（23）: 3105-3111.

Tuder RM, Abman SH, Braun T, et al. Development and pathology of pulmonary hypertension[J]. Journal of the American College of Cardiology, 2009, 54（1s1）: S3-S9.

Wang XX, Zhang FR, Shang YP, et al. Transplantation of Autologous Endothelial Progenitor Cells May Be

Beneficial in Patients With Idiopathic Pulmonary Arterial HypertensionA Pilot Randomized Controlled Trial[J]. Journal of the American College of Cardiology, 2007, 49（14）: 1566-1571.

Wilkins MR, Ali O, Bradlow W, et al. Simvastatin as a treatment for pulmonary hypertension trial[J]. American journal of respiratory and critical care medicine, 2010, 181（10）: 1106.

Zhang H, Zhang J, Chen M, et al. Pulmonary artery denervation significantly increases 6-minute walk distance for patients with combined preand post-capillary pulmonary hypertension associated with the left heart failure: PADN-5 study[J]. JACC Cardiovasc Interv, 2019:12:274-284.

第 24 章　经导管主动脉瓣置入术

一、主动脉瓣狭窄流行现状

主动脉瓣狭窄（aortic stenosis，AS）是十分常见的心脏瓣膜疾病，其病因包括 3 种：先天性病变、退行性变和炎症性病变。与年龄相关的退行性钙化性主动脉瓣狭窄（calcific aortic stenosis，CAS）是最常见的导致 AS 的原因，CAS 是一种长期慢性进展性疾病。在西方国家，CAS 已经取代风湿性瓣膜病成为心脏瓣膜疾病的主要病种。来自欧洲的研究数据表明，在主动脉瓣狭窄患者中，CAS 的比例为 81.9%，而风湿性瓣膜病仅为 11.2%。在美国，65 岁以上人群 CAS 的患病率为 20%～30%，85 岁以上人群则高达 48%～57%，CAS 已成为仅次于冠心病和高血压的第三大心血管系统疾病。随着社会老龄化的加剧，我国的心脏瓣膜疾病也必然会呈现出西方发达国家的流行病学态势。主动脉瓣狭窄患者可长期无症状，但当瓣口面积 ≤ 1.0cm^2 时可出现心绞痛、晕厥和呼吸困难等严重威胁生命的临床症状，导致预后极差；另外，主动脉瓣可并发心律失常（如心房颤动、传导阻滞及室性心律失常等）、心脏性猝死、充血性心力衰竭、感染性心内膜炎、体循环栓塞及胃肠道出血等。对于无症状的 AS 患者，存活率与正常群体相似，3%～5% 的患者可发生猝死；出现"三联征"者提示预后不良，有心绞痛者 5 年内死亡率约 50%；出现晕厥者 3 年内死亡率约 50%，出现充血性心力衰竭者约 50% 在 2 年内死亡。

二、经导管主动脉瓣置入术概述

内科非手术治疗该疾病仅限于改善临床症状，无法改善主动脉瓣功能，患者 5 年病死率达 52%～82%，预后较差。AS 的传统治疗方法是外科主动脉瓣置换术（surgical aortic valve replacement，SAVR），研究表明，SAVR 可显著改善老年重度 AS 患者心血管系统症状、预期寿命及生活质量，但其存在适应证窄、创伤大、术后的瓣膜反流及早期死亡率高等缺陷。据统计有 1/3 患者因风险过高而无法进行手术治疗，高龄是其最常见原因，研究发现 SAVR 围手术期病死率随年龄增长而增加，年龄 < 70 岁患者为 1.3%，80～85 岁患者为 5%，年龄 > 90 岁患者为 10%。因此，对于高手术风险的 AS 患者，急需新型治疗方案作为外科手术的替代选择，而经导管主动脉瓣置换术正是其中之一。自 20 世纪 90 年代经皮主动脉瓣置换术开始应用于主动脉瓣病变以来，该技术引起人们的广泛关注，且近年来逐渐成熟。多项大型、多中心、前瞻性、随机对照研究均证实其安全性与有效性，尤其对于高危主动脉瓣狭窄患者效果显著，且具有创伤小、术后恢复快等优点，已成为心脏介入领域一项革命性技术。经导管主动脉瓣置入术（transcatheter aortic valve implantation，TAVI）是指将组装好的主动脉瓣经导管置入到主动脉根部，替代原有主动脉瓣，在功能上完成主动脉瓣的置换，也称经导管主动脉瓣置换术（transcatheter aortic valve replacement，TAVR）。目前，全世界已经有 50 多个国家施行 TAVR（图 24-1），总数量超过 20 万例。我国自 2010 年开始进行 TAVR 手术，目前已完成了 1000 余例，随着新器械的研发上市，多家中心陆续参与，我国的 TAVR 技术将进入飞速提升的阶段。

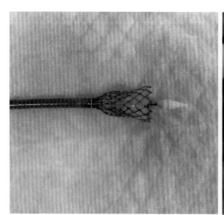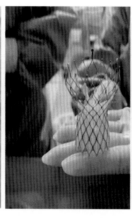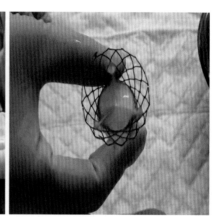

图 24-1　TAVR 瓣膜

三、TAVR 技术的适应证及禁忌证

（一）适应证

2012 年 ESC/EACTs 指南及 2014 年 AHA/ACC 指南提出了相似的 TAVI 适应证：对于外科手术禁忌、预期寿命超过 1 年、症状性钙化性重度 AS 为 IB 类推荐（外科手术禁忌指预期术后 30 天内发生死亡或不可逆合并症的风险＞ 50%，或存在手术禁忌的合并症，如胸部放射治疗后、肝衰竭、主动脉弥漫性严重钙化等）；对于外科手术高危、预期寿命超过 1 年、症状性钙化性重度 AS 为 Ⅱa 类推荐（外科手术高危指 STS 评分≥ 8 分）。随着 TAVR 在外科手术风险中危组的多项临床研究结果的陆续公布，欧美瓣膜病管理指南均对于其适应证进行了更新。2017 年 ACC/AHA 相关指南将外科手术中危组患者提升为 Ⅱa 类适应证，而 2017 年 ESC/EACTs 将外科中危组患者提升为 ⅠB 类适应证。随着多项临床研究结果的公布，并且结合我国国情，我国对经导管主动脉瓣置换术的适应证亦不断更新。2018 年发布的《中国经导管主动脉瓣置换术临床路径专家共识》中提出 TAVR 绝对适应证为：①老年退行性钙化性重度主动脉瓣狭窄（aortic valve stenosis，AS），超声心动图示跨主动脉瓣血流速度≥ 4 m/s，或跨主动脉瓣平均压差≥ 40 mmHg（1mmHg= 0.133kPa），或主动脉瓣口面积＜ 1.0cm^2，或有效主动脉瓣口面积指数＜ 0.6cm/m^2，同时对于低压差 - 低流速患者，根据左心室射血分数是否正常需进行进一步评估（如行多巴酚丁胺试验）明确狭窄程度；

②患者有主动脉瓣狭窄导致的临床症状（分期 D 期）或心功能减低，包括左心室射血分数＜ 50％及纽约心脏协会（NYHA）心功能分级 Ⅱ 级以上；③外科手术禁忌或高危，外科手术禁忌是指预期术后 30 天内发生死亡或不可逆合并症的风险＞ 50％，或存在手术禁忌的合并症，如胸部放射治疗后、肝衰竭、主动脉弥漫性严重钙化、极度虚弱等；④主动脉根部及入路解剖结构符合 TAVR 要求；⑤三叶式主动脉瓣；⑥术后预期寿命＞ 1 年。因目前 TAVR 瓣膜耐久性尚缺乏大规模临床数据支持，对于年龄小于 70 岁的患者应充分考虑其预期寿命及外科手术风险以决定治疗方法。相对适应证为：①二叶式主动脉瓣重度狭窄患者在我国基数大、占比高，目前尚缺乏大规模临床研究数据支持。根据国外采用新一代瓣膜进行二叶式主动脉 TAVR 数据及我国现有经验，其效果不劣于三叶式主动脉瓣，但需要更为精确的术前影像学评估及策略制定，建议可考虑在有经验的中心开展。②对于外科高危的无钙化风湿性主动脉瓣狭窄及单纯主动脉瓣反流患者，目前可考虑通过经心尖途径置入特殊瓣膜进行 TAVR 治疗，同时股动脉路径国内外中心均有尝试，但尚缺乏大规模临床研究支持。③外科手术风险中危患者。④外科主动脉生物瓣膜毁损且再次外科手术高危或禁忌的患者。

（二）禁忌证

①左心室内血栓；②左心室流出道梗阻；③ 30 天内心肌梗死；④左心室射血分数＜ 20％；⑤严重右心室功能不全；⑥主动脉根部解剖形态不适合 TAVR 治疗；⑦存在其他严重合并症，即使纠正了瓣膜狭窄仍预期寿命不足 1 年。

四、心脏瓣膜团队的成员要求

2014 年的 AHA/ACC 指南中首次提出心脏瓣膜团队的概念，强调心脏团队应由包括心脏介入专家和心脏外科专家在内的多个学科专家组成，并推荐由心脏瓣膜团队来评估对重度瓣膜患者及无症状重度瓣膜患者、可通过瓣膜修补获益患者、患有多种严重合并症患者的干预方式。2017 年的 AHA/ACC 指南继续延续上述指南推荐。2017 年的 ESC/EACTS 指南指出瓣膜团队的建立有利于为瓣膜病患者提供更好的医疗帮助，推荐心脏团队参与瓣膜病危险分层、瓣膜病干预方式、术后抗血栓方案等多方面评估。2018 年发布的《中国经导管主动脉瓣置换术临床路径专家共识》中提出：完备的心脏瓣膜病团队包括心血管内科医师（具备独立介入能力）、心血管外科医师（具备独立心外科手术能力）、超声科医师、影像科医师、麻醉科医师、康复医师及围手术期护理团队，同时还需要有随时安装临时起搏器及对于脑血管事件和急性肾功能损伤等并发症的处置能力。推荐团队要完成：①充分评估患者的临床及解剖适应证及禁忌证，了解患者意愿及经济能力等；②决定治疗方案，制订手术策略并评估其可行性，可能出现的并发症及处理方案；③实施 TAVR 治疗并保障围手术期管理质量；④远期随访康复指导。

五、硬件设施要求

TAVR 应在具备杂交手术功能的介入导管室或手术室进行，应同时具备血管造影设备和外科手术条件，导管室大小应该满足摆放麻醉、超声心动图、体外循环等机器设备的要求，要符合外科无菌手术的标准条件。

六、临床综合评估及影像学评估

准确的临床评估及影像学评估是保证 TAVR 成功的基础。

（一）临床综合评估

临床综合评估即判断患者的主动脉瓣疾病严重程度，TAVR 的适应证、禁忌证及外科手术风险。主要包括以下要点：①评估 AS 症状及严重程度、基础情况、主要心血管合并症及非心血管合并症；②虚弱及营养状态评估；③运动功能评估（参考 6 分钟步行试验）；④认知功能评估（参考 MMSE 量表）；⑤无效性评估（对于预期寿命 < 1 年及 2 年生存获益概率 < 25% 的患者，建议着重人文关怀及康复保守治疗）；⑥风险评估（多采用 STS 评分及 Euroscore Ⅱ 评分）；最终通过上述综合评定结果进行治疗方式的选择。

（二）影像学评估

影像学评估的目的是筛选符合 TAVR 适应证的患者、恰当的器械型号、手术入路、瓣膜释放定位以及评估术后并发症。常用的影像技术包括：多排螺旋计算机断层摄影术（MDCT）、经胸超声心动图（TTE）、经食管超声心动图（TEE）、造影、心脏磁共振成像（CMR）等。不同的影像学手段在术前、术中及术后评估方面各有优势，在术前的影像评估中，以 TTE 为主，CT、MRI 为辅，主要评估主动脉瓣血流动力学功能、形态及运动情况、左心室及其他心脏结构，造影及 TEE 在围手术期评估中至关重要，术后长期随访，推荐 TTE 评估为主，结合 MDCT 以评估瓣膜解剖学结构及瓣膜血栓。各种不同影像学手段评估优势见表 24-1。

表 24-1　TAVR 围手术期影像学评估推荐表

项目	首选	次选	备选
TAVR 术前影像学评估			
瓣环大小和形状	CT	TEE、CMR	三维 TTE
瓣叶数量	CT	TEE、TTE	CMR
钙化程度	CT	TEE、TTE	CMR
冠状动脉			
开口道瓣环距离	CT	—	TEE、CMR、造影
狭窄程度	造影	CT	—
入路			
同轴性	CT	—	—
升主动脉	CT	CMR	TEE

续表

项目	首选	次选	备选
主动脉斑块	CT	—	TEE、CMR、造影
髂动脉及股动脉	CT	—	造影、CMR
TAVR 术中影像学评估			
指引钢丝在左心室的位置	透视	TTE、TEE	—
瓣膜释放	透视	TEE、TTE、造影	—
瓣膜位置、反流、功能	造影、TEE	TTE、透视	—
术中并发症	TEE、TTE	造影、透视	—
TAVR 术后影像学评估			
评估瓣膜功能（反流）	TTE	TEE	CT、CMR
瓣膜增厚及可疑血栓	CT	TEE	TEE
瓣膜脱位及膨胀不全	CT	TEE	TEE
可疑脑卒中	头 CT、MRI	TEE、CT	—

　　TAVR. 经导管主动脉瓣置换术；CT. 电子计算机断层摄影术；TEE. 经食管超声心动图；TTE. 经胸超声心动图；CMR. 心脏磁共振成像；MRI. 磁共振成像。—. 无

七、手术操作流程要点

（一）术前准备

　　①杂交手术室及设备的准备（血管造影机 C 形臂、血流动力学监护设备、麻醉机、体外循环机、经食管超声心动设备、经胸超声心动设备、临时起搏器等）。②瓣膜选择（现阶段多采用自膨胀型瓣膜与球囊扩张型瓣膜两款，选择瓣膜时需参考瓣环直径、主动脉根部与左心室流出道结构、瓣叶情况、冠状动脉开口高度、钙化程度及分布等）。③入路选择（主要根据粥样斑块量和分布状况、脉管内径及弯曲度及有无附壁血栓等选择，目前以我国经验 80% 以上可以选择股动脉入路。如存在股动脉血管管径＜ 6mm，血管严重纡曲以及重度钙化等困难因素，其他可以选择的入路包括心尖、升主动脉、锁骨下动脉、颈动脉、腋动脉及下腔静脉入路）。④确定麻醉方式（主要包括全身麻醉及镇静配合局部麻醉两种，可根据患者本身状态、术者和麻醉医师、TAVR 的入路来选择麻醉方式，但主要以入路方式为主）。⑤尽可能做到减少并发症（通过综合评估、风险评估及术前准备，尽可能有效降低并发症的发生率）。

（二）简要操作过程

　　①血管入路的选择及建立；②导丝进入左心室；③装载瓣膜；④球囊扩张；⑤释放瓣膜；⑥退出输送系统及缝合血管。术后应观察血流动力学情况，快速识别并发症，通过超声心动

图和升主动脉造影评估瓣膜的位置和深度、反流情况，观察二尖瓣、左心室功能及心包情况，手术结束前应对入路血管进行造影，以排除血管并发症。

八、术后院内管理及院外长期管理

术后苏醒后给予疼痛管理、化验检测，进行循环容量、呼吸系统及消化系统等的综合调整。及早活动，结果良好平稳的患者可于术后 5～7 天出院，并于术后 1 个月、6 个月、12 个月完成门诊随访，完成化验及影像学检查，以便发现瓣周漏、再狭窄、瓣叶钙化、瓣叶血栓等并发症的可能。建议术后 1～6 个月于康复门诊继续进行康复训练。依据病情和门诊康复治疗情况制订长期家庭康复计划，巩固治疗效果。

九、TAVR 术后的抗栓、抗凝策略

在欧美瓣膜病管理指南中，对 TAVR 术前是否需要进行抗栓治疗未做明确推荐。在国内，由于考虑到 AS 有可能会合并冠心病，在 TAVR 术中有可能会进行冠状动脉支架介入治疗，此时抗血小板药物的应用便非常必要。因此国内的 TAVR 相关临床试验设计中，术前均负荷氯吡格雷或要求阿司匹林及氯吡格雷连续服用 1 周以上。TAVR 术中的抗凝目前仍普遍使用普通肝素，在普通肝素使用禁忌的情况下可选择使用比伐卢定，在 2017 年 ACC/AHATAVR 临床路径中提到术中抗凝治疗监测 ACT > 250～300 秒。术后若无须长期抗凝，根据 HAS-BLED 评分评估出血风险，如风险低危建议终身服用阿司匹林 75～100mg，1 次/日，同时在一定时间内联合氯吡格雷 75mg，1 次/日（自膨胀型瓣膜服用至术后 3 个月，球囊扩张型瓣膜服用至术后 6 个月），若患者出血风险高危，则术后直接单独予以阿司匹林或氯吡格雷长期抗血小板聚集治疗。TAVR 术后若合并有需长期抗凝的情况下（如心房颤动、血栓栓塞等），建议长期应用维生素 K 拮抗药抗凝，非维生素拮抗药类抗凝血药因证据有限目前不予推荐，而对于合并心房颤动且不适合长期抗凝患者可考虑与 TAVR 同期或择期行左心耳封堵术治疗。

十、TAVR 围手术期主要并发症及预防措施

（一）传导阻滞

由于主动脉瓣环在解剖上邻近房室传导系统，TAVI 术中及术后可能发生不同程度的房室传导阻滞，可能与瓣膜支架系统对周围的组织产生局部压迫导致水肿、缺血、一过性炎症等有关。左束支传导阻滞（left bundle branch block，LBBB）最为常见，发生率各研究差异比较大，发生率与瓣膜类型也有关系，发生的时间往往难以预测，90% 的患者于 1 周内发生。CHOICE 研究显示球囊膨胀主动脉瓣膜传导阻滞发生率为 7%～18%，而自动膨胀式主动脉瓣膜为 30%～83%。应避免使用过大的人工瓣膜及置入位置过深，对于术前已存在束支阻滞的高危患者可考虑采用球囊扩张式瓣膜，减少起搏器植入风险。

（二）脑卒中

这是 TAVR 后导致死亡率升高的重要原因之一。术后早期脑卒中主要与术中操作如多

次瓣膜定位及球囊扩张导致的瓣叶组织栓塞相关，而晚期的脑卒中主要与术后心房颤动等心律失常未进行有效抗凝抗栓相关。术中使用脑保护装置减少脑血管事件的发生已应用于临床。

（三）主动脉瓣反流

TAVR 手术由于保留自体瓣膜，术后容易发生主动脉瓣反流。反流分为瓣中漏及瓣周漏。瓣周漏可能是由于植入瓣膜过小、人工支架框架的不完全扩张或瓣膜植入部位的不正确导致。瓣中漏可能是由于人工瓣膜开放失败，在卷曲或植入阶段造成的瓣叶损伤，或同样因瓣膜大小不正确而造成的患者瓣膜不匹配而引起。预防瓣周反流措施包括术前细致的影像评估，选择适合的瓣膜型号；术中选择新一代的可回收或具有"外包裙边"的瓣膜（但有增加起搏器植入率趋势）；精确定位置入深度。

（四）局部血管并发症

在行 TAVR 时，瓣膜支架的输送装置需要使用大口径的鞘管，因而局部血管的并发症也很常见，特别是目前最常用的经股动脉入径的患者，除导丝、导管可能会造成血管穿孔、破裂、出血等风险外，还可能导致肾衰竭和死亡率增高。避免血管并发症主要方法为加强术前评估，对于内径过小、管壁环形钙化、血管迂曲或穿刺点过深的患者应选择更合理的切开或预缝合方式并评估其他入路，如出现血管并发症可通过球囊封堵、覆膜支架置入及外科手术予以补救。

（五）冠状动脉闭塞

冠状动脉阻塞是 TAVR 术后罕见但是致命性并发症，发生率约 1%，死亡率可达40%。TAVR 时发生冠状动脉阻塞可能是因为瓣膜支架植入过程中压迫自身有病变的瓣膜而堵塞了冠状动脉开口，也可能是脱落的钙化斑块，血栓及空气导致冠状动脉栓塞，原病变瓣膜感染累及冠状动脉开口。术中冠状动脉闭塞高危患者可通过球囊预扩张同时根部造影观察冠状动脉灌注情况，或采用导丝进行冠状动脉保护。

（六）其他并发症

急性肾损伤、感染性心内膜炎、计划外的体外循环支持、室间隔穿孔、定位偏差、血管内溶血等。

十一、经导管主动脉瓣置入术护理

（一）术前护理

①耐心向患者解释手术的目的、大致过程及如何配合，缓解患者紧张、焦虑的情绪，使其积极配合治疗，并向患者及其家属说明瓣膜置换以后抗凝知识及其重要意义；②评估患者的身体状况，完善各项检查；③了解患者有无过敏史、伴随疾病和既往手术史；④遵医嘱指导患者使用介入治疗准备药物；⑤备好手术用物以及抢救药物及设备；⑥常规在左手或左足建立静脉通道。

（二）术中护理

①密切观察并记录患者的心率、心律、血压、血氧、呼吸等生命体征；②当患者出现

异常时，立即通知医师，并配合做好抢救工作。

（三）术后护理

①患者绝对卧床 24 小时，穿刺侧肢体制动 12 小时；②按要求做好术后各项检查；③密切观察并记录患者的生命体征，特别重视术后早期心律失常的预防；④观察伤口处有无出血、血肿，术后每日晨测凝血酶原时间；⑤观察足背动脉搏动、双侧肢体皮肤颜色、温度，若出现异常，及时通知医师。

（四）健康指导

①术后卧床期间避免大笑、咳嗽、收腹、抬头等动作，防止穿刺部位出血；②制动期间可做腿部按摩，以预防静脉血栓；③遵医嘱按时定量服用抗凝药物，按时测量凝血酶原时间，避免服用影响凝血酶原时间的药物；④遵医嘱定期复查。

（五）护理评价

①患者是否积极配合治疗；②生命体征是否平稳；③有无术后并发症发生，并发症能否及时发现和处理；④是否掌握术后康复相关知识。

十二、未来展望

在我国，随着人口老龄化日益严重，TAVR 技术必将发挥更大作用。虽然我国 TAVR 技术起步较晚，但在产品研发和技术创新方面已进入全面发展的阶段，未来 TAVR 将更加微创，更加安全，操作将更加简单，并发症将进一步下降，人工瓣膜的耐久性也会得到更大的提高，将会为 AS 患者带来更大的获益。

（山西省心血管病医院心内科　李怀娜　安　健
中国医学科学院阜外医院 SICU　曹芳芳）

参考文献

陈茂，冯沅，赵振刚，等.经导管主动脉瓣置入术的重要临床试验及解析 [J].中国医刊，2015，50（1）：17-20.

葛均波，潘文志.经导管主动脉瓣置换术：循证医学证据和争议 [J].中国循环杂志，2014，29（4）：481-483.

何宗珊，符尚宏，王雪峰，等.老年主动脉瓣退行性变的超声表现及血流动力学特点 [J].中国老年学杂志，2015，35（4）：1096-1097.

王媛，田艳蒙，牛冠男，等.对《2017 年美国成人主动脉瓣狭窄患者行经导管主动脉瓣置换术临床决策路径专家共识》的认识 [J].中国循环杂志，2018，33（3）：290-292.

中华医学会心血管病学分会结构性心脏病学组，中国医师协会心血管内科医师分会结构性心脏病专业委员会，吴永健.中国经导管主动脉瓣置换术临床路径专家共识 [J].中国介入心脏病学杂志，2018（12）：661-668.

Abdel-Wahab M, Mehilli J, Frerker C, et al.Comparison ofballoon-expandable vs self-expandable valves in patients

undergoing transcatheter aortic valve replacement: the CHOICE randomized clinical trial[J]. JAMA,2014,311
（15）:1503-1514.

Arnold SV, Reynolds MR, Lei Y, et al. Predictors of poor outcomes after transcatheter aortic valve replacement:
results from the PARTNER （Placement of Aortic Transcatheter Valve）trial[J]. Circulation, 2014, 129 （25）:
2682-2690.

Bavaria JE, Tommaso CL, Brindis RG, et al. 2018 AATS/ACC/SCAI/STS expert consensus systems of care
document: operator and institutional recommendations and requirements for transcatheter aortic valve
replacement: a joint report of the American Association for Thoracic Surgery, the American College of
Cardiology, the Society for Cardiovascular Angiography and Interventions, and the Society of Thoracic
Surgeons[J]. J Am Coll Cardiol, 2018, pii: S0022-5223 （18）: 31793-31796.

De BO, Arnous S, Sandholt B, et al. Safety and efficacy of using the viabahn endoprosthesis for percutaneous
treatment of vascular access complications after transfemoral aortic valve implantation[J] . J Am Coll
Cardiol,2015,115 （8）:1123-1129.

Hemmann K, Sirotina M, De Rosa S, et al. The STS score is the strongest predictor of long-term survival following
transcatheter aortic valve implantation, whereas access route （transapical versus transfemoral）has no
predictive value beyond the periprocedural phase[J]. Interact Cardiovasc Thorac Surg, 2013, 17 （2）: 359-364.

Iung, B. Decision-making in elderly patients with severe aortic stenosis: why are so many denied surgery?[J].
European Heart Journal, 2005, 26 （24）:2714-2720.

Kvidal P, Bergström R, Hörte LG, et al. Observed and relative survival after aortic valve replacement[J]. Journal of
the American College of Cardiology, 2000, 35 （3）:747-756.

Nishimura RA, Otto CM, Bonow RO, et al. 2017 AHA/ACC focused update of the 2014 AHA/ACC guideline
for the management of patients with valvular heart disease: a report of the American College of Cardiology/
American Heart Association Task Force on clinical practice guidelines[J]. J Am Coll Cardiol, 2017,70
（2）:252-289.

Shroyer AL, Coombs LP, Peterson ED, et al. The Society of Thoracic Surgeons: 30-day operative mortality and
morbidity risk models[J]. Ann Thorac Surg, 2003, 5 （6）: 1856-1864.

Yoon SH, Schmidt T, Bleiziffer S, et al. Transcatheter aortic valve replacement in pure native aortic valve
regurgitation[J].J Am Coll Cardiol,2017,70 （22）: 2752-2763.

第 25 章　经皮二尖瓣反流钳夹术

一、二尖瓣反流的概念及发病机制

二尖瓣反流（mitral regurgitation，MR）是一种常见的心脏瓣膜疾病，发病率仅次于主动脉瓣狭窄。根据发病机制，可将二尖瓣反流分为原发性（器质性）MR 和继发性（功能性）MR，两者的发病比例各占 50%。原发性 MR 是由于二尖瓣瓣叶异常、腱索断裂或乳头肌功能不全导致，多因二尖瓣叶脱垂、风湿性瓣膜病、感染性心内膜炎、瓣环钙化等所致，基本上不可逆。继发性 MR 是由于瓣环扩张、左心房及左心室扩大导致，二尖瓣瓣膜、腱索、乳头肌等一般是正常的，可逆转；缺血性 MR 常继发于缺血性心脏病如冠状动脉疾病或前期的心肌梗死病史或心室舒张功能异常；左心室异常扩张，导致乳头肌尤其是后群乳头肌的空间结构发生易位，腱索拉长，瓣叶因牵拉力过大闭合受限，瓣环结构重构，二尖瓣不能正常闭合，最后导致继发性 MR。另外，一些心房颤动患者由于左心房扩大造成瓣环扩张也会导致 MR 的发生。

二、二尖瓣反流的流行现状及危害

据统计，MR 在西方总体人群中的发病率为 1.7%，并随年龄的增长而增加，在 > 75 岁人群中的发病率达 10%。据估计，仅美国就有 410 万例 MR 患者，其中 167 万例需要行手术治疗。MR 在我国的具体发病率尚不清楚，但根据复旦大学附属中山医院和浙江大学医学院附属第二医院的大样本超声心动图数据库分析显示，MR 是最常见的心脏瓣膜疾病，这两家医院 MR（≥Ⅲ级）的检测率分别为 1.44% 和 0.68%，而且据此估测中国需要治疗的 MR（≥Ⅲ级）患者约为 1000 万例。

轻度 MR 患者可在较长时间内不出现临床症状，预后较好。重度 MR 患者可出现肺动脉高压、心房颤动、心力衰竭、休克及死亡。根据病情缓急，可将 MR 分为急性和慢性。急性重度 MR 患者耐受性较差，可出现严重肺水肿和休克，预后差。慢性重度 MR 患者 6～10 年会出现症状。无症状者 5 年内全因死亡、心脏性死亡、心血管事件发生率分别为 22% ±3%、14% ±3%、33% ±3%，而出现严重心力衰竭（心功能 NYHA 分级Ⅲ级以上）者每年死亡率达 34%。多项研究显示，MR 是心力衰竭患者预后独立的预测因素，中重度 MR 患者的死亡率明显高于无 MR 或轻度 MR 患者。

三、国内外的诊治现状

在美国，能够接受外科手术治疗的 MR 患者仅有 2%（约 3 万例），49% 的 MR 患者因为心功能低下、合并症多、高龄等因素导致手术风险过高而无法行外科手术治疗，另外，还有 49% 的 MR 患者未到医院就诊、未被治疗。在我国，二尖瓣外科手术量每年约 4 万余例，绝大多数 MR 患者未得到有效治疗。

四、目前主要治疗方案及优缺点

临床研究显示，药物治疗只能改善 MR 患者症状，而不能延长其生存时间或手术时机。外科瓣膜修复或置换术被认为是治疗 MR 的标准方法，已被证实能够缓解患者症状及延长其生存时间。但是，50% 的 MR 患者因为心功能低下、合并症多、高龄等高危因素不适合外科手术而得不到有效治疗。近十几年来，经导管二尖瓣介入治疗技术快速发展，为 MR 患者带来了新希望。经皮二尖瓣环成形术、经皮二尖瓣人工腱索植入术、经皮二尖瓣置换术已进入临床研究阶段，尚未经过大量的临床应用。经皮二尖瓣反流钳夹术（MitraClip）已进入临床实用阶段，得到大量应用。经皮二尖瓣反流钳夹介入术是基于外科二尖瓣修复术的理念，最早在 2005 年应用于人体，是目前主流的治疗 MR 的方式之一，在全世界已完成超过 35 000 例。

五、经皮二尖瓣钳夹术的原理

MitraClip 手术是对二尖瓣反流的一种经皮介入治疗，这种治疗是在外科"缘对缘"技术启发下形成的。该手术的主要原理为：MitraClip 系统通过特殊的夹合器，在 3D 超声及 X 线显影引导下，经皮将二尖瓣前叶中部与后叶中部夹合起来，形成一个有双口的瓣膜，使二尖瓣在收缩期由大的单孔变成小的双孔，从而减少反流，避免开胸。

六、经皮二尖瓣钳夹术的缺点

①由于在非直视下操作，可因反复钳夹造成瓣膜损伤，钳夹过度造成二尖瓣狭窄，钳夹过少则不能起到减少二尖瓣反流的作用；②由于手术采用较大直径鞘管，术后可能残留房间隔残余漏；③手术失败时，仍需开胸手术。

七、经皮二尖瓣钳夹术主要适应证

①功能性或者器质性中、重度二尖瓣反流；②患者具有症状，或者有心脏扩大，房颤或肺动脉高压等并发症；③左心室收缩末内径 < 55mm，左心室射血分数（LVEF > 25%），心功能稳定，可以平卧耐受心导管手术；④二尖瓣开放面积 > 4.0mm^2；⑤二尖瓣初级腱索不能断裂；⑥前后瓣叶 A2、P2 无钙化，无严重瓣中裂；⑦二尖瓣反流主要来源于 A2、P2 之间，而不是其他位置；⑧瓣膜解剖结构合适，对于功能性二尖瓣反流患者，二尖瓣关闭时瓣尖接合长度 > 2mm，瓣尖接合处相对于瓣环深度对于二尖瓣脱垂呈连枷样改变者，连枷间隙 < 10mm，连枷宽度 < 15mm。

八、经皮二尖瓣钳夹术的团队要求

具备二尖瓣球囊成形术基础、能穿刺房间隔的医师，基本可完成该手术。

九、经皮二尖瓣钳夹术的手术过程

手术需要在杂交手术室进行，患者全身麻醉、气管插管后插入食管超声心动图（TEE）备用，经颈静脉置入漂浮导管。常规消毒、铺巾，穿刺左股动脉并置入 6F 猪尾导管至主动脉根部，监测主动脉压力；穿刺右股静脉，在 TEE 指导下穿刺房间隔（房间隔穿刺点距二尖瓣环 4cm 左右），置入超硬导丝并退出房间隔穿刺鞘，通过超硬导丝置入 24F 可控性导引导管至左心房后，送入 MitraClip 输送系统，在超声心动图引导下调节 MitraClip 输送系统指向二尖瓣口反流最明显处并能垂直活动，打开 MitraClip 的双臂至 120°，在 TEE（左心室流出道和心尖两腔心切面）指导下调整 MitraClip 使之位于二尖瓣前后瓣叶的中间，实时 3D 超声心动图外科视野切面下进一步调整 MitraClip 至二尖瓣瓣环中间，并使两臂位于 6 点和 12 点，于心脏舒张期送入心室腔，缓慢回撤 MitraClip，并使两个瓣叶均落在 MitraClip 的两个臂上，操作 MitraClip 使之夹住两个瓣尖，经 TEE 确认二尖瓣反流显著减轻，二尖瓣跨瓣压差＜5mmHg（1mmHg=0.133kPa），最终释放 MitraClip，退出 MitraClip 输送系统和 24F 可控性导引导管，以血管闭合器封闭股静脉和股动脉。手术后，须留 1～3 天，并最少 30 天内避免剧烈活动。完成 MitraClip 疗后，大部分患者除了其他疾病的持续护理外，一般都无须特殊护理。

十、经皮二尖瓣钳夹术的证据支持

2005 年二尖瓣缘对缘修复研究（EVEREST Ⅰ）最先对经皮介入治疗 MR 的可行性及安全性进行了汇报。研究纳入了 55 例经皮介入治疗的 MR 患者，术后给予 1 个月 75mg 氯吡格雷和 6 个月 325mg 阿司匹林的剂量，分析了 27 例患者（平均年龄为 69 岁 ±12 岁）6 个月的预后情况。24 例成功地植入了钳夹，3 例患者因为夹子脱落或复发 MR 进行了外科干预，13 例患者纽约心功能分级降至 Ⅱ 级及 Ⅱ 级以下，超过 90% 的患者反流程度得到了有效改善，研究证明了经皮介入治疗的有效性及安全性。

EVEREST Ⅱ 研究是首项比较二尖瓣反流钳夹术与外科手术修复治疗效果的随机对照临床研究。二尖瓣关闭不全钳夹术应用的是 MitraClip 系统，选择加拿大、美国等 37 个研究中心，纳入 279 例患者，按 2：1 的比例分为介入组和外科组，入选标准是 MR 超声评分 3 级及以上，有心力衰竭症状者心脏射血分数（EF 值）＞25%，左心室收缩末内径≤5mm。无症状者必须满足以下条件之一：心脏射血分数（EF）为 25%～60%，左心室收缩末径（LVESD）≥40mm；新发心房颤动；肺动脉高压；有施行外科瓣膜修复或置换的指征。排除标准：严重瓣膜钙化、心脏射血分数（EF）＜25%，左心室收缩末径（LVESD）≥55mm。研究结果显示，经皮缘对缘瓣膜修复术相对安全，但对减少二尖瓣反流效果总体仍不如二尖瓣置换术有效，对高龄二尖瓣反流患者和功能性二尖瓣反流患者的效果较外科手术更为有效。

COAPT 临床试验，旨在评价二尖瓣反流钳夹术在功能性心力衰竭患者中运用的有效性和安全性，COAPT 临床试验对心力衰竭伴功能性二尖瓣反流患者进行 TMVR 与药物治疗的比较。2012 年 8 月起，美国 75 个研究中心纳入 420 例患者按 1∶1 的比例分为 TMVR 组及药物治疗组，这项研究将持续到 2020 年 8 月。

RESHAPE-HF 研究，旨在评价二尖瓣反流伴心力衰竭患者应用 TMVR 的有效性和安全性，对心力衰竭伴重度功能性二尖瓣反流且有外科手术禁忌证患者进行 TMVR 与药物治疗的比较。2013 年 4 月至 2016 年 8 月，欧洲 75 个研究中心纳入 800 例患者，按 1∶1 比例分为 TMVR 组及药物治疗组。RESHAPE-HF 临床试验暂未公布结果。

十一、 经皮二尖瓣钳夹术的指南推荐

在临床指南推荐当中，2012 年 ESC 瓣膜性心脏病指南更新中提到，对于有症状的重度二尖瓣反流患者，不宜接受手术或手术存在高风险，且预期寿命超过 1 年，应考虑实施经皮缘对缘瓣膜修复术，但推荐和证据水平偏低（Ⅱ b 级推荐，证据水平 C）。原发性或继发性二尖瓣反流高危患者经心脏治疗团队会诊后可虑经皮缘对缘瓣膜修复术治疗，这使得该装置在一些国家（能够报销）的继发性二尖瓣反流患者中得到了广泛应用。2014 年和 2017 年 AHA/ACC 两个版本的瓣膜性心脏病指南中，对二尖瓣反流治疗的证据级别未变，没有更强烈的推荐。指南中指出，对于重度慢性二尖瓣反流（D 期）和心功能障碍（NYHA 分级，Ⅲ/Ⅳ级）的患者，若有手术禁忌证，且手术不能明显延长其存活时间，术后发生严重并发症的概率较大，则可考虑行经导管二尖瓣修复术（Ⅱ b 级推荐，证据水平 B）。AHA/ACC 指南并不推荐对继发性患者进行二尖瓣反流钳夹术治疗。为解决这一争论，2012 年起，美国 COAPT 临床试验和 2013 年欧洲两大临床试验 MITRA-FR21 与 RESHAPE II-HF 相继开展，进行多中心、随机对照临床研究，对介入治疗联合药物治疗的有效性进行评估。在 2015 年美国胸外科功能性二尖瓣反流指南中，对于功能性二尖瓣反流的治疗，未对 TMVR 进行推荐，功能性二尖瓣反流的疗效仍缺乏证据，需要更多的临床研究长期随访予以明确。2015 年 ESC 二尖瓣反流外科和介入手术立场声明中提出，多学科心脏团队评估高危二尖瓣反流患者外科手术，介入手术和药物非手术治疗的优缺点，并权衡选择治疗方案的获益和风险。多学科心脏团队包括心脏介入专家、心外科专家、麻醉专家、影像学专家、心力衰竭专家。对于器质性二尖瓣反流，TMVR 是有症状、外科手术禁忌的高危器质性二尖瓣反流患者的辅助治疗手段。对于功能性二尖瓣反流，TMVR 的治疗风险较低，能减轻继发性三尖瓣关闭不全（TR）患者的症状和抑制心室重构，是有症状、符合解剖结构的高危功能性二尖瓣反流患者药物治疗之外的唯一可选方案。

十二、展望

经皮二尖瓣反流钳夹术疗效确切，是高危外科手术患者和功能性二尖瓣反流患者新的辅助治疗方法，具有广泛的运用前景，但仍尚需大量长期随访的临床研究结果进一步证实。

（山西省心血管病医院心内科　李怀娜　魏首栋）

参考文献

侯士强，柳亮，李新明 . 经皮置入 Mitraclip 治疗二尖瓣反流的研究新进展 [J]. 临床心血管病杂志，2014，30（11）：936-939.

蒋至智，刘增长，程小成 . 经皮二尖瓣夹合术治疗二尖瓣关闭不全合并心力衰竭患者疗效的 Meta 分析 [J]. 中国循证医学杂志，2016, 16（4）：409-414.

潘文志，周达新，葛均波 . 经导管二尖瓣反流介入治疗现状及展望 [J]. 中国医学前沿杂志，2017，9（7）：127-131.

赵笑春 . 二尖瓣夹合术治疗瓣膜关闭不全 [J]. 中华心脏与心律电学杂志，2014，2:211-214.

曾智 . 经皮介入治疗二尖瓣返流 2017 全球专家共识精析 [J]. 中国医药科学，2017，7（11）.

周达新，葛均波 . 经皮二尖瓣反流的介入治疗 [J]. 心血管病学进展，2013，34（5）：608-609.

周达新，潘文志，管丽华，等 .MitraClip 治疗二尖瓣反流三例中期随访报道 .[J] 中国介入心脏病学杂志，2013，21：240-243.

诸葛瑞琪，吴永健 . 退行性二尖瓣反流的临床治疗进展 [J]. 中国心血管杂志，2017，22（4）：300-303.

Berardini A, Biagini E, Saia F, et al. Percutaneous mitral valve repair: The last chance for symptoms improvement in advanced refractory chronic heart failure? [J]. Int J Cardiol, 2017, 228: 191-197.

Feldman T, Foster E, Glower DD, et al.Percutaneous repair or surgery for mitral regurgitation[J]. N Engl J Med, 2011, 364（15）: 1395-1406.

Feldman T, Wasserman HS, Herrmann HC, et al.Percutaneous mitral valve repair using the edge-to-edge technique: six month results of the EVE R EST Phase I Clinical Trial[J]. J Am Coll Cardiol, 2005, 46（11）: 2134-2140.

Glower D, Ailawadi G, Argenziano M, et al.EVEREST Ⅱ randomized clinical trial: predictors of mitral valve replacement in de novo surgery or after the MitraClip procedure[J]. J Thorac Cardiovasc Surg, 2012, 143（4 Suppl）: s60-s63.

Mauri L, Foster E, Glower DD, et al. 4-year results of a randomized controlled trial of percutaneous repair versus surgery for mitral regurgitation[J].J Am Coll Cardiol, 2013, 62（4）:317-328.

Nishimura RA, Otto CM, Bonow RO, et al. 2017 AHA/ACC Focused Update of the 2014 AHA/ACC Guideline for the Management of patients with valvular heart disease: a report of the American College of Cardiology/ American Heart Association Task Force on Clinical Practice Guidelines[J]. J Am Coll Cardiol, 2017,70（2）: 252-289.

Sorajja P, Mack M, Vemulapalli S, et al. Initial Experience With Commercial Transcatheter Mitral Valve Repair in the United States[J]. J Am Coll Cardiol, 2016, 67（10）:1129-1140.

第 26 章　经皮肺动脉瓣置换术

一、肺动脉瓣关闭不全的病因

肺动脉瓣关闭不全（pulmonary valve incompetence，PI）的病因包括先天性和后天性两类。先天性 PI 比较少见，PI 多为继发性，多为肺动脉高压导致的肺动脉瓣环扩大和肺动脉主干扩张所引起的相对性关闭不全。临床上，器质性 PI 多继发于感染性心内膜炎及各种直接影响肺动脉瓣的病变，包括先天性畸形（如瓣膜缺如、畸形、穿孔、瓣叶过多等）。其他少见病因包括外伤、医源性等，特别是在肺动脉瓣狭窄（pulmonary valve stenosis，PS）或法洛四联症（tetralogy of Fallot，TOF）矫治术后的长期并发症中更为多见。

二、肺动脉瓣关闭不全的临床表现及危害

PI 患者主要临床表现为活动耐量下降、房性或室性心律失常、晕厥和进行性右心室扩大、右心衰竭甚至猝死等，严重影响患者生存质量和预期生存寿命。

三、肺动脉瓣关闭不全目前主要治疗方案及优缺点

研究表明，肺动脉瓣置换能改善 PI 患者的活动耐受力和生存质量，肺动脉瓣置换术后，右心容积明显缩小，心律失常的发生减少，心脏性猝死的风险明显降低。外科肺动脉瓣置换术（PVR）是目前治疗肺动脉瓣关闭不全的有效方法，但外科瓣膜置换术需要在体外循环下进行，手术创伤大，不适用于某些重症患者，因此很多患者不能耐受手术、失去了手术机会。近年来，经皮肺动脉瓣置换术因其手术创伤小、风险低、患者容易接受等特点得到了快速发展，且取得了较好的临床效果，对某些患者可替代外科开胸手术。

四、经皮肺动脉瓣置换术定义

经皮肺动脉瓣置换术（percutaneous pulmonary valve replacement，PPVR），是指经外周静脉途径，通过导管将人工带瓣膜支架置入到自体肺动脉瓣处，代替已失去功能的肺动脉瓣，以达到治疗的目的，避免了开胸手术。

五、经皮肺动脉瓣置换术适应证及禁忌证

目前已有大量学者对肺动脉瓣置换术进行了研究。Frigiola 和 Adamson 等研究表明，肺

动脉瓣置换术可降低右心室舒张期末容积和收缩期末容积，并可提高右心室排血量，能明显改善患者症状。Kane 等发现肺动脉瓣置换术能改善左心室功能。Lim 等研究认为 TOF 术后有重度 PI 患者，肺动脉瓣置换术能明显改善症状，减少并发症，降低病死率。目前为止，肺动脉瓣置换术没有统一的手术适应证，经皮肺动脉瓣置换术手术指征更是无明确标准，主要为解剖结构条件符合，适用于临床上符合外科手术标准的患者，且外科手术风险较大或个人不愿意进行外科手术者。

综合多项研究，经皮肺动脉瓣置换术适应证可概括为：①经皮肺动脉瓣置换术选用鞘管要求患者体质量＞ 20kg；②重度 PI 或 PS 伴有明显右心功能不全；③右心室流出道手术后并发重度 PI 或 PS；④肺动脉瓣缺如；⑤需要进行肺动脉瓣置换术，但外科手术风险大；⑥复杂的先天性心脏病术后并发中至重度 PI（反流指数＞ 25%）伴发右心功能不全或心力衰竭；⑦右心室流出道梗阻，右心室压力超过体循环压力的 2/3。

PPVR 的禁忌证包括：①术前 4 ～ 6 周有心内膜炎或其他严重感染者；②右心室流出道直径不能满足释放装置需求；③股静脉或颈静脉等静脉通路阻塞，不能通过血管鞘系统；④外周血管直径不能通 18 ～ 24 F 的血管鞘的患者（一般体重小于 15 ～ 20kg）。

六、手术操作流程

（一）术前对患者症状、体征的评估

PPVR 前，对患者进行运动试验，可客观评价其心、肺功能，并测定耗氧量；经胸部超声心动图测定右心室大小、压力和功能，同时可测定肺动脉瓣和三尖瓣反流程度；磁共振和 CT 可用于评价右心室流出道的形态及肺动脉瓣功能。

（二）完善术前相关检查

PPVR 前，对患者应常规完成心血管造影，测定体、肺循环压力，评价肺动脉瓣反流程度和（或）梗阻程度，测定跨带瓣血管的压力阶差，选择性左冠状动脉造影，球囊测定，并选择拟放置瓣膜的位置。文献报道，经皮释放支架时，少部分患者可出现冠状动脉受压及心肌缺血性。

（三）麻醉方式为全身麻醉

一般应选择全身麻醉下进行 PPVR，股静脉和颈内静脉均可作为穿刺点。在完成血流动力学检测后，行右心室造影评价带瓣血管功能，并测定狭窄部位长度。在递送移植瓣膜前，术者常在原带瓣血管或主肺动脉内放置一直径可再扩张为 22 ～ 24mm 的裸支架，其作用在于协助固定新移植瓣膜，同时对降低支架断裂发生有好处。

（四）手术监测

PPVR 整个手术过程，需在超声和 X 线监测下进行。

（五）移植瓣膜递送

PPVR 移植瓣膜的递送系统是一个包含二层球囊的复合体，首先将移植瓣膜按正确方向压缩，并包裹在内芯球囊外，在其外层再覆以保护囊。在导丝引导下，将整个装置送入体内主肺动脉或原带瓣血管处，撤除保护囊后，造影剂扩张内芯球囊，并释放支架。最好选择加

硬长交换导丝，以便支撑整个移植瓣膜在血管和心脏内的传送。

（六）判断肺动脉瓣反流程度

PPVR 后，重复血流动力学测定、压力阶差测定和右心室 X 线造影，判断肺动脉瓣反流的程度。如果仍有压力阶差存在，可用高压球囊再次扩张。

七、PPVR 并发症

（一）支架断裂

支架断裂是最常见的并发症，发生率达 20%～28%，对于支架出现多处断裂的患者，目前临床上通常采用支架内支架技术增强其稳定性。

（二）感染性心内膜炎

经皮肺动脉瓣置换术后并发感染性心内膜炎，具有很高的发病率和致死性，严重影响患者的预后和生活质量，并增加了患者术后的长期病死率，是值得各学者注意并亟待解决的问题。

（三）冠状动脉狭窄

冠状动脉狭窄是经皮肺动脉瓣置换术后较少见的并发症，主要由于瓣膜支架压迫而引起冠状动脉狭窄，具有潜在的致命性。在经皮肺动脉瓣置换术术中应该进行冠状动脉造影，进一步确定经测量球囊扩张的肺动脉与冠状动脉的位置关系，确定术后瓣膜支架不会对冠状动脉造成压迫，以减少该并发症的发生率。

（四）吊床效应

吊床效应是指瓣膜从支架上脱离导致支架内再狭窄，使通道发生梗阻，随着瓣膜装置系统的研发，牛颈静脉瓣膜与支架之间加强了缝合，之后很少出现瓣膜脱落事件，使吊床效应发生率明显下降。

（五）其他并发症

如肺动脉穿孔、致肺动脉流出道的梗阻、瓣周漏、心脏压塞、血胸等。

八、PPVR 的优势

①其手术创伤小，操作相对简单，无须全身麻醉和体肺循环支持，易被患者接受，对于某些合并高危外科手术风险的患者，PPVR 术几乎成为其唯一的选择；②PPVR 手术比外科手术平均住院天数明显缩短，术后早期结果显示死亡率更低；③PPVR 术并发症较少，多在可控范围内，并可重复进行多次经皮肺动脉瓣置换术，进行支架内支架术；④临床 PPVR 术后最长随访 7 年，结果理想、可靠，已初步证明了其临床应用的可行性。

九、PPVR 应用限制

PPVR 技术的应用存在一定限制，主要体现在对患者要求较高。①需要锚定装置，瓣膜要安置在肺动脉血管通道上，因此存有跨瓣环补片患者无法进行经皮肺动脉瓣置换术；②需要右心室流出道有合适形状展开支架，并将其固定，这将流出道内径限制在 14～22mm 范围内,超出此范围不适合进行经皮肺动脉瓣置换术;③瓣膜使用寿命问题;④输送系统较大,体质量较轻患者应用受到限制;⑤明显右心室流出道扩张患者,支架定位、固定困难。

十、展望

综上所述,PI 可引起患者右心室功能不全甚至衰竭、房性或室性心律失常,甚至猝死,严重影响患者的生活质量。PPVR 技术可降低 PI 患者病死率、改善患者生活质量,并以其创伤小、操作相对简单的优势,愈来愈多地引起学者的重视。然而 PPVR 作为一门新兴的技术还有许多亟待解决的问题,例如如何减少并发症的发生,如何突破应用限制,如何带来长期获益等。目前新型肺动脉带瓣支架和推送系统正在研制中,国内的 PPVR 实验研究也正在进行,并取得初步进展。相信通过装置的不断改进,操作技术的提高和临床经验的积累,下一步可扩展其临床适应证,未来会有更多的患者因这项技术而受益。

(山西省心血管病医院心内科　李怀娜
首都医科大学附属北京安贞医院急诊科　贺晓楠)

参考文献

陈翔,白元,姜海滨,等.经皮肺动脉瓣置换动物实验研究 [J].介入放射学杂志,2012,2(3):235-238.

陈翔,白元,秦永文.经皮肺动脉瓣置换术研究进展 [J].心血管病学进展,2009,30(6):909-911.

黄亚军,胡志伟,杜心灵,等.肺动脉瓣关闭不全 23 例外科治疗及文献复习 [J].临床心血管病杂志,2018,34(10):1014-1017.

刘瀚旻.经皮肺动脉瓣置换术:先天性心血管畸形介入治疗的新突破 [J].中华妇幼临床医学杂志(电子版),2010,6(2):77-81.

孙仕怀,王琦光.经皮肺动脉瓣置换术新进展 [J].心血管病学进展,2015,36(4):429-432.

宗刚军,白元,秦永文,等.经导管主动脉瓣及肺动脉瓣置换的应用解剖 [J].中国临床解剖学杂志,2008,26(3):252-254.

Kum ar A, Kavin sky C, Amin Z, et al.Percu taneous pulmonic valve implant ation cu rrent treatm ent options[J]. Cardiovascul Med, 2009, 11:483-491.

Lurz P, Coats L, Khambadkone S, et al. Percutaneous pulmonary valve implantation: impact of evolving technology and learning curve on clinical outcome[J].Circulation, 2008, 117(15):1964-1972.

Warnes CA, Williams RG, Bashore TM, et al. ACC/AHA 2008 guidelines for the management of adults with congenital heart disease:executive summary:a report of the American College of Cardiology /American Heart Association Task Force on Practice Guidelines (Writing Committee to Develop Guidelines for the Management of Adults with Congenital Heart Disease)[J]. Circulation, 2008,118(23):2395-2451.

第 27 章 先天性心脏病 3D 打印技术

一、先天性心脏病流行现状

先天性心脏病是婴幼儿期最常见的心血管疾病，平均每 1000 个新生儿中就有 6～9 名先天性心脏病患儿，我国每年出生的先天性心脏病患儿高达 15 万～17 万例。临床上常见的先天性心脏病有房间隔缺损、室间隔缺损、动脉导管未闭、肺动脉瓣狭窄、冠状动脉瘘、法洛四联症等。先天性心脏病由于异常通道的持续存在，使得流经肺部的血流量多，患者较正常人容易出现呼吸道感染，后期可以出现肺动脉高压的症状，严重者甚至导致死亡。

二、先天性心脏病治疗现状

目前治疗先天性心脏病的手段主要有传统外科手术和经皮介入封堵术。传统外科手术具有创伤大、并发症多、术后恢复慢及遗留手术瘢痕等缺点。经皮介入封堵术克服了传统外科手术的缺点，已成为临床常规治疗方法。但是经皮介入封堵术严格依赖 X 线、心脏超声等影像学技术，要求介入科医师对心脏、血管解剖学有要较强的空间思维能力，对复杂的先天性心脏病的治疗仍存在困难。为了克服 X 线、心脏超声、CT、MRI 等影像学技术无法识别精确的先天性心脏病的解剖学结构，使临床医师对于复杂心脏病的解剖结构有更加精确的认识和了解，因此，加快开展 3D 打印技术在先天性心脏病治疗领域有非常重要的意义。

三、3D 打印技术概述

3D 打印技术是一门借助生命科学、材料科学等多学科交叉而逐渐发展的技术，是通过 CT、MRI 等辅助检查获取所需构造物体的 3D 结构数据，将数据传送至计算机建模软件，建立出 3D 目标模型，对 3D 目标模型进行分层和数控编程，并将所得信息与打印机的加工参数设置结合起来，生成 3D 打印机可识别的代码信息，最后根据目标模型的结构通过串联和逐层精确定位的方式，形成一个与所需构造物体相似的一个实体模型的技术。目前 3D 打印技术常用的技术有：①选择性激光烧结术（SLS）；②光固化立体印刷（SLA）；③熔融沉积成型（FDM）；④直接携带细胞的生物打；⑤三喷印（3DP）。3D 打印技术可以制造出传统技术无法完成的结构，明显降低制造复杂物体结构的难度，具有精确性、分辨率高和可重复性等优点。基于 3D 打印技术的优点及随着材料学、生物医学影像学技术的发展，利用 3D 打印技术打印的模型可用于医学教学、手术规划或练习等，也可作为可移植性假体，如假肢、瓣膜、五官整形等。目前，3D 打印技术已开始在口腔科、骨科、普外科、心内科和神经外科等医学学科中广泛应用。

四、3D 打印技术应用于临床

心脏解剖结构复杂，认识心脏结构需要较强的空间思维能力，通过心脏超声、CT 或 MRI 等检查来构建先天性心脏病的空间结构则难度更大。3D 打印技术与传统影像学诊断比较，能直观地展示心脏。在显示心脏结构，缺损部位形态、位置、大小及瓣膜与血管关系等空间结构方面具有明显的优势。2008 年，Kim 等对 1 例 30 岁的室间隔肌部大型缺损合并房间隔筛状缺损及房间隔瘤的复杂患者，术前利用患者的心脏超声相关数据，打印了其心脏模型，将封堵器在心脏模型上反复模拟手术操作，选择最合适的封堵器并确保在不影响瓣膜、腱索的情况下，成功完成了室间隔缺损的封堵，开创了 3D 打印技术成功治疗复杂先天性心脏病的先河。2017 年 SO 等报道了 1 例 56 岁的已行经皮房间隔封堵术的女性患者，因封堵器局部咬合不牢，经食管超声显示存在大量左向右分流现象，需再次手术，利用 3D 打印技术打印出患者心脏模型，模拟并指导介入手术的进行，成功进行封堵。胡立伟等对患有复杂先天性心脏病的患儿，分别利用 CT 或 MRI 检查获取图像资料，通过 3D 打印技术，获取心脏模型，在心脏模型上清晰地显示患者的解剖畸形，更好地展示室间隔缺损位置及与心外大血管的空间关系，有效地应用于术前手术方案的制订。2015 年刘坤等对 3 例复杂先天性心脏病患者进行 CT 影像数据的提取，利用 3D 重建及计算机辅助设等技术，打印出聚丙烯树脂心脏模型，较好地展示了增大的右心结构、房间隔缺损和动脉导管未闭，成功行房间隔缺损修补、动脉导管未闭结扎和完全型肺静脉异位引流矫治术。2017 年邱旭等对阜外医院 21 例多发房间隔缺损患者利用 3D 超声心动图及心脏 CT 检查获取患者的心脏结构信息，选用软质硅胶材料，利用 3D 打印机制作患者的心脏模型，利用模型确定最佳封堵方案，于术后 1 个月随访复查心电图和超声心动图，证实封堵效果良好。

五、3D 打印技术临床应用的优点及局限性

（一）优点

利用 3D 打印技术制作患者个体化心脏模型，可在术前精确地测量各径线，详细地规划手术方案、熟悉手术路径、找到合适的封堵位置，能大大提高手术成功率，同时能拓宽传统手术的手术范围及适应证。3D 打印技术能直观地展示心脏，在展示空间结构方面具有明显的优势，同时能准确地还原心脏，在简单的先天性心脏病及复杂的先天性心脏病治疗上均有很好的应用前景。

（二）缺点

但是 3D 打印技术作为一种新型技术有很多的不足需要改进：① 3D 打印技术所需的建模数据完全依赖于超声、CT、MRI 检查，这些检查的分辨率目前还有待提高，可能会影响 3D 打印模型的精确性；②打印材料有待持续性改进，打印材料的稳定性及硬度等，会影响

封堵器型号的选择和不能精确地反映心肌组织，影响手术成功率；③ 3D 打印产品运用于人体的安全性及有效性评估，缺乏标准的医疗监管体系及伦理学探讨；④ 3D 打印技术在心脏病应用领域在国内外只有个案报道，其临床可用性及安全性缺乏大样本临床试验来证明；⑤ 3D 打印技术所需费用高，将影响 3D 打印技术在临床应用上的推广。

六、展望

随着 3D 打印技术在医学领域中的快速发展，3D 打印技术将成为解剖学与影像诊断学的枢纽。当 3D 打印技术克服高费用、临床可行性、伦理学等缺点，3D 打印技术将成为一种普遍的医学手段。未来可能利用 3D 打印技术打印出具有完全生物活性的血管支架、瓣膜等，成功应用干临床中，将治愈更多的心脏病患者，拯救更多患者的生命。

（山西省心血管病医院心内科　王　元

首都医科大学附属北京安贞医院　师树田）

参考文献

胡立伟，钟玉敏，王谦，等 . 3D 打印技术：一种认识先天性心脏病的新方法 [J] . 中国医学物理学杂志，2016，33：173-176.

刘金龙，刘锦纷 .3D 打印技术在小儿心脏外科中的应用 [J]. 临床小儿外科杂志，2016，15（3）：212-213，216.

刘坤，吕滨，郑哲，等 . 三维打印心脏病模型指导诊治复杂先天性心脏病 3 例 [J]. 中华胸心血管外科杂志，2015，31（7）:436-438.

邱旭，吕滨，徐楠，等 . 应用 3D 打印技术及超声引导介入技术治疗多发房间隔缺损的可行性 [J]. 中华医学杂志，2017，97（16）:1214-1217.

Derby B. Printing and prototyping of tissues and scaff olds[J]. Science, 2012, 338: 921-926.

Ibrahim AM S, Jose RR, Rabie AN, et al. Three-dimensional Printing in Developing Countries[J]. Plast Reconstr Surg Glob Open, 2015, 3: e443.

Kim M S, Hansgen A R, Wink O, et al. Rapid prototyping: a new tool in understanding and treating structural heartdisease[J]. Circulation, 2008, 117（18）:2388-2394.

Murphy SV, Atala A. 3D bioprinting of tissues and organs[J]. Nat biotechnol, 2014, 32: 773-785.

Olivieri L J, Krieger A , Loke Y H , et al. Three-Dimensional Printing of Intracardiac Defects from Three-Dimensional Echocardiographic Images: Feasibility and Relative Accuracy[J]. Journal of the American Society of Echocardiography, 2015, 28（4）:392-397.

Ozbolat IT, Yu Y. Bioprinting toward organ fabrication: challenges and future trends[J]. IEEE Trans Biomed Eng, 2013, 60: 691-699.

So K C, Fan Y, Sze L, et al. Using Multimaterial 3-Dimensional Printing for Personalized Planning of Complex Structural Heart Disease Intervention[J]. JACC Cardiovasc Interv, 2017, 10（11）: e97-e98.

第28章 超声引导下肥厚型心肌病室间隔射频消融术

一、肥厚型心肌病流行现状

肥厚型心肌病（hypertrophic cardiomyopathy，HCM）是最常见的遗传性心血管疾病，发病率为 1/500。由于早期表型不完全，可能低估了发病率。最常见的死亡原因是心脏性猝死（sudden cardiac death，SCD）、心力衰竭和栓塞性脑卒中。青春期后（包括青春期），每年死亡率为 0.5%，类似普通人群。除外先天性、代谢性、畸形和神经肌肉等疾病，儿童年死亡率为 1%。大多数肥厚型心肌病有正常或接近正常的预期寿命，部分归功于现在的管理策略，如家庭筛查、危险分层、血栓栓塞性预防和植入心脏复律除颤器（implantable cardioverter defibrillator，ICD）。ACCF/AHA 和 ESC 定义肥厚型心肌病有重叠，也存在不同。

二、肥厚型心肌病的定义

ACCF/AHA 定义肥厚型心肌病是一种疾病状态，其特征为无法解释的左心室肥大，且心室腔无扩大，排除其他可以引起心室肥厚的心脏及系统性疾病。需注意肥厚型心肌病患者可以基因型阳性、但表型阴性，无明显的心室肥大。ESC 的定义包含负荷导致左心室肥大的非肌小节疾病。两个定义都是基于左心室肥大，但存在不足，需要完善。在遗传学基础上，定义肥厚型心肌病作为一种肌小节疾病具有双重优势，可检测也可发现其他亚临床疾病。成人和儿童肥厚型心肌病肌小节突变的发生率在 40%～60%，ACCF/AHA 指南中所述 5%～10% 的肥厚型心肌病患者为拟表型或拟基因型，应属于其他疾病谱。另一争论是基因定义肥厚型心肌病缺乏特异性，例如，在一些家族中，不同个体存在相同的 TNNI3 缺陷，导致了有人患肥厚型心肌病，有人患限制型心肌病。

三、肥厚型心肌病的临床表现

（一）症状

最常见的症状是劳力性呼吸困难和乏力，其中前者可达 90% 以上，夜间阵发性呼吸困难较少见。1/3 的患者可有劳力性胸痛。最常见的持续性心律失常是心房颤动。部分患者有晕厥，常在运动时出现，与室性快速型心律失常有关。猝死（可能继发于室性心律失常）可能是无症状患者的首发表现。

（二）体征

有典型的颈动脉搏动上升支。动脉搏动波上升支迅速呈双峰样，早期收缩波后由于出现动力性梗阻，之后紧跟晚期收缩波（呈"尖峰和圆顶"波形）。通常肺部听诊清晰。潜在心力衰竭患者可能闻及啰音。最强搏动点搏动有力、持续，射血期在双相搏动出现前可闻及第四心音（形成三峰波），颈静脉压力通常正常。最早怀疑 HCM 是因为在体检或参加运动前偶然在胸骨左下端边界和心尖闻及中等音调收缩期杂音。

四、肥厚型心肌病的诊断

（一）心电图

典型的异常表现为 QRS 电压升高与左心室肥厚和 ST-T 变化一致，包括侧壁胸前导联 T 波倒置，左心房扩大，深而窄的 Q 波，侧壁胸前导联 R 波减少。

（二）胸部 X 线

表现心影可以正常大小或左心室增大。

（三）超声心动图

最重要的诊断手段，显示左心室质量增加，左心室不对称肥厚（尤其室间隔），射血分数正常或升高，舒张功能不全，左心室容积减小，心房扩大，心肌发生明显肥厚前组织多普勒超声心动图测量心肌收缩和舒张速度，对预后具有重要提示意义。运动负荷超声心动图可以有效检测不稳定梗阻。与 HCM 相比，运动员的心脏多为向心性肥厚，肥厚不明显（厚度 ≤ 15mm），左心室腔扩大（舒张期末期直径 > 55mm），很少有左心房明显扩大，左心室舒张功能正常。

（四）心脏磁共振

如果 HCM 无法确诊和区分其他病因时，心脏磁共振可提供诊断信息。主要检测肥大区域和纤维化，这些因素与心律失常和心脏性猝死的风险增加有关。

五、肥厚型心肌病的治疗

无症状的患者建议避免剧烈运动或竞技类体育活动；绝大多数肥厚型心肌病患者采用 β 受体阻滞剂药、钙通道阻滞药和抗心律失常等药物治疗；有症状的药物治疗无效者依据 2017 年《中国成人肥厚型心肌病诊断与治疗指南》中的治疗建议。

（一）室间隔化学消融术

室间隔化学消融术是通过导管将乙醇注入 1 支或多支间隔支中，造成相应肥厚部分的心肌梗死，使室间隔基底部变薄，以减轻左心室流出道梗阻的方法。室间隔化学消融术的适应证包括临床适应证、有症状患者血流动力学适应证和形态学适应证，具备这些适应证的患者建议行室间隔化学消融术，建议在三级医疗中心由治疗经验丰富的专家团队进行。

不足之处：由于受营养室间隔的心肌间隔支血管的解剖变异影响，术后三度房室传导阻滞、心肌梗死发生率高，并且再次手术及起搏器植入概率也增高。

（二）室间隔心肌切除术

包括经典 Morrow 手术和改良扩大 Morrow 手术，由经验丰富的外科医师实施。适应证：药物治疗效果不佳，经过最大耐受剂量药物治疗后仍存在呼吸困难或胸痛或其他症状（如晕厥、先兆晕厥）；静息或运动激发后，由室间隔肥厚和二尖瓣收缩期前移所致的 LVOTG ≥ 50mmHg；对于部分症状较轻、LVOTG ≥ 50mmHg，但是出现中重度二尖瓣关闭不全、心房颤动或左心房明显增大等情况的患者，考虑外科手术治疗，以防发生不可逆的合并症。

不足之处：需要切开胸骨和建立体外循环，需要患者有较高的耐受性。

（三）超声引导下经皮心肌内室间隔射频消融术

超声引导下经皮心肌内室间隔射频消融术（percutaneous intramyocardial septal radio-frequency ablation，PIMSRA）是在超声引导下，经皮通过心外膜穿刺将射频电极针经心尖直接送达至室间隔肥厚部位，在室间隔心肌内发出高频电波，使肥厚心肌组织局部产生高温达 90 ～ 100℃，造成局部肥大心肌细胞凝固性坏死，从而达到拓宽左心室流出道的目的。优点创伤小、恢复快、费用少、患者接受高，患者临床症状和生活质量明显改善，临床微创室间隔减容的一种新手术方式。

1. 基本原理　PIMSRA 是在肥厚心肌内行灭活减容的新技术，利用射频的局部致热效应，在短时间内使用针型辐射器周围的组织温度升高，使组织细胞蛋白质发生凝固性坏死，造成细胞不可逆凝固坏死，同时可使心肌内室间隔支发生凝固形成反应带，阻断肥厚心肌组织血供，在跳动的心脏上肥厚心肌内组织和细胞灭活，室间隔变薄、左心室流出道增宽，避免损坏传导束。以上操作都在超声影像实时引导下进行。

2. 适应证　①超声心动图及心脏磁共振确诊为 HCOM；②室间隔最大厚度＞ 15mm；③有明显的临床症状；④药物效果不佳或不能耐受药物的副作用；⑤年龄在 18 ～ 70 岁自愿行此手术的。

3. 禁忌证　①非梗阻性肥厚型心肌病；②合并必须行外科治疗的情况（二尖瓣严重器质性病变及冠状动脉严重狭窄病变需行冠状动脉旁路移植术）；③心力衰竭（强化治疗后，仍有静息心衰症状且左心室射血分数＜ 50%）。

4. 术前准备　①连接心电监护仪常规心外手术麻醉，连接心电监护（记录心率、血压、血氧饱和度等术前、术中指标）；②放置临时起搏器（术中出现房室传导阻滞或消融后水肿导致梗阻加重等情况，考虑开启）；③常规消毒，连接 12 导联无菌电极贴，铺消毒巾。

5. 手术过程　①穿刺途径：使用超声探头在非标准心尖四腔或五腔切面，进行射频消融前经心尖到室间隔基底肥厚消融区定位，选择经心尖部的最佳穿刺途径；使用低频率彩色血流显示心尖穿刺区血流信号，避免损伤冠状动静脉。②进针：射频电极针经胸骨旁肋间进针，穿过皮肤、皮下组织、心外膜直达心尖部室间隔，沿室间隔中央部走行进入前间隔基底部肥厚部位，为保护房室结，与主动脉瓣环保持 8 ～ 10mm 的安全距离。③前间隔消融：射频功率从 10W 开始，最高大 80W，每次消融时间 10 分钟左右，下一次消融与前一次消融区重叠 2 ～ 3mm，再次启动射频机消融。④退针、转换针道。⑤后间隔消融：同前间隔消融。

⑥术中实时监测：生命体征（心率、血压、呼吸等）。⑦治疗结束，拔针。⑧术后即刻评估：评估左心室流出道压力阶差及评估消融范围（超声心肌造影可明确测量室间隔消融区内心肌灌注情况）。

六、展望

PIMSRA 作为肥厚型心肌病患者室间隔减容治疗的一种有效且安全的微创治疗方式，对改善左心室流出道梗阻、减轻患者的临床症状有明显疗效，具有创伤小、恢复快、住院时间短、症状改善显著、术后并发症少的优势，值得进一步推广。但存在样本量少、开展单位少的现实问题，笔者坚信在手术经验不断积累、技术不断提高的情况下，PIMSRA 治疗肥厚型心肌病必将讲一步推广，造福于人类。

（山西省心血管病医院心内科　杨　鹏　高兵兵）

参考文献

中华医学会心血管病学分会中国成人肥厚型心肌病诊断与治疗指南编写组,中华心血管病杂志编辑委员会.中国成人肥厚型心肌病诊断与治疗指南 [J]. 中华心血管病杂志，2017，45（12）：1015-1032.

Crossen K, Jones M, Erikson C. Radiofrequency septal reduction in symptomatic hypertrophic obstructive cardiomyopathy[J]. Heart Rhythm,2016,13（9）:1885-1890.

Liu LW, Liu B, Li J, et al. Percutaneous intra-myocardial septal radiofrequency ablation of hypertrophic obstructive cardiomyopathy: A novel mini-invasive treatment for reduction of outflow tract obstruction[J]. EuroIntervention,2017,13（18）:2112-2113.

Rigopoulos AG,Seggewiss H. A decade of percutaneous septal ablation in hypertrophic cardiomyopathy[J]. Circ J,2011,75（1）:28-37.

Shelke AB,Menon R,Kapadiya A,et al. A novel approach in the use of radiofrequency catheter ablation of septal hypertrophy in hypertrophic obstructive cardiomyopathy[J]. Indian Heart J,2016,68（5）:618-623.

第 29 章 心肌梗死后室性心动过速的射频消融术

一、概述

心脏性猝死（SCD）是全球成人主要死亡原因，我国 SCD 发病率为 41.8/10 万，每年有 54 万人死于 SCD。SCD 大部分由致命性室性心律失常（VF 或 VT）所致。心肌瘢痕和解剖结构的改变是产生室性心律失常的解剖基础，心肌瘢痕及周边区域可出现电传导减慢及传导特性的差异性增大，这是 VT/VF 产生的基础。研究表明 5%～30% 的室性心动过速患者，通过心内膜消融无法成功，可能病灶源于心外膜。建立心外膜路径的方法主要包括经冠状静脉窦途径、外科开胸、心包开窗术和经皮心包穿刺等。

1996 年 Sosa 等首次报道经皮心包穿刺进行心外膜消融，治疗美洲锥虫病（Chagas disease）患者的心外膜室性心动过速（简称室速），由此开启了干性心包穿刺的历史。除 Chagas 病以外，还包括心肌梗死、扩张型心肌病、致心律失常心肌病甚至部分特发性左心室室速和心外膜旁道、室性期前收缩的患者，需要经心外膜标测和消融。目前经皮剑突下心包穿刺途径已成为心外膜标测与消融最常用的方式之一，2018 年孙莉萍等总结无造影剂左侧位指导下干性心包穿刺术可降低并发症发生率，是进入心外膜标测和消融的有效途径。

二、适应证与禁忌证

（一）适应证

室速（心肌梗死、扩张型心肌病、致心律失常心肌病甚至部分特发性左心室）、心外膜室性期前收缩、心外膜房室旁路。

（二）禁忌证

心功能不稳定患者及孕妇等特殊人群。

三、穿刺过程

患者平卧位，常规消毒剑突下穿刺区域，剑突下穿刺部位 1% 利多卡因局部麻醉。X 线指导下左前斜 90°，选择心尖和心底中点的位置为进针点。静脉穿刺针经左肋膈角穿刺部位进针，左侧位 X 线指导穿刺进针角度，左手拿带有造影剂的注射器带有负压下推送针尖，将穿刺针送入膈肌上、剑突后、右心室前壁三角间隙（安全三角间隙），进针方向朝向心包腔后壁。感觉到心脏搏动时或有落空感时推注造影剂，若到达心包，可见造影剂弥散于心包内，若在组织中，则可见造影剂滞留。再送入泥鳅导丝多角度透视确认导丝位于心包内。

四、展望

心脏导管射频消融术作为新型介入性治疗技术，具有创伤小、恢复快等优点。随着电生理技术的不断发展及疾病的深入认识，心外膜消融已经成为心内膜消融效果欠佳的有效补充方式，成为电生理人探索和前进的方向。干性心包穿刺风险大，操作要求高，目前在国内只有少数大中心开展，但是随着全国胸痛中心的建设，越来越多的急性心肌梗死患者得到及时救治，急性心肌梗死的生存率明显提高，也就意味着心肌梗死后室速的患者越来越多，以及 ICD 的植入量增多，越来越多的室速幸存患者，导管消融作为有可能根除或有效改善室速发作的唯一方法必将会有进一步发展。

（山西省心血管病医院心内科　王海雄　郭李平）

参考文献

孙莉萍，龙德勇，桑才华，等，无造影剂 X 线左侧位指导下干性心包穿刺方法的评价 [J]. 中华心律失常学杂志，2018.

薛玉梅，詹贤章，廖洪涛，等 . 经皮心包穿刺术晰室性心律失常心外膜标测和消融的应用体会 [J]. 中华心律失常学杂志，2015.

Berruezo A, Mont L, Nava S, et al. Electrocardiographic recognition of the epicardial origin of ventricular tachycardias [J]. Circulation, 2004,109（15）:1842-1847.

Fernandez-Armenta J, Berruezo A. How to recognize epicardial origin of ventricular tachycardias?[J].CurrCardiol Rev, 2014, 10（3）:246-256.

Han S Lim, Frédéric Sacher MD, Hubert Cochet MD. Safety and prevention of complications during percutaneous epicardial access for the ablation of cardiac arrhythmias[J].Heart Rhythm, 2014:1658-1665.

Hua W, Zhang LF, Wu YF, et al. Incidence of sudden cardiac death in China: analysis of 4 regional populations[J]. J Am Coll Cardiol,2009,54（12）:1110-1118.

Schmidt A, Azevedo CF, Cheng A, et al. Infarct tissue heterogeneity by agnetic resonance imaging identifies enhanced cardiac arrhythmia susceptibility in patients with left ventricular dysfunction[J]. Circulation, 2007, 115（15）: 2006-2014.

Sosa E, Scanavacca M, D'Avila A. Different ways of approaching the normal pericardial space [J]. Circulation, 1999, 100（24）:ell5-116.

Sosa E, Scanavacca M, D'Avila A, Pilleggi F. A new technique to perform epicardial mapping in the electrophysiology laboratory[J]. J Cardiovasc Electrophysiol, 1996,7:531-536.

Yamada T. Transthoracic epicardial catheter ablation:indications, techniques, and complications [J]. CireJ,2013,77:1672-1680.

第 30 章　先天性心脏病超声引导下经皮介入封堵术

一、先天性心脏病的概念、流行现状及分类

先天性心脏病是指胚胎发育时期受到遗传和环境等不良因素影响而导致心脏及大血管形成障碍或发育异常，或出生后本应自动关闭的通道未能闭合导致的心脏或胸腔内大血管的异常。先天性心脏病是小儿最常见的心血管疾病，流行病学资料显示，整个世界范围内先天性心脏病的发病率为 0.6%～0.9%，我国每年新出生的先天性心脏病患儿高达 15 万名左右。由于我国人口众多，医疗技术相对落后，大量的儿童期先心病患者未能得到及时及早的手术治疗而进入成年，所以我国成年先天性心脏病占有较高的比例，为 0.24%～0.28%。先天性心脏病最常见的是左向右分流型先天性心脏病，包括房间隔缺损（ASD）、室间隔缺损（VSD）、动脉导管未闭（PDA）。ASD 是最常见的成人先天性心脏病，占成人先天性心脏病的 20%～30%，男女发病率之比为 1∶（1.5～3）；VSD 在儿童及成人先天性心脏病发病率均较高，分别占 20%～30% 或 10%～20%；PDA 大多数常单独存在，占先天性心脏病的 10%～21%。其他类型的先天性心脏病有肺动脉瓣狭窄、法洛四联症、冠状动脉瘘、先天性主动脉瘘等。左向右分流型先天性心脏病因为异常通道的持续存在，发生左向右水平分流，使得流经肺部的血量增多，患儿较正常儿童容易出现呼吸道感染，后期可以出现肺动脉高压的症状，有些患儿可出现心力衰竭甚至死亡。

二、先天性心脏病的治疗方法

（一）外科开胸手术

外科开胸手术是治疗房间隔缺损（ASD）、室间隔缺损（VSD）、动脉导管未闭（PDA）等先天性心脏病的传统手术。常规开胸直视手术需要采用全身麻醉下气管插管，采用胸骨正中切口或侧切口进胸，在膈神经上方纵形切开心包，用牵引线悬吊固定心包于胸壁上，同时建立体外循环，并行循环、转流降温、阻断循环，使心脏停搏，然后切开心脏，用针将补片缝在心脏缺损上修补缺损。传统外科手术存在创伤大、失血多、手术需要全身麻醉、心脏停搏、并发症多、术后恢复慢及遗留手术瘢痕等缺点，大多数患者及家属很难接受。

（二）X 线下经皮介入房间隔缺损封堵术

1974 年 King 和 Mills 首次应用 X 线下经皮介入房间隔缺损封堵术，它完全避免了常规外科手术的缺点，具有创伤小、心脏不用停跳、术后恢复较快和避免术后瘢痕等优点，逐渐成为传统外科手术的有效替代方法。X 线引导下经皮介入封堵术可用于动脉导管未闭、肺动脉瓣狭窄，特别是房间隔缺损的封堵治疗。X 线引导下经皮房间隔缺损封堵术较为常用的方法是肺静脉法和球囊法。肺静脉法是在 X 线的引导下将鞘管推送至右上肺静脉，在右上肺静脉内部分吐出左房伞，然后回拉鞘管慢慢吐出右房伞，完成封堵；另一种方法是将左房伞在左上肺静脉内完全吐出，依靠吐出右伞时推送杆产生的扭矩力将左房伞拉出，完成封堵。球囊法为在吐出左房伞并回拉时，用膨胀的球囊在右心房侧顶住房间隔，给左房伞以支撑，然后在球囊膨胀下吐出右房伞，之后缓慢收起球囊，完成左右房伞卡位，嵌入缺损处，完成封堵。但是这种 X 线引导下经皮介入封堵方法有 X 线辐射损伤及封堵失败的风险，对患者的甲状腺、乳腺、生殖系统及骨髓造血系统造成损伤，典型的外面伤口小、里面内伤大。

（三）单纯超声引导下经胸介入缺损封堵术

为了实现不开刀也不用放射线治疗先天性心脏病，临床医师将传统外科手术及 X 线引导下经皮封堵术结合起来，并引入超声技术，创造了兼具两者优点的第三种方法，即单纯超声引导下经胸介入缺损封堵术，它是一种经胸壁的微创封堵方式，患者在全身麻醉下，通过右侧胸骨旁 2～3cm 的小切口，在超声引导下通过短鞘输送管封堵缺损处。具有不需要 X 线照射、不受年龄限制、实时超声检测、操作灵活，封堵器卡位更容易、准确，且一旦封堵失败可立即转为体外循环下手术的优点；缺点是必须在气管插管全身麻醉下进行，对上腔静脉侧和下腔静脉侧边缘要求较高，需要右胸 2～3cm 的切口，有损伤乳内动脉的可能性。

（四）单纯超声引导下经皮封堵术

随着心血管病介入技术的提高，结合 X 线引导下经皮封堵术和超声引导下经胸封堵术的优点，单纯超声引导下经皮封堵术被用于临床。单纯超声引导下封堵术是采用股静脉或股动脉为入径，封堵器沿着导管经股静脉或股动脉放到心脏或血管内需要治疗的缺损处。临床应用发现该项技术具有手术窗口小、治疗效果好、术中安全性高、术后并发症少等优点，在临床上广泛应用，成功率在 97%～98%。1997 年 Amplatz 设计的 Amplatzre 系列封堵器的问世，其设计简单、操作简便，成功率高及安全性能好，极大地推动了先天性心脏病介入治疗的开展，特别在动脉导管未闭及继发孔房间隔缺损封堵术的治疗方面有重要意义。目前单纯超声引导下经皮介入封堵术主要用于房间隔缺损、室间隔缺损及动脉导管未闭的介入治疗。对于其他类型的先天性心脏病如肺动脉瓣狭窄、主动脉瓣狭窄、动静脉瘘等严格把握适应证，临床上也可以采用介入封堵治疗。

（五）房间隔缺损介入治疗

房间隔缺损一般分为原发孔缺损和继发孔缺损。原发孔缺损是在胚胎发育过程中心内膜垫发育缺陷所致，形成一个半月形的大型房间隔缺损。继发孔缺损是心房在胚胎发育时先形成一个原发隔，它和心内膜垫之间形成一个原发孔，在原发孔闭合前，原发隔上部的中央也逐渐形成一个孔，这个孔缺损称为继发孔缺损。继发孔缺损分为中央型缺损、上腔型缺损和混合型缺损。目前仅有继发孔缺损的房间隔缺损患者可行介入手术根治治疗。房间隔缺损的介入适应证为：①年龄≥3岁；直径≥5mm，伴右心容量负荷增加＜36mm的继发孔型左向右分流房间隔缺损。②缺损边缘至冠状静脉窦、上下腔静脉及肺静脉开口距离≥5mm，至房室瓣距离≥7mm。③房间隔直径大于所选用封堵器左心房侧盘的直径。④不合并必须外科手术的其他心脏畸形。⑤外科术后残余分流。其禁忌证为：①原发孔型ASD及静脉窦型ASD。②合并活动性心内膜炎、心内赘生物、败血症及其他全身感染性疾病。③封堵器安置处有血栓存在，导管插入途径有血栓形成。④严重肺动脉高压导致右向左分流者。⑤对镍钛合金过敏者。

（六）室间隔缺损介入治疗

室间隔由膜部、漏斗部和肌部三部分组成，根据缺损部位可分为膜部缺损、漏斗部缺损、肌部缺损。其中以膜部缺损最常见。室间隔缺损一直以传统外科手术修补治疗为主，随着介入封堵治疗技术及材料的不断完善，使得介入封堵方法成为治疗室间隔缺损的最重要的治疗方法。室间隔介入治疗适应证为：①膜部缺损，年龄通常≥3岁，对心脏有血流动力学意义的单纯室间隔缺损，VSD上缘距主动脉右冠瓣≥2mm，无主动脉右冠瓣脱入室间隔及主动脉瓣反流；②肌部室间隔直径＞5mm；③外科术后残余分流。其禁忌证为：①重度肺动脉高压伴双向分流者；②活动性心内膜炎，心内有赘生物或引起菌血症的其他感染；③封堵器安置处有血栓存在，导管插入处有静脉血栓形成；④缺损解剖位置不良，封堵器放置后影响主动脉瓣或房室瓣功能；⑤对镍钛合金过敏者。

（七）动脉导管未闭介入治疗

动脉导管未闭介入治疗是临床上最早开展的介入治疗先天性心脏病。动脉导管未闭的介入治疗适应证是：①左向右分流不合并需要外科手术的心脏畸形的动脉导管未闭；动脉导管未闭最窄直径≥20mm；年龄≥6个月，体重≥4kg。②直径14mm以下的动脉导管未闭；直径＜2mm的动脉导管未闭采用Cook弹簧圈法，直径≥2mm的动脉导管未闭采用Amplatzer封堵器封。③外科术后残余分流。其禁忌证是：①重度肺动脉高压伴右向左为主的双向分流；②导管路径中有血栓形成；③合并其他需手术矫治的心内畸形；④活动性心内膜炎、心内赘生物形成、败血症、菌血症及其他全身感染性疾病；⑤对镍钛合金过敏者。

三、介入封堵术并发症

随着先天性心脏病介入治疗的快速发展，介入封堵治疗先天性心脏病已成为临床常规治疗方法。但是介入封堵术带来的并发症不能忽视，临床上常见的并发症有：①血管并发症。穿刺口出血与局部血肿、动静脉瘘、假性动脉瘤、血栓栓塞、空气栓塞等。②心脏并发症。心律失常，常见的是快速性心律失常及传导阻滞、心脏压塞、心脏瓣膜关闭不全、残余分流等。③其他并发症。溶血、封堵器脱落、导管或导丝折断等。为了避免介入封堵术带来的上述并发症，提高介入治疗的成功率，需着重提高临床医师介入治疗知识及操作技术水平。希望随着临床经验的累积以及对心脏、血管解剖学认识的提高，介入治疗先天性心脏病的适应证由单一心脏畸形扩展为复合心脏畸形，扩宽接受介入治疗的年龄趋于小龄化，并对一些年老、体弱患者，可采用导管瓣膜置入术取代心脏瓣膜置换术，同时多学科联合开发新技术、新器材，使先天性心脏病介入诊疗能力提高到新水平。

（山西省心血管病医院心内科　王　元　王仲朝）

参考文献

崔亚洲，翟波，刘垚，等，单纯超声心动图引导下经皮房间隔缺损封堵术的临床研究 [J]. 现代诊断与治疗，2017，28（10）：1898-1900.

达嘎. 高原地区小儿右胸径路体外循环心内直视手术 40 例 [J]. 中华小儿外科杂志，1998，19（3）：172.

郭晓博. 单纯超声引导下经皮与经胸房间隔缺损封堵术的临床对比 [D]. 山东大学，2014：1-54.

金梅. 先天性心脏病介入性治疗回顾与进展 [J]. 心肺血管病杂志，2011，30（5）：358-363.

苏娅. 小儿先天性心脏病介入治疗常见并发症的防治 [J]. 国际儿科学杂志，2015，42（5）：545-548.

王影. 介入封堵术对儿童左向右分流型先天性心脏病心脏结构及血流动力学的影响 [D]. 安徽医科大学，2018：1-59.

谢博恒. 新生儿先天性心脏病的介入治疗研究进展 [J]. 临床检验杂志（电子版），2019，8（3）：188-189.

第 31 章 主动脉疾病原位开窗支架技术

一、主动脉夹层的流行现状

主动脉疾病包括主动脉夹层、主动脉瘤和主动脉溃疡，其中主动脉夹层是心血管疾病的灾难性急危重症。此病发病较急，病程进展较快，具有较高的致死率，如不及时诊治，24 小时内死亡率约为 33%，48 小时内死亡率高达 50%，1 周内死亡率为 80%，其中约 75% 死于主动脉破裂。主动脉夹层的产生与高血压、动脉硬化、结缔组织病等有关，主动脉内的血流经内膜撕裂口流入囊样变性的中层，形成夹层血肿，随血流压力的驱动，在主动脉中层内逐渐扩展，形成不同程度和范围的中层剥离，在动脉内形成真、假两腔。60% 的主动脉夹层起源于升主动脉，若主动脉撕裂范围较大，可出现相应脏器缺血、坏死，导致患者的胸背部出现突发性疼痛，并且会伴有急性心肌梗死、心脏压塞、高血压、胸腔积液、肾脏缺血、下肢缺血等多种病症，致使患者的生命受到严重的威胁。

二、主动脉夹层的分类及适应证

主动脉夹层根据夹层的起源及受累的部分可分为 Stanford A 型及 B 型。Stanford A 型约占主动脉夹层的 2/3，病变涉及升主动脉，主要采用外科手术修补撕裂口，排空假腔或人工血管移植术；Stanford B 型占主动脉夹层的 1/3，病变不涉及升主动脉，目前主要采用腔内修复术。血管腔内治疗创伤小、恢复快，在 Stanford B 型中已逐渐替代外科手术，成为一种普遍的治疗手段。

Stanford B 型腔内修复术的适应证：

（1）急性期：①夹层破裂出血；②主动脉周围或纵隔血肿进行性增大；③夹层主动脉直径快速增大；④主动脉重要分支的严重缺血；⑤无法控制的疼痛。

（2）慢性期：①夹层破裂出血；②夹层主动脉直径快速增大（＞每年 10mm）；③形成动脉瘤（＞ 50 ～ 60mm）；④主动脉重要分支严重缺血。由于腔内修复术需要至少 1.5cm 的锚定区，以防止近端内漏，因此，临床上对于行 Stanford B 型主动脉夹层腔内修复术时，其指征还会增加主裂口必须距左锁骨下动脉开口 1.5cm 远。但是随着腔内器具的改进和腔内技术的进步，这一指征已经扩大，对于锚定区不足 1.5cm 的主动脉弓部病变已不是腔内修复术的禁忌证。

三、烟囱支架技术的临床应用

主动脉弓部血液流速快、结构复杂、角度多变，同时还分出头臂干动脉、左颈总动脉、左锁骨下动脉 3 支分支，这 3 支弓上动脉主要负责脑部和上肢等重要区域的血供，如果直接覆盖或部分覆盖会有上肢缺血、脑梗死和截瘫等风险。因此，主动脉弓部病变曾是腔内修复术的禁区。但随着腔内器械的不断更新和技术的持续累积突破，应用各种新型的腔内器械及技术治疗主动脉弓部疾病，已经取得了突破性进展。针对锚定区不足的主动脉弓部病变，为了减少或消除左锁骨下动脉封闭带来的风险，"烟囱支架技术"首先走进临床医师的视野。"烟囱支架技术"是在主动脉弓的重要分支动脉内植入小支架与主动脉主体支架并行，旨在通过弓上分支动脉内支架的径向支撑力在覆膜支架与主动脉壁间撑开一条流向分支动脉的通道，在确保安全锚定区的前提下维持弓上动脉血流通畅。烟囱支架技术将不同支架巧妙结合，在隔绝病变的同时保留分支血管，尽可能避免分支血管覆盖带来的严重并发症。虽然"烟囱"支架技术为腔内治疗提供了新思路，但仍存在缺陷。"烟囱"支架位于主动脉支架和血管壁之间，容易发生内漏，同时"烟囱"支架与主动脉支架重叠部位的长短和"烟囱"支架与主动脉支架之间的径向支撑力对支架位置的影响，都会对远期通畅率产生影响。

四、原位开窗术的临床应用

2004 年 Mc Williams 等首次对一例 77 岁胸主动脉瘤女性患者成功行主动脉"原位开窗术"，应用微导丝硬头穿透胸主动脉覆膜支架，再用切割球囊和普通球囊扩张穿刺部位，在覆膜穿刺口扩大之后，利用旋转输送装置准确对位，释放球扩覆膜支架，成功完成腔内修复，6 个月后 CT 扫描没有发现内漏和锁骨下动脉支架。该项技术被报道后以其快速、重复、微创、并发症少等优势逐渐被采纳，目前国内外已陆续报道应用此类新技术的成功案例。

在该项技术中，主要技术要点包括：①移植物开窗穿孔技术，包括移植物稳定方法；②扩孔；③开窗稳定，其中移植物穿孔技术是此项技术的核心。

目前文献已报道的移植物穿孔方法有：①机械，如导丝硬头、穿孔针和套管针；②物理，包括激光和射频穿孔。在进行移植物开窗穿孔时，除了穿孔方法外，穿孔技术也至关重要。Riga 等对 3 种不同材质的支架进行体外开窗，发现垂直穿刺可减少主体支架覆膜撕裂，开窗效果好。但是对于分支血管扭曲、不能保证垂直穿刺的病例，也可以采用"鸟贼捕获"技术。"鸟贼捕获"技术是将主动脉支架释放于从分支动脉预置的环状导丝内，通过收紧环状导丝稳定主动脉支架，完成开窗。覆膜支架开窗穿孔完成后，为便于分支支架植入，需对窗口进行扩张，可沿开窗孔置入导丝，用普通球囊和或切割球囊扩张初始孔，切割球囊在扩张的同时可切割移植物纤维材料，为了避免球囊在通过软导丝进入开窗孔时因孔径大小通入困难，可使用小尺寸的非顺应性球囊或使用更大的空芯针进行穿刺。在窗口扩张完成后一般会植入球扩覆膜支架或自膨覆膜支架来实现桥接和分支血管重建，稳定窗口保持血流通畅。但是对于存在无名动脉等分支动脉直径过大的患者，有研究报道通过植入 Excluder 支架的一支"裤腿"支架或金属裸支架作为分支支架，Kassavia 等认为还可以在桥接支架内放置额外的支架以稳定窗口。"开窗"技术相对于"烟囱技术"而言，虽内漏发生率低，但其难度和技术要求更高。依据覆膜支架特性、快速的开窗穿孔、正确的开窗定位标志和精确地体内释放，保证窗口正对向目标分支血管开口，是"开窗"手术的关键。

五、展望

"原位开窗术"是目前治疗胸主动脉疾病近端锚定区不足的一种安全有效的方法，在保证分支血管和重要脏器的血流灌注方面发挥着重要作用。但是目前关于"原位开窗术"的报道缺乏大规模的随机对照试验，仅局限于病例报道及少数病例的单中心回顾性分析，其远期疗效尚无定论。而且该技术尚未得到权威认证，其使用范围也存在争议，国内学者将原位开窗技术不仅用于急诊手术，也用于择期手术，但是国外学者仅推荐用于急诊手术。

（山西省心血管病医院心内科　王　元　白子良）

参考文献

曹翔，薛群，尤庆生，等.腔内修复近端锚定区不足胸主动脉疾病 58 例临床分析 [J].交通医学，2018，32（6）：592-594.

常光其.血管外科腔内治疗热点 [J].中国医学前沿杂志，2018，10（11）：1-6.

丁祥就，金亮，姜剑军.导丝引导下覆膜支架开窗治疗锚定区不足的主动脉弓部病变 3 例 [J].中国现代普通外科进展，2019，22（1）：79-80.

李旭，史振宇.原位开窗术治疗主动脉弓病变的技术应用与进展 [J].血管与腔内血管外科杂志，2018，4（4）：367-373.

向一郎，吴子衡，张鸿坤.胸主动脉覆膜支架原位开窗技术的应用现状 [J].浙江大学学报（医学版），2018，47（6）：617-622.

杨洁连，向定成，肖华，等.急性 Stanford B 型主动脉夹层腔内修复治疗时机与预后的关系 [J].中国介入心脏病学杂志，2014，（5）:300-303.

McWilliamsRG, Murphy M, HartleyD, et al.In Situ Stent-Graft Fenestration to Preserve the Left Subclavian Artery[J].Journalof EndovascularTherapy, 11（2）:170-174.

第 32 章　小切口冠状动脉旁路移植术

一、诊疗现状

随着社会环境的变化，冠心病的发病率呈现逐年上升和年轻化的趋势。冠状动脉旁路移植术（CABG）是目前治疗冠心病的有效方法。经胸行左乳内动脉至前降支冠状动脉旁路移植术的概念最早在 1967 年由 Kolessov 提出。胸廓内动脉（LIMA）到前降支（left anterior descending coronary artery，LAD）旁路移植是冠心病再血管化的"金标准"。微创左胸小切口冠状动脉旁路移植术（minimally invasive direct coronary artery bypass，MIDCAB）日趋成熟，可以完成 LIMA → LAD 的旁路移植，对患者的创伤小，效果满意。

二、概述

小切口冠状动脉旁路移植手术（MIDCAB）最初被定义为：采用左胸第 4 肋间前外侧小切口（约 10cm），直视或胸腔镜辅助下取左胸廓内动脉，在不停跳下将其与左前降支直接吻合。后扩大至针对任何目标血管的"胸部小切口非体外循环心脏不停跳冠状动脉旁路移植手术"，如针对钝缘支的侧胸小切口，针对右冠状动脉的右前胸小切口和后降支的剑突下小切口。由于手术切口小，手术野显露有限，因此 MIDCAB 更适用于单支或双支血管病变。临床上主要用于近端高度狭窄、PTCA 风险较高或不能成功或术后再狭窄的左前降支病变，少数为右冠单质病变、回旋支病变和再次旁路移植患者。

三、术式

左胸小切口多支冠状动脉旁路移植术、胸骨下段小切口多支冠状动脉旁路移植术、全胸腔镜下的冠状动脉旁路移植手术、杂交冠状动脉血运重建手术。

四、手术适应证和禁忌证

（一）适应证

①心功能Ⅰ～Ⅱ级；②前降支单支狭窄，尤其狭窄段较长的患者；③前降支支架置入术后再狭窄而意愿上要求美观的患者；④单纯前降支开口病变，或合并回旋支、右冠状动脉轻度狭窄（TIMI 分级Ⅲ级），或回旋支、右冠状动脉病变可以支架处理的。

（二）禁忌证

小切口冠状动脉旁路移植术手术野暴露差、技术要求高、不适合于急性心肌梗死循环不稳定的急诊旁路移植，心功能差及多支冠状动脉狭窄仍选择常规术式体外或非体外循环下旁路移植为佳。

五、左胸小切口 LIMA → LAD 手术方法

全身麻醉，双腔气管插管或支气管堵塞器，使左肺塌陷，仰卧位，左胸垫高 20°～ 30°，取左前胸第 4 或第 5 肋间切口，长 5～7cm，进胸后右侧单肺通气，用悬吊式乳内动脉牵开系统（Fehling、Recover、Metronic 等）向上牵开肋骨，拉高胸壁，良好显露手术视野（图32-1）。无论是肋骨牵开还是胸壁悬吊，都要注意逐步牵拉，避免一次性过度牵开，这样极易造成肋软骨损伤并增加术后疼痛。用特制的加长取乳内动脉器械在直视下获取 LIMA，上至第 1 肋骨上缘，下至第 5 肋，常规离断膈神经旁两支比较明显的 LIMA 至心包分支，用钛夹钳夹后电灼切断，游离充分后用罂粟碱水冲洗防止痉挛，全身肝素化，在膈神经前切开心包，暴露前降支，确定 LAD 吻合位置，估测 LIMA 游离长度足够，离断 LIMA 远端，观察 LIMA 血流，并向 LIMA 内注入罂粟碱水使其充分舒张，残端修剪整齐，并剪开至合适宽度备用。放置合适大小的肋骨牵开器，悬吊心包，充分暴露前降支吻合部位。用吸引式心脏稳定器固定 LAD（图32-2），将 LAD 切开适当长度，放置冠状动脉内分流栓，用 7-0 或 8-0 Prolene 线进行 LIMA 和 LAD 的端 - 侧吻合。确保吻合可靠，尤其注意吻合时不能缝住对侧血管壁。吻合完成后用鱼精蛋白中和肝素，彻底止血，放置胸腔引流管一根，外接水封瓶，常规逐层关胸。

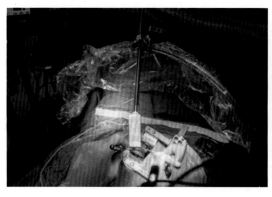 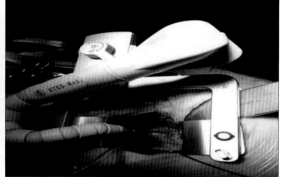

图 32-1　用悬吊式乳内动脉牵开系统　　　　图 32-2　用吸引式心脏稳定器

冠状动脉吻合时，采用吸附式心表稳定器（Metronic、Recover、HK）来固定靶血管。在放置稳定器时，只需要将压脚轻轻与心外摸接触，通过负压吸引来达到稳定效果，对心脏几乎不产生任何挤压，不会影响血流动力学。

冠状动脉切开后，常规放置分流栓，而非阻断冠状动脉。保证吻合期间的冠状动脉血供对于 MIDCAB 手术特别重要，因为一旦发生严重的冠状动脉缺血，将可能会导致低血压，

甚至心室颤动，这对于 MIDCAB 手术来说是灾难。吻合时，坚持常规冠状动脉旁路移植（CABG）的手术习惯，使用 7-0 或者 8-0Prolene 线连续缝合。精细的吻合是 LIMA → LAD 桥长期通畅的重要保障。

六、手术优点和局限性及展望

MIDCAB 集合了非体外循环和小切口两项微创理念，既可避免体外循环造成的内环境紊乱，又减少了创伤，缩短了住院时间。今年来随着医疗技术的不断提高，小术野的精细手术操作逐渐成熟，MIDCACB 已成为微创心脏手术的典型代表式之一。

多中心报道短期及中期预后均呈现良好的结果。与药物涂层支架相比，在治疗 LAD 病变方面，MIDCAB 手术的远期疗效更优，术后 5 年不良心脑血管事件发生率和需要再次再血管化治疗的比例，MIDCAB 组均显著低于经皮冠状动脉介入（PCI）治疗组。

七、展望

近年来的临床实践证明了 MIDCAB 的安全性和有效性，尤其对高龄、高危旁路移植术的患者效益显著。MIDCAB 通过联合使用非体外循环和电视胸腔镜的其他微创心脏外科手术技术，以杂交手术治疗多血管病变，既可以减少手术创伤，又可以提高远期效果。

（山西省心血管病医院心外科　徐一君　邓勇志）

参考文献

李小波，单根法，张辅贤，等 . 微创冠状动脉搭桥术（附 23 例报告）[J]. 中国微创外科杂志，2002，5（2）：295-296.

凌云鹏，鲍黎明，杨威 . 左胸小切口非体外循环冠状动脉旁路移植术 [J]. 中华胸心血管外科杂志，2014，30（1）：45-46.

凌云鹏，卢明喻，鲍黎明，等 . 分站式杂交手术治疗冠状动脉多支血管病变 [J]. 中国循环杂志，2014，29（2）:90-93.

万峰，陈彧，王怀军，等 . 四种不同类型的微创下切口冠状动脉搭桥术 [J]. 北京医学，2003，1（25）:42-44.

Bucerius J, Metz S, Walther T, et al. Endoscopic internal thoracic artery dissection leads to significant reduction of pain after minimally invasive direct coronary artery bypass graft surgery[J]. Ann Thorac Surg, 2002, 73（4）:1180-1184.

Raia SG, Garg S, Rochon M, et al. Short-term clinical outcomes and long-term survival of minimally invasive direct coronary artery bypass grafting[J]. Ann Cardiothorac Surg, 2018, 7（5）:621-627.

Raia SG, Uzzaman M, Garg S, et al. Comparison of minimally invasive direct coronary artery bypass and drug-eluting stents for management of isolated left anterior descending artery disease: a systematic review and meta-analysis of 7 710 patients[J]. Ann Cardiothorac Surg, 2018, 7（5）:567-576.

第33章　小切口心脏瓣膜手术

一、心脏瓣膜疾病的流行现状及危害

心脏瓣膜疾病（valvular heart disease）是由于炎症、黏液样变、先天性畸形、缺血性坏死、退行性病变、创伤等原因引起的瓣膜结构或功能异常，导致瓣口狭窄或关闭不全。风湿性心脏病（rheumatic heart disease）是不发达国家行二尖瓣手术最常见的疾病，也是导致患者死亡最常见的心血管疾病之一，全球每年约有 30 万人因该病死亡，在我国主要累及 50 岁以下人群，女性稍多。风湿热是甲组乙型溶血链球菌感染后引起的自身免疫病，炎症过程常常导致心脏瓣膜损害，尤其是二尖瓣最先受累，之后累及主动脉瓣。瓣膜病变常导致心脏血流动力学改变，代偿期引起心肌重塑，若不及时进行治疗，可逐渐病变至心力衰竭最终导致死亡。

二、心脏瓣膜疾病的治疗现状

二尖瓣、主动脉瓣病变最有效的治疗手段是外科手术治疗，传统手术方式是通过胸骨正中切开，直视下完成瓣膜置换或修复手术。虽然这样的手术方式可以充分显露心脏，但是会破坏胸壁的完整性，手术创伤大，患者需要数月才能完全愈合，这样会引起患者活动受限，容易出现相关并发症，如出血、感染、愈合不良、肺不张、瘢痕反应等。随着外科器械及技术水平的提高，人们为了追求更短的恢复时间，以及更好的外观效果，微创外科手术逐渐流行起来。1996 年以后，Cohn、Cosgrove 及其他一些学者开始尝试微创主动脉瓣和二尖瓣手术，但微创手术的安全性一直受到质疑，相对于开放的直视手术，微创手术的复杂性及其潜在的并发症导致微创手术发展受到限制。近年来随着科技水平的不断进步，微创瓣膜手术也逐渐兴起。微创瓣膜手术技术正逐步成为主流心脏瓣膜手术技术之一。

三、小切口心脏瓣膜手术

小切口心脏瓣膜手术是指相对传统前胸正中切口手术而言，在使用胸腔镜或特殊医疗设备的情况下，主要经胸骨上段小切口、胸骨下段小切口、右胸前外侧切口、右腋下小切口行瓣膜手术的方法，具有手术创伤小、术后恢复快和切口隐蔽美观等优势。

1996 年，Carpentier 等首次进行了经胸小切口二尖瓣成形术，同年德国 Konertz 等首次报道胸骨上段小切口技术，之后各种微创瓣膜成形方法和技术源源不断地涌现出来，包括部分胸骨切开瓣膜成形术、微创胸廓切开瓣膜成形术、机器人辅助瓣膜成形术、孔式入路腔镜瓣膜成形术、经皮介入瓣膜成形术。其中，右胸小切口（right mini-thoractomy，RMT）心脏瓣膜成形术在国际上应用较为广泛，也有 Meta 分析报道，相比于标准胸骨正中切口（standard median sternotomy，SMS），RMT 在二尖瓣成形术中拥有相似的临床预后和安全性。

而在各类小切口手术入路之中，又分为胸廓切开术和部分胸骨切开术。胸廓切开术手术切口包括右胸前外侧切口、右腋中线垂直切口、左胸后外侧切口等；部分胸骨切开术手术切口则包括部分胸骨上端切口和部分胸骨下端切口。对于在心脏瓣膜疾病中占据较大比重的二尖瓣病变手术，常用的小切口径路包括部分胸骨切口、右腋下直切口、右胸前外侧切口和左胸后外侧切口，Cheng 等在比较各种小切口二尖瓣手术的 Meta 分析中发现，微创小切口二尖瓣手术相对于标准胸骨正中切口术后输血量、伤口感染率、ICU 滞留时间和总住院时间较低，而瘢痕满意度较高。

小切口心脏瓣膜手术属于心脏外科微创技术的范畴，相比于传统的手术切口，具有以下优势：①切口位置隐蔽。部分手术的小切口全部位于腋下区域，上肢下垂后能几乎全部遮住；成年女性乳房下缘皮肤切口，伤痕小，瘢痕更为隐蔽。②切口小。一般小切口的长度仅为常规切口的 1/2～2/3。③手术疼痛感。小切口创伤轻、创面小、术后渗血少，疼痛感不强烈。④手术并发症。小切口术后并发症少，不容易造成胸骨变形，感染概率也低。⑤术后恢复时间。切口小愈合快，缩短住院时间。⑥切口美观度。对心脏病女性或美观度要求较高的患者，减少心理创伤。

四、小切口心脏瓣膜手术的适应证和禁忌证

小切口心脏瓣膜手术在我国还属于起步阶段，目前对于适应证和禁忌证的选择无统一标准，一般手术的选择取决于主刀医师的临床经验及对手术操作的掌握程度。

（一）适应证

①患者体形偏瘦；②主动脉瓣病变、二尖瓣病变或伴有三尖瓣病变的患者；③对切口外观有要求的年轻患者；④既往有正中胸部手术考虑心包与胸骨粘连的患者；⑤无法耐受传统正中开胸手术患者。这些患者都可选择微创手术解除病因，但充分的术前评估及手术规划是保证手术安全、顺利完成必不可少的前提。

（二）禁忌证

①体形肥胖者；②左心室功能差的患者，或术前合并症较多需要缩短手术时间的患者；③右胸既往有外伤或手术史；④既往有结核性胸膜炎或相关胸部炎症病史；⑤外周动脉粥样硬化伴或不伴严重冠心病者。

五、小切口心脏瓣膜手术的治疗过程

适用于各类瓣膜病需要进行瓣膜置换的患者，理论上只要不存在必须进行心内直视手术的患者，都可以进行小切口的瓣膜置换或联合置换。常见的手术切口如下。

（一）胸骨上段小切口（superior partial median sternotomy, SPMS）

患者常规取平卧位，皮肤切口长 6～10cm，上段起自胸骨角下 1～2cm，下端至第 3 肋间隙。沿胸骨正中切开，自上而下锯开胸骨至第 3～4 肋间隙，使胸骨切口呈"J"形。撑开胸骨，切开并悬吊心包，充分显露升主动脉、上腔静脉、右心房、右上肺静脉，直视下完成升主动脉插管、右心耳插腔房管或上腔静脉直角插管，下腔静脉经剑突下戳孔常规插管，建立体外循环。经主动脉根部或切开升主动脉经左、右冠状动脉开口灌注心脏停搏液，心脏停搏下可用于主动脉瓣成形或置换、二尖瓣成形或置换，甚至主动脉根部置换术（Bentall 术）及部分弓置换术。心脏复跳后行循环下先安置临时起搏导线，拔除下腔静脉插管后经剑突下戳孔安置心包引流管，然后停循环逐步撤除管道，彻底止血关胸。

SPMS 心脏瓣膜置换术具有以下优点：①手术径路、方向与胸骨正中切口相同，体外循环插管方式亦相同，使用常规器械即可完成手术，心脏外科医师易于掌握，便于大规模地开展；②术野显露比较充分，若术中遇二尖瓣显露不好时，可扩大房间隔切口至左心房顶；③方便延长切口，甚至可改成常规胸骨正中切口，对术中出现的意外情况能及时处理；④避免全部切开胸骨，维持了胸骨下段的完整，保持胸廓的稳定性，对呼吸功能影响小，且术后咳嗽和咳痰能力强，肺部并发症少；⑤胸骨切开少，胸骨后创面小、出血少、输血少，避免了输入过多血液制品的不良反应；⑥由于术后切口疼痛减轻，患者可以早期下床活动，有利于身体恢复，术后住院时间缩短，也符合现代医学的快速康复理念。本术式的主要缺点是皮肤切口稍高，术后瘢痕容易暴露。

（二）胸骨下段小切口（lower partial median sternotomy，LPMS）

胸骨下段小切口患者采取仰卧位，取胸骨中段至剑突上 1～2cm 切口，长 8～10cm，用拉钩将切口下端拉至暴露剑突，将胸骨由下向上锯至中段，并于第 4 肋间向右侧横断，如显露困难必要时可向上延长开胸，相对安全。肝素化后常规建立体外循环。不宜采用此切口的主要是一些需要处理心底部大血管的手术，如主动脉缩窄、大动脉转位及主动脉弓中断等矫治手术。LPMS 创面小、出血少，而且胸廓稳定性未被完全破坏，有利于手术后呼吸功能恢复。

胸骨下段小切口具有如下优点：①具有与常规切口类似的心脏位置，外科医师容易理解和操作，可以不需要很特殊的器械，容易接受，若术者更熟练并有薄壁的动静脉插管和特殊的牵引器，手术切口可小至 3.5cm；②心内术野显露好，与常规切口相似，可以完成绝大部分的心内畸形矫治，体外循环时间也接近正中切口；③保持胸骨上段完整，损伤小，减少胸骨感染的机会，有利于术后呼吸功能的恢复；④不打开胸膜腔，对肺部无机械损伤；⑤如有意外情况，可随时向上锯开胸骨变成常规切口，手术安全性高；⑥成人的胸骨弹性差，若需要采用胸骨下段切口，可以在第 2 肋间水平一侧或双侧横断胸骨以取得良好的暴露。

（三）右胸小切口（right mini-thoractomy，RMT）

手术均取右胸前外侧第 4 肋间微创切口（6～8 cm）进胸，右侧腹股沟 2 cm 切口置入股动静脉插管建立外周体外循环，股静脉腔房管末端置入上腔静脉，侧孔位于右心房，经房间沟入路进入左心房，对于单纯二尖瓣病变患者可行二尖瓣成形或置换术；合并左心房血栓，同期行左心房取栓术；合并心房颤动，同期行心房颤动射频消融术；合并三尖瓣病变、房间隔缺损、心房黏液瘤，则股静脉引流管末端位于下腔静脉内，经切口插上腔静脉直角管，上、下腔静脉分别套带阻断，切开右心房实施手术。

小切口主动脉瓣手术因为多数升主动脉位置靠胸部正中，经右胸前外侧切口由于术野局限，损伤冠状动脉的风险较高，多采用胸骨上段纵切加至第 4 肋间的横切 "J" 形切口。相对于标准胸骨正中切口患者，RMT 拥有术后创伤小、恢复快、住院时间短、切口美观等优势，能够取得完全等同于 SMS 的近期手术效果，在无禁忌证的情况下有望成为部分患者瓣膜成形手术中的常规选择。对于针对有美容要求的年轻人、既往有 SMS 手术史者、糖尿病患者极有可能行再次心脏手术的高危人群推荐行小切口瓣膜成形术，而对于有右胸手术史、右胸腔感染、右肺粘连、漏斗胸、重度肥胖、合并冠心病者选用正中切口较安全；在术前常规运用双下肢动静脉彩色超声的方法评估股动静脉的基本情况再决定插管和手术方式。

（四）右腋下小切口（right subaxillary small incision）

取右侧腋中线第 2 肋交点与腋前线第 5 肋间交点连线行 5 ~ 9 cm 切口，长度视年龄身高而定，于腋前线第 4 肋进胸，进胸入路肌肉损伤少，用两个小开胸器 "十" 字交叉撑开肋间，沿膈神经前 2cm 处纵行切开心包，上至主动脉与心包反折，下至下腔静脉与心包反折，悬吊心包于切口处，以保护切口对肺的摩擦及良好的心脏显露，建立体外循环，上、下腔插管选用直角插管，进行心脏手术操作。该小切口能充分显露上下腔静脉、升主动脉、右心房和右心室，对于体重良好的患者，可行房间隔缺损、室间隔缺损等畸形的矫治及二尖瓣、三尖瓣病变的手术操作。与胸骨正中切口进胸相比，有切口小、不劈胸骨、渗血少、组织损伤轻、刀口隐蔽、美观、无鸡胸畸形等优点。

六、展望

目前，传统的心脏瓣膜置换手术技术已经完全成熟，但是，由于经典心脏外科手术切口必须完全劈开胸骨，因此破坏了胸廓整体的完整性，不但损伤较大，而且术后潜在并发症也多，如疼痛、出血等。此外，这些切口仍然影响美观，使患者术后心理负担加重。因此，追求微创心脏外科手术或小切口心脏外科手术成为心脏外科领域新方向，部分锯断胸骨或经肋间进行，基本维护了整个胸廓的完整性，最大限度地减少了手术创面、出血少等并发症，引流管保留时间也明显缩短。小切口可以选在胸骨上段、胸骨下段或右侧腋下，皮肤切口小且隐蔽，既能顺利完成手术，又能达到术后切口美观的效果，患者容易接受，在确保手术质量的前提下，更多的患者对减小创伤，美观伤口的要求日益增加，人们对心脏手术的认识也在逐渐发生改变。

由于目前国内经济水平及微创技术学习曲线问题，我国仍以小切口手术为心脏疾病微创治疗的主要手段。小切口心脏瓣膜手术安全可行，相对于标准胸骨正中切口患者，拥有术后创伤小、恢复快、住院时间短、切口美观等优势，能够取得完全等同于标准胸骨正中切口的近期手术效果，在无禁忌证的情况下有望成为部分心脏瓣膜疾病患者手术中的常规选择，值得在有经验的心脏中心开展。

（山西省心血管病医院心外科　张智彪　邓勇志　奚吉成）

参考文献

Akowuah E, Burdett C, Khan K, et al. Early and late outcomes after minimally invasive mitral valve repair surgery[J]. J Heart Valve Dis, 2015, 24（4）:470-477.

Bouhout I, Morgant MC, Bouchard D. Minimally Invasive Heart Valve Surgery[J]. Can J Cardiol, 2017, 33（9）:1129-1137.

Carpentier A, Loulmet D, Carpentier A, et al. Open heart operation under videosurgery and minithoracotomy. First case（mitral valvuloplasty）operated with success[J]. C R Acad Sci III , 1996, 319（3）: 219-223.

Cheng DC, Martin J, Lal A, et al. Minimally invasive versus conventional open mitral valve surgery: a meta-analysis and systematic review[J]. Innovations（Phila）, 2011, 6（2）: 84-103.

Cosgrove DM III, Sabik JF. Minimally invasive approach for aortic valve operation[J]. Ann Thorac Surg, 1996, 62（2）:596-597.

Cohn LH, Adams DH, Couper GS,et al. Minimally invasive cardiac valve surgery improves patient satisfaction while reducing costs of cardiac valve replacement and repair[J]. Ann Surg, 1997, 226（4）:421-428.

Di Eusanio M, Vessella W, Carozza R, et al. Ultra fast-track minimally invasive aortic valve replacement: going beyond reduced incisions[J]. Eur J Cardiothorac Surg, 2018, 53（suppl 2）: iil4-iil8.

Doty DB, DiRusso GB, Doty JR. Full-spectrum cardiac surgery through a minimal incision: mini-sternotomy（lower half）technique[J]. Ann Thorac Surg,1998, 65（2）:573-577.

Easterwood RM, Bostock IC, Nammalwar S, et al.The evolution of minimally invasive cardiac Surgery: from minimal access to transcatheter approaches[J]. Future Cardiol, 2018, 14（1）:75-87.

Gillinov AM, Banbury MK, Cosgrove DM. Hemisternotomy approach for aortic and mitral valve surgery[J]. J Card Surg, 2000, 15（1）:15-20.

Glower DD, Landolfo KP, Clements F, et al. Mitral valve operation via Port Access versus median sternotomy[J]. Euro J Cardiothorac Surg, 1998, 14（Suppl1）:S143-147.

Guliemos V, Wunderlich J, Dangel M, et al. Minimally invasive mitral valve surgery-clinical experiences with a PortAccess system[J].Euro J Cardiothorac Surg, 1998, 14（Suppl 1）:S148-153.

Johnston DR, Atik FA, Rajeswaran J, et al. Outcomes of less invasive J-incision approach to aortic valve surgery[J]. J Thorac CardiovascSurg, 2012, 144（4）:852-858.

Morgante A, Romeo F. Deep sternal wound infections：A severe complication after cardiac surgery[J]. G Chir, 2017, 38（1）:33-36.

Sakaguchi T.Minimally invasive mitral valve surgery through a right mini-thoracotomy[J]. Gen Thorac Cardiovasc Surg, 2016, 64（12）:699-706.

第 34 章　主动脉夹层孙氏手术

一、主动脉夹层的流行病学、危害及治疗现状

主动脉夹层（aortic dissection，AD）是指主动脉内膜自由于高血压和动脉硬化、结缔组织病、先天性心血管病、外伤、感染等多种因素导致的血管中层病变处破裂，致使游离的主动脉内膜将动脉管腔分割成真腔（主动脉腔）及假腔（主动脉壁中层）。主动脉夹层的内膜可有多处破口，假腔借此与真腔连接。由于高压动脉血流的巨大冲击力作用下，假腔自破裂处继续沿此层面分别逆向至近心端、顺向至远心端扩大分离，形成不同程度的剥离层。当夹层剥离范围累及冠状动脉、肾动脉、肠系膜动脉等主动脉重要分支时，会出现心绞痛、少尿甚至无尿、腹痛等相应器官缺血的临床表现。急性主动脉夹层病情凶险且进展迅速，围手术期死亡率极高，能存活的患者会继续发展为具有多种临床表现的慢性主动脉夹层。根据累及范围、治疗方式、临床转归等不同，主动脉夹层具有多种分类方法，根据主动脉夹层病变累及范围，临床上常用 Stanford 分型及 De Bakey 分型两种分类方式。据统计，所有主动脉夹层患者中，约 2/3 为 Stanford A 型主动脉夹层患者，剩余约 1/3 为 Stanford B 型主动脉夹层患者。约 70% 的主动脉夹层累及主动脉弓部，约 40% 累及降主动脉，30% 累及腹主动脉。国外一项调查显示，每年每百万人口中有 5 ～ 10 人会罹患主动脉夹层，50 ～ 70 岁为该病易发年龄段，男女比例（2 ～ 3）：1。未经外科手术治疗的急性 Stanford A 型主动脉夹层急性期死亡率极高，1 ～ 3 天死亡率每小时为 1%～ 2%，传统的观念认为，急性 A 型夹层有"每小时 1%"的死亡率。50% 以上患者 1 周内死亡，75% 以上患者 1 个月内死亡，90% 以上患者 1 年内死亡。仅有极少数患者经内科非手术治疗可长期生存或病变自然愈合（即假腔消失）。因此多数学者专家主张对于 Stanford A 型主动脉夹层患者，应在急性期或亚急性期应行手术积极干预，以降低其致残、致死率。而 Stanford A 型主动脉夹层发病凶险、死亡率极高，外科治疗风险高、难度大，术式主要包括 Bentall 手术、Wheat 手术、Cabrol 手术、升主动脉置换术、主动脉弓置换（弓上三分支重建）术、"象鼻"技术以及各种类型杂交手术如"Debranching"杂交手术等，以针对夹层病变累及和扩展的不同范围而采用不同的方法。2003 年孙立忠等应用自主研制的支架人工血管，并改良自主创新了主动脉弓置换和支架象鼻手术即孙氏手术（Sun's Procedure），在 Stanford A 型主动脉夹层外科治疗中得到广泛应用（图 34-1）。

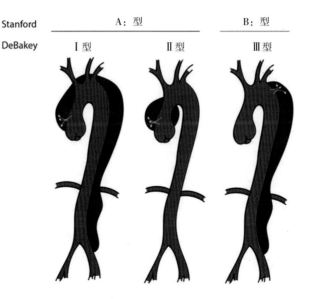

图 34-1　主动脉夹层分型

二、孙氏手术的产生背景

随着对主动脉夹层认知的不断深入，治疗方法及原则也一直都在不断争议和不断研究中持续改善更新。在积极予以镇痛、镇静、控制血压和心率等一般治疗的同时，对于 A 型夹层目前公认的经典方法为外科开放手术。Stanford A 型主动脉夹层是指累及范围为升主动脉、主动脉弓和降主动脉的主动脉夹层病变，目前仍是心血管外科的巨大挑战。传统开放手术操作复杂、手术时间长、创伤大，对部分脏器的损伤，尤其是神经系统损伤仍无法避免，导致术后脑部并发症发病率高，部分患者不同程度地出现精神、神经症状，以至术后患者恢复慢，少数患者甚至死亡。虽然麻醉技术、手术器械等不断取得革新，术者经验及手术技术不断提高，同时应用深低温停循环和选择性脑灌注等技术，Standford A 型主动脉夹层的手术效果没有明显提高，一期置换升主动脉、主动脉弓和远端降主动脉死亡率高，住院死亡率仍然高达 10%～30%，术后仍然面临诸多的手术并发症，形势严峻。

Cooley 和 DeBakey 最早应用开放手术治疗技术切除夹层累及的病变血管、去除破口、封闭假腔，吻合主动脉重要分支血管，改善脑供血及内脏供血。Borst 提出升主动脉和主动脉弓置换，同时于降主动脉植入人工血管的手术方案（即象鼻手术），Crawford 和 Svensson 等相继提出了改良象鼻手术，这一手术革新大大降低了 Standford A 型主动脉夹层患者手术时间、术后并发症发生率及死亡率。

2003 年由首都医科大学附属北京安贞医院孙立忠教授团队，应用自主研制的支架人工血管治疗累及主动脉弓和弓降部的广泛主动脉病变，进一步简化了手术过程，降低术后并发症的发生率，尤其在减少术后出血、提高远端假腔闭合率、降低再手术率等方面效果更好，得到了国内外业界的一致认可，命名为孙氏手术（Sun's Procedure）。

三、主动脉夹层传统手术的特点以及孙氏手术的优势

象鼻手术的首次提出是在 1983 年，Borst 及其团队首次行升主动脉和主动脉弓置换术的同时，于术中将一段游离的人工血管植入降主动脉内，在二期行胸降主动脉手术操作时在左锁骨下动脉以远完成即可。这一里程碑式的技术突破，在缩短了胸降主动脉近端吻合口的操作时间的同时，大大降低了术中降主动脉分支降低缺血并发症（肺动脉、肋间动脉等）及周围脏器（如食管和局部神经等）的损伤，而且由于仅在左锁骨下动脉的以远阻断主动脉，进一步降低了神经系统并发症（如脑栓塞、截瘫等）并发症的发生率。

然而由于手术技术的自身缺陷，由于手术视野有限、进针出针困难等原因，Borst 提出的传统支架象鼻手术存在多种致命风险，如术后可导致致命的主动脉破裂、增加术后脑并发症的发生率。在总结前人手术经验的基础上，于 20 世纪 90 年代初 Crawford 和 Svensson 等提出改良的支架象鼻技术，使主动脉夹层的手术死亡率降低至 5%，同时手术过程中人工血管植入更容易，出血等致命并发症也明显减少。

2003 年起孙立忠团队应用支架血管手术替代改良的象鼻手术，即完成对主动脉根部病变的处理后继续降温，接着在下半身停体外循环、脑部选择性低流量灌注的条件下，使用四分支人工血管对主动脉弓部进行替换，同时在降主动脉远端置入象鼻支架，利用其支架膨胀性能将破口封闭，并撑开血管、扩大真腔，使假腔得以闭合，让血管壁得以重建。该术式进一步简化了手术过程，目前是全世界最大的一组病例，被业内同行广泛认可，被公认为治疗病变累及主动脉弓和降主动脉的标准术式。该术式取得了傲人成绩，使得手术死亡率大大降低，主动脉夹层假腔闭合率也得到极大的提升，被称之为孙氏手术。

孙氏手术被广泛推广，在于其无法比拟的优势。该术式是直视下进行降主动脉支架置入的，可以准确避开左锁骨下动脉，操作相对简单方便，且不用考虑支架近端与左锁骨下动脉之间的距离限制；此外支架象鼻的近端与主动脉弓人工血管远端吻合，全层缝合固定于降主动脉，极大地降低了假腔血栓脱落进入真腔引起肾动脉栓塞、肠系膜动脉栓塞、下肢动脉栓塞的可能，同时可以有效避免发生内漏、支架位置的移动等；即使远期胸降主动脉病变需二次手术，只需将术中支架远端与人工血管吻合，极大的简化了二次手术过程。

四、孙氏手术的适应证

急性 A 型主动脉夹层的手术目的是防止主动脉破入心包腔或胸膜腔，避免累及冠状动脉开口或主动脉瓣。孙氏手术主要适用于累及主动脉升弓降部的胸主动脉瘤、累及降主动脉的 Standford A 型主动脉夹层，使得此类患者应用孙氏手术可以得到一期根治。孙氏手术在简化一期手术的同时也极大地方便了二期手术处理胸降主动脉病变。除了高危患者之外，均应积极手术治疗。

五、孙氏手术步骤

患者仰卧位，上胸垫高，颈部处于伸展位，皮肤消毒铺单，需留出腋动脉和股动脉位置，

便于体外循环动脉插管。

取右侧锁骨下垂直于身体长轴的切口，中弯钳逐层钝性分离腋静脉套带，充分暴露腋动脉 3.0 cm，近远端分别套带备用。仔细结扎该段的分支。

正中开胸，切口上缘达胸骨上窝偏向左，必要时切口需延伸至颈部。胸骨牵开，切除胸腺，暴露其后的无名静脉套带并将其提起并向下牵拉固定，充分暴露游离出其下方的主动脉弓前后壁及其三大头臂血管，游离完毕后予以肝素化并监测 ACT 建立体外循环，动脉泵管常规选用单泵双管，经腋动脉及股动脉插管灌注建立体外循环，或经腋动脉及人工血管灌注建立体外循环。右心房插腔房二级引流管，如合并二、三尖瓣病变，需行右心房切开，则分别插上、下腔静脉引流管。常规经右上肺静脉插左心引流管。

降温，主动脉弓近端阻断主动脉，"工"字形剖开升主动脉，分别经左、右冠状动脉开口直接灌注停跳液灌停心脏，清除升主动脉病变内膜及假腔内的血栓，对主动脉根部进行操作。主动脉根部的处理主要依赖于其病理改变类型，对于主动脉窦部扩张不明显患者，应保留主动脉窦，单纯行主动脉瓣成形术或替换术；对于主动脉窦部扩张的患者，应先考虑行主动脉窦成形术和主动脉瓣成形术，必要时可行主动脉瓣替换和部分主动脉窦替换；对于主动脉窦部病变严重、扩张明显的患者，应选择主动脉根部替换或保留主动脉瓣的根部替换。

继续降温，至鼻温 20℃，暂停近端的操作，转向处理主动脉弓降部。分别阻断 3 支头臂血管并横断之，经右腋动脉插管行选择性脑灌注，纵行剖开主动脉弓，选择适当型号的人工支架血管置入降主动脉真腔并释放，选择适当型号的四分叉人工血管，主血管远端与带支架的降主动脉全周连续缝合，动脉泵管的另一端插入人工血管灌注分支，恢复下半身循环；连续缝合对应的头臂血管与左颈总动脉，恢复左颈总动脉血供，排气开放，逐步开始复温；同时人工血管主血管近端与主动脉近端线连续缝合，恢复冠状动脉血流；继续复温，先后将左侧锁骨下动脉及头臂干与对应人工血管吻合。需要指出的是，在保留主动脉根部的患者，应将四分叉人工血管近端于窦管交界上方 0.5～1cm 处与升主动脉连续缝合。对于行根部替换的患者，应将两人工血管行端 - 端吻合（图 34-2）。

完成全部操作，充分排气后开放主动脉阻断钳，心脏电击复跳，复温并逐步撤离体外循环，检查各吻合是否有活动性出血并缝闭。对近端吻合口的出血，可使用自体心包包裹根部吻合口后与右心房行内引流术。撤离体外循环机明确无活动性出血后即按肝素和鱼精蛋白 1：1.5 的比例快速中和，监测 ACT，必要时追加鱼精蛋白。同时应用凝血酶原复合物、血小板、纤维蛋白原、新鲜血浆等，迅速恢复患者的凝血功能。

止血完毕，放置引流管，清点器械无误，逐层关胸。但在闭合胸骨前要摆放好头臂血管，避免扭曲、打折和受压。

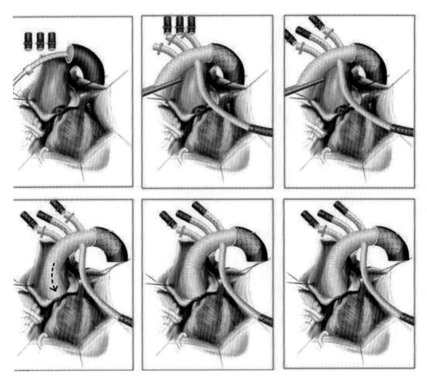

图 34-2　孙氏手术四分叉人工血管吻合过程

六、孙氏手术开展情况及存在问题

据统计，至 2010 年 10 月，孙氏手术在国内已临床应用近 4000 例，并在欧洲及美洲等国家逐步开展，取得了很好的临床结果，手术效果令人满意，使得累及主动脉弓和降主动脉扩张性疾病的手术死亡率降低至 2% 以下，术后主动脉夹层假腔闭合率超过 90%，被公认为是治疗该疾病的标准术式。

然而孙氏手术并非绝对完美，依然存在许多亟待改进的问题，术后出血、神经系统并发症、截瘫、支架血管梗阻或植入假腔等问题依然存在，需通过不断提高术者技术以及进一步改进手术方式来解决。

（山西省心血管病医院心外科　温　文　邓勇志）

参考文献

Borst HG, Walterbusch G, Schaps D. Extensive aortic replacement using elephant trunk′ prosthesis. Thorac Cardiovasc Surg, 1983, 31（1）:37-40.

Crawford ES, Coselli JS, Svesson LG, et al. Diffuse aneurysmal disease chronic aortic dissection, Marfan, and mega aorta syndromes and multiple aneurysm. Treatment by subtotal and total aortic replacement emphasizing the elephant trunk operation.Ann.surg, 1990, 211（5）:521-537.

Heinemann MK, Buehner B, Jurmann MJ. Use of the"elephant trunk technique"in aortic surgery. Ann Thorac Surg, 1995, 60（1）: 2-7.

Kruger T, Conzelmann LO, Bonser RS, et al. Acute aortic dissection type A[J].Br J Surg, 2012, 99（10）; 1331-1344.

LeMaire SA, Carter SA, Coselli JS. The elephant trunk technique for staged repair of complex aneurysms of the entire thoracic aorta. Ann Thorac Surg, 2006, 81（5）: 1561-1569.

Liu ZG, Sun LZ, Chang Q, et al. Should the "elephant trunk" be skeletonized? Total arch replacement combined with stented trunk implantation for stanford type A aortic dissection. Thorac Cardiovasc Surg, 2006, 131（1）: 107-113.

Riambau V, Böckler D, Brunkwall J, et al. Editor's Choice Management of Descending Thoracic Aorta Diseases: Clinical Practice Guidelines of the European Society for Vascular Surgery （ESVS）[J].Eur J Vasc Endovasc Surg，2017，53（1）: 4-52.

Schepens MA, Dossche KM, Morshuis WJ. The elephant trunk technique: operative results in 100 consecutive patients. Cardiothorac Surg, 2002, 21（2）:276-281.

Svensson LG, Kim KH, Blackstone EH. Elephant trunk procedure: new indications and uses. Ann Thorac Surg, 2004, 78（1）:109-116.

Svensson LG Rationale and technique for replacement of ascending aorta, arch, and distal aorta using a modified elephant trunk technique. Card Surg, 1992, 7（4）: 301-312.

Urbanski PP, Heinz N, Zacher M, et al, Bio-Bentall procedure versus isolatedbiological aortic valve replacement: a case-match study. Eur JCardiothorac Surg, 2015, 47（6）: 1077-1082.

第 35 章　主动脉夹层基因检测技术

一、主动脉夹层流行现状

主动脉夹层（aortic dissection，AD）是指由于多种自身或外界因素使主动脉内膜发生急性损伤，高速血流由撕裂口进入主动脉内膜与中膜之间，从而形成一个假腔，随着血液的不断流入，假腔会沿着主动脉纵轴快速延伸，严重者可进展到腹主动脉及髂总动脉，随着血液的灌入假腔内压力逐渐增加，最终导致主动脉壁破裂。

AD 的 De Bakey 分型如下：①起自升主动脉并至降主动脉为Ⅰ型；②局限于升主动脉为Ⅱ型；③起自降主动脉并延伸至远端为Ⅲ型。

主动脉夹层是一种严重危及人类生命的心血管急症，其临床表现变化多端，诊断难度大，病程进展迅速，预后不佳，具有高发病率及病死率。若未及时救治，急性主动脉夹层发生后 48 小时内病死率高达 50%～ 68%，3 个月内病死率可达 90%。研究显示 AD 在自然人群中的发病率约为每年 6/10 万，男性多于女性，平均发病年龄为 63 岁。随着我国居民消费水平的提高，汽车使用数量逐年上涨，钝性外伤中因车祸及紧急制动减速导致 AD 的发病率逐年增加。我国主动脉夹层发病率远高于欧美国家，且发病年龄较为年轻化。

二、主动脉夹层基因检测技术的背景

AD 的发病机制存在多种假说，但确切病因仍不明确。多年来高血压一直认为是 AD 最重要的致病因素，但各种研究表明高血压和主动脉夹层之间并没有明确的关联。相关研究表明主动脉壁的脆弱是夹层发病的内在原因。在主动脉壁性质改变的基础上，高血压可能加速了主动脉夹层的发生。但主动脉壁性质具体如何改变、哪种因素会导致动脉壁强度降低尚不明确。如果能从基因水平找到这些与主动脉夹层发病相关的基因，那么就可能通过基因修饰等途径治疗该疾病，因此主动脉夹层基因检测技术（aortic dissection of genetic testing technology）应运而生。

三、AD 传统诊断方法

AD 传统的诊断方法包括：①详细的病史，病史表现为非常剧烈的胸 / 腹痛，背痛等。除疼痛外，其他症状和体征还包括恶心、呕吐、冷汗、低血压、晕厥、胸腔积液及发热等。

②影像学检查：X 线胸片、主动脉造影，血管 CT、MRI 及经食管超声。③生化检查：D- 二聚体，C 反应蛋白（CRP），白细胞计数（WBC），基质金属蛋白（MMD）、内皮素（ET）、白蛋白、凝血 - 抗凝血酶Ⅲ（TAT）、可溶性白介素之受体（sIL-2R）、Ⅲ型溶胶原肽（PⅢP）、可溶性细胞间黏附分子（sICAM）-1 等。

四、基因诊断 AD 的优势

与传统诊断方法相比，基因诊断的优势为：①可以帮助明确发病原因，并为患者后代的疾病预防打下基础；②主动脉夹层有着不同程度的临床表型重合，仅靠临床症状往往难以区分确诊，在这种情况下，基因检测在患者症状完全表现之前即可明确诊断，显示出无可比拟的优势。

五、AD 基因检测的适应证与禁忌证

（一）适应证

（1）遗传性疾病：如马方综合征（Marfan syndrome，MFS）、Loeys Dietz 综合征（Loeys Dietz syndrome，LDS）、动脉瘤骨关节炎综合征、ED 综合征（Ehlers-Danlos syndrome，EDS）、主动脉瓣二叶畸形（bicuspid aortic valve，BAV）、动脉曲折综合征、转化生长因子 B_2（transforming growth factor B_2，$TGFB_2$）、基因突变及家族性无症状性胸主动脉瘤 / 夹层分离（familial thoracic aortic aneurysms/dissections，FTAAD）。

（2）高度怀疑 AD 的患者。

（3）非高血压主动脉夹层。

（二）禁忌证

与影像学及生化学诊断不同的是，目前基因诊断是一个周期较长的检验方法，暂不适宜用于急性主动脉夹层的诊断。

六、展望

AD 是一种心血管系统急危重症，现已被证实与基因突变存在密切关系。近几十年来，人们通过各种研究方法发现了大量主动脉夹层的易感基因。通过基因检测技术，利用主动脉夹层易感基因来指导疾病的预防、诊断、治疗，让人们在降低主动脉夹层的发病率、死亡率方面看到了新的希望。现阶段，由于不同人群中可能存在等位基因的异质性，限于基因检测技术以及主动脉夹层易感基因特异性、敏感性方面的不足，费用高昂，基因检测技术尚未广泛用于主动脉夹层的诊疗过程中。相信随着医学的发展，基因检测技术定能成为主动脉夹层诊疗过程中的重要工具。

（山西省心血管病医院心内科　王　元　白子良）

参考文献

郭义山，丛超，杨宁，王东 . 主动脉夹层发病机制的研究进展 [J]. 医学综述，2017，23（12）：2339-2343.

葛永彬 . 急性主动脉综合征研究进展 [J]. 国际心血管病杂志，2015，42（3）：137-140.

李楷，杜思昊，肖宁，等 . 非高血压主动脉夹层破裂猝死 8 例法医病理学分析 [J]. 中国法医学杂志，2018，33（2）：172-176.

李笑，魏茂增，徐峰，陈玉国 . 基因检测技术在主动脉夹层诊疗中的价值及展望 [J]. 中华检验医学杂志，2016，39（9）：670-673.

王利新 . 主动脉夹层致病相关基因的筛选与鉴定 [D]. 复旦大学，2008：1-112.

王利新，符伟国，郭大乔，等 . 利用微阵列芯片技术筛选主动脉夹层致病相关基因 [J]. 中华实验外科杂志，2010，27（3）：338-341.

王端，张扬春，王引利 . 2014 年欧洲心脏病学会主动脉疾病诊断及治疗指南（部分）[J]. 心血管病学进展，2014，35（5）：617-621.

Ghazy T, Kappert U, Hoffmann RT, et al.Legitimacy of Entry-Oriented Strategy in DeBakey I Dissection in the Era of Endovascular Therapy[J].Heart Surg Forum, 2017, 20（5）：E184-E190.

Howard D PJ, Banerjee A,Fairhead JF, et al. Jeremy Perkins, Louise E. Silver, Peter M. Rothwell. Population-Based Study of Incidence and Outcome of Acute Aortic Dissection and Premorbid Risk Factor Control: 10-Year Results From the Oxford Vascular Study[J]. Circulation, 2013, 127（20）：2031-2037.

第36章　人工心脏的临床应用

一、心力衰竭现状

在医学上对心脏病的预防和治疗已经有了长足的进步，但其死亡率仍高居各种疾病之冠，以医学进步的美国而言，平均每年近70万人死于心脏病，虽然心脏移植治疗术已进步，但其远景并不乐观。据统计，目前中国心力衰竭患者约1000万人，冠心病、瓣膜病、先天性心脏病、心肌病等发展到最后均出现终末性心力衰竭。心脏移植是终末期心力衰竭最好的治疗办法，因为捐心者寡，需心者众，美国1999年合于心脏移植条例而能登记候心者约4万多人，但仅2000多人得到捐心移植，我国每年心脏移植手术量300例左右。幸运获得捐心者仍需长期服用抗排斥药以延续生命，然而长期服用抗排斥药易引起并发症而导致死亡。不过这一状况应用心室辅助装置，亦可称为"血泵"有望得到改善。

二、心室辅助装置

心室辅助装置作为心脏移植前的过渡支持治疗和永久替代治疗使用，能显著提高终末期心力衰竭患者生存率和生活质量，因此正成为终末期心力衰竭患者重要治疗方式。目前临床上应用的心室辅助装置主要包括如下几种。

1. 第一代心室辅助装置　即以充盈—排空模式模拟自然心脏产生搏动性血流为特点的装置。充血性心力衰竭机械辅助随机化评估（REMATCH）结果表明，对于不适宜移植的终末期心衰患者，左心室辅助装置接受者的1年生存率为52%，2年生存率29%，而药物治疗组1年和2年生存率分别仅为27%和13%，但此类装置结构复杂、且泵失功率高、泵植入对受者体表面积要求高、术后电源导线感染发生率高限制了其在替代治疗的进一步应用。

2. 第二代心室辅助装置　即以泵产生连续性高流量或高压头血流为特点的装置，分为离心泵和轴流泵。在临床上应用的主要是Heartmate Ⅱ、MicroMeDeBakey VAD、Jarvik-2000等轴流泵。第二代心室辅助装置由于体积小，耐久性长，目前正成为心脏移植前过渡支持治疗和替代治疗的主流心室辅助装置类型。

3. 第三代心室辅助装置　即以无接触轴承设计中悬浮轴承为特点的连续行血流泵。目前进入临床试验磁悬浮心室辅助装置主要有Incor、VentrAssist、DuraHeart和HVAD。其中HVAD是以磁悬浮和液力悬浮为设计特点的离心系，重145g，直径4cm，产生血流量最高可达 10L/min，放置在心包腔内而不需要另外腹膜外兜袋，是目前最小的三代心室辅助装置。本文将简要介绍第三代血泵，即磁悬浮人工心脏。

三、磁悬浮的人工心脏系统

磁悬浮的人工心脏系统主要包括以下几个部分：泵体、叶轮转子、电动装置、磁力轴承及传感器、控制系统等。其工作基本原理是：电机驱动内置永磁体的传动装置旋转产生磁场，该磁场驱动安装在叶轮下端的永磁体旋转，带动叶轮转子旋转。血液从泵体上部中心流入泵腔，高速旋转的叶轮转子引导泵腔内的血液并通过叶片外沿将其抛至出口管道，从而将血液泵出产生人体血液循环所需要的动脉血压。

磁悬浮心室辅助装置血泵外直径 46mm，宽 22mm，质量 130g，入口导流部分内、外径分别为 10mm、18mm，长 30mm。其泵转速范围为 0 ～ 5500r/min，能够供给 0 ～ 10L/min 的流量，完全满足各程度心力衰竭患者血液循环要求。另外由于其独特的流道设计，在做模拟循环系统或动物实验时，CHVAD 完全可以避免血栓形成。CHVAD 血泵的核心部件为带有叶片的转子、电机定子、径向磁轴承、传感器探头，外部是钛合金材料蜗壳。同心公司自制的电涡流式位移传感器分别固定在相互垂直的定子中，定子采用有电磁线圈绕组的硅钢片迭层结构，转子也同样采用迭层硅钢片结构，并与定子配合，转定子名义间隙为 0.25mm。由于采用的是混合式磁悬浮，故无须考虑轴向控制，也可以说，轴向磁悬浮采用被动形式。另外，该人工心脏血泵集磁悬浮系统、无刷直流电机系统于一体，分别形成各自的闭合磁路。

四、前景

目前我国磁悬浮人工心脏研究已经取得了巨大进步，阜外医院使用我国自主研发的第三代全磁悬浮人工心脏已经成功完成临床试验手术 4 例、人道主义救援手术 3 例，总共 7 例。该技术填补了我国人工心脏领域的空白，标志着我国心力衰竭技术已经达到国际先进水平。自主创新研发的全磁悬浮人工心脏已成功，我们有理由期待其将造福更多终末期心力衰竭患者。

（山西省心血管病医院心内科　王　宁

山西省心血管病医院心外科　张顺业）

参考文献

安然 . 人工心脏未到安心时 [J]. 中国新闻周刊，2006，1（9）:68-69.

胡盛寿 . 心力衰竭外科治疗现状与进展 [J]. 中国循环杂志，2016，31（3）:209-213.

胡宗泰 . 十大医疗仪器技术 [J]. 上海生物医学工程，2007，28（1）:40-49.

闻宜 . 第三代心脏辅助系统 [J]. 中国医疗器械信息，2006，12（2）:60.

郑理，严中业 . 人工心脏的临床应用进展 [J]. 中国结合临床，2005，21（10）:697-698.

第 37 章　电视胸腔镜心脏外科手术

一、微创心脏外科

随着外科辅助技术的发展，微创手术在外科学的发展中成为越来越重要的课题。20 世纪 90 年代，微创外科进入了一个快速发展的阶段，微创外科概念的提出影响了外科学的根本理念，并渗透于外科学的各个专业。微创心脏外科（minimally invasive cardiac surgery，MICS）是微创外科学的一个组成部分。与其他外科专业比较，心脏外科由于涉及较为复杂的体外循环系统，MICS 的发展相对滞后。MICS 主要在两个方面减轻手术创伤：①减轻或免除体外循环给机体带来的创伤；②缩小甚至免除传统的正中切口，而以各类部分胸骨切口或侧开胸小切口代之，以及利用最新的电视胸腔镜行心脏外科手术。

二、电视胸腔镜在心脏外科的应用

电视胸腔镜手术（video-assisted thoracic surgery，VATS）在心脏手术的应用已成为心外科发展的方向之一，经过 10 余年的不断发展，现已成为一门较成熟的微创手术技术，已经能够完成心外科领域里大部分手术。腔镜技术是微创心脏外科的基础技术平台，除了机器人辅助的心脏外科手术，VATS 可分为胸腔镜辅助小切口微创心脏手术和全胸腔镜微创心脏手术。胸腔镜辅助小切口心脏手术是通过胸腔镜和经胸小切口直视下完成的心脏手术。全胸腔镜心脏手术是术者完全通过观察视屏上放大的手术野，经过胸壁三个孔直接操作特殊器械完成的心脏手术。机器人辅助的心脏手术通过胸壁三孔在清晰的 3D 手术视野下，通过机械臂完成手术，国外多数中心采用机器人辅助外科系统，国内最早由解放军总医院报道机器人辅助心脏手术，但也有相应不足，比如钳夹组织无感觉、打结困难、设备昂贵、需要特殊耗材以及较为复杂的学习曲线，限制其在临床的广泛开展。

Carpentier 于 1996 年通过胸部小切口完成了第一例真正的胸腔镜辅助下的房间隔缺损修补术，2000 年西京医院在 VATS 体外循环下成功开展先天性心脏病治疗。VATS 凭借创伤小、恢复快、术后疼痛轻及适合我国国情等优点，全国多个心脏中心已逐渐开展此技术并取得了显著效果。传统的 VATS 是在平面结构下操作，存在手术视野失真、操作学习曲线较长的缺点。2011 年 3D 胸腔镜技术应用于心胸外科手术，其手术野较传统 VATS 更清晰、明亮，使组织器官及其图像立体投放到视野中，不仅使操作变得简单，学习曲线缩短，同时也为培养年轻医师提供了良好的技术平台。特别是当术者拥有传统的 VATS 操作基础后，在 3D 影像下操作准确性会进一步提高，同时相关并发症甚至死亡的发生率也会相应降低。

三、电视胸腔镜心脏外科手术

随着心脏外科的发展，VATS 自 20 世纪 90 年代被应用以来，现已成为心外科中常用的新技术。VATS 手术时在胸壁上做几个 1.5 ～ 2.0cm 的小切口，将胸腔镜镜头置入胸腔，将胸腔内的病变显示在电视屏上，外科医师用特殊的手术器械，通过这些小切口进入胸腔内完成手术操作。

随着医学技术的不断发展与完善，心脏手术也变得更为微创化、人性化。电视胸腔镜心脏外科手术被认为是自体外循环应用以来胸心外科领域又一里程碑性的技术，具有创伤小、恢复快、术后疼痛轻、住院时间短、出血少及感染机会少等优点。

VATS 手术历经 10 余年的不断发展，现已成为一门较成熟的微创手术技术，已经能够完成心外科领域里大部分手术，包括：房间隔缺损修补术，部分型房室间隔缺损修复术，部分型肺静脉异位引流矫治术，三房心矫治术，三尖瓣下移畸形矫治术，室间隔缺损修补术，主动脉窦瘤破裂修补术，动脉导管未闭结扎或钳夹术，二尖瓣置换、成形术，三尖瓣置换、成形术，主动脉瓣置换术，心脏良性肿瘤切除术和心房颤动外科治疗等心血管疾病。

四、电视胸腔镜心脏外科手术适应证和禁忌证

（一）适应证

胸腔镜心脏外科手术的适应证包括：①房间隔缺损修补术；②部分型房室间隔缺损修复术；③部分型肺静脉异位引流矫治术；④三房心矫治术；⑤三尖瓣下移畸形矫治术；⑥室间隔缺损修补术；⑦主动脉窦瘤破裂修补术；⑧动脉导管未闭结扎或钳夹术；⑨二尖瓣置换、成形术；⑩三尖瓣置换、成形术；⑪主动脉瓣置换术；⑫心脏良性肿瘤切除术；⑬心房颤动外科治疗；⑭冠状动脉旁路移植术。

该项技术的开展应从简单病例开始，如不能介入治疗的房间隔缺损和单纯膜部室间隔缺损，熟练者和有条件的单位可逐步开展单纯二尖瓣或三尖瓣病变修复和置换等手术。

（二）禁忌证

胸腔镜心脏外科手术的禁忌证同传统开胸手术禁忌证，此外还有：①体外循环心内直视手术体重＜ 15kg 和过度肥胖；②严重胸廓畸形如漏斗胸，心脏完全位于左侧胸腔内，无法提供最佳的手术野显露者；③入路胸腔严重粘连者；④严重血管病变，包括腹主动脉、髂动脉或股动脉疾病，或有严重的主动脉粥样硬化、升主动脉内径＞ 40mm，主动脉缩窄、动脉导管钙化者；⑤心功能分级（NYHA）Ⅳ级、有低心排综合征及并发肝、肾功能不全者，近期有神经系统征象如栓塞史者；⑥先天性分流性心脏病合并严重肺动脉高压出现双向分流或发绀者，或合并其他严重心内畸形者；⑦房颤合并心包炎、冠心病、左心房血栓者，为非体外循环腔镜下消融术禁忌。

五、电视胸腔镜心脏外科手术的操作过程

（一）患者体位及术前准备

患者采用静脉复合麻醉，双腔气管插管，左侧单肺通气，放置食管超声，后背贴体外除颤板；仰卧位右肩背垫高20°～30°，右上肢上抬固定手于头侧，消毒范围上至下颌，下至大腿中下1/3，右侧至腋后线，左侧至腋中线。

（二）手术入路

胸壁做3个孔（1～2cm）安置切口保护器，第一个操作孔为左手操作器械入孔，位于胸骨右缘第3及4肋间；第二个操作孔为右手操作器械入孔，位于右锁骨中线外侧第5或第6肋间；第三个操作孔胸腔镜插入孔，位于右腋中线第4或第5肋间。一般按三角形分布，各孔的位置还应根据患者心脏的位置、体形、膈肌的位置、术者习惯等做适当调整。胸腔镜辅助下手术在胸壁相应位置加一个小切口，见图37-1。

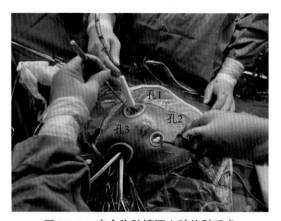

图37-1　完全胸腔镜下心脏外科手术

胸壁"三孔"分别置入切口保护器，便于器械和腔镜的进出

[引自：Ma ZS, Yang CY, Dong MF, et al.Totally thoracoscopic closure of ventricular septal defect without a robotically assisted surgical system: a summary of 119 coses. J Thorac Cordiovasc Surg, 2014, 147（3）：863-867.]

3个切开的顺序为：首先切开第三个孔，置入切口保护器，入胸腔镜，调整角度、位置、亮度、对比度、白平衡和焦距，胸外按压第一个孔位置，确定胸腔内位置，观察是否适当，然后切孔，置入切口保护器；同样胸外按压第二个孔位置，确定胸腔内位置和右侧膈肌顶位置，观察是否适当，然后切孔，置入切口保护器。

（三）建立体外循环

游离右侧股动、静脉。血液肝素化，经股动脉切开插入动脉供血管；股静脉插入双极股静脉插管，尖端一级引流口位于上腔静脉，二级引流口位于下腔静脉。经第三个孔入冷灌针、升主动脉阻断钳，降温后阻断升主动脉，灌注心肌保护液。体外循环流量、低温、血液稀释等同传统开胸手术，为防止因通气不足导致低氧血症，需待体外循环平稳后行单肺通气和进行手术操作。

（四）心脏操作

于右膈神经前 2 ～ 3cm 处斜行切开心包予以悬吊，上至主动脉弓起始部心包反折处，下至下腔静脉根部；阻断上、下腔静脉后，平行房间沟切开右心房，左心房切口经房间隔或房间沟进行；房壁切口缝合牵引线显露心内结构，手术方法类似于传统开胸手术；右心房黏液瘤需要加上腔静脉插管，从而防止双腔管碰到瘤体引起瘤组织脱落；主动脉瓣置换术在右胸骨旁第 2 ～ 3 肋间进行横形或纵形小切口，断第 3 肋骨，放置小牵开器显露，经切口直视和胸腔镜辅助下完成手术；单纯房颤射频消融术，胸腔镜辅助；左、右双侧小切口行双侧肺静脉隔离加左心耳切除术，完全胸腔镜；可以在左、右胸壁各打 3 个孔完成手术，或者仅在左后胸壁打 3 个孔，经左心房后壁暴露左心房，行左心房改良迷宫射频消融、左心耳切除术。左心房切口封闭前膨肺排气，开放升主动脉，心脏复跳前，应处于头低位，停止左心吸引；开放升主动脉前膨肺、挤压心脏，主动脉根部排气，心脏多能复跳。如果出现心室颤动，通过胸外电除颤。术中胸腔内充二氧化碳气体。

（五）撤离体外循环

在心脏切口缝合完毕、彻底止血后逐步脱机，停机后经食管超声评估无异常后将双腔气管插管更换成单腔气管插管，彻底清除气道痰液后充分膨肺，并于胸腔镜切口留置胸腔闭式引流管，见图 37-2。

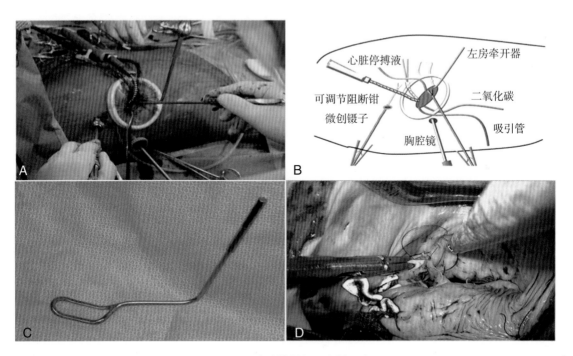

图 37-2　胸腔镜微创二尖瓣手术

A. 胸腔镜微创二尖瓣手术外观图；B. 三孔的器械分布模式图；C. 左心房牵开器；D. 胸腔镜下的二尖瓣

［引自：Ito T, Maekawa A, Hoshine S, et al. Three-port（one incisionplus two-park）endoscopic mitral valve surgery without robotic assistance. Eur J Cardiothorac Surg, 2017, 51（5）:913-918.］

六、电视胸腔镜心脏外科手术所需的辅助器材、人员要求

胸腔镜心脏手术需要传统开胸手术必备设备、器械等；能够满足胸腔镜心脏外科手术临床要求的胸腔镜手术室；具备国家食品药品监督管理部门认定的胸腔镜设备和手术器械；有内镜消毒灭菌设施和医院感染管理系统。

（一）器械

1. 摄像－显像系统　包括：①内镜；②摄像机，由摄像头、电缆和摄像机主体组成；③荧屏监视器；④冷光源和光缆；⑤图像记录设备。

2. 电凝－电切系统　胸腔镜心外科手术可选用高频电凝-电切系统、氩气刀、超声刀和激光等，进行组织凝固止血和切开分离组织。

3. 胸腔镜手术特殊器械　主动脉阻闭钳、分离钳、双关节抓钳、腔镜剪刀、腔镜持针器、腔镜推结器等。

目前，VATS心脏手术的开展主要依托于3个平台，即2D胸腔镜系统、3D胸腔镜系统和机器人手术系统。2D胸腔镜系统成本低廉，普及程度高，手术的安全性和疗效均得到了大样本研究数据的肯定，但无法为术者提供立体的术野图像。机器人手术系统具有3D视野和精准的操作体验，可以完成全腔镜下冠状动脉旁路移植等高难度手术，但因其购置、维修和耗材费用高昂，我国仅有极少数中心有能力开展。3D高清胸腔镜设备价格仅为机器人手术系统的10%～20%，没有高额的耗材费用，在国内仍有很大的普及与推广空间。3D胸腔镜辅助下心脏手术是安全可行的，基本可以兼容2D胸腔镜的全部手术种类。3D胸腔镜学习曲线短，成本相对低廉，值得进一步普及和推广，在微创心脏手术方面的应用也极具价值。

（二）人员要求

进行胸腔镜心脏手术的外科医师必须具备：①传统相关开胸手术的经验和能力；②掌握胸腔镜外科的基本知识和原则；③接受过大量的腔镜外科模拟训练和动物实验训练。

七、电视胸腔镜心脏外科手术的问题和展望

在微创外科蓬勃发展的背景下，VATS在心脏外科手术的应用不断扩展，安全性不断提高，是未来微创心脏外科发展的主要方向。但VATS仍存在手术操作复杂、手术时间及体外循环时间延长、推结器打结手感欠佳等不足。

随着科技水平的不断发展，胸腔镜心脏手术必然有更广泛的适应证，胸腔镜技术将会在微创心脏外科有更大的作为，成为我国微创心脏外科发展的主要方向。

参考文献

中华医学会胸心血管外科学分会胸腔镜微创心脏手术技术操作规范共识专家组 . 我国胸腔镜微创心脏手术技术操作规范专家共识 [J]. 中国胸心血管外科临床杂志 , 2016, 23（4）:315 -318.

Bouhout I, Morgant MC, Bouchard D. Minimally invasive heart valve surgery[J]. Can J Cardiol, 2017, 33（9）: 1129-1137.

Hua K, Zhao Y, Dong R, et al. Minimally invasive cardiac surgery in China: Multi-center Experience[J]. Med Sci Monit, 2018, 24:421-426.

Ishikawa N, Watanabe G. Robot-assisted cardiac surgery[J]. Ann Thorac Cardiovasc Surg, 2015, 21（4）:322-328.

Ito T, Maekawa A, Hoshino S, et al. Three-port（one incision plus two-port）endoscopic mitral valve surgery without robotic assistance[J]. Eur J Cardiothorac Surg, 2017, 51（5）.913-918.

Kamiya H. Minimally invasive cardiac surgery with thoracoscopy[J]. Kyobu Geka, 2018, 71（10）:737-741.

Langer NB, Argenziano M. Minimally invasive cardiovascular surgery: Incision and approaches[J]. Methodist Debakey Cardiovasc J, 2016, 12（1）:4-9.

Ma ZS, Yang CY, Dong MF, et al. Totally thoracoscopic closure of ventricular septal defect without a robotically assisted surgical system: a summary of 119 cases[J]. J Thorac Cardiovasc Surg, 2014, 147（3）: 863-867.

Storz P, Buess GF, Kunert W, et al. 3D HD versus 2D HD: Surgical task efficiency in standardized phantom tasks[J]. Surg Endosc, 2012, 26（5）:1454-1460.

Yu SQ, Xu XZ, Zhao BJ, et al. Totally thoracoscopic surgical resection of cardiac myxoma in 12 patients[J]. Ann Thorac Surg, 2010, 90（2）:674-676.

Zubair MH, Smith JM. Updates in minimally invasive cardiac surgery forgeneral surgeons[J]. Surg Clin North Am, 2017, 97（4）:889-898.

第 38 章　肾上腺素静脉取血术

一、原发性醛固酮综合征流行现状

原发性醛固酮综合征（primaryal dosteronism，PA）是指肾上腺皮质分泌过量醛固酮，导致体内潴钠、排钾、血容量增多、肾素 - 血管紧张素系统活性受抑的一组代谢紊乱综合征。临床主要表现为高血压伴低血钾。过去认为 PA 在继发性高血压所占比例较低，然而随着诊断技术的提高，尤其是血清醛固酮 / 血浆肾素活性比值（简称 ARR）作为筛查指标的广泛应用，PA 的检出率明显提高，目前认为 PA 是继发性高血压最常见的病因。国外报道，在Ⅲ级高血压及难治性高血压的患者中，PA 的患病率均在 10% 以上，尤其在难治性高血压患者中，其患病率更高，为 14%～ 21%。国内相关研究甚少，2010 年我国对难治性高血压人群中的 PA 患者进行筛查，报道其患病率约为 7.1%。过多醛固酮分泌所致的心血管事件及代谢性并发症的发生率是独立于血压水平的，在血压水平、年龄、性别均匹配的情况下，PA 相比于原发性高血压，其所致的心房颤动、冠状动脉疾病、非致死性心肌梗死、心力衰竭等心血管事件、卒中、代谢综合征等的发生率、死亡率更高。因此，早期诊断、及时准确、精准治疗至关重要。

二、原发性醛固酮综合征的分型诊断

PA 分为很多亚性，最常见的两种亚型分别为特发性醛固酮增多症（idiopathic hyperaldosteronism，IHA）及醛固酮瘤（aldosterone producingadenoma，APA），两者在 PA 患者中分别占 60%、35%。临床上 IHA 手术效果欠佳，多以药物非手术治疗为主，而 APA 多需手术治疗可治愈，可见不同亚型其治疗方案及预后明显不同，故 PA 分型诊断至关重要。常用的分型诊断方法有：影像学检查（肾上腺 CT/MRI）、体位激发试验、激素水平的测定、肾上腺静脉取血（adrenal vein sampling，AVS）术等。

影像学检查难以发现直径小于 1cm 微小腺瘤，也不能鉴别无功能腺瘤及醛固酮瘤，在诊断 PA 上存在一定的局限性，易发生漏诊及误诊。体位激发试验在 IHA 及 APA 患者中存在一部分重叠，往往需要其他手段辅助。

AVS 是一种侵入性手段，通过介入插管的方式获取双侧肾上腺静脉血样，分析静脉血中两侧醛固酮与皮质醇比值之比，从而鉴别 PA 的分型。AVS 检查的基本原理如下：通过双侧肾上腺素静脉的校正醛固酮进行比较，其中校正醛固酮计算方法为同侧肾上腺静脉血浆醛固酮水平（plasma aldosterone concentration，PAC）/同侧肾上腺静脉血浆皮质醇水平（plasma cortisol concentration，PCC），即 PAC /PCC；若 PAC /PCC 明显升高，则为优势分泌测，也就是病灶侧。AVS 可精准地分辨出激素分泌的优势，进而指导是否进行手术治疗，另外，与术后病理结果比较，其诊断符合率可达 79%～100%，因此 AVS 是目前公认的 PA 诊断分型的"金标准"，其特异度及敏感度分别为 95%、100%。

三、肾上腺静脉取血术适应证与禁忌证

（一）适应证

美国、日本内分泌学会指南均建议已确诊为 PA 且有意愿行外科手术的患者，应进一步行 VAS 术。VAS 术适用于已确诊 PA，CT 显示"正常"肾上腺、单侧大腺瘤（＞1cm）、单侧肾上腺增厚、单侧小腺瘤（≤1cm）或双侧腺瘤患者。

（二）禁忌证

对于以下情况，《2014 双侧肾上腺静脉采血专家共识》建议可不行 VAS。

（1）年龄＜40 岁，典型 PA 表现并显著的低钾血症，肾上腺 CT 显示单侧腺瘤且对侧肾上腺正常的患者。

（2）疑似肾上腺皮质癌患者。

（3）证实为家族性醛固酮增多症 I 型或 III 型的患者。

（4）对于年龄大合并多种基础病（如慢性肾功能不全、血糖控制不佳的糖尿病或糖尿病肾病患者、心功能 III～IV 级、6 个月内有急性冠脉综合征病史、6 个月有脑血管意外史），药物治疗可控制症状的患者不建议行 VAS。

四、肾上腺静脉取血术手术过程

VAS 是否成功与充分的术前准备、标准化的操作条件、精湛的操作技术、确定的方案及准确的结果分析密切相关。VAS 操作过程如下。

（一）术前准备

（1）尽量减少药物对结果的影响：降压药物尽量选用对肾素分泌影响小的药物，如非二氢吡啶类钙通道阻滞药（地尔硫䓬、维拉帕米等）和外周 α 受体阻滞药（哌唑嗪、特拉唑嗪、多沙唑嗪等）；术前至少 2 周停服血管紧张素转化酶抑制剂、血管紧张素 II 受体拮抗剂、β 受体阻滞药、双氢吡啶类钙拮抗药；至少 4 周停服利尿药；但对于难治性高血压患者，术前及术中常需要多种降压药物联合使用控制血压，避免血压过高增加风险，但若患者肾素被抑制，处于正常低限值，则酌情使用上述药物；醛固酮受体拮抗药（螺内酯、依普利酮）可增加肾素分泌，刺激健侧醛固酮分泌，继而降低单侧分泌优势，故尽量避免使用，术前至少 6 周停用。

（2）手术适宜于早晨进行，此时机体激素处于高水平状态，利于结果判读；术前至少 1 小时要求患者保持平卧位；另术前需纠正低钾血症，因为其可抑制醛固酮分泌。

（3）术前、术中安抚患者情绪，减少疼痛，从而减少应激反应，因为应激可刺激下丘脑-垂体-肾上腺轴，促进皮质醇分泌，降低校正醛固酮值，继而影响优势分泌侧。

（4）手术器械的选择：吴志远等建议右侧肾上腺静脉插管采用 5F 带侧孔 Simmons Ⅰ型导管或 Cobra 导管，左侧肾上腺静脉插管选择 5F 带侧孔 Simmons Ⅲ型导管。

（5）操作方案的选择：因为肾上腺激素脉冲式分泌特点、操作难度、成本费用、我国缺乏人源性 ACTH（促肾上腺皮质激素 drenoco rticotropic hormone）等原因，VAS 术是双侧同步取血还是顺序取血，是否需要使用 ACTH 激发，目前尚无定论。胡卫列等建议：如果不使用 ACTH 激发，采用双侧同步 AVS；如果使用 ACTH 激发，采用非同步 AVS。

（二）具体操作过程

患者保持绝对卧位，局部麻醉后，在数字减影血管造影引导下，从右股静脉或双侧股静脉插管，导管插入双侧肾上腺静脉后，推注小剂量造影剂证实位置，先弃去导管内残留液体，分别抽取血样，测定肾上腺静脉血醛固酮及皮质醇，另需同时抽取外周血测定皮质醇及醛固酮，以此判断双侧肾上腺醛固酮分泌的差别。

（三）结果判读

（1）插管是否成功是分析结果的前提，采用选择性指数 SI（肾上腺静脉与外周静脉皮质醇比值）来判断插管是否正确。评价标准：无 ACTH 激发，SI ≥ 2∶1 为插管成功；使用 ACTH 激发，SI ≥ 3∶1 为插管成功。

（2）判断优势分泌侧：由于外周血液稀释的影响，采用优势分泌侧指数 LI（高浓度 PAC/PCC 与低浓度 PAC /PCC 的比值）来判断是否存在优势分泌。评价标准：无 ACTH 激发，LI ≥ 2∶1 存在优势分泌；使用 ACTH 激发，LI ≥ 4∶1 存在优势分泌。

五、展望

VAS 术为一项有创操作，操作难度大且价格昂贵，此项技术在国内医院开展的比例微乎其微，它可能出现肾上腺静脉栓塞、破裂、高血压危象等并发症。它也存在一定的局限性：①操作方案无明确标准；②虽可以明确优势分泌侧，但非优势侧是否分泌则不能判断，若手术处理优势分泌侧，非优势侧也可能分泌。尽管如此，随着 PA 普查后发病率逐渐升高、与之相关的难治性高血压及其并发症所需医疗成本的提高，家庭及社会负担的加重，VAS 术的应用价值毋庸置疑。VAS 术决定了 PA 的分型诊断、治疗方案的选择，此项技术的开展意义重大，国内有条件的中心应积极开展、深入研究。

（山西省心血管病医院心内科　何　蓉　魏首栋）

参考文献

胡卫列,吴义高.再谈肾上腺静脉采血在原发性醛固酮增多症中的应用[J].中华腔镜泌尿外科杂志(电子版),

2017，11（1）：1-3.

吴志远，张华，吴明达，等 . 肾上腺静脉采样技术探讨 [J]. 介入放射学杂志，2011，20（6）：436-439.

张炜，汤正义，王卫庆，等 . 肾上腺静脉采血在原发性醛固酮增多症分型诊断中的应用 [J]. 中华内分泌代谢
　　杂志，2006，22（5）：411-413.

Clark D 3rd, Ahmed MI, Calhoun DA. Resistant hypertension and aldosterone: an update[J].Can J Cardiol,2012,
　　28（3）:318-325.

Funder JW, Carey RM, Fardella C, et al. Case detection, diagnosis，and treatment of patients with primary
　　aldosteronism:an endocrine society clinical practice guideline[J]. The Journal of Clinical Endocrinology and
　　Metabolism , 2008 , 93 （9）: 3266-3281.

Käyser SC, Dekkers T, Groenewoud HJ, et al. Study Heterogeneity and Estimation of Prevalence of Primary
　　Aldosteronism: A Systematic Review and Meta-Regression Analysis[J].J Clin Endocrinol Metab,2016,
　　101（7）:2826-2835.

Kempers MJ , Lenders JW, van Outheusden L, et al. Systematic reviewd:iagnostic procedures to differentiate
　　unilateral from bilateral adrenal abnormality in primary aldosteronism[J]. Ann Intern Med , 2009,
　　1519（5）:329-337.

Milliez P, Girerd X, Plouin PF, et al. Evidence for an increased rate of cardiovascular events in patients with
　　primary aldosteronism[J]. J Am Coll Cardiol,2005,45（8）:1243-1248.

Nishikawa T , Omura M , Satoh F , et al. Guidelines for the diagnosisand treatment of primary aldosteronism--the
　　Japan Endocrine Society2009[J]. Endocrine Journal, 2011, 58 （9）: 711-721.

Rossi GP, Auchus RJ, Brown M, et al. An expert consen sus statement on use of adrenal vein sampling for the
　　subtyping of primary aldosteronism[J]. Hypertension,2014,63（1）:151-160.

Rossi GP, Sacchetto A, Chiesura-Corona M, et al. Identifi cati on of the etiology of primary aldost eronism
　　with adrenal vein sampling in pati ents with equi vocal compu ted tomography and magnetic resonance
　　findings:results in 104 consecutive cases[J] .Clin Endocrin ol Met ab, 2001 , 86（3）:1083-1090.

SangX, JiangY, WangW, et al. Prevalence of and risk factors for primary aldosteronismam ong patients with
　　resistant hypertensionin China[J]. J Hypertens,2013,31（7）:1465-1471.

Steichen O, Amar L. Diagnostic criteria for adrenal venous sampling[J]. Curr Opin Endocrinol Diabetes Obes, 2016,
　　23（3）:218-224.

Stowasser M, Sharman J, Leano R, et al. Evidence for abnormal left ventricular structure and function in
　　normotensive individuals with familial hyperaldosteronism type I[J].J Clin Endocrinol Metab,2005,
　　90（9）:5070-5076.

Vilela LAP, Almeida MQ. Diagnosis and management of primary aldosteronism[J]. 2017,61（3）:305-312.

Young WF, Stanson AW, Thompson GB, et al. Role for adrenal venous sampling in p rimary aldosteronism[J].
　　Surgery, 2004, 136 （6）:1227-1235.

第 39 章　肾动脉交感神经消融术

一、肾动脉交感神经消融术概述

众所周知，高血压已成为影响全球公共健康的主要疾病之一。随着人口老龄化、生活方式的改变（如高钠低钾饮食、超重、肥胖、精神应激、大气污染等），高血压的患病率逐年递增。据统计，我国高血压患者目前已高达 3 亿人。但我国高血压人群仍存在低知晓率、治疗率、控制率及高发病率、致残率、死亡率的流行病学特点。在我国，高血压是心脑血管疾病的首位危险因素，其中脑卒中在我国高血压人群中的发生率是西方国家的 5 ～ 8 倍，严重威胁人类健康、造成极重的经济负担。因此，积极控制血压、降低靶器官损害至关重要。虽然通过积极改善生活方式和合理用药联合降压，但仍有约 10% 的患者血压不能达标。同时使用 3 种以上合适剂量的降压药物（至少 1 种为利尿药），血压仍不能达标或者使用 4 种或 4 种以上的降压药物血压才能得以控制的高血压称之为难治性高血压（resistant hypertension，RH）或顽固性高血压；确诊 RH 还需排除一些干扰因素，如假性难治性高血压、生活方式未获得有效改善、其他药物干扰降压作用、容量超负荷、胰岛素抵抗、继发性高血压等；RH 患者需同时服用多种降压药物，不仅会降低患者服药的依从性、增加经济负担，药物的不良反应也会增加，因此探究新的降压措施势在必行。交感神经过度激活是高血压发生及维持的重要因素，肾交感神经引起血压升高的理论基础分为两方面：①肾交感传入神经兴奋，作用于中枢神经系统时，交感神经冲动释放，引起血压升高；②肾交感神经传出信号通过刺激肾素分泌、增加肾小球对钠水重吸收、增加肾动脉收缩，引起血压升高，故阻断分布在肾脏的传入及传出神经成为干预高血压的新靶点，肾动脉交感神经消融术（renal denervation，RDN）应运而生。

早在 20 世纪初曾有学者尝试多种外科手段去除交感神经（如手术切除内脏神经术、外科交感神经切除术联合化学损毁术等）来治疗高血压，但上述方法存在靶向性差、创伤大、围手术期死亡率高、常伴有严重的远期并发症等缺陷，逐步被淘汰。2007 年澳大利亚实施了首例人体 RDN，它的基本原理是射频导管插入肾动脉，通过导管头端温度及阻抗传感监测射频能量释放，透过肾动脉的内、中膜选择性破坏外膜的肾动脉交感神经纤维，降低肾交感神经活性，阻断交感神经过度兴奋从而达到降压的目的。RDN 具有创伤小、定位准确、不良反应少等优势。

二、RDN 临床降压效果

目前关于 RDN 降压的临床研究结果不一致，存在很大的争议。一项原理证明研究 SYMPLICITY HTN-1 及随后进行的多中心前瞻性随机疗效试验 SYMPLICITY HTN-2 结果均显示 RDN 术后 6 个月诊室血压明显下降，对肾功能无明显影响，且术后并发症发生率较低，证实了 RDN 治疗 RH、降低诊室血压的有效性和安全性。但上述研究存在一定的局限性，SYMPLICITY HTN-1 无对照组，而 SYMPLICITY HTN-2 是随机试验，未双盲。两个研究未系统排除继发性高血压、样本量小、缺乏假手术组对照、随访数据未包括罕见的或长期不良反应的风险评估以及未将 24 小时动态血压作为终点监测指标等。故针对上述研究的局限性，进行了 SYMPLICITY HTN-3 研究，它是一项多中心、前瞻性、随机假手术对照研究。2014 年报道的结果是阴性，提示 RDN 治疗组与假手术组比较，诊室收缩压下降幅度无差异。此项结果公布后，在医学界引起很大的轰动。而此项研究也有不足之处：降压药物不固定、术者经验不足、消融器械的有一定的局限性等。近年来又有多项研究证实了 RDN 治疗 RH 的有效性及安全性，故并不能因 SYMPLICITY HTN-3 的阴性结果，而全盘否定 RDN。

三、RDN 治疗高血压的适应证和禁忌证

（一）适应证

① RH（诊室收缩压 ≥ 160mmHg，或诊室收缩压 ≥ 150mmHg 合并 2 型糖尿病）或高血压病 Ⅱ ~ Ⅲ 级。②解剖适应证：每条肾动脉的直径应 > 4mm，长度 > 20mm，且没有副肾动脉及极动脉，允许射频能量进行 4 ~ 6 个点的消融。部分研究证明，对于较年轻、基础心率快、基础舒张高的年轻 RH 患者，RDN 降压效果更佳，其原因是此类人群的交感张力高、阻力血管对交感反应强。另 RDN 降压效果也与种族有关，有研究表明，亚洲 RH 人群 RDN 术后降压幅度明显高于白种人群。

（二）禁忌证

肾动脉明显的解剖变异（如狭窄或纤维肌性发育不良等）、接受过肾动脉介入手术（球囊成形术或支架植入术）、eGFR < 45ml/（min·1.73m^2）、不稳定的临床情况（6 个月内发生心脑血管事件，如急性冠脉综合征、脑血管病等；其他严重的器质性疾病等）、凝血功能障碍、孕妇、年龄 < 18 岁及 1 型糖尿病患者。

四、RDN 的操作过程

术中持续静脉麻醉（多采用静脉注射吗啡加用结合氧麻醉，也有研究选择芬太尼联合咪达唑仑），穿刺股动脉或桡动脉（多数采用股动脉为穿刺入口，若因解剖差异，如肾动脉和肾下腹主动脉成角 < 60° 或肥胖、高出血风险患者，选择桡动脉相对安全），推送导引导管至腹主动脉，先行肾动脉造影，随后经导引导管推送专用去神经导管至一侧肾动脉主干远端第一分叉处为起点，使消融电极紧贴肾动脉内壁行环形消融破坏神经，每点射频能量选择 6 ~ 8W，每次持续 120 秒。然后射频消融导管头端后撤约 1cm，环形旋转 60° ~ 90°，再

次重复前述步骤，直至肾动脉开口处。每侧肾动脉一般消融 4～8 点。两侧双侧消融方法相同。所有患者术后常规使用阿司匹林至少 1 个月预防血栓形成。

五、手术特殊说明

（1）消融导管的选择：股动脉穿刺路径多数选用美敦力公司生产的 Simplicity 导管，但若肾下腹主动脉和髂动脉严重纡曲或严重硬化，或肾动脉向下成角较大，导管插入困难或头端贴壁困难，使用 Simplicity 导管则不合适。目前有新一代 RDN 器械，包括 Vessix V2 系统、Paradise 系统、Oneshot 消融系统和 EnligHYN 系统等。

（2）尽量选用多级导管既能达到更好的消融效果，而且围手术期的并发症较少。

（3）尽可能完成四象限消融。

（4）肾动脉神经的结构分布不同、各部位神经分布距离内膜的距离不同直接影响消融效果。综合考虑，尽量选择集中于肾动脉近中段及腹侧的神经进行消融。主干联合分支消融可能消融得更彻底，降压效果更好。

六、RND 的局限性

目前，RDN 尚处于不成熟阶段，其存在一定的缺陷。RDN 降压是通过抑制交感神经兴奋，但目前尚无准确判断交感神经兴奋的手段。患者的筛选标准、手术操作的标准、降压效果的评判尚待建立和完善。术者的操作技巧、RDN 仪器改进需大量临床研究来完善。肾交感神经射频消融术后是否再生也有待研究。

七、RDN 的前景

尽管 RDN 具有一定的局限性，但仍有广阔的前景。除作为 RH 治疗的新技术外，它对除肾以外的其他一些受交感神经支配的靶器官或系统也会造成影响，可使睡眠呼吸暂停低通气指数下降、心率明显下降、胰岛素水平升高、室性心律失常的发生减少，尤其是特发性室性心律失常。因此，因交感神经过度兴奋相关的心房颤动、心力衰竭、慢性肾脏病、阻塞性睡眠呼吸暂停及糖代谢受损的患者也能通过 RDN 获益。因此，对 RDN 进行大样本量、长期随访研究及临床实践是非常有意义的。

（山西省心血管病医院心内科　何　蓉　王海雄）

参考文献

董徽，蒋雄京，彭猛，等 . 经皮经导管射频消融去肾交感神经术治疗中青年难治性高血压：6 个月临床结果 [J]. 中华高血压杂志，2018，26（1）：41-45.

Bhatt DL, Kandzari DE, O'Neill WW, et al. A controlled trial of renal denervation for resistant hypertension[J]. N Engl J Med, 2014（370）:1393-1401.

Esler MD, Krum H, Sobotka PA, et al. Renal sympathetic denervation in patients with treatment-resistant hypertension （the Symplicity HTN-2 Trial） A randomized controlled trial[J]. Lancet, 2010, 376: 1903-1909.

Kim BK,Böhm M, Mahfoud F, et al. Renal denervation for treatment of uncontrolled hypertension in an Asian population : results from the global SYMPLICITY registry South Korea（GSR Korea）[J]. JHum Hypertens, 2016（30）: 351-321.

Krum H, Schlaich M, Whitbourn R, et al. Catheter-based renal sympathetic denervation for resistant hypertension. A multicenter safety and proof-of-principle cohort study[J]. Lancet, 2009, 373: 1275-1281.

Townsend RR, Mahfoud F, Kandzarri DE, et al. Catheter-based renal denervation in patients with uncontrolled hypertention in the absence of antihypertensive medication （SPYRAL HTN-OFFMED）: a randomised, sham-controlled, proof-of-concepttrial[J]. Lancet, 2017, 390（10108）: 2160-2170.

Wang J, Zhang L, Wang F, et al.Prevalence, awareness, treatment,and control of hypertension in China:results from a antional survey[J].Am J Hypertens, 2014, 27（11）: 1355-1361.

第 40 章　Swan-Ganz 漂浮导管的临床应用

一、Swan-Ganz 漂浮导管概述

1967—1970 年 Swan 与 Ganz 共同发表了一篇题为使用定向流动的球囊端导管对人类心脏进行导管检查的论文。1979 年，Swan 与 Ganz 再次共同发表了一篇题为血流动力学监测个人和历史性的展望，文章结尾说道：真正的血流动力学监测的时代已经到来了！ Swan-Ganz 气囊漂浮导管是进行肺动脉压（PAP）和肺毛细血管楔压（PCWP）测量的工具。全长 110cm，每 10cm 有一刻度，气囊距导管顶端约 1mm，可用 0.8 ～ 1ml 的空气或二氧化碳气充胀，充胀后的气囊直径约 13mm，导管尾部经一开关连接一 1ml 的注射器，用以充胀或放瘪气囊。导管顶端有一腔开口，可做肺动脉压力监测，此为双腔心导管。三腔管是在距导管顶部约 30cm 处，有另一腔开口，可做右心房压力监测。如在距顶部 4cm 处加一热敏电阻探头，就可做心排血量的测定，此为完整的四腔气囊漂浮导管，目前最先进的是 6/7 腔漂浮导管，可以在不打冰水的情况下自动测量心排血量。

目前在危重患者治疗中，Swan-Ganz 漂浮导管是唯一可以直接得到连续心排血量、肺动脉压 / 嵌压、混合静脉氧饱和度等参数的手段，而这些参数在重症患者治疗是非常重要的参考依据。

二、工作原理及特点

采用热稀释法测连续心排血量，专用导管通过上腔静脉进入到右心房右心室再到肺动脉导管，可直接得到连续心排血量、右心房压、混合静脉血氧饱和度、肺动脉压等参数，根据所得参数可判断患者的心脏功能及患者氧供情况。在漂浮导管置管到位以后，在患者实时监护的过程中，无须其他操作即可得到全面、准确、连续的参数，相关负责医师可以专心实施治疗，并根据系统提供的参数实时调整治疗方案，保证治疗效果。并且系统的报警设置可以及时提醒医护人员患者的当前状态，也是保证治疗的一个方面。

CO 监测原理：通过电热导丝重复的开 - 关模式发放能量脉冲，随后的血液温度改变由位于肺动脉内的热敏电阻测得。该模式每隔 60 秒重复一次，Vigilance 检测相关数据并应用发放的能量与血液温度之间的相关解码技术，描绘出常见的冲刷波形，由曲线下面积计算出心排血量。

置管方式：经肘静脉、股静脉、颈内静脉、锁骨下静脉穿刺置管，导管经上或下腔静脉进入右心房、右心室到肺动脉。从肘静脉或股静脉置管到肺动脉的平均距离为 55 ～ 65cm，颈内及锁骨下静脉置管为 35.45cm。

Swan-Ganz 漂浮导管监测参数见表 40-1。

表 40-1　Swan-Ganz 漂浮导管监测参数

参数	缩略语	计算方法	参考正常值
中心静脉压	CVP	直接测量	6 ～ 12mmHg
肺动脉楔压	PAWP/PAOP	直接测量	6 ～ 12mmHg
平均肺动脉压	MPAP	直接测量	11 ～ 16mmHg
心排血量	CO	直接测量	5 ～ 6L/min
心排血指数	CI	CO/BSA	2.8 ～ 3.6L/（min·m²）
每搏输出量	SV	CO/HR	60 ～ 90ml/beat
每搏输出量指数	SVI	SV/BSA	30 ～ 50ml/（beat·m²）
体循环阻力指数	SVR	79.92（MAP-CVP）/CI	1760 ～ 2600dyne·s/（cm⁵·m²）
肺循环阻力指数	PVRI	79.92（MPAP-PAWP）/CI	45 ～ 225dyne·s/（cm⁵·m²）
右心室舒张末期容积	RVEDV	直接测量	100 ～ 160ml
右心射血分数	RVEF	直接测量	40%～ 60%
混合静脉氧饱和度	ScvO₂	直接测量	60%～ 80%
氧供量	DO₂	CO×CaO₂×10	950 ～ 1150ml/min
氧摄取量	O₂ext	（CaO₂-CvO₂）/CaO₂	22%～ 30%

三、Swan-Ganz 漂浮导管的适应证

①心源性休克和其他形式的休克；②心脏瓣膜和旁路移植手术；③患者患有不一致的左、右心室衰竭；④严重慢性心力衰竭需要强心药、升压药、扩血管治疗的患者；⑤怀疑"假性败血症"患者（高心排血量，低全身血管阻力，右心房和肺毛细血管楔压升高）；⑥肺动脉高压的血流动力学的鉴别诊断；⑦器官移植的患者，如肝移植。

四、Swan-Ganz 漂浮导管的临床应用

漂浮导管是肺动脉高压诊断的金标准，也是心脏手术中不可或缺的监测手段。连续心排量监测系统连续实时得到参数，可以及时了解患者的心脏功能及组织氧供等信息，将对病情判断、落实治疗方案起到很大的协助作用，由此可以缩短患者治疗周期，减少并发症的发

生，进而缩短住院天数，提高科室周转率，增加科室效益。同时可靠有效的心排血量监测在危重患者的治疗过程中可以有效帮助临床提高治疗效果，对医院及科室高水平医疗形象的树立宣传起到积极作用，对病源的提高也有积极有益的作用。

（山西省心血管病医院心内科　耿建慧

甘肃省人民医院心内科　曹云山）

参考文献

Chatterjee K. Bedside hemodynamic monitoring. In: Parmley WW, Chatterjee K, eds. Cardiology. Philadelphia, Pa: JB Lippincott Publishing Co, 1988: 1-19.

Chatterjee K, De Marco T, Alpert JS. Pulmonary hypertension, hemodynamic diagnosis and management. Arch Intern Med, 2002, 162: e187-e190.

Chatterjee K, Parmley WW, Swan HJC, Berman G, Forrester J, Marcus HS. Beneficial effects of vasodilator agents in severe mitral regurgitation due to dysfunction of subvalvar apparatus. Circulation, 1973, 48: 684-690.

Chatterjee K, Swan HJC, Ganz W, Gray R, Loebel H, Forrester JS, Chonette D. Use of a balloon-tipped flotation electrode catheter for cardiac monitoring. Am J Cardiol, 1975, 36: 56-61.

Crexells C, Chatterjee K, Forrester JS, Dikshit K, Swan HJC. Optimal level of left heart filling pressures in acute myocardial infarction. N Engl J Med, 1973, 289: 1263-1266.

Cournand A. Cardiac catheterization: development of the technique, its contributions to experimental medicine, and its initial application in man. Acta Med Scand Suppl, 1975, 579: 1-32.

Dalen JE, Bone RC. Is it time to pull the pulmonary artery catheter? JAMA, 1996, 276: 916.

Dalen JE. The pulmonary artery catheter: friend, foe or accomplice? JAMA, 2001, 286: 348.

Dikshit K, Vyden JK, Forrester JS, Chatterjee K, Prakash R, Swan HJ. Renal extrarenal hemodynamic effects of furosemide in congestive heart failure after acute myocardial infarction. N Engl J Med, 1973, 288: 1087.

D, Poggio R, Ohman EM, Gore J, Califf RM, Granger CB. Pulmonary artery catheterization in acute coronary syndromes: insights from the GUSTO IIb and GUSTO III trials. Am J Med, 2005, 118: 482.

Fife WP, Lees BS. Construction and use of self guiding right heart and pulmonary artery catheter. J Appl Physiol, 1965, 20: 148.

Forrester J, Bezdek W, Chatterjee K. Hemodynamic effects of digitalis in acute myocardial infarction. Ann Intern Med, 1972, 76: 863-864.

Forrester JS, Diamond G, Chatterjee K, Swan HJC. Medical therapy of acute myocardial infarction by application of hemodynamic subsets （part I）. N Engl J Med, 1976, 295: 1356-1362.

Forrester JS, Diamond G, Chatterjee K, Swan HJC. Medical therapy of acute myocardial infarction by application of hemodynamic subsets （part II）. N Engl J Med, 1976, 295: 1404-1413.

Forrester JS, Ganz W, Diamond G, McHugh T, Chonette DW, Swan HJ. Thermodilution cardiac output determination with a single flow directed catheter for cardiac monitoring. Am Heart J, 1972, 83: 306.

Forssmann W. Die Sondierung des rechten Herzens. Klin Wochenschr, 1929, 8: 2085.

Franciosa JA, Whilen M, Ziesche S, Cohn JN. Survival in men with severe chronic left ventricular failure due to either coronary heart disease or idiopathic dilated cardiomyopathy. Am J Cardiol, 1983, 54: 831.

Gore JM, Goldberg RJ, Spodick DH, Alpert JS, Dalen JE. A community-wide assessment of the use of pulmonary artery catheters in patients with acute myocardial infarction. Chest, 1987, 92: 721.

Harvey S, Harrison DA, Singer M, Ashcroft J, Jones CM, Elbourne D, Brampton W, Williams D, Young D, Rowan K. Assessment of the clinical effectiveness of pulmonary artery catheters in management of patients in intensive care（PAC-MAN）: a randomized controlled trial. Lancet, 2005, 366: 472.

Hays MA, Timmins AC, Yau EH, Palazzo M, Hinds CJ, Watson D. Elevation of systemic oxygen delivery in the treatment of critically ill patients. N Engl J Med, 1994, 330: 1717-1722.

Mathay MA, Chatterjee K. Bedside catheterization of the pulmonary artery: risks compared with benefits. Ann Intern Med, 1988, 109: 826-834.

Payen D, Gayat E. Which general intensive care unit patients can benefit from placement of the pulmonary artery catheter? Crit Care, 2006, 10: S7.

Practice guidelines for pulmonary artery catheterization: an updated report by the American Society of Anesthesiologists Task Force on Pulmonary Artery Catheterization. Anesthesiology, 2003, 99: 988-1014.

Richard C, Warszawski J, Anguel N, Deye N, Combes A, Barnoud D, Boulain T, Lefort Y, Fartoukh M, Baud F, Boyer A, Brochard L, Teboul JL. Early use of the pulmonary artery catheter and outcomes in patients with shock and acute respiratory distress syndrome: a randomized controlled trial. JAMA, 2003, 290: 2713-2720.

Robin ED. Death by pulmonary artery flow-directed catheter: time for a moratorium? Chest, 1987, 92: 727.

Rose H, Venn R. Recently published papers: dying Swans and other stories. Crit Care, 2006, 10: 152.

Sandham JD, Hull RD, Brant RF, Knox L, Pineo GF, Doig CJ, Laporta DP, Viner S, Passerini L, Devitt H, Kirby A, Jacka M. A randomized, controlled trial of the use of pulmonary artery catheters in high-risk surgical patients. N Engl J Med, 2003, 348: 5-14.

Shah MR, Hasselblad V, Stevenson LW, Binanay C, O'Connor CM, Sopko G, Califf RM. Impact of the pulmonary artery catheterization in critically ill patients: meta analysis of randomized clinical trials. JAMA, 2005, 294: 1664.

Shoemaker WC, Appel PL, Kram HB, Waxman K, Lee TS. Prospective trial of supranormal values of survivors as therapeutic goals in high risk surgical patients. Chest, 1988, 94: 1176-1186.

Steimle AE, Stevenson LW, Chelimsky-Fallick C, Fonarow GC, Hamilton MA, Moriquchi JD, Kartashov A, Tilisch JH. Sustained hemodynamic efficacy of therapy tailored to reduce filling pressures in survivors with advanced heart failure. Circulation, 1997, 96: 1165-1172.

Stevenson LW, Sietsemo K, Tillisch JH, et al. Exercise capacity for survivors of cardiac transplantation or sustained medical therapy for stable heart failure. Circulation, 1990, 81: 78-85.

Stevenson LW, Tillisch JH. Maintenance of cardiac output with normal filling pressures in patients with dilated heart failure. Circulation, 1986, 74: 1303-1308.

Swan HJ, Ganz W, Forrester J, Marcus H, Diamond G, Chonette D. Catheterization of the heart in man with the use of a flow-directed balloon-tipped catheter. N Engl J Med, 1970, 283: 447.

The National Heart, Lung, and Blood Institute Acute Respiratory Distress Syndrome（ARDS）Clinical Trials Network. Comparison of two fluid-management strategies in acute lung injury. N Engl J Med, 2006, 354: 2564-2575.

The ESCAPE Investigators and ESCAPE and Study Coordinators. Evaluation study of congestive heart failure and pulmonary artery catheterization effectiveness: the ESCAPE trial. JAMA, 2005, 294: 1625-1633.

The NHLBI Acute Respiratory Distress Syndrome （ARDS）Clinical Trial Network. pulmonary artery versus central venous catheter to guide treatment of acute lung injury. N Engl J Med, 2006, 354: 2213-2224.

Unverferth DV, Magorien RD, Moschberger ML, Baker PB, Fetters JK, Leier CV. Factors influencing the one-year mortality of dilated cardiomyopathy. Am J Cardiol, 1984, 54: 831.

Weber KT, Janicki JS, Russell RO, Rackley CE. Identification of high risk subsets of acute myocardial infarction: derived from the Myocardial Infarction Research Units Co-operative Data Bank. Am J Cardiol, 1978, 41: 197.

第 41 章　Volume View 经肺热稀释法的临床应用

一、VolumeView 经肺热稀释法概述

目前危重患者、老年患者、心功能不全患者、脓毒血症患者、感染性休克患者日渐增多，几乎每天都需要使用 VolumeView 经肺热稀释法开展血流动力学监测。利用经肺热稀释技术和脉搏波形轮廓分析技术，进一步的测量血流动力学监测和容量管理，并使大多数患者不再需要放置肺动脉导管。该监测仪采用热稀释方法测量单次的心排血量（CO），并通过分析动脉压力波形曲线下面积来获得连续的 CO。同时可计算胸内血容量（ITBV）和血管外肺水（EVLW），ITBV 已被许多学者证明是一项可重复、敏感，且比肺动脉阻塞压（PAOP）、右心室舒张末期压（RVEDV）、中心静压（CVP）更能准确地反映心脏前负荷的指标。

二、VolumeView 经肺热稀释法应用方法

经肺温度稀释法和 PCCO 的测定需要一根特殊的动脉导管。该导管通常置于股动脉。通过该导管，可连续监测动脉压力，同时监测仪通过分析动脉压力波形曲线下面积来获得连续的心排血量。动脉导管带有特殊的温度探头，用于测定注射大动脉的温度变化。监测仪利用热稀释法测量单次的心排血量。测量单次的心排血量可用于校正 CO。通常需要测定 3 次心排血量，求其平均值来校正 CO。动脉导管外，尚需一条常规的深静脉导管用于注射冰盐水。通常深静脉导管置于上腔静脉或右心房。如果仅为校正 CO，经外周静脉注射冰盐水也可，只要动脉导管可得到可靠的温度反应曲线，但这时容量测定是不准确的。当冰盐水从股静脉注入时，仪器测定的 ITBV 和全心舒张末期容积（GEDV）将比实际值高 75ml（绝对值），这是因为从注射点到测定点的容量要较从上腔静脉注入高。而 EVLW 的值是准确的。冰盐水的注射容量取决于患者的体重以及 EVLW 的多少。如果 EVLW 增多，注射容量必须增加。

三、VolumeView 监测参数

VolumeView 是一种简便微创高效费比的监测技术，对重症患者的主要血流动力学和容量进行监护管理，同时对心脏和肺功能进行全面的评估。

（一）测量心排血量

TPTD 要求在上腔静脉区域快速注射一定量的冷生理盐水，位于股动脉导管尖端（深至髂动脉）的温度传感器记录血液温度降低的变化。根据标准的肺热稀释，TPTD 通过 Stewart Hamilton 方法计算心排血量。与肺动脉导管比较，差异在于 TPTD 的冷生理盐水注射到的是中心静脉而不是右心房，血液温度在体循环动脉监测而不是在肺动脉监测。

（二）评估心脏前负荷：全心舒张末期容积

TPTD 不仅可以评估心排血量，还可以通过热稀释曲线和对数变换评估具有重要病理生理意义的一些胸腔内容积。依 Stewart-Hamilton 方法，心排血量乘以冷水指示剂经过的平均时间，得到冷水指示剂从注射端到检测端的整体分布容积，就是胸腔内热容积。依照 Newman 方法，心排血量乘以热稀释曲线的下降时间，得到冷水指示剂从注射端到检测端的最大分布容积，就是总的肺热容积。胸腔内热容积减去肺热容积得到全心舒张末期容积（GEDV），反映了舒张末期四个心腔的总容积。CO 通过 Newman 法评估 GEDV，VolumeView 用了另一种几何学方法分析热稀释曲线，分析曲线上升和下降支的斜率。而这两种技术是可以互相转换的。

（三）血管外肺水

血管外肺水（EVLW）是聚集在组织间隙和肺泡里的液体。EVLW 增加可能是由于肺血管通透性增加或者肺毛细血管静水压升高。这是静水压型肺水肿和急性呼吸窘迫综合征（ARDS）的主要病理生理过程，监测血管外肺水有助于明确诊断，评价疾病严重程度和指导治疗。

（四）肺血管通透性指数

用 EVLW 除以肺血容积得到肺血管通透性指数（PPI），即血管外液体容积与血管内液体容积的比值，PPI 可评估肺泡 - 毛细血管屏障的通透性。动物实验和临床试验证实静水压型肺水肿的 PPI 低于 ARDS。PPI=3 是区分两种肺水肿的最佳截点，也是正常范围的高限。PPI 的临床试验数量不多，所以 PPI 的正常值可能还有偏差。PPI 的局限性和 EVLW 一致。

四、EVLW 和 PPI 的临床应用

（一）诊断 ARDS

肺水增加，肺通透性增加是 ARDS 的病理生理特点，但并没有将其纳入最新诊断标准。为排除心源性肺水肿，柏林诊断标仅规定左心室充盈压不升高。因为左心室充盈压不能直接评估肺血管通透性，而且，尤其是经过数天的液体复苏，左心室充盈压升高也不能排除肺血管通透性的升高。一些临床研究显示，具有肺损伤危险因素的患者，在疾病严重程度达到 ARDS 欧美共识诊断标准前（2.6±0.3）天，就能够用 EVLW 和 PPI 预测其肺损伤的进程。临床诊治中应将考虑用 PPI 的变化评估 ARDS 的恶化或好转。另一项研究中，EVLW 和 ARDS 柏林标准的严重程度分级密切相关。使用 EVLW 可将急性肺损伤、ARDS、严重肺损伤的诊断比值比提高 8 倍。综上，应用 TPTD 可更好地评估 ARDS 模型。当然，由于该技术的费用问题，并不作为全世界 ARDS 患者标准化监测手段。

（二）液体管理

为避免重症患者液体负担过重，在补液前必须通过适当手段评估容量反应性，还要考虑到补液治疗存在的风险。EVLW 提示已经渗透到肺组织间隙和肺泡的液体，PPI 提示肺液体渗透的风险。ARDS 患者如果 EVLW 和 PPI 明显高于正常值，应尽可能限制补液。对于 ARDS 的研究证明根据 EVLW 进行液体管理是安全的，减少液体积聚，减少 ICU 病死率，同时减少机械通气时间和 ICU 住院日。也有一些研究得出不同的结论。一项研究显示在不同类型 ICU 患者中，TPTD 可能增加补液量。另一项研究显示和 CVP 相比，TPTD 指导液体管理不能改善预后。但后两项研究方案受到了强烈批判。关于监护设备的研究显示设备的使用方案对预后有很大影响。无论哪种技术，使用管理方案有无问题，结论肯定会有问题。

（三）机械通气的脱机方案

有研究小组证实自主呼吸试验中 EVLW 增加可诊断脱机诱导的肺水肿，具有良好的精确性，特异度甚至达到 100%。但这并不意味着一定要使用 TPTD 评估脱机相关性肺水肿，而是如果已使用 TPTD 技术，行脱机试验时应关注 EVLW 的变化。

五、VolumeView 经肺热稀释法优点

①创伤小：只需放置中心静脉和动脉导管，无须肺动脉导管；②初始设置时间短：可在几分钟内开始使用；③动态、连续测量：每次心脏跳动测量心排血量、后负荷和容量反应性；④无须胸部 X 线来确认导管位置；⑤参数更明确：即使对于没有多少经验的人员而言，参数也非常易于判断和理解；⑥血管外肺水床旁定量测量肺水肿。

六、VolumeView 经肺热稀释法副作用

TPTD 是有创性操作，其创伤性和肺动脉导管差别不大，但 TPTD 更容易操作。一项多中心前瞻性研究中包含了 514 名受试者，最常见并发症为穿刺后局部血肿（4.5%）和拔除导管后的局部血肿（1.2%）。其他并发症如局部缺血（0.4%）、脉搏消失（0.4%）和股动脉血栓形成（0.2%）则不常见，而且是暂时性的，拔除导管或行取栓术后均可消除。目前仅有这一项针对并发症的研究，所以对其结论应谨慎看待。但我们认为，与重症患者其他风险相比，这些并发症的发生率是在可接受范围内的。

该技术不能用于有股动脉假体的患者。合并动脉炎的患者若穿刺两次失败，则不建议为了使用该技术再尝试穿刺。但所有禁忌证都不是绝对的，应根据患者病情评估。对有些进行低风险手术的患者属于禁忌，但对于高风险手术或病情危重患者则可能建议使用。

七、展望

VolumeView 经肺热稀释法可提供心排血量及其他参数，帮助临床医师进行血流动力学管理。它可检测肺水和肺血管通透性，指导补液治疗。TPTD 用于重症和病情复杂的患者，为他们提供可靠、精确、全面的心肺状况评估。健康数字管理的科技进步也会不断完善和改

进 TPTD 技术。

（山西省心血管病医院心内科　郭彦青

甘肃省人民医院心内科　曹云山）

参考文献

Benes J, Zatloukal J, Kletecka J, et al. Respiratory induced dynamic variations of stroke volume and its surrogates as predictors of fluid responsiveness: applicability in the early stages of specific critical states. J Clin Monit Comput, 2014, 28: 225-231.

Bihorac A, Brennan M, Ozrazgat-Baslanti T, et al. National surgical quality improvement program underestimates the risk associated with mild and moderate postoperative acute kidney injury. Crit Care Med, 2013, 41: 2570-2583.

Chawla LS, Eggers PW, Star RA, et al. Acute kidney injury and chronic kidney disease as interconnected syndromes. N Engl J Med, 2014, 371: 58-66.

Citerio G, Bakker J, Bassetti M, et al. Year in review in Intensive Care Medicine 2013: I. Acute kidney injury, ultrasound, hemodynamics, cardiac arrest, transfusion, neurocritical care, and nutrition. Intensive Care Med, 2014, 40: 147-159.

Compton F, Hoffmann C, Zidek W, et al. Volumetric hemodynamic parameters to guide fluid removal on hemodialysis in the intensive care unit. Hemodial Int, 2007, 11: 231-237.

Compton F, Vogel M, Zidek W, et al. Changes in volumetric hemodynamic parameters induced by fluid removal on hemodialysis in critically ill patients. Ther Apher Dial, 2015, 19: 23-29.

De Laet I, Deeren D, Schoonheydt K, et al. Renal replacement therapy with net fluid removal lowers intra-abdominal pressure and volumetric indices in critically ill patients. Ann Intensive Care, 2012, 2 Suppl 1: S20.

Druml W, Lenz K, Laggner AN. Our paper 20 years later: from acute renal failure to acute kidney injury-the metamorphosis of a syndrome. Intensive Care Med, 2015, 41: 1941-1949.

Dufour N, Delville M, Teboul JL, et al. Transpulmonary thermodilution measurements are not affected by continuous veno-venous hemofiltration at high blood pump flow. Intensive Care Med, 2012, 38: 1162-1168.

Fincke R, Hochman JS, Lowe AM, et al. Cardiac power is the strongest hemodynamic correlate of mortality in cardiogenic shock: a report from the SHOCK trial registry. J Am Coll Cardiol, 2004, 44: 340-348.

Grodin JL, Mullens W, Dupont M, et al. Prognostic role of cardiac power index in ambulatory patients with advanced heart failure. Eur J Heart Fail, 2015, 17: 689-696.

Guinot PG, Bernard E, Defrancq F, et al. Mini-fluid challenge predicts fluid responsiveness during spontaneous breathing under spinal anaesthesia: An observational study. Eur J Anaesthesiol, 2015, 32: 645-649.

Kellum JA, Lameire N. Diagnosis, evaluation, and management of acute kidney injury: a KDIGO summary（Part 1）. Crit Care, 2013, 17: 204.

Kuhn C, Kuhn A, Rykow K, Osten B. Extravascular lung water index: a new method to determine dry weight in chronic hemodialysis patients. Hemodial Int, 2006, 10: 68-72.

Heise D, Faulstich M, Morer O, et al. Influence of continuous renal replacement therapy on cardiac output measurement using thermodilution techniques. Minerva Anestesiol, 2012, 78: 315-321.

Huber W, Bopp C, Umgelter A, et al. Usefullness of Stroke Volume Variation （SVV） and Pulse Pressure Variation （PPV） in an Internal ICU: A Prospective Study on the Prevalence of Controlled Ventilation and Sinus Rhythm During 632 Hemodynamic Measurements Intensive Care Med, 2008, 34: 181-268.

Huber W, Hollthaler J, Schuster T, et al. Association between different indexations of extravascular lung water （EVLW） and PaO$_2$/FiO$_2$: a two-center study in 231 patients. PLoS One, 2014, 9: e103854.

Huber W, Umgelter A, Reindl W, et al. Volume assessment in patients with necrotizing pancreatitis: a comparison of intrathoracic blood volume index, central venous pressure, and hematocrit, and their correlation to cardiac index and extravascular lung water index. Crit Care Med, 2008, 36: 2348-2354.

Maguire S, Rinehart J, Vakharia S, et al. Technical communication: respiratory variation in pulse pressure and plethysmographic waveforms: intraoperative applicability in a North American academic center. Anesth Analg, 2011, 112: 94-96.

Mahjoub Y, Lejeune V, Muller L, et al. Evaluation of pulse pressure variation validity criteria in critically ill patients: a prospective observational multicentre point-prevalence study. Br J Anaesth, 2014, 112: 681-685.

Metnitz PG, Fieux F, Jordan B, et al. Critically ill patients readmitted to intensive care units—lessons to learn? Intensive Care Med,2003, 29: 241-248.

Pathil A, Stremmel W, Schwenger V, Eisenbach C. The influence of haemodialysis on haemodynamic measurements using transpulmonary thermodilution in patients with septic shock: an observational study. Eur J Anaesthesiol, 2013, 30: 16-20.

Popovic B, Fay R, Cravoisy-Popovic A, et al. Cardiac power index, mean arterial pressure, and Simplified Acute Physiology Score II are strong predictors of survival and response to revascularization in cardiogenic shock. Shock, 2014, 42: 22-26.

Poukkanen M, Wilkman E, Vaara ST, et al. Hemodynamic variables and progression of acute kidney injury in critically ill patients with severe sepsis: data from the prospective observational FINNAKI study. Crit Care, 2013, 17: R295.

Sakka SG, Hanusch T, Thuemer O, et al. The influence of venovenous renal replacement therapy on measurements by the transpulmonary thermodilution technique. Anesth Analg, 2007, 105: 1079-1082.

Salzwedel C, Puig J, Carstens A, et al. Perioperative goal-directed hemodynamic therapy based on radial arterial pulse pressure variation and continuous cardiac index trending reduces postoperative complications after major abdominal surgery: a multi-center, prospective, randomized study. Crit Care, 2013, 17: R191.

Sanchez M, Garcia-de-Lorenzo A, Herrero E, et al. A protocol for resuscitation of severe burn patients guided by transpulmonary thermodilution and lactate levels: a 3-year prospective cohort study. Crit Care, 2013, 17: R176.

Sun Y, Lu ZH, Zhang XS, et al. The effects of fluid resuscitation according to PiCCO on the early stage of severe acute pancreatitis. Pancreatology, 2015, 15: 497-502.

Tagami T, Kuwamoto K, Watanabe A, et al. Optimal range of global end-diastolic volume for fluid management after aneurysmal subarachnoid hemorrhage: a multicenter prospective cohort study. Crit Care Med, 2014.

Thijssen S, Kappel F, Kotanko P. Absolute blood volume in hemodialysis patients: why is it relevant, and how to measure it? Blood Purif, 2013, 35: 63-71.

Venkatachalam MA, Weinberg JM, Kriz W, et al. Failed Tubule Recovery, AKI-CKD Transition, and Kidney Disease Progression. J Am Soc Nephrol, 2015, 26: 1765-1776.

Zhang L, Yang J, Eastwood GM, et al. Extended Daily Dialysis Versus Continuous Renal Replacement Therapy for Acute Kidney Injury: A Meta-analysis. Am J Kidney Dis, 2015, 66: 322-330.

第 42 章　冠状动脉旋磨技术

一、冠状动脉旋磨技术发展背景

随着我国冠心病发病率的逐年上升，经皮冠状动脉介入（PCI）治疗在我国广泛开展的同时，介入技术水平也在不断进步。其中冠状动脉钙化是 PCI 的难点及导致手术失败的重要原因之一，冠状动脉钙化可导致介入器械不能到达预定位置、导丝断裂、支架脱落、支架膨胀不全、支架贴壁不良，甚至导致冠状动脉血管无复流、夹层、穿孔等不良后果。钙化病变，特别是伴有扭曲、成角、弥漫的严重钙化病变，手术即刻的并发症以及早期和晚期主要不良心血管事件的发生率明显增加。冠状动脉旋磨技术（rotational atherectomy，RA）是处理严重冠状动脉钙化病变的重要手段。

RA 最早始于 20 世纪 80 年代，由 David Auth 发明，1988 年由 Jean L Fourrier 等首次用于冠心病患者的介入治疗。1993 年获得美国食品药品监督管理局（FDA）批准后，RA 在临床上得到广泛应用。在早期冠状动脉球囊扩张时代，RA 是冠状动脉球囊扩张之外不可替代的斑块消蚀（debulking）技术，可减少术后斑块的弹性回缩。进入金属裸支架时代，由于 RA 后并未改善患者死亡率且再狭窄发生率较高，RA 一度被忽视。随着药物洗脱支架（drug eluting stent，DES）的发展，RA 被重新定义为斑块修饰（plaque modification）的重要工具。RA 能有效改变钙化斑块的顺应性，方便支架的输送和扩张，结合 DES 可改善远期预后。随着人口老龄化及冠心病发病率的增加，冠状动脉钙化病变及复杂病变逐渐增加，RA 为 DES 时代钙化病变、复杂病变的介入治疗开启了新的篇章。

二、冠状动脉旋磨的理念及适应证、禁忌证

（一）理念

RA 是根据"选择性切割"的原理，利用物理的方法选择性地对钙化病变进行旋磨，手术医师根据病变情况选择呈橄榄形的带有钻石颗粒的旋磨头，用高速旋转的磨头来消蚀钙化病变，旋磨后钙化的斑块被消磨成微小颗粒，颗粒的平均直径为 $5\mu m$，小于红细胞的直径（$6 \sim 8\mu m$）。这些微颗粒可随血流进入血循环，最终被肝、脾、肺及内皮巨噬细胞所吞噬清除，从而达到去除钙化病变、修饰斑块的效果。RA 通过旋磨头打磨钙化斑块，之后形成新的通道，一方面，可减少血管弹性回缩，获得更大管腔，方便后续治疗器械通过；另一方面，

RA 可以破坏血管壁内环形钙化带、有效修饰钙化病变后，可减轻内膜撕裂，减少球囊的气压性损伤，此外，RA 后形成光滑的管腔通道有利于支架扩张和贴壁，减少钙化病变对 DES 上药物的剐蹭。这些优势大大提高了介入治疗手术的成功率，减少并发症的发生。

（二）适应证

①血管内膜严重钙化病变；②球囊无法通过或无法充分扩张病变。

（三）禁忌证

①旋磨导丝无法通过的病变；②明显富含血栓的病变；③静脉桥血管病变；④大于 90° 的成角病变；⑤严重螺旋性夹层。

三、冠状动脉旋磨的技术要点

（一）血管入径的选择

RA 时根据旋磨头的大小可选择桡动脉或股动脉入径，对大部分患者通过 1.25mm 或 1.5mm 旋磨头旋磨后即可顺利完成 DES 的置入，因此通常采用经桡动脉入径可满足 RA 的需要。股动脉入径对于旋磨头尺寸的选择没有上限，若术前估计需要使用较大的磨头则应选择股动脉入径。

（二）指引导管的选择

总的原则是：尽量选择转角圆滑的大腔导引导管，保证旋磨头顺利通过的同时也可提供足够支撑力。大部分 RA 可以通过 6F 指引导管完成，因为 6F 指引导管可最大通过 1.75mm 的旋磨头。需要更大的旋磨头时，建议使用股动脉入径并选用更大腔径的指引导管。RA 时建议使用弯折较少转角圆滑的单弯指引导管（如 EBU、XB 等），可以减少旋磨头在推送时的阻力，并提供较好的支撑力。需要注意的是，避免在旋磨时由于向前推送旋磨头将指引导管弹出冠状动脉口部。在选用这些强支撑弯型的指引导管时，需要避免指引导管深插，保证指引导管头端和冠状动脉开口的同轴性非常重要，导管严重纡曲及打折时需要及时更换，这些操作都可减少并发症的发生。

（三）冲刷液的配制

旋磨过程中需要用冲刷液持续冲刷，可以冷却和润滑旋磨头、冷却旋磨推进器气动涡轮、防止冠状动脉痉挛和起到冲刷旋磨下来的病变碎屑的作用，配制好的冲刷液需要放置在高压盐水袋中持续快速滴注。建议配方：500ml 生理盐水中加入 2500 ～ 5000U 肝素和 1 ～ 5mg 硝酸甘油。另外，可根据患者临床情况（如有无心功能不全、有无低血压等）酌情考虑是否加入适量维拉帕米（2.5 ～ 5mg）。含"鸡尾酒"成分的盐水袋应该通过连接管连接到推进器手柄位置的盐水接口上，在盐水袋上应使用压力袋并保证 200mmHg 的压力以提供足够速度的盐水冲洗。

（四）旋磨头及旋磨导丝选择

目前，美国波士顿科学公司生产的旋磨头有以下几种直径：1.25mm、1.5mm、1.75mm、2.0mm、2.15mm、2.25mm、2.38mm 及 2.5mm。国内常用前 3 种，根据旋磨头的大小选择血管入径。斑块消蚀策略旋磨头 / 血管直径比为 0.6 ～ 0.8，目前常用的斑块修饰策略旋磨头/血管直径比基本小于0.6。学习早期应从最小磨头（1.25mm）开始，慢性闭塞病变从1.25mm磨头开始，纤曲病变、长病变先选小一号磨头，用小磨头旋磨感知病变情况，初步消蚀斑块后再换大0.25～0.5mm的磨头完成治疗。

RA时选择旋磨导丝即可，导丝头端塑成常规中等大小J形弯，最好先送入普通导丝通过病变，再通过微导管交换为旋磨导丝。旋磨导丝远端进入主支远端，但不能卡在小血管内，尤其是和主支呈直角的小血管内，以减少旋磨导丝被血管抱死或出现血管痉挛、血管破裂等状况。

（五）旋磨头体外测试

旋磨头进入指引导管之前需要在体外进行测试，步骤如下：

1. Drip　盐水有无从推进器和磨头出滴出，必须要有盐水注入的条件下才可操作旋磨推进器，用于冷却和润滑推进器，否则会造成推进器损坏。

2. Rotate　磨头旋转且转速稳定，磨头高速旋转时使用推进器把手轻柔前后移动，不要使磨头保持在一个位置，否则会造成旋磨导丝损耗。

3. Advancer　推进器把手可以自由移动。

4. Wire　推进器尾部导丝可见，磨头旋转时导丝无法移动。体外测试时转速设置为14万r/min左右，旋转的旋磨头注意不要接触敷料。

（六）旋磨头的进入及退出

在通过指引导管进入冠状动脉的过程中一般缓慢推送旋磨头即可，使旋磨导丝保持拉直状态。低速送入旋磨头，向体内推送旋磨头时要松开Y阀，如果遇到特别大的阻力可以使用低速旋转（6万～8万r/min），通过扭曲段，送至靶病变近端2cm左右，从而避免高速启动旋磨头时造成的跳动。RA结束后退出旋磨头时，采用X线透视下低速旋转将旋磨头退出指引导管。

（七）旋磨转速的选择

起始旋磨转速为13.5万～18万r/min，旋磨头体内转速较体外测试时低5000r/min左右，术者缓慢推送旋磨头接触病变并使旋磨头在病变处作用2～3秒，随后快速回撤旋磨头至病变近端，恢复冠状动脉血流，以便冲刷旋磨下的碎屑并促使心肌恢复灌注，减少心肌缺血，稍后再重复。如果重复数次之后旋磨头无法完全通过狭窄处，则可适当提高转速以方便旋磨头磨通管腔，建议最高转速不要超过22万r/min。旋磨头磨到病变时会有转速下降，通常可接受的速度下降范围为5000～10 000r/min，低速旋磨产热少、每次打磨下的斑块少、慢血流发生率低。如果反复高速旋磨数次后（转速已达22万r/min）旋磨头仍然未通过钙化部位，并且未见旋磨过程中有转速下降的情况，需要警惕旋磨头损耗的可能，建议更换新的旋磨头继续旋磨。推荐的单次旋磨时间：不超过20～30秒，对于慢血流或低左心室射血分数可以降低到15秒以内。旋磨头通过病变一两次常达不到理想效果，一般病变需要4～8次旋磨，个别病变需要数十次旋磨。

（八）旋磨终点的确认

评价是否达到终点：可较快、匀速向前推送旋磨头，通过病变时的阻力、声音、转速是否有变化（如无阻力、声音无变调、转速无下降，即达到终点）。达到终点后需要造影证实是否有并发症。

（九）临时起搏器及血管内超声的应用

旋磨右冠状动脉或左回旋支时，为了预防房室传导阻滞或缓慢性心律失常的发生，可使用临时起搏器。现今，有经验的术者在 RA 时，使用直径较小旋磨头且旋磨转速较低的情况下，较少发生心动过缓，已很少置入临时起搏器，这样可以防止因置入临时起搏器而带来的相关并发症。若旋磨后出现心动过缓，可以嘱患者用力咳嗽或静脉推注阿托品。在右冠状动脉或回旋支优势血管旋磨时，可备好临时起搏或 RA 前给予阿托品，预防上述情况的发生。

血管内超声（intravenous ultrasound，IVUS）可以较清楚地观察冠状动脉内膜钙化病变，一般认为，IVUS 发现内膜 360°环形钙化或钙化病变弧度超过 270°，无法通过球囊扩张来达到足够的管腔，应首选 RA。但是钙化达不到 270°的钙化病变有时也会造成球囊难以充分扩张及支架通过困难、支架无法贴壁、支架释放后膨胀不全或呈不规则形，可能会影响远期预后。临床上以下两种情况可选择旋磨：表面散状钙化和偏心型钙化。另外，IVUS 能够精确地测量参考血管直径，指导选择旋磨头大小（旋磨头与血管直径比＜0.6），评估球囊预扩张效果，指导支架大小选择，评估支架膨胀及贴壁情况。

四、冠状动脉旋磨并发症的识别及处理

若术者操作不当，RA 易引起并发症。多项临床研究显示，RA 并发症发生率为 3%～8%。常见并发症包括冠状动脉痉挛、慢血流 / 无复流、夹层、旋磨头嵌顿、导丝断裂及穿孔等。

（一）冠状动脉痉挛

冠状动脉痉挛常见于冠状动脉的远端，多因 RA 刺激所致，处理方法是于冠状动脉内给予硝酸甘油，必要时经冠状动脉给予维拉帕米或地尔硫䓬，但需要密切注意患者的血压及心率，避免发生低血压及心动过缓。预防措施包括以下几点：①旋磨前 / 中冠状动脉内给予硝酸甘油；②根据临床情况在加压冲刷液的生理盐水中加入硝酸甘油和（或）维拉帕米；③旋磨时从直径较小的旋磨头开始；④单次旋磨时间不宜过长，一般应少于 20 秒。

（二）慢血流 / 无复流

慢血流 / 无复流在 RA 术中较常见，主要原因是冠状动脉夹层、微循环栓塞、血栓形成、远端冠状动脉痉挛、合并心功能不全、低血压等。处理方法：①立即停止旋磨，检查旋磨冲刷液是否在高压状态下冲刷（200mmHg 以上），并处于打开状态；②待血流情况恢复，生命体征平稳后继续实施旋磨；③若等待之后仍无法恢复血流，冠状动脉内给予硝酸甘油、硝普钠，必要时，给予维拉帕米或地尔硫䓬（密切注意患者的血压及心率）。

（三）冠状动脉夹层

1. 可能原因　选择的旋磨头直径过大、推进速度过快、旋磨导丝偏倚等。

2. 处理方法　①同常规 PCI 一样，发生夹层后应确保旋磨导丝仍在血管中，并在真腔的情况下；②使用球囊扩张，置入支架后，夹层会明显改善或消失；③如果不能置入支架，需转至心外科进行冠状动脉旁路移植术治疗。

（四）旋磨头嵌顿

1.可能原因　旋磨头嵌顿是 RA 术中非常严重的并发症，通常是由于操作不规范引起的。操作手法不正确、单次旋磨时间过长、旋磨头在病变中间停顿、转速过低、推送旋磨头用力过猛、在已发生明显夹层的病变中进行旋磨、旋磨头离病变太近，推送旋磨头的力度未完全释放，在 RA 中启动旋磨时，旋磨头会突然弹进病变内从而出现嵌顿（尤其是 1.25mm 旋磨头）、过度成角病变等。

2.处理方法　①可先尝试将旋磨头前送及后退撤出，或重新启动低速或高速旋转退出；②可以尝试把旋磨导丝和旋磨头一起拉出；③可将旋磨头推送至病变远端，重新再送一根导丝至病变远端，送球囊至嵌顿处及病变近端扩张，然后尝试将旋磨头拉出；④将旋磨杆及旋磨导丝剪断，通过剪断的旋磨杆和导丝送入 5 进 6 导管至病变处或旋磨头近端，将旋磨导丝和旋磨头一起取出。

若以上方式均无法解决时，应立即寻求心外科会诊。

（五）旋磨失速

旋磨失速一方面可能是旋磨头嵌顿造成，另一方面也可由操作失误导致的机器故障所致。前者处理方法同旋磨头嵌顿；后者需要排除机器故障，然后继续旋磨。

（六）旋磨导丝断裂

1.可能原因　旋磨头磨到旋磨导丝头端显影段的缠绕线圈造成、成角病变拐弯处的磨损、旋磨导丝送至远端小血管、旋磨导丝送至分支小血管。

2.处理方法　抓捕器、球囊扩张回拉、支架扩张贴壁。

（七）穿孔

1.可能原因　病变严重成角（＞90°）、旋磨头直径过大、旋磨导丝偏倚、偏心斑块、不适当的旋磨手法、旋磨导丝被放置在血管末梢。

2.处理方法　旋磨穿孔发生后，应立即退出旋磨头，保留旋磨导丝。穿孔的处理同常规 PCI 时冠状动脉穿孔的处理方法。

根据穿孔的程度和具体临床情况采取不同措施进行治疗：①轻度穿孔（例如：对比剂外渗）可以用球囊低压扩张贴在外渗处一段时间，观察外渗情况是否好转；②如果球囊扩张封堵后冠状动脉穿孔未见好转，需要置入带膜支架，并根据情况进行心包穿刺，必要时球囊扩张封堵穿孔处，并立即寻求心外科会诊。

五、计划 RA 与非计划 RA

计划 RA 是指在之前未发生任何器械使用失败的情况下，主动使用 RA 处理病变。非计划 RA 是指在 RA 之前器械尝试失败之后决定 RA 的策略。有研究显示，计划 RA 较非计划 RA 能有效地降低手术时间、造影时间，减少对比剂用量、预扩球囊使用量。在临床实际工作中，当预估病变钙化较重、旋磨概率较高时，可主动使用 RA 处理，这种情况下能够降低手术风险，提高手术成功率。介入手术过程中，发现病变处 2.5mm 球囊过不去或者球囊扩张至 14atm 时有腰（犬的骨头形）或者有影像学证据、过导丝有走砂石路手感，存在上述情况之一时，可以考虑 RA 介入。

六、旋磨特定适应证

目前随着介入手术例数的不断增加，介入手术的复杂程度也呈不断上升趋势，且也越来越多涉及复杂高危病例。根据旋磨经验的不断积累和对病变、病情认知程度的不断增加，先后发表了 2015 年欧洲旋磨共识、2019 年北美专家旋磨述评也阐述了旋磨针对特定病变类型使用的推荐意见。基于当前旋磨治疗数据和专家经验，我国旋磨共识提出8 种特定适应证：①无保护左主干病变；②开口病变；③严重左心功能不全（左心室射血分数＜ 30%）；④弥漫病变（病变长度≥ 25mm）；⑤成角病变；⑥慢性闭塞病变；⑦球囊预扩后出现夹层的病变；⑧支架植入后即刻 RA。其中不同于欧美共识的特殊指征描述如下：对长度≥ 25mm 的弥漫病变，建议使用分段旋磨，可以先在近段先旋磨数次形成一个旋磨平台，然后低速推进旋磨头至此平台，再依次旋磨中段和远段病变；60°～ 90°成角病变，建议先选用直径 1.25mm 的小旋磨头，在成角的近端先轻轻磨出一个新的平台，然后再旋磨成角拐弯处（避免旋磨头顶在拐弯成角处，需要轻柔接触病变），最后旋磨拐弯处的病变远端；预扩张后出现夹层的病变，建议从直径最小的旋磨头开始旋磨，采用分段旋磨；支架植入之后的 RA，旋磨时需要由经验丰富的术者谨慎操作，常需要耐心的反复多次旋磨。对于这些旋磨术的特殊指征，建议由经验丰富的术者指导完成，并且术者本人应对病变足够重视、仔细操作，以提高手术成功率和减少并发症。

七、现状及展望

随着人口老龄化的发展，冠状动脉钙化病变、复杂病变逐渐增多，对于冠状动脉严重钙化病变，目前国内外指南都建议首选旋磨技术。此外还有准分子激光冠状动脉斑块消融术，但目前仅限用于轻中度钙化病变，仍处于临床试验阶段。冠状动脉轨道旋切术系统是一项比较新的技术，是目前唯一被美国 FDA 批准用于严重钙化病变预处理的装置。它由一个旋转的金刚石涂层冠冕构成，用于在放置支架前先打碎斑块的坚硬部分，但不会触及柔软的结构和组织。旋磨术的管腔获得由磨头来决定，需要更换旋磨头以获得更大的管腔，而此装置的特点是冠冕的直径可随转速增加而增加，转速增加，冠冕直径增加，但在我国还没有开展。近几年还提出了一种应用超声的"血管碎石术"，既可以用于冠状动脉，也可以用在外周血管，对内膜下的斑块也能发挥作用，而且不用球囊扩张就可以直接放支架，让支架释放得更充分，膨胀和贴壁都更好，但遗憾的是这项技术国内也尚未应用。因此，目前对于严重钙化病变，最成熟的还是旋磨术，欧洲、美国、中国专家共识均肯定了旋磨术的有效性及安全性。由于我国的介入治疗发展水平还很不均衡，RA 可能会涉及一些补救性处理措施，因此 RA 操作主要集中在一些二甲医院大的心脏中心。随着近年对 RA 的不断培训、广泛交流和积极推广等措施，旋磨经验不断积累，无论是旋磨治疗的例数还是相关的研究文献都显著增加。

（首都医科大学附属北京安贞医院急诊科　蒋志丽　王成钢）

参考文献

柴萌，张海涛，杜俣，等 . 冠状动脉复杂钙化病变治疗的循证医学进展 [J]. 中国实用内科杂志 ,2019, 39（1）：81-85.

葛均波，王伟民，霍勇 . 冠状动脉内旋磨术中国专家共识 [J]. 中国介入心脏病学杂志 , 2017,25（2）:61-66.

马玉良，王伟民 . 冠状动脉旋磨治疗的中国经验探索 [J]. 心电与循环 ,2019,38（5）:361-399.

马玉良，王伟民，刘健，等 . 冠状动脉旋磨标签外使用的安全性 [J]. 中国循环杂志 , 2016, 31（8）:737-741.

郑泽，柳景华，范谦，等 . 低转速和高转速旋磨治疗冠状动脉钙化病变的对比研究 [J]. 中国介入心脏病学杂志 ,2018,26（8）:425-429.

王伟民，霍勇，葛均波 . 冠状动脉钙化病变诊治中国专家共识 [J]. 中国介入心脏病学杂志 ,2014,22（2）：69-73.

Arora S,Panaich SS，Patel N,et al.Coronary Atherectomy in the United States （from a Nationwide Inpatient Sample）.Am J Cardiol，2016，117（4）：555-562.

Fourrier JL，Bertrand ME，Auth DC，et al.Percutaneous coronary rotational angioplasty in humans：Preliminary report.[J] Am Coll Cardiol，1989，14（5）:1278-1282.

Rubartelli P，Niccoli L，Alberti A，et al.Coronary rotational atherectomy in current practice: acute and mid-term results in high-and low-volume centers.Catheter Cardiovasc Interv,2004,61（4）:463-671.

Sharma SK, Tomey MI, Teirstein PS, et al. North American Expert Review of Rotational Atherectomy[J]. Circ Cardiovasc Interv, 2019,12 ： e007448.

第43章　生物可降解支架的临床应用

一、生物可降解支架产生背景

随着心血管介入治疗技术的发展，血管内植入支架已成为治疗心血管疾病最有效的方法之一。心血管介入治疗技术发展的 40 余年中，经历了从单纯球囊扩展到金属裸支架再到药物洗脱支架（drug-eluting stent, DES）的 3 个发展阶段。金属裸支架的出现使单纯球囊扩张术后急性闭塞及再狭窄发生率从 60% 以上降至 30% ~ 40%，但临床应用金属裸支架后有 20% ~ 30% 的患者在术后 1 年因支架内血管内皮增生而出现支架内再狭窄（in-stent restenosis, ISR）。第一代 DES 的出现使 ISR 的发生率从 40% 以上降至 10% 以下。但 DES 导致冠状动脉内膜内皮化延迟引起的晚期或极晚期支架内血栓、DES 置入后需要较长时间双联抗血小板治疗导致的临床出血事件增加，抵消了 ISR 下降所带来的临床获益。第二代 DES 使用了生物相容性更高的生物可降解涂层，使得药物释放更趋可控，支架安全性提高。第二代 DES 虽然有所改进，但永久存在的金属支架梁会导致一系列的不良影响：对边支的永久压迫、对桥血管吻合口的干扰、多层支架置入后导致的血管直径永久丢失、支架平台永久留在体内导致的极晚期支架内血栓、支架纵向压缩、支架断裂及支架区域血管生理功能难以恢复等问题。

研究发现狭窄的血管在接受支架术后 6 ~ 12 个月，将完成血管的修复和重塑，支架在扩张狭窄的血管完成重塑后就没有长期存在的必要了。因此提出了生物可降解支架（biodegradable stents, BDS）即生物可吸收支架（bioresorbable vascular scaffolds, BVS）的概念：在扩张时，支架为血管提供足够的径向支撑力，早期尽可能地减少血管回弹，而当血管完成重构时，支架可以逐渐进行生物降解，最终完全降解（吸收），减少极晚期支架内血栓形成、金属支架断裂等风险。BDS 可以使血管舒缩功能得到恢复，使同一血管病变部位反复手术治疗或将来接受冠状动脉旁路移植术成为可能。目前根据支架梁材料可分为可降解聚合物支架和可降解合金支架两大类。根据是否使用了药物洗脱，又可分为非药物洗脱可降解支架及药物洗脱可降解支架。下面选择几款有代表性的生物可降解支架进行介绍。

二、生物可降解聚合物支架

生物可降解聚合物支架以大分子聚合物为基本组成材料，根据降解性、生物相容性和机械性能,可作为生物可降解聚合物支架骨架的材料主要有聚己内酯(PCL)、聚乳酸(PLA)、聚羟基乙酸(PGA)、聚羟基烷酸酯(PHA)、PLA-PGA(PLGA)共聚物、聚丁二酸丁二醇酯(PBS)等,其中PLA仅左旋体能被机体代谢,可作为生物可降解聚合物支架骨架材料。

（一）Igaki-Tamai支架

日本Kyoto公司生产的Igaki-Tamai支架是世界上第1种生物可降解支架,该支架由PLA组成,采用螺旋Z字形设计,支架厚度170μm,采用受热膨胀或球囊膨胀释放。血管内超声(IVUS)研究显示,大多数支架3年内消失。1例42个月后定向冠状动脉斑块旋切术采集标本的组织学检查显示:局部新生内膜增厚,由胶原蛋白、少量肌成纤维细胞和炎性细胞组成。该结果表明聚合物充分降解,仅少量残留。另一例Igaki-Tamai支架植入后11年死于非心脏原因的病理检查发现内膜中含有丰富的平滑肌细胞,没有炎症或异物巨细胞反应。但Igaki-Tamai支架入径需8F鞘管及需要加热至70℃的造影剂释放,这限制了它的临床应用。新一代Igaki-Tamai支架可通过6F鞘管,并可使用球囊扩张释放,但DES在当时取得的巨大成功,新一代Igaki-Tamai支架的进展并未引起大家的关注。

（二）Absorb支架

美国雅培公司的Absorb支架是目前全球研究最广泛的可降解药物涂层支架。Absorb系列研究,如Absorb Ⅱ、Absorb Ⅲ、Absorb Japan、Absorb China的1年期研究结果荟萃分析显示:Absorb BVS与Xience CoCr -EES(依维莫司洗脱支架)在全因死亡、心血管死亡、心肌梗死、支架内血栓形成以及缺血驱动的靶血管血运重建(ID-TLR)方面均无统计学差异,其安全性和有效性可与DES媲美。2010年获得了欧洲的CE认证,2015年获得更为谨慎的美国食品药品监督管理局(FDA)认证。尽管早期的研究证实在经过严格选择的简单病例中,Absorb具有良好的应用效果。但在与金属药物洗脱支架对比的大规模长期临床研究中,未见优势,反有不足。2015年在新英格兰杂志上发表的Absorb Ⅲ研究将2008名患者按照2∶1的比例分入Absorb组或金属支架CoCr－EES组,随访1年内的靶病变失败率分别为7.8%和6.1%。2016年Lancet上发表Absorb Ⅱ的3年随访结果则发现Absorb组的复合终点(心脏死亡、靶血管心肌梗死与靶血管血运重建)为CoCr－EES组的2.17倍。2017年在新英格兰杂志上发表的AIDA研究在随访2年时尽管靶血管失败率没有出现显著性差异,但两组的支架内血栓风险分别为3.5%和0.9%。因其显著增加支架内血栓风险,2017年Absorb BVS宣布退市,这使生物可降解支架的临床应用陷入低迷。

（三）Biomatrix支架

鉴于Absorb BVS的失败,生物可降解聚合物涂层药物洗脱支架(BP-DES)的研究引起了大家的关注。Biomatrix支架(生物可降解聚合物涂层Biolimus-A9洗脱支架)首次亮相是在LEADERS研究中,对照为CYPHER支架。9个月时心源性死亡、心肌梗死和靶血管血运重建等事件组成的主要复合终点两者无显著差异;2019年10月美国经导管心血管治疗学术会议(TCT 2019)上发布了Bioflow Ⅱ的研究结果,Bioflow Ⅱ研究对Orsiro支架(生物可降解聚合物涂层西罗莫司洗脱支架)与Xience支架进行了比较,其结果显示Orsiro支架在支架内晚期管腔丢失方面不劣于Xience支架,这两种生物可降解聚合物涂层药物洗脱支架均具显示出色的临床效果，生物可降解聚合物涂层药物洗脱支架的临床疗效可能不取决于包括支架梁厚度的支架设计。但迄今尚无针对生物可降解聚合物涂层药物洗脱支架Biomatrix 支架与 Orsiro 支架的比较研究。

（四）DESolve 支架

DESolve 支架是由 Elixir 公司研发的，支架材料为 PLA，药物缓释涂层为诺维莫司，1年后生物降解率为 95%，支柱厚度 150μm，具有很好的扩张性，其直径 3.0mm 的支架可扩张至 4.5mm，对微小的贴壁不良具有自行矫正功能。与其他可降解支架相比，扩张性更好，断裂风险率低。在一项前瞻性的 DESloveNx 研究中，植入 DESolve 支架 6 个月后，MACE发生率为 3.3%，无支架内血栓发生，管腔面积基本没有改变，其新一代 DESolve 支架正处于临床试验阶段。

（五）国产生物可降解聚合物支架

尽管受到 Absorb BVS 退市的影响，全球仍有许多可吸收支架正在等待上市，或正在密锣紧鼓地进行着临床研究、或已获得批准上市。欧洲 CE 已批准了 7 个新的生物可降解支架的上市，我国研发的可降解聚合物支架包括华安的 Xinsorb、微创的 Firesorb、乐普的NeoVas 等都取得了许多引人注目的成果。2019 年 2 月 27 日中国食品药品监督管理局也批准了我国首个生物可降解支架乐普 NeoVas 在中国的应用。

Xinsorb 支架是由葛均波院士领衔团队研制的 BDS，由多聚乳糖平台、聚己胶质涂层结合抗增殖药物西罗莫司涂层构成，支架厚度为 160μm，完全降解需要 2.5 年。首次人体试验（FIM）1 年后复查冠状动脉造影，Xinsorb 组和 Tivoli 组晚期管腔丢失分别为（0.20±0.40）mm 和（0.36±0.53）mm；靶病变失败率分别为 5.7% 和 9.4%；两组均无全因死亡或心源性死亡；再次血运重建率分别为 5.7% 和 9.4%；1 年时 Xinsorb 组支架血栓发生率为 2.9%，对照组未发生支架血栓。Xinsorb 支架用于治疗简单冠状动脉病变，能有效抑制内膜增生，维持植入部位管腔通畅，展示出与 TIVOLI 金属 DES 相似的安全有效性。2019 年 CIT 大会上发布了 Xinsorb 支架随机对照研究（XINSORB RCT）3 年临床随访结果，Xinsorb 支架保持了良好的疗效和安全性：靶病变失败率为 4%、MACE 为 4%、靶病变血运重建为 3.5%、靶血管 MI 为 1.0%、全因死亡为 2.5%、支架血栓发生率为 1.0%，与对照组 DES 相比均无统计学意义。值得关注的是，Xinsorb RCT 所有患者在术后 2 年和 3 年的双联抗血小板率明显较高。与 Absorb II 研究和 Absorb China 研究相比，Xinsorb RCT 中 3 年 DAPT 率在 50%以上，显著高于前两项研究，这可能是 Xinsorb RCT 远期效果较好的可能原因之一。

Firesorb 支架是由高润霖院士领衔团队研制的，以聚乳酸为平台，涂层为 PELLA 及雷帕霉素，上市前临床试验系列项目由 FUTURE- I 、FUTURE- II 和 FUTURE III 三部分组成，FUTURE- I （FIM）术后 6 个月和 1 年的主要终点靶血管失败发生率、全因死亡、靶血管MI、ISR 发生率为 0；支架贴壁不良发生率为 0.07%。术后 3 年随访结果表明主要终点靶病变失败率为 0，次要终点包括受试者相关的复合终点 PoCE（包括全因死亡、心肌梗死及血运重建）发生率仅为 2.2%，全因死亡、靶血管 MI 及 ISR 均为 0，3 年光学相干断层扫描（OCT）影像学随访共检测了 45 位患者的近 4000 个横截面的 4 万多个支架丝，术后 6 个月和 1 年的主要终点 TLF 发生率、全因死亡、靶血管 MI、ISR 发生率为 0；支架贴壁不良发生率为 0.07％。这些研究结果初步证实 Firesorb 支架的安全性和有效性。FUTURE-Ⅲ研究已在 2019 年 12 月完成首例入组并预期于 2021 年 6 月完成全部入组，让我们共同期待后续的研究结果发布。

NeoVas 支架由韩雅玲院士团队进行研发和试验，支架以聚乳酸平台、外消旋聚乳酸（PDLLA）涂层和雷帕霉素构成。支架梁厚度为 180μm，术后 1 年靶病变血运重建为 3.2％（vs 2.5％），靶病变失败率为 4.3％（vs 3.5％）。术后 2 年结果表明，NeoVas 组和 CoCr-EES 组 2 年靶病变失败率、心源性死亡、靶血管相关心肌梗死及缺血驱动的靶病变血运重建发生率分别为 5.4％和 4.3％（$P = 0.54$）、0.7％和 0％（$P = 0.25$）、1.4％和 1.1％（$P = 0.72$）、4.0％和 3.2％（$P = 0.64$）；两组支架内血栓发生率分别为 0.7％（2 例）和 0.4％（1 例）（$P = 0.62$），两组临床事件、支架内血栓发生率均较低，且无统计学意义。2019 年 7 月底发布的 NeoVas 随机对照试验 3 年 OCT 和冠脉血流储备分数（FFR）的最新结果是迄今为止全球样本量最大、随访时间最长的比较 BVS 与 DES 的随机 OCT、FFR 亚组分析结果。OCT 影像证实，NeoVas BVS 植入人体 3 年以后，全部患者冠状动脉靶病变处大部分已被吸收，支架梁面积平均吸收 72.26％±13.21％。该研究首次证实了完全可吸收支架植入 3 年后，随着支架的降解和对血管约束的消失，靶血管的弹性明显好于金属支架。

三、生物可降解合金支架

金属支架与聚合物支架相比，支撑力更强，体内可视性好。目前临床研究的用于介入治疗的金属支架主要有两类：铁合金和镁合金。其降解后释放形式为 Fe^{2+} 和 Mg^{2+}，均为人体必需微量元素，对人体没有毒性。但镁合金在体内降解速度过快，导致其支撑性能不能满足血管正常功能重建的需要。故目前研究的镁合金支架，其表面会利用涂层来控制降解的速度。铁合金支架具有较好的机械性能和较快的降解速度等优势，但其降解过程中，可能会导致体内局部炎症反应，生物相容性还有一些争议。除铁、镁合金支架外，锌合金支架因降解更可控，与铁结合，可能成为更优的潜力选择。

（一）镁合金可降解支架

2003 年，Heublein 首先提出应用镁合金支架 AZ21，但动物实验发现内膜增生明显，降解时间过快，完全降解时间约为 98 天。Biotronik 公司改良了镁合金支架材料，研发了 AMS 镁合金支架，AMS 通常由 97％的镁金属和 7％的其他金属按质量比制成，与传统的金属支架相似，镁合金支架可以提供足够的径向支撑力，植入后不容易发生早期弹性回缩。相对于高分子聚合物支架来说，镁金属支架更细，并有良好的延展性，不会因为扩张而导致支架断裂。而且，镁合金支架具有良好的组织相容性，植入后支架血管内皮化迅速，降解过程中产生负电位，可以抑制血栓形成，降解产物为无机盐，只会引起微弱的炎症反应，支架完全降解后，可以恢复原有的血管功能。第一代可降解 AMS-1 实验结果并不令人满意，通过提炼合金，第二代镁合金支架降解速率减慢至原来的 2～3 倍，并且支架骨架比第一代约细 30％。随后出现了加入聚乳酸共乙醇酸（PLGA）聚合物，并在表面进行紫杉醇涂层处理的第一代药物涂层可降解镁合金支架（DREAMS-1G）。第二代 DREAMS（DREAMS-2G）以聚乳酸聚合物为载体，用雷帕霉素作为抗增殖药物涂层，支架骨架 150μm，两端有不透 X 线的标志物，动物实验发现 DREAMS-2G 和 DREAMS-1G 比较，内皮化过程及抗炎反应表现更好，目前 DREAMS-2G 正处于进一步试验验证阶段。

上海交通大学研发的 JDBM 支架（Mg-Nd-Zn-Zr 合金支架），表面为聚乳酸涂层，用雷帕霉素作为抗增殖药物。冠状动脉造影检查证实，JDBM 支架植入猪冠状动脉内后早期的生物相容性和有效性良好，IVUS、OCT 和离体微型 CT 的检查结果均表明，JDBM 支架的降解率明显降低，而此归因于其聚乳酸涂层。

（二）镁金属及稀土复合材料可降解支架

镁金属及稀土复合材料可降解支架由美国 Zorion 医学公司设计研发，该支架由镁金属及稀土成分组成的杂交材料与 PLGA 形成的聚合物组成，临床前期研究证实该支架在 90 天内完全吸收，血管组织的炎症反应轻微。

（三）铁基药物洗脱可降解支架

中国深圳先健科技公司（LifeTech）开发设计了氮化铁药物洗脱可降解支架。因支架铁元素含量极低，可避免铁锈蚀缓慢、残留锈蚀组织较多等问题。氮化铁的使用保证了该支架不逊于钴铬合金支架的强度，同时支架厚度仅 70 ～ 80μm。目前动物实验的 OCT、IVUS 及 MRI 检查证实，4 个月内支架结构完整，12 个月支架结构基本消失，36 个月支架材料完全被机体吸收，目前临床前期试验正在进行。

四、生物可降解支架适用人群及操作要点

目前尚无针对生物可降解支架的临床指南，结合各临床研究，总体来说生物可降解支架更适用于较年轻、能耐受较长时间的双联抗血小板治疗、出血风险低、依从性好、病变短、非靠近开口、非靠近分叉、非钙化、非小血管（＞2.5mm）非纡曲血管病变的患者。Absorb Ⅲ研究提出了 PSP 标准流程，即 Pre-dilation（病变准备）、Sizing vessel（精确测量血管：2.25 mm ≤ QCA，RVD ≤ 3.5 mm）、Post-dilation（使用非顺应性球囊进行正确后扩张）。恰当的病变预处理（Preparing），充分的预扩张、合适的支架尺寸选择、高压后扩张、应用 IVUS 评估保证贴壁良好，以及术后长时间的双联抗血小板治疗，这些操作可以减少术后不良事件的发生率。

五、未来及展望

生物可降解支架被誉为继单纯球囊扩张、金属裸支架，金属药物洗脱支架后的"冠脉介入治疗第四次革命"，尽管受 Absorb BVS 退市的影响，在全球生物可吸收支架处于低迷的时期，来自中国的生物可吸收支架研究的结果始终是亮点，为生物可降解支架未来在临床的应用提供了更多的循证医学证据。理想的生物可降解支架降解周期能够与血管重建完美匹配，既能像不可降解支架一样在植入早期提高足够的支撑效果，又能在血管修复后逐渐降解吸收。随着材料学的革新、多学科合作的发展，新一代生物可降解支架在支架梁厚度、

降解速度、机械强度等方面都有所突破。相信未来能够研发出降解速度可控、管腔径向支撑力持久及远期效果更理想的生物可降解支架，实现无置入血管重建的理想。

（首都医科大学附属北京安贞医院急诊科　王成钢　蒋志丽

山西省心血管病医院心内科　　姚　雷）

参考文献

Tingzhang Hu, Chun Yang, Song Lin, et al. Biodegradable stents for coronary artery disease treatment:Recent advances and future perspectives[J]. Materials science & Engineering,2018, 91:163-178.

Werner M, Schmidt A, Scheinert S, et al. Evaluation of the Biodegradable Igaki-Tamai Scaffold After Drug-Eluting Balloon Treatment of De Novo Superficial Femoral Artery Lesions: The GAIA-DEB Study [J]. Endovasc Ther, 2016, 23（1）:92-97.

Ielasi A, Campo G, Rapetto C, et al. A Prospective Evaluation of a Pre-Specified Absorb BVS Implantation Strategy in ST-Segment Elevation Myocardial Infarction: The BVS STEMI STRATEGY-IT Study[J]. JACC Cardiovasc Interv, 2017, 10（18）:1855-1864.

Lee DJH, Loh JKK, Jafary FH, et al.Polymer-free biolimus-A9-coated stent for primary percutaneous coronary intervention[J]. Herz, 2019, 44（8）: 750-755.

Wu Y, Shen L, Yin J, et al.Twelve-month angiographic and clinical outcomes of the XINSORB bioresorbable sirolimus-eluting scaffold and a metallic stent in patients with coronary artery disease[J]. Int J Cardiol, 2019, 293:61-66.

Xu K, Fu G, Xu B, et al. Safety and efficacy of the novel sirolimus-eluting bioresorbable scaffold for the treatment of de novo coronary artery disease: One-year results from a prospective patient-level pooled analysis of NeoVas trials[J]. Catheter Cardiovasc Interv, 2019, 93（S1）:832-838.

Han Y, Xu B, Hu G, et al. A Randomized Trial Comparing the NeoVas Sirolimus-Eluting Bioresorbable Scaffold and Metallic Everolimus-Eluting Stents[J]. JACC Cardiovasc Interv, 2018, 11（3）:260-272.

Zhang J, Li H, Wang W, et al. The degradation and transport mechanism of a Mg-Nd-Zn-Zr stent in rabbit common carotid artery: A 20-month study[J]. Acta Biomater, 2018, 69:372-384.

Zhang H, Zhang H, Dai X, et al. Endovascular Repair of Aortoiliac or Common Iliac Artery Aneurysm Using the Lifetech Iliac Bifurcation Stent Graft System: A Prospective, Multicenter Clinical Study[J]. Ann Vasc Surg, 2020, 63: 136-144.

心血管影像篇

第 44 章　血管内超声在冠心病中的应用

一、血管内超声概述

目前我国心血管疾病的发病率和病死率不断上升，全国约有心血管患者 2.9 亿人之多，研究显示，2015 年以来心血管疾病已经超越肿瘤等疾病，成为城乡居民死亡的首要原因。曾经作为诊断冠状动脉疾病金标准的冠状动脉造影由于投射角度和血管重叠等原因不能完全显示出冠状动脉管腔的真实情况。血管内超声成像（intravascular ultrasound，IVUS）则是利用有超声探头的特殊导管进行医学成像。IVUS 采用超声显示技术和多普勒血流测定两个方面显示出血管内部管腔的大小及管壁表面情况。因此，IVUS 不仅能为临床诊断提供有效的信息，同时在血管重建治疗方面扮演着重要角色。

二、IVUS 的成像原理

医用超声成像导管发射超声波，部分超声从组织折射返回传感器产生电脉冲，最后转换成图像。目前可用的 IVUS 探头频率为 25 ～ 60MHz，既往 IVUS 导管的分辨率为 100 ～ 200μm，新型 IVUS 导管分辨率有进一步的提高。通过功率频谱的处理进行比较分析，通过运算处理不同组织的不同回声频率，对斑块的组织成分进行模拟成像和定量分析。

三、IVUS 图像判读

（一）正常冠状动脉

正常冠状动脉的血管壁由具有不同回声特性的层状结构组成，在 IVUS 上可呈现 3 层结构：内层代表内膜和内弹力膜，表现为纤薄的白色回声带；中层为中间无回声层（黑色或暗灰色），代表中膜；外层有特征性的"洋葱皮"样表现，代表外膜和外膜周围的组织。血管的外膜边界通常无法识别，主要是由于外膜和周围组织无明显的回声差异。值得注意的是，IVUS 上的 3 层结构并不真正代表血管的 3 层结构，仅有两个清楚的界面与组织学对应，为管腔 - 内膜交界面和中膜 - 外膜交界面。

（二）冠状动脉斑块的识别

IVUS 通常将斑块内的回声与血管周围代表外膜或外膜周围组织的回声进行比较，来确定斑块的"软硬"程度。据此可分为：①低回声斑块。也就是通常所说的软斑块，通常提示斑块的脂质含量较多，斑块内的坏死带、斑块内容物溢出后留下的空腔、壁内出血、血肿或血栓等也可表现为低回声。②等回声斑块。通常提示纤维斑块，其回声与外膜类似。③高回声斑块。提示钙化，表现为回声超过周围的外膜组织，并伴有下方的声影。混合性斑块指斑块含有 1 种以上回声特性的组织，也有将其描述为纤维钙化斑块或纤维脂质斑块。但是近年来病理学发现，IVUS 斑块的回声强度不能完全代表其病理学特征。

回声衰减斑块（attenuated plaque）是目前大家关注较多的一种斑块，回声衰减现象是指在低回声斑块或等回声斑块后有回声衰减的现象，即非钙化斑块在斑块后部出现回声衰减，使斑块后组织不能显示。一般来说，回声衰减的弧度要求 ≥ 30°。回声衰减发生的病理机制为富含脂质核心，特别是富含有胆固醇结晶的晚期粥样硬化斑块。回声衰减斑块与冠状动脉介入围手术期的无复流密切相关。

斑块破裂在急性冠脉综合征患者中很常见，IVUS 影像学特征为斑块内膜不完整，形成空腔与血管腔相通，部分可见残余内膜片及血栓。

钙化结节也是引起急性冠脉综合征的重要病理类型，IVUS 表现为突出管腔、表面不规则的高回声团块，伴后方回声衰减。

（三）血栓

血栓性病变在 IVUS 上常表现为突入管腔的不规则团块，可表现为分层、分叶，回声较弱，通常不均匀，有斑点状或闪烁状回声，血栓组织与原有的斑块组织可呈分层现象，两者的回声强度可有明显的差异。部分血栓中存在微通道，可观察到有血流通过。有时淤滞的血液可表现为管腔内不均匀的低回声区，需与血栓相鉴别，前者在注射生理盐水或对比剂后回声消失。

（四）冠状动脉夹层

在 IVUS 上夹层呈孤立的新月形组织斑片，可随心动周期飘动；在撕裂斑片后方有环形无回声区，深达内膜下或中层；注射对比剂或生理盐水后，可见该无回声区消失或被充盈。夹层分离的严重程度主要取决于深度、周径、长度、残余管腔横截面积及管腔内夹层的横截面积。在描述夹层时，还需要包括是否存在假腔、活动内膜片的识别、夹层边界是否有钙化及夹层是否在支架边缘。

（五）动脉瘤

动脉瘤分为真性动脉瘤和假性动脉瘤。真性动脉瘤表现为病变处血管壁全层向外膨出，并且与邻近参考段血管相比，管腔面积及外弹力膜面积 > 50%。假性动脉瘤可见外弹力膜断裂，常见于介入诊疗术后。

（六）心肌桥

在 IVUS 图像中，心肌桥内的壁冠状动脉收缩期管腔缩小，舒张期增加，心肌桥特征性表现为围绕壁冠状动脉一侧的半月形低回声或无回声区。该无回声区具有高度特异度和敏感度，存在于几乎所有的心肌桥部位，称为半月现象（half-moon phenomena）。进一步定量测定发现，大部分的壁冠状动脉直径和面积即使在舒张期，也小于其远端的参照节段。

（七）血管真假腔的识别

在处理慢性完全闭塞（chronic total occlusion, CTO）病变等复杂病变时，血管真、假腔的识别尤为重要。识别要点包括：真腔由血管 3 层结构（包括内膜、中膜及外膜）包绕；真腔与边支交通；假腔通常是与真腔平行的通道，一定长度内可不与真腔相通。

（八）支架

金属支架小梁对超声波有很强的反射作用，超声图像上看支架为沿血管走行的强回声点或回声弧。生物可降解支架（bioresorbable vascular scaffold, BVS）的主体为生物可吸收多聚乳酸，与金属支架不同，在 IVUS 下表现为双层小梁结构，置入后即刻呈规则的方形结构，声学强度与钙化组织相似，但小梁后方无声影。

支架贴壁是指支架小梁与动脉壁的距离合适。良好的贴壁定义为小梁紧贴血管壁，使得小梁与管壁之间没有血流通过。因此，可以通过在血管内注射生理盐水或对比剂确定支架是否良好贴壁，同时也可以测量没有贴壁的支架小梁所占的角度及长度。支架贴壁不良（incomplete stent apposition，ISA）定义为 1 个或多个支架小梁与血管壁分离（排除血管分支开口部位的支架与血管分离假象），往往在支架后方可以看到闪烁的血流信号。ISA 可分为急性 ISA 和晚期 ISA。急性 ISA 发生在支架置入后即刻，而晚期 ISA 是在支架置入术后随访过程中观察到的 ISA。急性 ISA 可逐渐消失，也可持续存在；支架与血管之间的间隙可以缩小、消失，也可以增加、扩大，或者保持相对稳定。晚期 ISA 可分为获得性 ISA 和持续性 ISA。晚期获得性 ISA 为支架置入后即刻 IVUS 显示支架完全贴壁，而在随访过程中发生 ISA；持续性 ISA 则是支架置入后即刻已经存在并在随访过程中持续存在的 ISA。

支架断裂主要发生在血管扭曲严重、成角较大的部位，如右冠状动脉中段或左前降支中段，与再狭窄和血栓发生有关。支架部分断裂定义为 > 180° 范围内支架小梁消失；支架完全断裂定义为至少 3 帧连续图像内，支架小梁在 360° 范围内消失。

支架内再狭窄的 IVUS 定义为支架内最小管腔面积 < 4mm²（左主干 < 6mm²）和（或）直径狭窄 < 参考管腔直径的 70%。较早期支架内再狭窄的内膜增生通常表现为很低回声的组织，有时甚至低于血流斑点的回声。晚期支架内再狭窄观察到的内膜增生通常回声较强。

四、IVUS 对动脉粥样硬化病变的测量

（一）IVUS 对动脉粥样硬化病变的测量

动脉粥样硬化病变定义为与参考节段相比有明显动脉粥样硬化斑块处；狭窄定义为管腔 CSA 减小至少 50% 的病变处；最重狭窄处指管腔面积最小的狭窄部位；次重狭窄处指病变满足狭窄的定义，但管腔面积较最重狭窄处大。在整个血管节段中，通常都会有 1 个最重狭窄处，但可能会有多处次重狭窄。最重狭窄处可能不是斑块最多处，并且与造影显示的狭窄处不一致。如果同一根血管中存在多个病变，病变与病变之间至少相隔 5 mm 以上，否则应视为同一病变。介入术前、术后病变及参考节段的选择和测量应该具有较好的一致性，在一些系列研究中，需要对同一处血管进行测量及描述。如需定位相同病变位置，首先确定血管中特征性定位标志，记录病变至标志的距离，可通过血管或血管外结构（小分支、静脉结构、钙化及纤维化斑块或支架）辅助定位。

在 IVUS 图像上很难确定内弹力膜的位置，因此无法测定组织学意义上的斑块面积（即

以内膜和内弹力膜为边界的面积），常利用 EEM-CSA 减去管腔 CSA 计算得到的斑块与中膜的面积来代替斑块面积，由于中膜面积在其中占的比例很小，因此很少影响对斑块面积的测定。常用的公式如下：①斑块 CSA=EEM-CSA －管腔 CSA；②最大斑块厚度指经过管腔中心的直线上，内膜前缘至 EEM 的最大距离；③最小斑块厚度指经过管腔中心的直线上，内膜前缘至 EEM 的最小距离；④斑块偏心率 =（最大斑块和中膜厚度—最小斑块和中膜厚度）/ 最大斑块和中膜厚度；⑤斑块负荷 = 斑块 CSA/EEM-CSA，其代表的是斑块占 EEM-CSA 的比例。

（二）钙化病变的测量

对钙化病变可依据钙化组织所占的象限进行半定量分析。由于后方的回声缺失，IVUS 并不能测量钙化的厚度。IVUS 的钙化分级：0 级为无钙化，1 级为 1°～90°，2 级为 91°～180°，3 级为 181°～270°，4 级为 271°～360°。

（三）支架的测量

支架常见的测量参数包括：①支架 CSA，指由支架边界围成区域的面积；②最小支架直径，指经过支架中心的最短直径；③最大支架直径，指经过支架中心的最长直径；④支架对称性，其计算公式为（最大支架直径—最小支架直径）/ 最大支架直径；⑤偏心指数，指在每一帧图像测得最小支架直径 / 最大支架直径后计算的平均值；⑥支架扩张系数，指最小支架 CSA/ 参考段管腔 CSA，可以是近端、远端、最大或平均参考段。支架对称性、偏心指数及支架扩张系数等是评估支架扩张是否对称及充分的几何参数，与临床预后相关。在支架术后的随访评估中，应将随访中发现的 MLA 与介入术前或术后即刻同一处图像进行对比（定位方法同前）。对于没有支架覆盖的病变，至少应用以下 3 种测量值：EEM、管腔面积、斑块和中膜面积的绝对值及改变量；而有支架覆盖的区域则至少测量 2 个指标：支架及管腔直径的绝对值及改变量。参考段血管的直径有可能改变，因此在系列研究的对比分析中，对参考段血管的定位应更加仔细。

内膜增生（%）定义为内膜增生面积 / 支架面积 ×100%。支架内再狭窄（ISR）定义为支架内最小管腔面积＜ 4mm²，且内膜显著增生（内膜增生面积＞ 50%）。

（四）血管重构

血管重构是指动脉粥样硬化进展过程中 EEM-CSA 的变化。目前应用重构指数来描述重构的程度及趋势。重构指数 = 病变处 EEM-CSA/ 参考段平均 EEM-CSA。重构指数＞ 1.05 为正性重构，重构指数＜ 0.95 为负性重构。

（五）长度测量

IVUS 中的长度测量主要应用自动回撤系统。这一方法可以应用于病变段、狭窄段、钙化灶或是其他血管纵轴方向参数的测量。注意指引导管摆动引起 IVUS 导管随心动周期发生前后移动对病变长度测量准确性的影响。

五、IVUS 在经皮冠状动脉介入治疗中的应用

IVUS 通过对病变程度、性质和累及范围的精确判断，可帮助选择治疗策略和方法，指

导介入治疗过程，实现经皮冠状动脉介入治疗术后即刻支架最优化，并可监测相关并发症。早期研究提示，对于非左主干包括左前降支、左回旋支和右冠状动脉及其主要分支近段病变，介入治疗的 IVUS 界限值为面积狭窄 > 70%、最小管腔直径 ≤ 1.8mm、MLA ≤ 4.0mm²。近年来的荟萃分析结果显示，对非左主干、参考血管直径 > 3mm 的病变，介入治疗的 IVUS 界限值为 MLA < 2.8mm²；对参考血管直径 < 3mm 的病变，介入治疗的 IVUS 界限值为 MLA < 2.4mm²。理想的裸金属支架置入结果的 IVUS 标准（MUSIC 标准）包括：①支架完全贴壁；②支架内最小 CSA ≥ 平均参考血管 CSA 的 90%；③偏心指数 ≥ 0.7。在药物支架时代，支架扩张无疑是影响预后的最主要指标。支架内 MLA ≤ 5mm²、支架边缘斑块负荷 ≥ 50%、支架边缘夹层、弥漫的支架贴壁不良是远期不良事件的独立预测因素。使用 IVUS 指导支架置入的位置，评估支架扩张是否充分，能够最大程度地减少血管的物理丢失，并及时发现边缘夹层等并发症。虽然目前对于 IVUS 指导的支架置入结果还有争议，但近年来的大型荟萃分析均显示，IVUS 指导的支架置入能够降低主要不良心血管事件，改善预后。值得指出的是，IVUS 在复杂病变介入治疗中用于指导支架置入的优势更为明显。其在特殊类型冠状动脉病变中的应用分述如下。

（一）IVUS 在左主干病变中的应用

左主干病变的解剖结构特殊，例如较短、弥漫病变常见、与冠状窦成角、局限或弥漫性重构、病变常累及左前降支及左回旋支（中间支等）开口等，使得冠状动脉造影很难准确评估病变。相对非左主干病变，使用 IVUS 的 MLA 评估缺血的准确性更高。目前普遍认为，左主干病变中 MLA > 6.0mm² 可作为延迟进行介入治疗的界限值。目前亚洲的临床研究提示，MLA 4.5mm² 可作为判断是否存在缺血的界限值，但尚需更多的数据来证明。对于 MLA 为 4.5 ~ 6.0mm² 的患者，推荐行血流储备分数（fractional flow reserve, FFR）评估缺血。以影像学结果判断病变是否有缺血意义需慎重，术者需要综合考虑患者心肌缺血的客观证据、左主干直径、斑块负荷和病变形态等因素来做出评估。相比开口及体部，左主干远段病变更为常见（70% ~ 80%），且病变易累及左前降支（90%）及左回旋支（62%）开口，使得介入治疗策略和技术应用更为复杂。分别从左前降支及左回旋支进行 IVUS 图像采集，对精确判断开口部位的病变程度及分布情况尤为重要。在左回旋支病变距开口 > 5mm、MLA > 4.0mm²、斑块负荷 < 50% 或左回旋支发育细小的情况下，宜选择单支架技术，反之则需考虑双支架置入。支架的扩张和贴壁是决定双支架技术近、远期预后的重要预测因素。有研究将主干支架内 MLA < 8mm²、分叉部 MLA < 7mm²、左前降支开口 MLA < 6mm²、左回旋支开口 MLA < 5mm² 定义为支架扩张不良，发现左回旋支开口支架扩张不良最为常见，存在支架扩张不良的患者其再狭窄率较高（24.1% vs. 5.4%，$P < 0.05$）。由于左主干病变的个体差异大，实际操作中需要注意治疗个体化。IVUS 指导支架直径和长度的选择、支架定位和扩张的优化、边缘夹层和血肿的及时发现和处理能够改善介入治疗的预后，这一结果在多个观察性研究中得到了证实。因此，在欧美国家的冠心病介入治疗指南中，均将使用 IVUS 评估无保护左主干病变严重程度及优化治疗作为 II a 类推荐。2016 年发表的中国经皮冠状动脉介入治疗指南中，左主干病变使用 IVUS 指导治疗也是同样的推荐。

血管严重成角、钙化、重度狭窄及支架置入后等因素，可增加 IVUS 导管或血管损伤的风险，需小心操作。

（二）IVUS 在分叉病变中的应用

由于分叉病变中主支血管及分支血管可能重叠，冠状动脉造影对病变的严重程度及分叉嵴的评估存在缺陷。IVUS 可精准评估分叉病变性质、分布、形态及血管直径，更有利于优化分叉病变的介入治疗。

与普通病变类似，IVUS 可用于术前评估斑块性质、负荷及 MLA，术中指导支架直径及长度的选择，术后评估支架扩张及支架边缘状况。但在分叉病变中，术前主支及分支均应行 IVUS 检查，应关注分叉远端主支斑块负荷及分布，对预判分支闭塞有指导意义；分支血管是否存在负性重构，对治疗策略的制定有指导作用。一般来说，分叉处斑块负荷越重，嵴移位可能性越大，主干支架后边支闭塞的风险也越高；另一方面，分支血管开口如果为负性重构或少量斑块，不考虑双支架术式。在分叉病变术中，IVUS 还有助于观察导丝的走行，可指导导丝重新进入的位置及明确其与嵴部的关系。在分叉近远端血管直径不匹配的情况下，IVUS 可以观察导丝是否走行于血管壁与支架梁之间，并指导支架近段优化扩张（POT）技术时球囊直径的选择。

在支架置入后，IVUS 除评估支架扩张及支架边缘状况，还可观察分叉部位支架的覆盖、支架梁重叠及支架是否变形等情况，并有助于指导对吻扩张技术。

（三）IVUS 在 CTO 病变中的应用

IVUS 在 CTO 病变中的应用包括：①闭塞病变起始部位的识别。如果闭塞近端存在较大分支血管，可从分支血管成像以寻找闭塞起源处，指导导丝的穿刺部位和方向，并确认其是否进入 CTO 近端纤维帽。②判断及探寻真腔。IVUS 可判断导丝是否位于真腔，并指导导丝重入真腔。③在反向 CART 技术中的应用。采用反向 CART 技术时，可根据 IVUS 明确正逆向导丝的空间关系，选择正向撕裂内膜所需球囊的直径，使用合适的球囊于最佳扩张部位行反向 CART 技术，同时 IVUS 指导逆向导丝进入近段血管真腔。④测量参考血管直径及病变长度，指导支架选择。CTO 远端血管长期处于低灌注状态，造影可能显示为弥漫性病变且管腔较小，仅依靠造影结果定位支架较为困难；CTO 病变进行球囊扩张后常造成明显的内膜撕裂，正向注射对比剂可加重内膜撕裂范围，需利用 IVUS 测量血管直径以指导支架的选择。

（四）IVUS 在钙化病变中的应用

相对于冠状动脉造影，IVUS 对检测钙化病变有很高的敏感度和特异度，且提示造影对于钙化病变的发现与钙化弧度、长度和位置相关。冠状动脉钙化病变分为内膜面（浅表）、外膜或斑块基底部（深部）钙化。外膜钙化对介入治疗的影响不大，可按常规操作，一般无须特殊处理。严重内膜面钙化直接影响器械的通过或导致治疗失败。一般认为，IVUS 发现钙化病变弧度超过 270°才需要旋磨治疗，但是不到 270°的钙化病变有时也会造成球囊及支架通过困难、支架释放后扩张不全或扩张不对称，并会影响近、远期疗效。IVUS 能够精确测量血管直径，指导选择旋磨头直径（磨头直径／血管直径 < 0.6），评估旋磨及球囊预扩张后效果，指导支架的选择，评估支架扩张及贴壁情况。

六、血管内超声显像的局限性

IVUS 对图像判断依赖于相邻组织间声阻抗的差别，图像的重建是基于来自组织的声反射，而不是真正的组织，不同组织的声学特性（回声密度）可能相同，例如：低密度病变可能代表冠状动脉内血栓，但也可能为富含脂质的软斑块。IVUS 不能可靠地识别血栓，不如血管镜。IVUS 的分辨率有时不足以分辨较小的斑块纤维的破裂、支架的内皮化情况等。IVUS 提供的定量测量参数的准确性有时受血管钙化、扭曲等因素的影响。

（山西省心血管病医院心内科　王　宁　王敬萍）

参考文献

蔡亚滨，柯梅槐，黄建隆．血管内超声在冠状动脉支架置入中的应用 [J]. 中国伤残医学，2014，22（17）：111-112.

陈伟伟，高润霖，刘力生，等．中国心血管病报告 2016 概要 [J]. 中国循环杂志，2017，32（6）：521-530.

王瑛，血管腔内超声的临床应用 [J]. 中日友好医院学报，2000，14（2）：105-107.

Fayad ZA, Fuster V. Clinical imaging of the high-risk or vulnerable atherosclerotic plaque[J]. Circ Res,2001,89（4）:305-316.

Femandes MR, Silva GV, Caixela A, et al.Ascessing intermediate coronary lesions：angiographic prediction of lesion severily on intravasular ultrasound[J].J Invasive Cardiol,2007,19:412-416.

Iakovou I, Mintz GS,Dangas G, et al. Increased CK-MB release in a "trade off" for optimal stent implantation: an intravascular ultrasound study[J]. J Am Coll Cardiol,2003,42（11）:1900-1905.

Mintz CS, Nissen SE, Anders WD, et al.American College of Cardiology clinical expert consensus document on standards for acquisition, measurement and reporting of intravaseular uItrasound studies（IVUS）.A report of the American College of Cardiology Task Force on Clinical Expert Conaensus Documents[J].J Am Coll Cardiol, 2001, 37:1478-1492.

Mintz GS, Pichard AD, Kent KM, et al. The influence of Preinervention intravascular ultrasound imagings on subsequent transcatheter treatments strategies[J]. Circulation,1993,88（Suppl I）:1-597.

Nam CW, Yoon HJ, Cho YK, et al.Outcomes of percutaneous coronary intervention in intermediate coronary artery disease：fractional flow reserve-guided versus intravascular ultrasound-guided[J].JACC Cardiovase Interv, 2010,3（8）：818-820.

Park JK, Kim JY, Kwon HM, et al. Multidetector computed tomography for the evaluation of coronary artery disease; the diagnostic accuracy in calcified coronary arteries, comparing with IVUS imaging[J]. Yonsei Med J,2014,55（3）:599-605.

Teaqere P, Mudra H, Figulla H, et al. Intravascular ultrasound-guided optimized stent deployment. Tmmediate and 6 months clinical and angiographic results from the Multi-center Ultrasound Stenting in Coronaries Study（MUSIC Study）[J]. Eur Heart J,1998,19（8）:1214-1223.

第45章 心腔内超声心动图成像技术

一、心腔内超声心动图概述

心腔内超声心动图（intracardiac echocardiography，ICE）是一项与心导管检查相结合的超声诊断新技术。ICE 是在特制的心导管顶端安装微型超声换能器，经大血管进入心腔内，对心脏的结构及功能进行检查的一种超声检查方法。介入心脏病学迅速发展使人们逐渐认识到心腔内超声的应用价值，它能够清晰显现心脏解剖结构、同步显示心脏血流动力学、实时动态评估局部心肌和整体心脏功能，展现出广泛的应用前景。科学家们最早在 1956 年研制了单晶片心腔内超声导管，20 世纪 70 年代研制成功了 32 个晶片的电子相控阵心腔内导管超声探头，可进行实时 2D 显像，同时能显示出左心室的断面图像。20 世纪 90 年代，Jongbloed 等采用新型 64 微晶阵相控阵 ICE，获得 90°扇角的 2D 成像。2003 年在 2D 影像基础上，Lee 研制了 10×14 矩阵前向成像超声换能器，配备的 14F 和 22F 双腔鞘管可同时行实时 3D 锥体成像和介入操作，使 3D ICE 影像重建成功问世。目前已在临床上应用的心腔内超声诊断装置有两类，一类为宽频相控阵心腔内超声成像，显示为与常规超声心动图类似的扇形图像；另一类为单频（9MHz）机械旋转式导管探头，360°辐射状扫描，显示为以导管为中轴的环形图像。现最常使用的是第一种扇形图像。

二、心腔内超声成像技术的基本原理

心腔内超声检查的专用探头类似于血管内超声导管，介入导管尖端安装有小型超声换能器晶片，换能器与普通探头一样兼有发射超声和接收反射或背向散射信号的功能。ICE 成像时若要获取足够取样点需增加晶片阵元数，但最高晶片阵元数目取决于导管直径和探头频率，一般探头频率越低所需配置的导管直径越大，但穿透力增强扩大了 ICE 的检测范围。

三、心腔内超声成像设备及流程

（一）心腔内超声成像设备

1. 导管探头　有不同直径和频率，以满足各种诊断和研究目的的需要。导管的延伸部分为操作手柄，可操纵导管顶端做前、后、左、右等多个方向的弯曲，弯曲弧度为 160°。

2. 探头连接装置　为导管探头和主机之间的连接装置，一端连接导管探头，另一端连接超声诊断仪。

3. 主机　具有心腔内超声显像功能的彩色多普勒超声诊断仪，通过连接装置与导管探头连接，进行心腔内超声检查。

（二）心腔内超声显像模式

（1）2D 超声显像。

（2）M 型超声显像。

（3）彩色多普勒血流显像（CDFI）。

（4）频谱多普勒显像：脉冲波多普勒（PW）和连续波多普勒（CW）。

（5）组织多普勒显像（TDI）。

（三）心腔内超声检测内容

ICE 可对心脏及大血管进行解剖结构和病理生理功能检测。它可显示右心系统包括房间隔、卵圆窝、界嵴、下腔静脉和三尖瓣环之间的峡部、下腔静脉瓣、冠状静脉窦、三尖瓣、肺动脉瓣、右心室流出道等结构；左心系统包括左心房、左心耳、肺静脉、左心室、乳头肌、二尖瓣、左心室流出道、主动脉瓣、主动脉长轴、主动脉弓等结构，还可观察心包。

（四）心腔内超声成像技术检查要求

（1）ICE 检查通常在导管室进行，必须具备无菌手术环境，通常与临床心血管科的各种导管操作同时进行。

（2）具备心腔内超声诊断功能的彩色多普勒超声诊断仪。

（3）要有经过培训上岗的专业技术人员检查，至少由 2 人完成，其中一人负责导管探头的操作，另一人操作主机，测量、分析并记录储存图像。

（五）心腔内超声成像技术检查流程

将消毒后的导管探头通过探头连接器与主机相连，检查和调试导管探头后，置于无菌手术台备用，导管的顶端应放于装有无菌生理盐水的容器中。ICE 有左、右心导管两种检查途径。右心导管途径探头自股静脉或颈内静脉入右心房、右心室及肺动脉；左心导管途径又分经皮股动脉逆行插管法和经静脉房间隔穿刺左心导管法。左、右心导管可借助 X 线的引导，转动导管或适度弯曲导管顶端，以显示心脏的不同切面。整个操作过程应小心谨慎；导管探头备用时，系统应处于冻结状态；在推进或撤出导管探头时均须顺直导管顶端，将张力控制在较低状态，防止误伤心脏及血管。

四、心腔内超声成像技术检查的适应证和禁忌证

（一）适应证

①心脏及大血管解剖结构和病理生理特征的检查；②各种心脏介入性治疗的监测及心腔内装置的显示；③心脏和大血管血流动力学检测。

（二）禁忌证

①败血症；②右心系统血栓及其他血栓性病变；③心绞痛及心功能Ⅳ级；④明显的外周血管病变；⑤胎儿；⑥起搏器安装和除颤器应用时（相对禁忌）。

五、心腔内超声成像技术的临床应用

（一）心律失常介入治疗术中监测

1. 房颤射频消融术中的应用　左心房的解剖结构较为复杂，与诸如主动脉、食管等重要器官毗邻，ICE能清楚显示心房、肺静脉及其周边结构，可精确指导标测导管和消融导管，比仅在X线下导管定位精确性高。ICE能够用来指导消融导管头端和心肌组织紧密的接触，减少消融能量的丢失。ICE可通过观察到微气泡的方法来观察消融过程中的能量传输，以减少因消融过深导致的肺静脉狭窄或心房透壁的可能。通过ICE的显像可清楚显示左房壁与食管的准确解剖位置关系，预防食管-心房瘘这一房颤消融中最严重的并发症发生。消融过程中的ICE实时观察并提前预防血栓形成、心脏压塞等并发症的形成。

2. 适当窦性心动过速介入治疗术中的应用　治疗不适当窦性心动过速的有效方法是射频消融窦房结，窦房结解剖位置复杂，X线下靶点定位较难。使用ICE辅助时，可准确显示窦房结所在的上外侧界嵴，引导和监测不适当窦性心动过速的消融。该治疗的主要并发症为上腔静脉狭窄，这与术中射频导致的组织肿胀和血栓形成有关。术中在ICE显像的监测下，可及时发现组织肿胀和壁厚度增加，从而有效避免并发症的发生。

3. 左心室快速性心律失常消融术中的应用　特发性室性心动过速在成熟的中心导管消融的成功率很高，但对于慢性缺血性心脏病所致的折返性室性心动过速消融相对较低。由于心肌梗死引起的瘢痕与正常心肌之间形成折返环，常规消融时定位消融靶点较困难。ICE显像可清楚显示右心室及左心室的结构，辅助标测导管和消融导管定位并确认导管电极与组织的接触，提高消融成功率。

一些特殊起源的室速如起源于主动脉瓣尖或乳头肌源性的室性心律失常射频消融中可以确认主动脉瓣、冠状动脉口及乳头肌的精确解剖位置，判断导管尖端与其接触程度，不同的位点及周围心肌情况，减少可能对主动脉瓣、冠状动脉和乳头肌损害，保障手术安全性。

（二）引导房间隔穿刺术

房间隔穿刺术多应用于肺动脉高压姑息治疗、经皮穿刺二尖瓣球囊扩张成形术和心律失常介入等治疗中。ICE可清楚显示房间隔，引导穿刺导管精确定位于房间隔中部，并可实时监测穿刺的整个过程。穿刺后ICE可显示出房间隔经穿刺而形成的回声缺失区，穿过人工房间隔缺损的左向右分流血流束，并可检测分流的血流频谱。近年来，心腔内3D超声成像技术的开发，可以立体显示卵圆窝，选择合适的卵圆窝穿刺位点，是安全可靠的穿间隔方法。

（三）监测结构性心脏病介入治疗

ICE可应用于结构性心脏病介入术中的监测。房间隔缺损封堵术中ICE可显示房间隔的回声失落、测量缺损的直径、监测封堵器释放的过程、确定封堵器的位置，观测有无残余分流等。ICE还可对室间隔缺损经导管介入封堵术进行监测，它可显示膜部的室间隔缺损，测量缺损的直径及缺损口距三尖瓣和主动脉瓣的距离，监测封堵器释放及即时观察疗效。在经皮二尖瓣球囊扩张术中，ICE可比经胸超声提供更加精确的二尖瓣结构信息，如二尖瓣口面积、二尖瓣活动度、厚度、钙化情况等；对于术后二尖瓣口面积，二尖瓣反流情况等 ICE 提供的数据也更加准确。

（四）在心脏起搏治疗中的应用

ICE 通过心肌组织多普勒成像技术可准确标测室性心律失常异位起搏点和预激综合征旁道预激区的解剖位置，显示心室非同步性心电激动顺序，引导起搏电极安置于最佳起搏位置及深度，恢复心室同步性收缩的协调性，避免非正常电生理传导起搏顺序致心脏解剖及血流动力学重构。

（五）在冠心病中的应用

ICE 放置于右心室可以进行左心室的成像，可用于观察冠状动脉开口形态及血流，探查时声束方向与左主干、左前降支血流方向夹角几乎为 0，测量的准确性较高，探查范围更大，可以为心脏介入手术提供实时监护。通过对室壁运动程度和瘢痕的观察，ICE 可以用来判断心肌梗死的程度和位置，介导消融导管进入左心室相关的梗死区。ICE 能清晰地分层显示心内膜下心肌和心外膜下心肌，且具有组织多普勒显像功能，可以区分顿抑、非透壁和透壁梗死的心肌，准确评价局部心肌收缩功能。

（六）评价心室功能

由于 ICE 能够显示各心腔的大小，且其所测左心室射血分数不受左心室几何形状不规则的限制，因此可应用 ICE 来评价心室的功能。另外，应用心腔内超声造影成像技术，通过增强左心室腔的显影，改善其心内膜边缘显示的清晰度，可以准确判断左心室心肌致密化不全。通过心腔内超声造影清晰显示的肌小梁和隐窝形成的"脚趾征"影像，有助于进一步观察和评估心肌致密化不全患者左心室的结构病变情况。

（七）梗阻性肥厚型心肌病介入治疗

对于有症状的梗阻性肥厚型心肌病，除化学消融和外科手术之外，经皮室间隔射频消融是一种微创、有效且安全的方法，并有助于减少房室传导阻滞的发生率。通过 ICE 实时显像和对室间隔模型的建立，可以引导消融导管避开希氏束区域对梗阻最严重部位进行消融，同时监测术中有创动脉血压变化，保障手术的安全有效。与 3D 模型相比，ICE 的动态观察能更精准地发现该患者的梗阻最严重区域，因此，ICE 的使用有利于明确靶点，减少无效消融范围。

（八）经导管左心耳封堵术

术前可显示左心耳开口的位置和大小，左心耳内是否有血栓形成；术中可监测房间隔穿刺过程，指导装置准确封堵左心耳，确保其位置准确并固定后释放封堵装置；术后评价封堵效果。另外，常规透视下行导管左心耳封堵术需在全身麻醉下或局部麻醉下经食管超声辅助，对于不适合全身麻醉或配合不佳的患者，ICE 辅助是一个替代选择。

六、心腔内超声成像技术的应用价值及展望

ICE 成像技术已日益成为心血管介入领域重要的辅助工具。ICE 的研发科技在不断发展，其导管直径更小，旋转、弯曲功能更强，使得对外周血管损伤减小，操作更加方便；探头频

率可变，组织穿透性更佳，因此成像质量更高；ICE 还兼有电标测、消融、彩色多普勒血流成像、组织多普勒和 3D 动态显像等多项功能。ICE 检查时，其换能器放置于心内，受外界影像的因素较少，图像清晰；ICE 使心内结构显示更清晰，对特殊解剖结构的方位更能明确判断，导管定位更精确；有助于患者和医师避免长时间 X 线暴露带来的危害。

目前，ICE 的临床应用还处于起步阶段，尚需要一定的经验积累。另外，导管直径较大，增加了血管方面的并发症；不能显示多平面、广视野的图像；导管费用昂贵，且探头易损坏，重复使用率低。相信随着技术的不断进步和应用研究的不断深入，心腔内超声必定会在未来心脏病的诊治中发挥更重要的作用。

（山西省心血管病医院影像科　李天亮　张晓丽）

参考文献

刘俊，贾玉和，王志民，等 . 心腔内三维超声辅助下经导管射频消融心房颤动的初步体验 [J]. 中华心律失常学杂志，2016，20（1）：45-48.

龙德勇，孙莉萍，王琎，等 . 心腔内三维超声联合三维标测系统指导无 X 线房间隔穿刺 [J]. 中华心律失常学杂志，2017，21（3）：209-212.

周志文，于学靖，胡大一 . 心腔内超声在心脏电生理中应用研究进展 [J]. 中国介入心脏病学志，2009，6（3）:174-176.

Alkhouli M , Hijazi ZM , Holmes DR , et al. Intracardiac Echocardiography in Structural Heart Disease interventions[J]. JACC, Cardiovascular interventions, 2018, 11 （21）:2133-2147.

Balzer D. Intracardiac Echocardiographic Atrial Septal Defect Closure[J]. Journal of cardiac surgery, 2014,29（2）:155-158.

Bencsik G. Novel strategies in the ablation of typical atrial flutter: role of Intracardiac Echocardiography[J]. Current cardiology reviews, 2015,11 （2）:127-33.

Enriquez A , Saenz LC , Rosso R ,et al .Use of intracardiac Echocardiography in interventional Cardiology:Working With the Anatomy Rather Than Fighting It[J]. Circulation, 2018,137 （21）:2278-2294.

Lin D , Callans DJ . Use of Intracardiac Echocardiography during atrial fibrillation ablation to avoid complications[J]. Future cardiology, 2015,11 （6）:683-687.

Neelankavil J , Chua J , Howard-Quijano K , et al . Intracardiac Echocardiography[J]. Journal of cardiothoracic and vascular anesthesia,2015 ,29 （2）:502-505.

Ruisi CP , Brysiewicz N, Asnes JD, et al. Use of intracardiac echocardiography during atrial fibrillation ablation[J]. Pacing and clinical electrophysiology : PACE 2013,36 （6）:781-788.

Vitulano N, Pazzano V, Pelargonio G, et al. Technology update: Intracardiac Echocardiography - a review of the literature[J]. Medical devices （Auckland, N.Z.）, 2015: 8231-8239.

第46章 左心超声造影成像技术

一、概述

心脏超声造影又称心脏声学造影（cardiac acoustic contrast）、造影超声心动图（contrastechocardiography），是通过外周静脉注入超声造影剂，利用造影剂微泡使回声增强，从而明显提高超声诊断能力的一种技术。1968年，Gramiak首次用生理盐水与靛青绿混合手动振荡后，经心导管注射入犬的心脏，实现了右心腔显影，在2D超声心动图上发现心腔内产生云雾状的回声增强，此后证明云雾影的产生与注射液中经振荡混入的微气泡有关，由此开创了超声造影（contrast-enhanced ultrasound imaging）的先河。随着超声成像技术的发展和新型超声造影剂的出现，心脏超声造影已成为超声心动图的一个很有前途的发展方向。

心脏超声造影分为右心超声造影和左心超声造影两种。右心超声造影剂的微气泡直径大于红细胞，无法通过肺循环进入左心系统，只在右心系统及肺动脉显影。左心超声造影又分为左心腔超声造影（left ventricular opacification，LVO）和心肌超声造影（myocardial contrast echocardiography，MCE）。由于左心超声造影剂的微气泡直径小于红细胞的直径（8μm），造影剂可从右心通过肺循环回流入左心系统，从而使左心腔显影，称为LVO；造影剂也可经冠状动脉循环至心肌内，使得心肌显影，从而实现心肌灌注成像，称为MCE，又称心肌对比超声心动图、心肌增强超声心动图。

二、超声造影的基本原理

超声波具有散射特性，当遇见散射体（即小于入射超声波的界面）会发生散射，其散射的强弱与散射体的大小、形状及与周边组织的声阻抗差别相关。血液内含有血细胞，其声阻抗差很小，散射微弱，所以通常情况下血液在普通2D超声图像上表现为"无回声"。在普通2D超声图像上较大血管的边界通常容易识别，组织微小血管结构则难以显示。通过外周静脉注入超声造影剂（为含微气泡的溶液），造影剂随血流灌注进入器官、组织，由于造影剂微气泡与血液的声阻抗差很大，则血液内的散射回声显著增强，在超声图像上表现为云雾状的回声。微气泡的大小及变形能力与红细胞相当，可视作红细胞流动的示踪剂。超声造影提高了图像的对比分辨率，低速血流及微小血管能清晰、敏感显示，使器官、组织显影或显影增强，从而提供比常规超声更加丰富、明确的诊断信息，为临床诊断提供重要依据。

三、左心超声造影剂

近年来临床上已经应用或进入临床试验阶段的左心超声造影剂能够通过肺循环，这类造影剂的微泡通常具有薄且可渗透的外壳，其内充填有在血液里能够扩散和溶解较慢的高分子气体。左心超声造影剂一般通过外周静脉途径注入，造影剂微泡随着血液流动迅速通过肺循环、心腔、心肌及全身血管，对左心功能、冠状动脉或全身外周动脉血流动力学、肺气交换、肝脏、肾脏等没有任何不良的临床影响。

（一）利声显

利声显（Levovist）由德国先灵公司（Schering）生产，为第一代微气泡超声造影剂的代表（内含空气）。其微泡直径为 2.0～3.0μm，内为空气，外包裹了脂类，被许可在加拿大、欧洲和拉丁美洲及亚洲一些国家使用，用于 LVO 和频谱多普勒增强。其包裹空气的壳较厚、易破，谐振能力差，而且不够稳定。当气泡不破裂时，谐波很弱，而气泡破裂时谐波很丰富。所以通常采用爆破微泡的方式进行成像。它利用爆破的瞬间产生强度较高的谐波。心脏应用时，采用心电触发。

（二）声诺维

声诺维（Sonovue）由意大利博莱科公司（Bracco）生产，为第二代微气泡造影剂的代表（内含惰性气体）。微泡平均直径 2.5μm，其内含有高密度的惰性气体六氟化硫，其外包裹有磷脂成分，为白色冻干粉末，稳定性好。Sonovue 被许可在加拿大、欧洲和拉丁美洲及亚洲一些国家使用，用于 LVO 和频谱多普勒增强，是目前已经进入中国并在临床上广泛应用的首个进口超声造影剂。Sonovue 造影剂有薄而柔软的外膜，在低声压的作用下，微气泡也具有好的谐振特性，振而不破，能产生较强的谐波信号，可以获取较低噪声的实时谐波图像，这种低机械指数的声束能有效地保存脏器内的造影剂微泡，而不被击破，有利于有较长的时间用来扫描各个切面，使得实时灰阶灌注成像成为可能。Sonovue 使用前一般用 5ml 生理盐水稀释，手动振荡 20 秒后，成为乳白色六氟化硫微泡混悬液，浓度为（2～5）×10^8 个/ml。

（三）Optison

Optison 由 GE 公司生产，微泡大小 3.0～4.5μm，其内为全氟化碳气体，外包裹了人血清白蛋白，是第一个被美国 FDA 批准用于人体左心室心腔造影及心内膜边界识别的经静脉注射超声造影剂，也可用于频谱多普勒增强。

（四）Definity

Definity 由 Lantheus 医学影像公司生产，微泡直径 1.5μm（1.0～10.0μm），是由长链脂和乳化剂两种成分组成的脂质微泡，与全氟化碳气体在一个加压的小瓶内振荡相结合，这种混合物在使用前被激活包裹气体形成微泡。在美国和加拿大被许可用于左心室心腔造影、心内膜边界识别、频谱多普勒增强。

（五）Luminity

Luminity 实际上为欧洲版的 Definity，由 Bristol-Myers Squibb 公司研发，微泡大小 1.1 ～ 2.5μm，其内含全氟丙烷，外包裹脂质外膜。

（六）CARDIOsphere

CARDIOsphere 由美国 POINT 生物医药公司生产，微泡直径 4.0μm，其内为氮气，外包裹双层可生物降解聚合物膜，拟用于心肌造影超声心动图（myocardial contrast echocardiography，MCE），观察心肌血流灌注情况，评价冠状动脉疾病，尚处于临床三期研究阶段。

（七）Imagify

Imagify 由美国 Acusphere 生产，微泡直径 2.0μm，内含十氟丁烷，外包裹合成聚合物，拟用于 LVO 和 MCE，可应用于评价冠状动脉疾病，其心肌血流灌注的适应证尚处于临床三期研究阶段。

四、超声造影成像技术的发展

超声造影最早采用的是谐波成像技术，其基本原理是超声探头发射的超声波的声压发生变化，从而使声场中的造影剂微泡产生大小变化的谐振，微泡在声压高时受压缩变小变硬，声压低时微泡扩张、变大变软，其反射的声波含有多个倍增频率的非线性信号。因为造影谐波成像技术会被组织谐波信号干扰，目前已很少单独使用。此后不同的超声设备生产厂家研发出了不同的超声造影成像技术，如间歇触发成像、能量多普勒超声成像、脉冲反转多普勒成像、脉冲振幅调制技术、对比脉冲序列技术等。各种新的超声造影成像技术是基于不同的信号处理技术来增强检测微泡的非线性谐波信号，抑制从组织和组织运动产生的线性和（或）非线性回波信号。左心超声造影技术的二次谐波显像提高了成像质量；间歇成像技术通过降低超声对微泡的破坏而延长了显像时间；谐波能量多普勒技术可改善心肌灌注成像质量；闪烁成像则多用来定量评估局部心肌组织内的血流灌注。实时超声造影成像技术主要包括反向脉冲显像技术、超谐波显像技术及对比脉冲序列成像技术等，常用于评价心肌血流灌注。

五、左心超声造影的适应证和禁忌证

（一）适应证

①常规 2D 图像质量不佳（即在任何一个心尖长轴标准切面无法清晰观察到 2 个或 2 个以上连续的心肌节段心内膜结构）；②定量化评估心腔大小、容积、射血分数；③评价局部室壁运动；④心内占位病变（肿瘤、血栓等）的检测；⑤增强多普勒信号；⑥评估心肌灌注情况（尚处于临床研究阶段）。

（二）禁忌证（参照声诺维说明书）

①对所使用超声造影剂任何成分过敏者；②伴有右向左分流的心脏病患者；③重度肺动脉高压患者（肺动脉压＞ 90mmHg）；④未控制的高血压患者；⑤急性呼吸窘迫综合征

患者；⑥妊娠和哺乳期女性。

六、左心超声造影的临床应用

（一）LVO 的临床应用

超声心动图是目前实时动态评价心脏解剖结构及心功能的常规检查技术。清晰的心脏超声图像是鉴别心脏解剖结构及病变，准确判断室壁运动状况，精确评价左心室功能的关键所在。在临床实际工作中，部分患者（15%～30%）的心脏超声图像往往不满意，难于提供较全面的心脏结构及功能的超声检查结果。此时 LVO 的应用将会明显提高心内膜边界的分辨力，有助于心脏结构及功能的准确判定。

1. LVO 在左心室功能测定和节段性室壁运动评估中的应用　常规心脏超声检查图像质量不佳时，LVO 可以使心内膜显像更清晰，从而可更精确地观察左心室壁运动的情况，有助于准确评估节段性的室壁运动异常，更准确地测量左心室大小、容积、射血分数，准确评估心室的收缩功能（图 46-1）。LVO 成像条件下测量的左心室容积和左心室射血分数与核素显像、MRI 等相关性良好。在负荷超声心动图时，LVO 能明显改善左心室心内膜边界的识别，准确测量左心室容量和左心室射血分数，清晰辨别室壁运动状况，提高诊断准确性。

2. LVO 在心尖肥厚型心肌病中的应用　心尖肥厚型心肌病约占肥厚型心肌病的 7%，在临床上常规经胸超声心动图通常由于心尖部心内膜显示不清晰，往往易漏诊。当临床怀疑心尖肥厚型心肌病但图像不能清晰显示或无法排除时，通过 LVO 检查可以准确测定心尖部心室壁的厚度，观察左心室腔的形态，提高心尖肥厚型心肌病的检出率（图 46-2）。

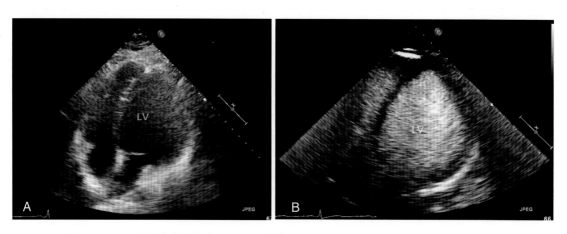

图 46-1　同一患者常规超声左心室心内膜图（A）和 LVO 后左心室心内膜图（B）

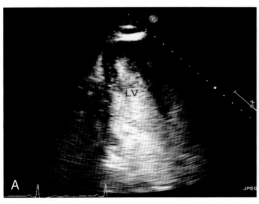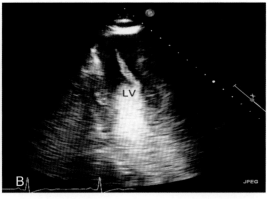

图 46-2 同一患者心尖三腔心切面图

A. LVO 舒张期心尖三腔心切面，见左心室（LV）心尖肥厚；B. LVO 收缩期心尖三腔心切面

3. LVO 在左心室心肌致密化不全诊断中的应用 心肌致密化不全是心肌先天发育不全导致的心肌结构的异常，多为左心室单独受累，会导致心力衰竭及死亡。心脏超声为首选检查方法，但当超声图像不佳时，诊断准确率将大大降低。当怀疑左心室心肌致密化不全但传统的 2D 超声成像无法确定时，应用 LVO，可清晰显示心室壁过度隆突的肌小梁和充填造影剂微气泡的深陷的隐窝相交替，形成网状结构；此外可精确测量非致密心肌与致密心肌的厚度，通常将其厚度比值＞ 2 ∶ 1 作为心肌致密化不全的诊断标准之一。

4. LVO 在左心室血栓和心腔内占位病变检测中的应用 左心室血栓最常见于心尖部，在临床上常规经胸 2D 超声心动图通常由于心尖部心内膜显示不清或受伪像干扰，可能难以确定或排除心尖部血栓。此时应用 LVO 可清晰显示心尖部结构，血栓或占位可表现为心腔充盈缺损（图 46-3，图 46-4），从而明显提高左心室血栓和心腔内占位病变的检出率及诊断准确率。当常规心脏超声检查示左心室心尖显示不清而患者存在严重的收缩功能障碍时应该采用 LVO 进行心腔血栓的检查。

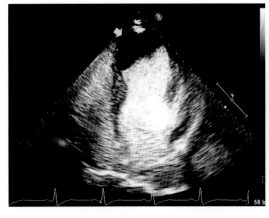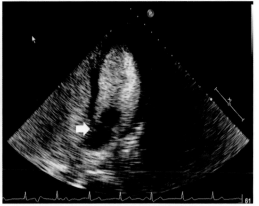

图 46-3 心肌梗死患者心尖部室壁瘤并
左心室血栓（箭头所指为心尖部充盈缺损）

图 46-4 左心房黏液瘤
（箭头所指为充盈缺损区）

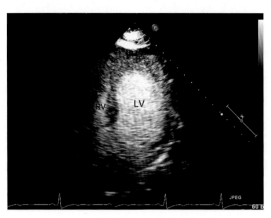

图 46-5　肥厚型心肌病患者的 MCE

图示心尖部心肌肥厚，心肌灌注良好（LV. 左心室，
RV. 右心室）

此外，LVO 在心肌梗死后并发症的诊断，如室壁瘤、真性室壁瘤与假性室壁瘤的鉴别，室间隔穿孔的检测、急性胸痛病因的鉴别，以及增强心腔及大血管内血流多普勒信号等方面也具有重要的临床应用价值。

（二）MCE 的临床应用

大部分供应心肌的冠状动脉细小分支直径＜ 100μm，但常规冠状动脉造影仅能显示直径＞ 100μm 的血管。MCE 检查中，造影剂微泡可进入冠状动脉，使直径＜ 100μm 的冠状动脉小分支血管进行显影，从而可用于检测心肌灌注情况（图 46-5），对于评估心肌梗死后心肌存活性，检测冠状动脉血流储备，评价冠状动脉侧支循环，冠状动脉血管重建术的疗效评估具有重要的临床应用价值。MCE 与负荷超声心动图检查相结合可以提高检测心肌缺血的敏感性和准确性。在梗阻性肥厚型心肌病化学消融术治疗中，应用 MCE 可以帮助确认目标血管，有助于保证疗效及减少并发症。在心腔内血栓和肿瘤的诊断及鉴别诊断中，应用 LVO 两者均表现为心腔内充盈缺损，但应用 MCE 时血栓内无造影剂微泡充盈，而肿瘤内可出现不同程度的造影剂微泡回声，根据肿瘤内造影剂微泡灌注情况有助于其性质的判定。

七、左心超声造影技术流程及要求

当定量测量腔室的容积、射血分数，以及局部室壁运动的检测时，若图像质量欠佳应当应用超声造影剂。欠佳的超声图像定义为在任意 3 个心尖切面上有连续 2 个及 2 个以上节段无法检出。在静息或负荷检查时定量流速和压力阶差的频谱不佳时应使用超声造影剂进行多普勒信号增强。超声造影剂的注射方案有弹丸注射技术和连续输注技术，超声设备使用低机械指数（MI）成像或极低 MI 成像。

（一）左心超声造影检查流程

（1）左心超声造影前首先明确使用造影剂的适应证和禁忌证。

（2）应向患者做详尽解释，签署知情同意书。

（3）建立静脉通道，按不同造影剂相应要求准备好造影剂备用，造影剂及其注射准备工作应于检测前数分钟或基础超声检查时进行。

（4）连接心电图。

（5）常规超声心动图检查，获取标准 2D 超声图像，优化图像参数。

（6）根据检查目的选择 LVO 成像模式或 MCE 成像模式，优化图像参数。

（7）注射造影剂，连续采集动态图像。通常采集心尖四腔心、两腔心和三腔心切面图像。

（8）造影完成后根据不同患者诊断和治疗情况中断或保留静脉通路。

（二）左心超声造影检查要求

超声室首先应在心血管造影相关共识或指南及有关行政法规的框架下，制定超声造影检查规范及制度，制定超声造影检查知情同意书，参与超声造影检查的医师和护士应参与心脏超声造影的培训和学习，熟悉检查流程，实施中做好配合工作。所使用的超声设备需具备超声造影成像的软件，并提前设置好最佳的超声造影参数。造影检查室应当配备除颤仪、抢救车和急救药物、氧气和吸引器等抢救药品和器械，医务人员应当具备一定的急救技能。

八、左心超声造影的应用价值及展望

与心脏 CT 及 MR 等影像技术相比，左心超声造影技术中使用的造影剂无放射性。与 CT 以及 MR 中应用的造影药物相比，更不容易导致过敏，并且微泡内的气体可以通过肺泡排出机体之外，其对肾功能影响小，可重复性强，安全性好，实时性好，检查费用也相对较低，拥有更多的优越性，具有很大的临床应用价值。目前，左心超声造影检查已经有效地应用于急诊科、ICU、CCU、导管室、手术室等。在临床上 LVO 已经得到了较为广泛的应用，MCE 由于目前尚无统一的定量标准，多数医院处于临床研究阶段。此外，超声造影剂能够携带治疗药物和基因，超声介导的心肌靶向治疗将会成为临床上一种新型的治疗方式。随着超声造影剂不断研发，造影技术的不断改进，以及定量方法的改善，左心超声造影将在心血管疾病诊疗中发挥越来越重要的作用。

（山西省心血管病医院影像科　李天亮

首都医科大学附属北京安贞医院急诊科　蒋志丽）

参考文献

戴晴，姜玉新. 超声造影的临床应用 [J]. 中国科学院学报，2008，30（1）：1-4.

郭景，邓又斌，刘娅妮，等. 心肌超声造影评估心梗患者心肌微循环损伤程度 [J]. 放射学实践，2018，33（10）：1093-1096.

宁红霞，白洋，杨军，等. 左心室超声造影诊断心肌致密化不全的应用价值 [J]. 中国超声医学杂志，2018，34（4）：363-366.

申斌，郭燕丽，朱平，等. 左心腔声学造影在评估冠心病患者室壁节段运动异常中的应用价值 [J]. 第三军医大学学报，2015，37（24）：2459-2463.

田锦润，丁云川，王庆慧，等. 左心声学造影的临床应用进展 [J]. 临床超声医学杂志，2017，19（12）：838-840.

王玮. 心脏超声增强造影技术和使用安全性的更新 [J]. 复旦学报（医学版），2018，45（3）：436-440.

王义璇，邓又斌，刘红云，等. 心脏超声造影诊断心脏占位性病变的价值 [J]. 中华超声影像学杂志，2011，20（3）：208-212.

邢雨蒙，孔德红，陈永乐，等. 实时心肌超声造影定量评价冠脉慢血流患者心肌血流灌注 [J]. 中华超声影像学杂志，2018，27（4）：277-281.

赵莹，王浩 . 2017 EACVI 临床实践建议解读：心脏超声造影检查 [J]. 中国超声医学杂志，2018，
34（5）：463-465.

智光 . 心血管超声造影的现状与思考 [J]. 中华医学超声杂志：电子版，2016，13（12）：1881-1882.

中华医学会超声医学分会超声心动图学组 . 中国心血管超声造影检查专家共识 [J]. 中华超声影像学杂志，
2016，25（4）：277-293.

周永昌，郭万学 . 超声医学 [M]. 第 5 版 . 北京：科学技术文献出版社，2006，463-475.

Chow CM, Lim KD,   W u L, et al. Images in cardiovascular medicine. Isolated left ventricular noncompaction
enhanced by echocontrast agent [J]. Circulation, 2007, 116（4）:e90-91.

Hoffmann R, von Bardeleben S, Barletta G, et al. Comparison of two- and three-dimensional unenhanced and
contrast-enhanced echocardiographies versus cineventriculography versus cardiac magnetic resonance for
determination of left ventricular function [J]. Am J Cardiol, 2014,113（2）:395-401.

Mulvagh SL, Rakowski H, Vannan MA, et al. American Society of Echocardiography Consensus Statement on the
clinical applications of ultrasonic contrast agents in echocardiography [J]. J Am Soc Echocardiogr, 2008, 21
（11）:1179-1201.

Porter TR, Abdelmoneim S, Beleik JT, et al. Guidelines for the cardiac sonographer in the performance of
contrast echocardiography：a focused update from the American Society of Echocardiography [J].J Am Soc
Eehocardiogr, 2014, 27（8）:797-810.

Senior R, Becher H, Monaghan M, et al.Clinical practice of contrast echocardiography: recommendationby the
European Association of CardiovascularImaging （EACVI）2017 [J].Eur Hearl J Cardiovasc Imaging, 2017,18
（11）:1205-1205af.

Senior R, Becher H, Monaghan M, et al. Contrast echocardiography：evidence-based recommendations by
European Association of Echocardiography [J]. Eur J Echocardiogr, 2009, 10（2）:194-212.

Simpson DH, Chin CT, Burns PN.Pulse inversion Doppler：a new method for detecting nonlinear echoes from
microbubble contrast agents[J]. IEEE Trans Ultrason Ferroelectr Freq Control, 1999, 46（2）:372-382.

第 47 章　右心超声造影成像技术

一、右心超声造影成像技术概述

彩色多普勒血流显像能够直观地显示血流的起源、走向、分布、时相及速度，在临床上已成为一种常规超声成像技术，能敏感地检测到先天性心脏病，尤其是左向右分流型先天性心脏病的异常血流，极大地提高了超声诊断的敏感性和准确性。但在存在右向左分流的一些心血管病变，由于右向左分流的血流速度很低，或者在特定的生理病理状态下才出现，抑或常规超声难于显示其结构畸形，则彩色多普勒血流显像诊断的敏感性明显降低。此时，右心超声造影成像技术的应用可为临床提供丰富的右向左分流相关的解剖及血流动力学信息，为一种有效的超声诊断方法。

右心超声造影是指通过外周静脉注射超声造影剂而使右心腔显影，从而进行疾病诊断的一种超声检查技术。临床上主要用于诊断或排除心内或心外右向左分流相关疾病，如卵圆孔未闭、肺动静脉瘘、肝肺综合征、肺动脉高压时右向左分流，低氧血症病因的鉴别等。心脏超声造影技术在临床的应用始自 20 世纪 60 年代末，在心血管疾病的诊断方面发挥了重要的作用。此后随 20 世纪 80 年代中期彩色多普勒血流显像技术的问世及不断发展，部分取代了右心超声造影。近年来，随着临床心血管介入治疗技术的发展，特别是卵圆孔未闭介入封堵治疗的开展，右心超声造影再次受到临床重视并得到广泛的应用。

二、右心超声造影成像技术的基本原理

人体血液内含有血细胞，其声阻抗差很小，散射微弱，所以通常血液在普通 2D 超声图像上表现为"无回声"。通过外周静脉注入含微气泡的超声造影剂，造影剂随血流进入右心腔，由于造影剂微气泡与血液的声阻抗差很大，则血液内的散射回声增强，在超声图像上表现为云雾状的回声，增强了血液的显像。人体肺部毛细血管的直径 6 ~ 9μm，而右心超声造影剂的微泡直径＞ 10μm，因此，正常情况下经外周静脉注射的右心超声造影剂不能通过肺循环进入左心内，仅使右心系统显影，左心系统内不出现造影剂。依据造影剂在心腔内显影的顺序、部位、途径和时间来诊断心血管的病变，对某些结构和血流异常有重要的诊断和鉴别诊断作用。在怀疑先天性心血管畸形者，当观察到右心负性造影区即可诊断心内左向右分流。负性造影区为不含造影剂的左心血液通过缺损部位进入右心，排开右心含有造影剂的血液而

产生没有造影剂的无回声区。当左心出现造影剂微气泡显像，即可诊断心内或心外存在右向左分流的异常通道。

三、右心超声造影成像技术

（一）右心超声造影剂

右心超声造影无专用的造影剂，需人工配制。目前我国临床上常用的右心超声造影剂包括含二氧化碳类造影剂和含空气类造影剂，有以下几种。

1. 手振激活生理盐水造影剂　取 10ml 一次性无菌注射器 2 支，一支抽取 9ml 生理盐水，另一支抽取 1ml 空气，然后将两支注射器通过三通管连接并经三通装置快速互相来回推注 20 次，使空气与生理盐水均匀混合，即制成手振激活生理盐水。当液体呈现乳白色时，推入 1 支注射器内准备推注。

2. 手振激活加血生理盐水造影剂　取 10ml 一次性无菌注射器 2 支，一支抽取 8ml 生理盐水后再回抽 1ml 受检者自体血液，另一支抽取 1ml 空气，然后将两支注射器通过三通管连接并快速互相推送 20 次，使空气、生理盐水、血液三者均匀混合，即制成手振激活加血生理盐水。

3. 手振激活 50％葡萄糖造影剂　取 10ml 一次性无菌注射器 2 支，一支抽取 50％葡萄糖溶液 9ml，另一支抽取 1ml 空气，然后将两支注射器通过三通管连接并快速互相推送 20 次，使空气与 50％葡萄糖溶液均匀混合，即制成手振激活 50％葡萄糖溶液。

4. 声振激活 50％葡萄糖造影剂　取 50％葡萄糖溶液 8ml 置于 10ml 一次性无菌注射器中，应用声振仪总共振荡 30 秒，声振激活 50％葡萄糖造影剂即制备完成。

5. 含二氧化碳微泡的右心超声造影剂　使用 5％碳酸氢钠注射液 10ml+5％维生素 C 注射液（pH 2.0）5ml；或 5％碳酸氢钠 5ml+300mg 维生素 B_6。混合后混合液中可产生二氧化碳微泡，即制成含二氧化碳微泡的右心超声造影剂。

右心超声造影剂中临床上最常用的为手振激活生理盐水造影剂。

（二）右心超声造影检查流程及方法

（1）选择患者肘正中静脉进行穿刺（永存左上腔静脉的诊断与鉴别诊断时一定由左侧肘正中静脉进行穿刺），留置静脉液路，然后连接三通管，要确保液路通畅（图 47-1）。

（2）造影前均行常规超声心动图检查，了解心脏结构，明确缺损的有无、缺损部位及大小，并了解有无心内分流、分流的方向与分流时相等。

（3）在常规超声心动图检查的基础上，选择标准且清晰的心尖四腔心切面以备造影时进行观察。

（4）配制好造影剂后立即快速推注，同时行心脏超声检查，在心尖四腔心切面上进行持续观察。静息状态下注射造影剂后，仔细观察造影剂显影部位及其顺序，造影剂在心腔内出现的时间及显影持续时间，造影剂的密度，综合分析有无分流及分流部位、方向、大小，有无占位及占位部位，心腔大小等。

（5）为提高右向左分流的检出率，嘱患者行 Valsalva 动作或用力咳嗽，以增加右心房压力，同时观察有无右向左分流。

　　静息状态下右心超声造影一般至少 2 次，若静息状态左心可见大量微泡显影则无须加做 Valsalva 动作；效果欠佳时最多可重复观察 4 ～ 6 次。临床上常使用经胸超声心动图右心超声造影检查（contrast transthoracic echocardiography，cTTE），在行经食管超声心动图检查时也可也可行右心超声造影检查（contrast transesophageal echocardiography，cTEE）（图 47-2），但敏感性较差。

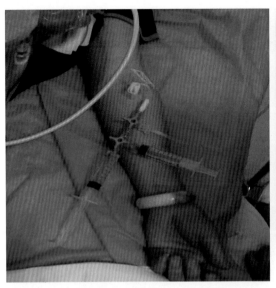

图 47-1　手振激活生理盐水造影剂的配制准备

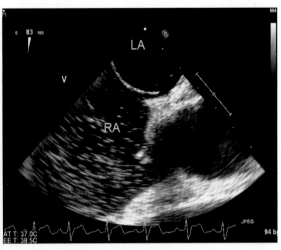

图 47-2　经食管超声心动图右心超声造影（cTEE）
左心房内可见少量造影剂微泡回声。RA. 右心房；LA. 左心房

（三）右心超声造影右向左分流量的判断

　　右心超声造影时通过观察左心腔微泡显影（超声图像上呈明亮的点状或短棒状回声）的数量多少，来判断右向左分流量。按静止的单帧图像上左心腔内出现的微泡数量将右向左分流进行半定量分级：0 级，造影剂局限于右心显影，左心无造影剂微泡，提示无右向左分流；Ⅰ级，左心腔内见 1 ～ 10 个造影剂微泡 / 帧，提示少量右向左分流；Ⅱ级，左心腔内见 10 ～ 30 个造影剂微泡 / 帧，提示中量右向左分流；Ⅲ级，左心腔内可见＞ 30 个造影剂微泡 / 帧，或左心腔几乎充满微泡，心腔浑浊，提示大量右向左分流（图 47-3 ～图 47-6）。

四、右心超声造影成像技术的适应证、禁忌证

（一）适应证

　　临床在下列情况时可进行右心超声造影检查：①怀疑有心腔内分流的疾病，尤其是怀疑有右向左分流的疾病时。右心超声造影可明确有无右向左或左向右的分流，可估测分流量大小。②诊断某些先天性心血管畸形。③需了解右心腔大小、心内膜边缘、室壁厚度、有无占位、瓣膜反流等。④为改善三尖瓣和肺动脉血流频谱多普勒信号。⑤为查找低氧血症的病因。

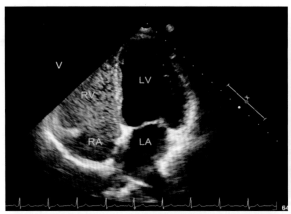 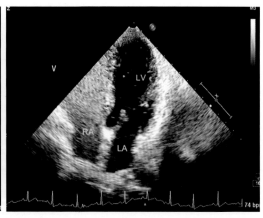

图 47-3　右心超声造影 0 级　　　　　　图 47-4　右心超声造影Ⅰ级

（左心无造影剂微泡）　　　　　　　　（少量右向左分流）

RA. 右心房；LA. 左心房；LV. 右心室

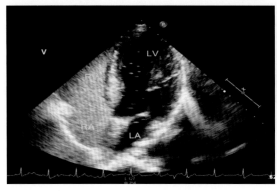 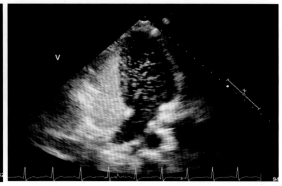

图 47-5　右心超声造影Ⅱ级　　　　　　图 47-6　右心超声造影Ⅲ级

（中量右向左分流）　　　　　　　　　（大量右向左分流）

LA. 左心房；LV. 左心室

（二）禁忌证

右心超声造影成像技术的相对禁忌证主要包括：①重症发绀伴心内大量分流患者；②重度肺动脉高压患者；③有栓塞病史患者；④重症肺气肿、呼吸功能不全、重症贫血患者；⑤酸中毒，严重心、肾功能不全患者；⑥急性冠脉综合征患者。

五、辅助器材及人员要求

（一）辅助器材

右心超声造影常用的材料主要为配制造影剂所需，一般需要三通管 2 个，10ml 或 20ml 注射器 2 支，静脉留置针 1 个（留置针型号选用 18G），100ml 生理盐水 2 袋，输液器 1 个。此外，根据配制造影剂的不同选用不同的药物制剂，如 50% 葡萄糖溶液，维生素 C 注射液，维生素 B_6 注射液，5% 碳酸氢钠注射液等。声振造影剂需配置声振仪。超声检查室应配备必要的急救药物及设施设备。

（二）人员要求

所有超声图像采集及分析需由经验丰富的超声科医师进行。要选取标准且清晰的心尖四腔切面观察，连续动态采集并存储图像，以供随后详细分析。患者行 Valsalva 动作时，超声科医师应维持超声探头的稳定，保持心尖四腔心切面图像显示标准且清晰。右心超声造影剂的配制及注射均由经验较丰富的护士进行，要求操作者能熟练进行肘静脉穿刺及液体配制与注射。造影剂配制好后须即刻注射使用。超声科医师和护士要做好配合工作。护士要做好患者的观察。检查前应向患者详细解释并签署知情同意书。检查前应由护士对患者进行 Valsalva 动作的示范及培训。

六、右心超声造影成像技术的临床应用

（一）卵圆孔未闭

目前临床上右心声学造影检查最多用于卵圆孔未闭右向左分流的检测。在脑卒中、短暂性脑缺血发作、无症状脑梗死的患者，并且无明显头、颈动脉疾病，无易形成栓塞的心律失常；偏头痛，特别是有先兆性偏头痛的患者；以及不明原因的晕厥患者，PFO 合并右向左分流是常见病因之一。常规经胸超声心动图对卵圆孔未闭（patent foremen ovale，PFO）的检出率较低，经食管超声心动图虽然检出率较高，但往往仅可检出心房水平左向右分流的存在，显示右向左分流的敏感性低。而右心超声造影具有很高的敏感性。外周静脉注射右心超声造影剂，当右心房显影后，嘱患者做 Valsalva 动作，立即于左心房内观察是否出现造影剂微气泡反射，可准确判断房水平右向左分流的有无及分流量多少。

（二）肺动 - 静脉瘘

肺动 - 静脉瘘是肺部动脉与静脉直接交通的心外的右向左分流性先天性血管畸形，患者有明显发绀，常规心脏超声检查常无异常发现。而右心超声造影诊断肺动 - 静脉瘘的敏感性很高，是首选检查方法。经外围静脉注射造影剂，右心系统显影后，左心系统在 5 个心动周期以后才显影，即可排除心内水平右向左分流，提示可能存在肺动静脉瘘。

（三）左位上腔静脉

永存左上腔静脉是常见的先天性心血管畸形。经左上肢肘前静脉注射造影剂后，如冠状静脉窦先显影，右心房、右心室再依次显影，提示左上腔静脉与冠状静脉窦相连接（图 47-7）；如表现为"左心显影密集、右心显影稀疏、冠状静脉窦不显影"的造影结果，提示左上腔静脉直接开口于左心房，不与冠状静脉窦相通。

（四）房间隔缺损

经外围静脉注射造影剂后，如右房侧出现负性造影区（图 47-8），提示心房水平存在左向右分流。造影剂在右心显影后，左心腔出现造影剂显影，提示心房水平存在右向左分流，可见于房间隔缺损伴肺动脉高压者。

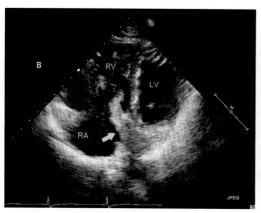

图 47-7　造影剂由冠状静脉窦（箭头）流入右心房室腔

RA. 右心房；RV. 右心室；LV. 左心室

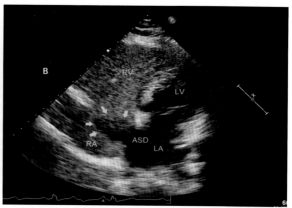

图 47-8　房间隔缺损右房侧负性造影区（箭头）

RA. 右心房；RV. 右心室；LA. 左心房；LV. 左心室；ASD. 房间隔缺损

（五）肝肺综合征

肝肺综合征表现为原发性肝病、肺内血管扩张病变和动脉血氧合不足的"三联征"，是由各种急性和慢性肝脏疾病并发肺血管扩张病变进而引起低氧血症。其肺部病理改变主要表现为大量前毛细血管扩张，其次表现为肺基底部动静脉交通支形成与开放以及胸膜"蜘蛛痣"形成。经外围静脉注射造影剂，右心系统显影后，左心系统在5个心动周期以后才显影，对本病的诊断有一定的辅助作用。

七、右心超声造影成像技术的局限性及展望

右心超声造影检查一般无不良反应，极少数可有咳嗽、呼吸困难等呼吸系统症状或头晕、头痛、眼花、四肢麻木等神经系统症状，一般持续几分钟，1小时后所有患者可恢复正常，无后遗症。右心超声造影检查不需要专用的造影剂，但需手工配制，图像的分析目前主要靠目测判定，缺乏定量分析的工具。此项技术安全、无创、可重复性强，对诊断心内右向左分流敏感性很高，易于推广普及。虽然目前临床应用范围有限，但临床实用价值大。即使在彩色多普勒普及的情况下，对右向左分流的心血管畸形，右心超声造影仍不失为一种有效的诊断方法。

（山西省心血管病医院影像科　李天亮

北京中医药大学第三附属医院心内科　王　冠）

参考文献

陈立新，王新房，李治安，等．右心声学造影对心内由右向左分流的半定量研究 [J]. 临床心血管病杂志，2000，16（9）：415-417.

庚靖淞，朱鲜阳，侯传举，等．超声心动图结合右心声学造影在卵圆孔未闭中应用价值 [J]. 临床军医杂志，

2016，44（12）：1268-1271.

江勇，吴伟春，白东峰，等 . 右心声学造影诊断分流性先天性心脏病的应用价值 [J]. 中国循环杂志，
　　2012，27（2）：130-132.

李越，刘若卓，翟亚楠，等 . 健康志愿者右心声学造影结果的初步分析 [J]. 中华医学超声杂志（电子版），
　　2014，（2）：135-141.

李越，翟亚楠，魏丽群，等 . 经食管与经胸超声心动图造影检出卵圆孔未闭右向左分流效果比较 [J]. 中华医
　　学超声杂志（电子版），2013（11）：916-921.

任群，傅蕴韵，刘彦君 . 右心声学造影联合经食管超声心动图在卵圆孔未闭诊断中的应用价值 [J]. 中国超声
　　医学杂志，2016，32（12）：1097-1099.

舒先红 . 右心声学造影——2016 超声心动图检查指南解读 [J]. 中国医学影像技术，2017，33（4）：485-
　　486.

唐红 . 右心声学造影应用价值的再探讨 [J]. 华西医学，2006，21（4）：811-812.

王林，邓又斌，李天亮，等 . 右心声学造影时间 - 强度曲线参数与心肌运动指数评价右心收缩功能的实验研
　　究 [J]. 中国超声医学杂志，2005，21（4）：241-243.

王心宇，金红，王磊，等 . 右心声学造影在不明原因短暂性脑缺血发作中的应用 [J]. 中国医学影像技术，
　　2017，33（4）：487-489.

王胰，曾杰，李文华，邓燕，等 . 改良右心声学造影与传统右心声学造影对照研究 [J]. 中华医学超声杂志（电
　　子版），2016，13（3）：191-197.

吴盛正，甘玲，邹林汝，等 . 手振 50% 葡萄糖与生理盐水的右心声学造影效能对比研究 [J]. 中国超声医学杂志，
　　2015，31（12）：1128-1130.

熊奕，李泉水，于秀珍，等 . 维生素 B_6 与碳酸氢钠混合液用于右心声学造影机制的研究及临床应用 [J]. 江
　　西医学院学报，2003，43（2）：109-113.

赵维鹏，李倬哲，潘翠珍，等 . 右心声学造影及肺动脉造影诊断肝肺综合征 1 例 [J]. 中国医学影像技术，
　　2017，33（4）：486.

周永昌，郭万学 . 超声医学 [M]. 第 5 版 . 北京 : 科学技术文献出版社，2006:463-475.

中国心血管超声造影检查专家共识 [J]. 中华超声影像学杂志，2016，25（4）：277-293.

中华医学会超声医学分会超声心动图学组 . 中国医师协会超声科医师分会超声心动图检查指南 [M]. 北京：
　　人民军医出版，2016:79-83.

Porter TR, Abdelmoneim S, Beleik JT, et al.Guidelines for the cardiac sonographer in the performance of
　　contrast echocardiography：a focused update from the American Society of Echocardiography [J].J Am Soc
　　Eehocardiogr, 2014, 27（8）:797-810.

Senior R, Becher H, Monaghan M, et al.Clinical practice of contrast echocardiography: recommendationby the
　　European Association of CardiovascularImaging （EACVI）2017[J].Eur Hearl J Cardiovasc Imaging, 2017, 18
　　（11）：1205-1205af.

第48章 负荷超声心动图技术

一、负荷超声心动图概述

超声心动图是临床上最为常用的一种评估心血管系统结构、形态、功能及血流动力学状况的无创检查技术，对于心血管疾病的诊断、治疗方案的抉择、治疗效果的评估及预后的评判具有重要的临床价值，得到了广泛的临床应用。常规的超声心动图检查通常在静息状态下进行，但有些疾病的症状或异常在负荷状态下才可出现，负荷状态下心血管系统血流动力学的动态变化并未作为常规超声测量指标和检测的内容，这类患者在静息状态下的血流动力学超声参数不足以进一步辅助临床治疗决策。

负荷超声心动图（stress echocardiography，SE）是通过多种方法逐步增加心脏负荷，同时进行超声心动图检查，观察记录超声图像，检测心血管系统在负荷状态下的反应状况，从而对其相应的心血管生理及病理状态做出判断的一种超声诊断技术。其可揭示潜在的心血管系统结构、功能及血流动力学的异常，为临床诊疗提供更加全面的信息。负荷超声心动图自20世纪80年代早期开始应用于临床，近年来此项技术逐渐成熟并广泛应用于冠心病的诊断及危险性分层、心肌缺血评价、心肌存活性判断；在其他心血管疾病领域如心室功能、冠状动脉血流储备、瓣膜病、肺动脉高压、非缺血性心肌病、先天性心脏病、梗阻性肥厚型心肌病等血流动力学的评估中的重要作用也日益受到关注和临床应用。

二、负荷超声心动图的基本原理

心脏是需氧代谢的器官，在静息状态下，心肌对冠状动脉中氧的吸收已接近最大量，而在负荷状态下，氧供再需增加时已难从血液中更多地摄取氧，增加心肌氧供的唯一途径是增加冠状动脉血流量。在正常情况下，冠状动脉循环有很大的储备力量，冠状动脉可扩张以增加血流量，从而增加氧供。负荷试验使心肌耗氧量增大到冠状动脉血流储备不足以满足其需要，诱发心肌缺血，使心肌收缩力出现异常，可表现为室壁运动异常，通过超声心动图则可观察到。超声心动图检测室壁运动异常的改变要早于心电图的改变。此外，负荷试验可诱发在静止状态下呈隐匿状态的瓣膜功能障碍或其他血流动力学异常，从而用于非缺血性心脏病的评估。

三、负荷超声心动图的适应证和禁忌证

（一）适应证

负荷超声心动图的适应证包括：冠心病的诊断，已确诊或怀疑冠心病患者的预后评估、危险度分层，非心脏手术术前危险性评估，血运重建治疗后（冠状动脉支架置入、冠状动脉旁路移植）的评估，缺血部位的评估，心脏瓣膜疾病评价，冠状动脉储备功能的评估，劳力性呼吸困难的病因学评估，肺动脉高压，存活心肌检测等。

（二）禁忌证

1. 负荷超声心动图的绝对禁忌证　近期显著的静息心电图变化提示有明显的心肌缺血或其他急性心脏事件，急性全身感染伴发热，身体疼痛或淋巴结病，急性心肌梗死（小于 2 天），高风险的不稳定性心绞痛，不能控制的有症状伴血流动力学异常的心律失常，有症状的主动脉瓣重度狭窄，失代偿性心力衰竭，急性肺动脉栓塞，肺梗死，深静脉血栓，急性心肌炎或心包炎，急性主动脉夹层；身体残疾不能运动者不适用于运动负荷试验；低血压及支气管哮喘患者禁用潘生丁负荷试验；青光眼及前列腺肥大患者禁用阿托品。

2. 负荷超声心动图的相对禁忌证　已知左冠状动脉主干狭窄，室壁瘤，不确定与症状相关的中 - 重度主动脉瓣狭窄，重度高血压（收缩压 > 200mmHg 或舒张压 > 110mmHg），重度房室传导阻滞，肥厚型心肌病或其他导致左心室流出道狭窄疾病，近期的脑卒中或短暂性脑缺血发作，不能控制的心动过速或心动过缓，精神创伤而导致的不能充分配合运动者，已知运动会加重的神经肌肉、肌肉骨骼或类风湿疾病，未经治疗纠正的状态（如糖尿病、甲状腺疾病、贫血、电解质紊乱），慢性感染性疾病（单核细胞增多症、肝炎、艾滋病）。如患者在运动试验中的获益大于风险，相对禁忌证可被取代。如患者在静息状态下无症状，应谨慎地运动和（或）使用低级别的运动试验。

四、负荷超声心动图方法

负荷超声心动图的方法大致可分为以下三大类。①运动负荷超声心动图：包括平板运动负荷超声心动图、踏车运动负荷超声心动图、二级梯运动负荷超声心动图、等长握力负荷超声心动图。②药物负荷超声心动图：包括多巴酚丁胺负荷超声心动图、双嘧达莫（潘生丁）负荷超声心动图、腺苷负荷超声心动图、ATP 负荷超声心动图、Arbutamine 负荷超声心动图、硝酸甘油负荷超声心动图等。③其他：包括经食管心房调搏负荷超声心动图、冷加压负荷超声心动图、精神负荷超声心动图等。踏车运动负荷超声心动图和多巴酚丁胺负荷超声心动图是目前临床最常用的负荷超声心动图方法。

（一）运动负荷超声心动图

常用的有平板运动负荷超声心动图（treadmill exercise echocardiography）和踏车运动负荷超声心动图（bicycle exercise echocradiography），分别是指在平板和踏车运动负荷时进行超声心动图检查的一种技术。由于运动负荷方式最符合人体的生理状态，因而其临床应用也最广泛。踏车运动又可分为坐位和仰卧位两种，仰卧位踏车运动负荷超声心动图易于诱

发心肌缺血,停止运动后可真正"即刻"行超声心动图检查,运动中一旦出现症状可立即停止,运动同时也可行超声检查等,在临床上应用最为广泛。平板和踏车运动负荷超声心动图的技术原理、适应证及禁忌证基本一致。

1. 运动负荷超声心动图技术原理　心肌耗氧量取决于心率、收缩压、左心室舒张末期容积、室壁厚度和心肌收缩力,"心率 × 收缩压"可作为心肌氧耗的可靠指标。静息状态下心肌对冠状动脉中氧的吸收已接近最大量,运动时随心肌氧耗量的增加,冠状动脉可扩张以增加血流量,从而增加氧供。但在冠状动脉粥样硬化的患者,冠状动脉狭窄或部分分支闭塞时,运动时冠状动脉扩张性减弱,血流量不足,当心肌氧耗量增加超过心肌供氧量时,即产生心肌缺血,通过超声心动图则可观察到室壁运动异常。

2. 踏车运动负荷超声心动图检查方法　踏车运动负荷超声心动图的步骤如下。

(1) 试验前一般应停服心血管药物至少两个半衰期以上。

(2) 静息状态下记录胸骨旁左心室长轴及短轴(包括二尖瓣水平、乳头肌水平及心尖水平)切面、心尖四腔心切面、心尖二腔心切面、心尖三腔心切面。同时记录血压、心率及12 导联心电图。

(3) 进行踏车运动试验,一般从 25W 的功率开始,每隔 3 分钟增加 25W,转速维持在 60r/min,直至达到运动终点。运动中每级负荷试验快结束时记录上述超声切面图像并测血压、心率和心电图 ST 段变化。

(4) 运动终点:①超声图像见新的节段性室壁运动异常或原有的室壁运动异常加重;②出现典型心绞痛;③心电图 ST 段缺血性下移≥ 1mm;④力竭;⑤达目标心率(190 −年龄);⑥严重室性心律失常;⑦血压≥ 29/16kPa(220/120mmHg)或收缩压下降≥ 2.66kPa(20mmHg)。

(5) 运动后即刻及运动后 6 分钟内重复记录上述切面超声图像,并记录心电图、心率和血压。

(二)药物负荷超声心动图

目前,药物负荷超声心动图常用的有多巴酚丁胺负荷超声心动图(dobutamine stress echocardiography,DSE)和潘生丁负荷超声心动图(dipyridamole stress echocardiography)。腺苷、ATP、硝酸甘油和双嘧达莫一样同为血管扩张药,阿布他朗(arbutamine)和多巴酚丁胺则同为正性肌力药物。其中临床上最为常用的为多巴酚丁胺负荷超声心动图。

1. 多巴酚丁胺负荷超声心动图

(1) 多巴酚丁胺负荷超声心动图的技术原理:多巴酚丁胺为 β 受体激动药,主要兴奋 β_1 受体,而对 β_2 和 α 受体作用轻微。小剂量多巴酚丁胺主要增加心肌收缩力,大剂量多巴酚丁胺则以增加心率为主,并可使收缩压升高。随着多巴酚丁胺剂量的增加,心肌耗氧量增加,当存在冠状动脉狭窄时,则可致心肌氧供需失衡,从而产生或加重心肌缺血,超声心动图则可以观察到节段性室壁运动异常。小剂量多巴酚丁胺负荷超声心动图可用于评价心肌收缩功能储备及心肌存活性,而大剂量多巴酚丁胺负荷超声心动图则可用于检测心肌缺血。

（2）多巴酚丁胺负荷超声心动图检查方法：多巴酚丁胺负荷超声心动图的检查步骤如下。①患者的准备：试验前一般应停服 β 受体阻滞药及其他心血管药物至少两个半衰期以上。②静息状态下记录胸骨旁左心室长轴及短轴（包括二尖瓣水平、乳头肌水平及心尖水平）切面、心尖四腔心切面、心尖二腔心切面、心尖三腔心切面，并记录血压及 12 导联心电图。③建立静脉通道。应用电子输液泵静脉注射多巴酚丁胺，通常从 5μg/（kg·min）的剂量开始，每隔 3 分钟依次递增至 10、20、30、40μg/（kg·min）的剂量，如未达目标心率及其他终止标准，则可在静脉注射多巴酚丁胺的同时静脉注射阿托品 0.25～1mg。④静脉注滴多巴酚丁胺过程中及静脉注射后 6 分钟内重复记录上述切面超声图像，同时监测心电图、心率和血压。⑤一旦出现心绞痛或严重副作用，应立即舌下含服硝酸甘油或静脉注射短时效的 β 受体阻滞药艾司洛尔。⑥终止标准包括：超声图像见新的节段性室壁运动异常或原有的室壁运动异常加重；出现典型心绞痛；心电图 ST 段缺血性下移 ≥ 1mm；达目标心率（190 - 年龄）；达到最大负荷剂量；血压 ≥ 29/16kPa（220/120mmHg）或收缩压下降 ≥ 2.66kPa（20mmHg）；出现不能耐受的药物副作用。

（3）多巴酚丁胺负荷超声心动图的不良反应：常见不良反应有心慌、心悸、恶心、寒战、偶发室性期前收缩等，一般无须特殊处理，停药后可自行恢复。

2. 潘生丁负荷超声心动图

（1）潘生丁负荷超声心动图的技术原理：双嘧达莫（潘生丁）为血管扩张药，通过抑制细胞摄取腺苷和抑制腺苷脱氨酶，使内源性腺苷水平增高。腺苷主要扩张冠状动脉的小阻力血管，使非缺血区血管扩张，血流从缺血区通过侧支循环转移至非缺血区。此外，冠状动脉狭窄远端的压力下降，则使血流从心内膜下转移至心外膜下区域，出现所谓冠状动脉盗血现象，从而诱发心肌缺血，超声心动图则可以观察到节段性室壁运动异常。

（2）潘生丁负荷超声心动图的检查方法：潘生丁负荷超声心动图的检查步骤如下。①试验前患者的准备：48 小时内禁服茶碱类药物，12 小时内禁服含咖啡因的饮料并停服其他心血管类药物至少两个半衰期以上。②静息状态下记录超声切面图像同上述，并记录血压及 12 导联心电图。③建立静脉通道。应用输液泵静脉注射潘生丁，有两种方案。小剂量方案：静脉注射潘生丁 0.14mg/（kg·min），持续 4 分钟，总剂量 0.56mg/kg。大剂量方案：静脉注射潘生丁 0.14mg/（kg·min），持续 4 分钟，间歇 4 分钟后如试验阴性，再次注射 0.14mg/（kg·min），持续 2 分钟，总剂量为 0.84mg/kg。④终止标准：超声图像见新的节段性室壁运动异常或原有的室壁运动异常加重；出现典型心绞痛；心电图 ST 段缺血性下移 ≥ 1mm；达到最大负荷剂量；出现严重室性心律失常；收缩压 ≤ 11.3kPa（85mmHg）；不能耐受的药物副作用。⑤静脉注射过程中及静脉注射后 10 分钟内重复记录上述切面超声图像，同时监测心电图和血压。⑥一旦出现心绞痛或严重副作用，静脉注射腺苷受体阻滞药氨茶碱 250mg，持续 3 分钟，通常可在 15～20 分钟完全消除潘生丁的药物作用。如心绞痛不能缓解，应立即舌下含服硝酸甘油。

（3）不良反应：大剂量潘生丁负荷超声心动图时，患者常出现头痛、面红、呼吸困难、恶心等不良反应。另外，由于腺苷作用时间极短，所以在腺苷负荷超声心动图时，一旦出现不良反应，通常在注射停止后 2 分钟内可自行消失，一般无须静脉注射氨茶碱，因而其较潘生丁负荷超声心动图更为安全。

（三）其他负荷超声心动图

经食管心房调搏负荷超声心动图（transesophageal atrial pacing stress echocardiography）是通过应用经食管心房调搏技术使心率逐渐增加，从而心肌耗氧量增加而诱发心肌缺血，进而出现室壁运动异常的一种检查技术。由于此方法诊断冠心病敏感性较低，以及部分受试者难以耐受食管刺激时的疼痛等缺点，目前临床上应用较少。冷加压负荷超声心动图（cold pressor stress echocardiography）是让患者将双手浸于冰水内（浸至腕部）3～4 分钟，因寒冷低温使外周血管收缩，增大外周血流阻力，即增加后负荷，使心肌收缩力增强，心肌耗氧量增大，诱发心肌缺血，同时进行超声心动图检查的一种技术。冷加压负荷超声心动图、握力负荷超声心动图（handgrisp stress echocardiography）以及精神负荷超声心动图（mental stress echocardiography）所产生的心脏负荷较小，诊断敏感性较低，临床上应用较少。

五、负荷超声心动图的图像分析

目前临床上使用的较高档的超声心动图设备多内置有负荷试验软件，应用其可将负荷前、中、后各阶段的同一切面的超声图像显示在同一屏幕上，便于对比分析。分析内容主要为室壁运动分析判定，其次为多普勒血流分析。随着超声心动图成像技术的发展，一些新的超声技术也逐渐应用于负荷超声试验中，如组织多普勒成像、斑点追踪成像、应变分析技术、实时 3D 超声心动图、心脏超声造影等，但需借助于相应的图像分析软件脱机或在线分析。

（一）室壁运动分析

1. 定性及半定量分析　依据美国超声心动图学会推荐的方法将左心室壁分为 16 节段或 17 节段。左心室壁节段划分方法是依据冠状动脉的灌注特点，心肌室壁运动与心肌供血密切相关。心肌缺血性病变是形成左心室壁运动障碍的形态学基础。通过应用超声心动图对左心室壁运动进行节段性分析，检测节段性左心室壁运动异常，有助于确定心肌缺血的部位、范围及程度，从而可间接判断病变的冠状动脉。

节段性室壁运动分析临床上常采用目测法，通过目测对比观察负荷各阶段室壁运动的情况。

目测定性分析室壁运动：分为运动正常、运动减弱、运动消失、矛盾运动（反向运动）及运动增强。①运动正常：指收缩期室壁心内膜向心运动幅度 > 5mm，室壁增厚率 > 30%。②运动减弱：指较正常运动幅度减弱，收缩期室壁心内膜向心运动幅度 2～4mm，或较正常室壁增厚率减弱 50%～70%，多见于不同程度心肌缺血。③运动消失：指收缩期心内膜向心运动幅度 < 2mm。多见于急性心肌梗死区及陈旧性心肌梗死瘢痕区。④矛盾运动（反向运动）：指收缩期室壁向外运动，见于急性心肌梗死坏死处及室壁瘤膨出区。⑤运动增强：指比正常节段运动增强，见于急性心肌梗死时的未受累心肌。

目测半定量分析室壁运动：采用室壁运动记分法，根据不同的室壁运动状态分别用数字表示。室壁运动正常计 1 分，运动减弱计 2 分，运动消失计 3 分，矛盾运动计 4 分，室壁瘤计 5 分。如果节段显示不清，用 0 分表示。各节段室壁运动总得分除以节段数为室壁运动得分指数（WMSI），从而进行半定量分析。室壁运动记分指数为 1 时表示心肌运动正常。指数＞ 1 为异常，指数越大，表示心肌运动异常的部位越多，程度越重。同时，应用 WMSI 还可进行左心室整体收缩功能的评价。

2. 定量分析　应用专用的分析软件，将左心室壁分为若干节段，进行室壁运动定量分析。目测法分析室壁运动简单快捷，但受超声图像质量、检查医师的操作技能及对室壁运动的判读，以及心肌本身的运动特点影响较大。随着超声心动图成像技术的发展，超声图像的改善有助于准确判断室壁运动，一些新技术的临床应用研究有助于准确定量分析局部室壁运动，如应变、应变率成像、2D 斑点追踪成像、解剖 M 型超声心动图、实时 3D 超声心动图、心脏超声造影等，这些技术可以避免目测定性及半定量分析室壁运动的主观因素的影响，具有良好的发展前景。

（二）多普勒血流分析

在负荷超声心动图试验前、中、后记录同一部位的血流频谱或观察同一部位的血流显像，分析其负荷前后的改变可用于评价心功能及血流动力学状况。

六、各种负荷超声心动图技术的优缺点

运动负荷试验最符合人体的生理状态，对于可以运动的患者，推荐采用运动负荷；对于不能运动的患者，可采用药物负荷。运动时进行超声心动图检查还可建立症状、心血管工作负荷、室壁运动异常及血流动力学反应（如肺动脉压力和跨瓣血流及压差）之间的关联。平板运动负荷时超声图像采集困难，若未在运动结束后有效时间内采集到超声图像，可能出现假阴性结果。踏车负荷试验时可在运动期间持续采集超声图像，评估室壁运动情况，还可检测多普勒信息，但患者往往由于腿部肌肉过早疲劳使达到运动负荷极量较为困难。半卧位踏车运动试验在技术上比坐位踏车或活动平板试验简单。药物负荷试验不能复制运动负荷诱发的复杂血流动力学和神经激素变化，包括心理因素及中枢和周围神经系统、肺脏和肺循环、右心室和左心室、心肌、瓣膜、冠状动脉循环、外周循环和骨骼肌对运动的反应。在评价心脏收缩和血流储备时多巴酚丁胺是首选可替代运动负荷的药物。运动负荷、多巴酚丁胺负荷和血管扩张药负荷方法的灵活应用，可加大负荷试验的应用范围，避免了单一采用每种负荷的禁忌证，并使按患者个体情况选择适当的负荷试验方法成为可能。

七、负荷超声心动图技术开展条件及要求

踏车或运动平板是开展运动负荷超声心动图必备设备（图 48-1），药物负荷超声心动图试验需配备微量输液泵，所用超声诊断仪须配置负荷试验模块，此外尚需配备心电及血压监护仪、抢救车（含急救药品）、氧气瓶或中央供氧系统、除颤仪、简易呼吸气囊、检查床、血压计、药物输注相关器械及物品等。参与负荷超声心动图检查的超声科医师应当具备一定的临床经验及丰富的超声检查经验，熟练设备的操作。参与护士须具有丰富的抢救经验及娴熟的专业技能。所有参与负荷超声心动图检查的医护人员和医辅人员必须接受系统的急救培

训。每次负荷试验时最少需要 1 名超声科医师及 1 名护士。负荷试验时若在专业的超声科室进行，最好有 1 名具备一定临床经验的心血管专科医师到场监护。此外，负荷超声心动图室需制订详细的检查方案及流程，制订抢救预案；制订知情同意书，在检查前向患者详细说明并签署。

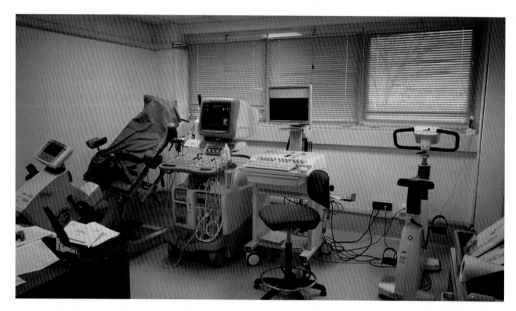

图 48-1　运动负荷超声心动图室

八、负荷超声心动图技术的临床应用

（一）负荷超声心动图在冠心病中的应用

1. **冠心病的诊断**　负荷超声心动图最早用于冠心病的诊断，目前临床上也最为广泛。应用负荷超声心动图可早期检测冠心病心肌缺血，敏感性、特异性均高于心电图运动试验，方法简便，所需设备简单、费用低、患者易接受，可作为冠状动脉造影的筛选方法。

2. **存活心肌的检测**　在心肌梗死后的患者，存活心肌的检测对于治疗决策和预后判断具有重要的临床意义。小剂量多巴酚丁胺负荷超声心动图是检测存活心肌的可靠方法，具有与正电子发射断层扫描（PET）技术高度的一致性。在静息状态下，坏死心肌和存活心肌均可表现为室壁运动消失，小剂量多巴酚丁胺负荷试验时，坏死心肌室壁运动无变化，而存活心肌室壁运动则可见增强。

3. **冠心病预后的评估**　负荷超声心动图可用于冠心病患者预后的评估，评价冠心病血运重建术的疗效，检测介入治疗后再狭窄。

4. **心肌灌注的评估**　常规负荷超声心动图联合心肌超声造影可用于评估心肌灌注，早期诊断心肌缺血，评价介入治疗或冠状动脉旁路移植术的疗效，评价侧支循环，鉴别存活心肌等，已逐渐从实验室走向临床应用阶段。

（二）负荷超声心动图在非缺血性心脏病中的应用

1. 在瓣膜病变中的应用　静息状态下超声心动图往往不能全面反映瓣膜病变的情况，而在负荷状态下评估心脏瓣膜病变可能获得更多有意义的信息。负荷超声心动图可以鉴别主动脉瓣的真性狭窄和假性狭窄，测量收缩功能储备，有助于预后评估和制订诊疗策略。在主动脉瓣关闭不全的患者，负荷超声心动图能够检测左心室收缩功能储备，对于决定最佳换瓣时机及预后具有重要意义。在二尖瓣狭窄或关闭不全的患者，负荷超声心动图有助于确定负荷状态下瓣膜的狭窄程度及反流程度，以及心功能储备状况，准确评估其血流动力学状态有助于选择最佳干预方式及时间。此外，负荷超声心动图尚可用于人工瓣膜功能的评价。由于正常人工瓣膜跨瓣压差的存在，静息状态下鉴别正常与轻度狭窄的人工瓣膜常有困难，但在负荷状态下，轻度狭窄的人工瓣膜的跨瓣压差明显增大，由此可做出鉴别。

2. 在肺动脉高压中的应用　在肺动脉高压患者的应用中，运动负荷超声心动图为首选负荷方式。应用负荷超声心动图可预测及早期筛查肺动脉高压，早期发现潜在的肺动脉高压发病风险、防止疾病恶化。还有助于评价肺动脉高压患者右心功能，评估其右心室收缩储备、运动耐量，从而更加准确地评价肺动脉高压疾病程度、预测预后，为临床疾病的管理提供更多有效信息。

3. 在肥厚型心肌病中的应用　在肥厚型心肌病的血流动力学评估中推荐使用运动负荷超声心动图，不推荐使用多巴酚丁胺药物作为普通常规激发药物，因为该药物作用并非是生理性的，耐受性差，甚至可使正常受试者发生左心室流出道梗阻。在无明确症状的肥厚型心肌病患者，运动负荷超声心动图通过评价诱发的左心室流出道梗阻，从而确定是否存在隐匿性梗阻，确定心脏功能耐力，并进行危险分层。在床旁简单试验不能诱发左心室流出道压力 ≥ 50mmHg 的有症状的肥厚型心肌病患者，也可进行运动负荷超声心动图检查评估。

4. 在心脏再同步化治疗中的应用　有研究表明，低剂量多巴酚丁胺负荷超声心动图检测出正性心肌收缩储备的存在与再同步化治疗后心室收缩功能的改善直接相关。在多巴酚丁胺负荷试验中，左心室射血分数值增加 ≥ 7.5% 是对左心室再同步化治疗有效的指标。同步化疗效的程度（即多巴酚丁胺输注过程中左心室射血分数的改善程度）与具有正性收缩储备的心肌节段数量直接相关。

九、负荷超声心动图技术局限性及展望

运动负荷超声心动图除图像质量受患者过度换气的影响外，患者身体的运动也使得同一标准切面的位置难以保持，不利前后对比，从而降低了运动负荷超声心动图的成功率和准确性。而药物负荷超声心动图克服了上述缺点，可部分替代运动负荷超声心动图。在各种负荷超声心动图方法中，图像质量和对图像的判读是影响诊断结果的一个重要因素。随着超声新技术的发展，超声设备本身的成像质量不断提高，超声成像新技术如组织多普勒、2D 斑点追踪成像、实时 3D 超声成像、心脏超声造影等与负荷超声心动图的联合应用，有助于进行定性和定量分析，对经验不足的判读者提高可重复性和准确性，提高负荷试验的准确性与客观性。相信随着超声影像技术的不断发展、完善，负荷超声心动图在临床上将会发挥其广

泛的作用。

（山西省心血管病医院影像科　李天亮

哈尔滨医科大学附属第四医院心内科　刘晓霞）

参考文献

毕小军，邓又斌，Cyprien MBA，等.多巴酚丁胺负荷超声心动图结合心肌灌注造影早期诊断冠心病的价值
　　[J].中华超声影像学杂志，2011，20（8）：652-655.

陈军红，李东野，韩曙光，等.小剂量多巴酚丁胺负荷下超声斑点追踪技术与磁共振延迟增强显像技术评
　　价陈旧性心肌梗死存活性研究 [J].中国循环杂志，2017，32（11）：1066-1070.

陈军红，李东野，张辉，等.超声斑点追踪技术结合小剂量多巴酚丁胺负荷试验评价经皮冠状动脉介入治
　　疗效果 [J].中国医学影像技术，2012，28（3）：488-491.

郭迪晨，李一丹，朱维维，等.负荷超声心动图在肺动脉高压中的应用进展 [J].中华超声影像学杂志，
　　2018，27（6）：549-551.

刘峻松，徐勇，王晶，等.三维斑点追踪结合多巴酚丁胺负荷超声诊断非 ST 段抬高性急性冠脉综合征的价
　　值 [J].南方医科大学学报，2015（7）：947-953.

李礼，邓又斌.多巴酚丁胺负荷超声心动图在心脏瓣膜病中的应用 [J].中国医学影像技术，2011，27（9）：
　　1930-1933.

李天亮，康春松，刘望彭，等.大剂量多巴酚丁胺二维超声心动图诊断冠心病的临床应用 [J].中国超声医学
　　杂志，1999，15（3）：195-197.

唐磊，尹立雪，李文华，等.小剂量多巴酚丁胺负荷超声斑点追踪成像评价顿抑心肌力学功能 [J].中华超声
　　影像学杂志，2012，21（11）：985-990.

吴爵非.超声造影在负荷超声心动图中的作用 [C].2018 海峡两岸医药卫生交流与合作会议暨第十届海峡两
　　岸超声医学高端论坛论文集，2018:48-60.

徐楠，王浩.负荷超声心动图在主动脉瓣病变中的应用进展 [J].中华医学超声杂志（电子版），2012，9（4）：
　　290-293.

中华医学会超声医学分会超声心动图学组.负荷超声心动图规范化操作指南 [J].中国医学影像技术，2017，
　　33（4）：632-638.

左蕾，王静，刘丽文，等.运动负荷超声心动图对肥厚型心肌病患者隐匿性梗阻的预测研究 [J].中国超声医
　　学杂志，2018，34（10）：884-887.

周年伟，潘翠珍.多巴酚丁胺负荷超声心动图在心脏再同步化治疗过程中的研究进展 [J].中华临床医师杂志
　　（电子版），2014，（3）：546-549.

Freeman ML, Landolfo C, Safford RE, et al . Noninvasive assessment of right heart function and hemodynamics
　　during exercise in patients with pulmonary arterial hypertension [J] . South Med J , 2013 , 106 （2）: 141-146.

Lancellotti P, Dulgheru R, Go YY, et al. Stress echocardiography in patients with native valvular heart disease[J].
　　Heart, 2018 ,104（10）:807-813.

Lancellotti P, Pellikka PA, Budts W, et al. The clinical use of stress echocardiography in non-ischaemic heart
　　disease: recommendations from the European Association of Cardiovascular Imaging and the American Society
　　of Echocardiography[J]. J Am Soc Echocardiogr, 2017,30（2）:101-138.

Murın P, Mitro P, Valocik G, et al. Global myocardial contractile reserve assessed by high-dose dobutamine stress echocardiography predicts response to the cardiac resynchronization therapy[J]. Echocardiography, 2015,32 （3）:490-495.

Pellikka PA, Nagueh SF, E1hendy AA, et al. American Society of Echocardiography recommendations for performance, interpretation, and application of stress echocardiography[J].J Am Soc Echocardiogr, 2007, 20 （9）:1021-1041.

Picano E, Pibarot P, Lancellotti P, et al. The emerging role of exercise testing and stress echocardiography in valvular heart disease[J]. J Am Coll Cardiol, 2009,54（24）:2251-2260.

Sicari R, Cortigiani L. The clinical use of stress echocardiography in ischemic heart disease[J]. Cardiovasc Ultrasound, 2017,15（1）:7.

Sicari R, Nihoyannopoulos P, Evangelista A, et al.Stress echocardiography expert consensus statement：European Association of Echocardiography （EAE） （a registered branch of the ESC） [J].Eur Heart J, 2009,30 （3）: 278-289.

Suzuki K, Akashi YJ. Exercise stress echocardiography in hypertrophic cardiomyopathy[J]. J Echocardiogr, 2017 ,15（3）:110-117.

Wuthiwaropas P, Wiste JA, McCully RB, et al. Neuropsychiatric symptoms during 24 hours after dobutamine-atropine stress testing: a prospective study in 1,006 patients[J]. J Am Soc Echocardiogr ,2011,24:367-373.

第 49 章　超声心动图技术在同步化治疗中的应用

一、概述

严重的心力衰竭可伴随心脏传导功能受损，导致房室收缩顺序不协调，心室间和（或）心室内电 - 机械活动不同步。心脏收缩或舒张的不协调将降低心室收缩形变的力学效应，加重血流动力学紊乱。心脏运动不同步包括心房间、房室间、心室间和左心室内的不同步，其中左心室内不同步的临床意义最大。

目前，心脏同步化治疗（cardiac resynchronization therapy, CRT）已成为严重心力衰竭合并室内传导阻滞患者的Ⅰ类适应证。CRT 可以明显改善顽固性心力衰竭患者的血流动力学和左心室舒张功能，长期应用还可以改善神经激素环境，逆转心肌重构。评价心脏同步性运动的检查方法包括心电图、超声心动图、核素心血池扫描及磁共振成像等。超声心动图成像技术因其操作方法简便，受到临床医师的广泛重视。超声心动图的应用包括术前测定机械不同步和筛选患者，术中指导起搏电极放置部位，术后优化起搏器参数设置以及评估、预测患者的长期预后。

二、左心室同步性的超声心动图评价技术

用于评价心脏运动同步性的超声心动图方法有以下几种。

（一）常规 2D 超声心动图

常规 2D 超声心动图能够多切面动态观察心脏的形态结构，评价 CRT 术前心肌的节段性运动，直观地观察心肌的不同步运动。但是仅靠目测来主观判断，敏感性差，并且无法量化评估。

（二）脉冲多普勒超声心动图

分别取主动脉瓣和肺动脉瓣血流频谱，测量心电图 QRS 起点到主动脉和肺动脉频谱的起始时间，两者时间差即心室间机械运动延迟（inter ventricle motion, IVMD），IVMD > 40 毫秒可作为评价心室间运动不同步的指标。

（三）M 型超声心动图

应用 M 型超声测量室间隔 - 左心室后壁收缩运动延迟（septal-to-posterior wall motion delay，SPWMD）作为评价参数，重复性较好，SPWMD ≥ 130 毫秒可作为判定室内不同步

的指标（图 49-1）。M 型超声作为评价室内不同步的方法有其局限性，如前壁心肌梗死后室间隔的不运动或者后壁运动描记不清晰使得延迟参数不能很好获得，取样线不能垂直室壁也造成了 M 型超声使用的限制。

（四）组织多普勒显像技术

1. 组织多普勒成像（tissue Dopplor imaging，TDI）　TDI 是将血液产生的高频率、低振幅的信号滤除，心肌组织运动以彩色 2D 或频谱的形式成像，可以测定节段心肌的运动速度，评价局部心肌机械运动的协调性（图 49-2）。由于 TDI 技术测量的是心肌某一个点的速度，测量参数可能受到邻近节段心肌运动的影响，并且无法明确区分心肌的主动收缩和被动牵拉。

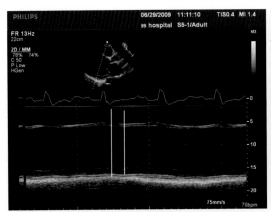

图 49-1　M 型超声心动图评估心室同步性
观察室间隔和左心室后壁的运动，可见室间隔比左心室后壁收缩提前

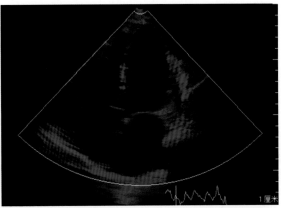

图 49-2　组织多普勒成像（TDI）评估心室同步性
图中显示心尖四腔心切面室间隔比左心室侧壁运动存在收缩延迟

2. 组织速度成像（tissue velocity imaging，TVI）　TVI 技术能定量、定位、直观研究同一时相室壁节段的心肌运动，测定左心室壁局部心肌的运动速度。常用评价不同步的指标为收缩期达峰时间的最大差值和标准差（Ts-Dif 和 Ts-SD），Ts-Dif > 65 毫秒或 Ts-SD > 32.6 毫秒定义为不同步。此技术受声束角度的影响。

3. 应变和应变率成像　心肌应变（strain，S）是指心肌发生形变的能力，应变率（strain rate，SR）是指形变发生的速度，即单位时间内发生的应变。通过心肌时间 - 形变曲线可以观察和测量心肌收缩起点或峰值时间，来反映同步性。应变率相对不受心脏摆动和牵拉的影响，能较好地反映心肌局部功能的变化，可直接评估心肌收缩变形程度（图 49-3）。

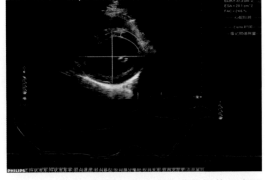

图 49-3　左心室短轴切面应变率曲线评估心室同步性
下壁（蓝色曲线）较其余节段存在明显运动不同步

其优点是时间和空间分辨率高，能区分心肌的主动收缩和被动牵拉；缺点是具有角度依赖性，易受噪声干扰，测量重复性不理想，限制了其临床应用。

（五）2D 斑点追踪成像技术

2D 斑点追踪成像技术（speckle tracking imaging，STI）是一种从心肌纤维形变的角度评价心肌运动的方法。应用此技术可追踪心肌的运动，通过在 2D 动态图像中分析声学斑点的运动轨迹，计算其速度与应变，不受心脏整体运动和角度的影响，克服了组织多普勒应变显像角度依赖的局限性，还可以对心室的整体应变进行分析测量。

（六）实时 3D 超声心动图

实时 3D 超声心动图（real-time three dimensional echocardiography，RT-3DE）评价心室同步性的主要原理是假设左心室内有一个收缩中心，将左心室划分为多个节段，可同时检测每一节段达到最小收缩容积的时间，来评价左心室同步性；并可观察整个心动周期左心室容积的连续变化，提供更详尽的左心室做功信息（图 49-4，图 49-5）。其局限性在于：

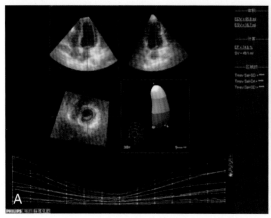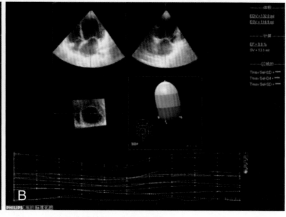

图 49-4　实时 3D 超声心动图容积 – 时间曲线分析心室同步性

与正常人比较（A 图），心力衰竭患者（B 图）左心室各节段运动幅度减低（曲线较平坦），收缩峰值不同步

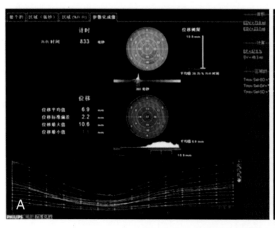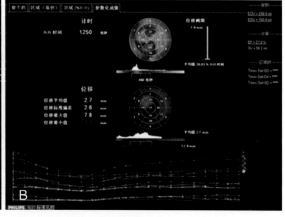

图 49-5　实时 3D 超声心动图心室同步性分析牛眼图

与正常人比较（A 图），心力衰竭患者（B 图）心肌收缩延迟（红色标注的节段）

受检者呼吸及身体移动可影响成像质量；肥胖、肺气肿等患者图像质量差，影响心内膜缘的描记和精确度；图像视野较局限，对显著扩大左心室的完整显示有一定困难；帧频较低，对图像质量依赖较大；对心律失常和无法屏气配合的患者此方法应用受限制。

三、超声心动图在 CRT 起搏器植入术中及术后的作用

左心室的某些起搏部位并未使心力衰竭患者的临床情况得到改善，不佳的左心室起搏部位可能是 CRT 无反应的一个潜在因素，理论上左心室电极应放置在最大的机械延迟部位。应用超声技术评价室壁节段应变，对于确定延迟最显著的节段，指导起搏电极的位置具有一定的作用。

超声心动图技术被广泛应用于房室间期、心室间期的优化程控。房室间期的优化程控主要采用 Ritter 法和重复法。重复法就是逐渐延长或者缩短房室间期并且通过二尖瓣过瓣血流频谱 E、A 峰的优化来评价。心室间期优化的主要方法包括观察左心室流出道血流速度时间积分和心肌机械不同步的变化，最佳的心室间期左心室流出道血流速度时间积分值最大，机械不同步的程度最轻。

在术后随访中，超声心动图可以对心肌重构进行评价。主要指标包括左心室射血分数和逆向重构（左心室收缩末容积）等。普遍把左心室收缩末容积减少 15％作为有显著 CRT 反应的标志。

四、展望

超声心动图技术可在 CRT 术前进行病例筛查及疗效预测，术中可指导电极放置的位置，同时进行血流动力学及心功能监测，术后可检测并发症的有无、指导起搏参数的设置。但应用超声心动图评价心脏同步性受超声设备、成像及分析软件、操作人员技能等因素的影响，测量参数尚需规范及标准化，最佳的评价指标尚需确立。随着超声心动图新技术的发展及成熟，特别是斑点追踪成像技术及实时 3D 超声心动图成像技术的发展，其在心脏再同步化治疗中将会发挥越来越重要的作用。

（山西省心血管病医院影像科　李天亮）

参考文献

李国治，尹立雪，沈洁，等 . 速度向量成像技术评价完全性右束支传导阻滞患者左心室收缩期不同步 [J]. 中华医学超声杂志（电子版），2015，12（9）：689-695.

林英，郝力丹，郭瑞强，等 . 实时三维超声心动图和超声斑点追踪技术评价扩张型心脏病左心室收缩同步性 [J]. 中华超声影像学杂志，2009，25（5）：799 801.

穆利清，李天亮，陈庆常，等 . 超声二维斑点追踪成像技术评估慢性心力衰竭患者左心室内心肌收缩不同步性 [J]. 中华临床医师杂志（电子版），2016，10（14）：2044-2048.

唐莎 . 超声在心脏再同步治疗中的应用价值 [J]. 医学综述，2015，21（2）：296-298.

魏常华，王一洒，朱好辉，等 . 实时三平面组织同步显像技术在心脏再同步化治疗中的应用价值 [J]. 中华超
声影像学杂志，2015，31（7）：553-557.

谢丹，周微微 . 超声评价心脏再同步治疗的临床应用进展 [J]. 临床超声医学杂志，2011，13（5）：328-
330.

朱芳，李占全，曲海波，等 . 三维超声心动图在心脏同步治疗左心室起搏电极位置选择中的应用 [J]. 中华超
声影像学杂志，2011，20（7）：179-180.

张疆华，韩伟，周贤惠，等 . 心脏再同步治疗中使用超声心动图优选左心室导线位置的临床研究 [J]. 中华心
律失常学杂志，2016，20（2）：110-114.

张澍，黄德嘉，华伟，等 . 心脏再同步治疗慢性心力衰竭的建议（2009 年修订版）[J]. 中华心律失常杂志，
2010，14（1）：46-58.

张晓丽，李天亮，胡新玲，等 . 超声斑点追踪成像技术对扩张型心肌病患者左心室同步性的初步研究 [J]. 中
西医结合心脑血管病杂志，2011，9（5）：542-543.

张晓丽，李天亮，胡新玲，等 . 实时三维超声心动图评价扩张型心肌病患者左心室收缩不同步性 [J]. 中华临
床医师杂志（电子版），2011，5（6）：134-136.

Cameli M, Mandoli GE, Sciaccaluga C, et al. More than 10 years of speckle tracking echocardiography: Still a
novel technique or a definite tool for clinical practice?[J]. Echocardiography,2019,36（5）:958-970.

Cai Q, Ahmad M. Left ventricular dyssynchrony by three-dimensional echocardiography: current understanding and
potential future clinical applications[J]. Echocardiography, 2015,32（8）:1299-1306.

Gorcsan J, Tayal B. Newer Echocardiographic Techniques in Cardiac Resynchronization Therapy[J]. Card
Electrophysiol Clin, 2015,7（4）:609-618.

Holzmeister J, Abraham WT. Device therapy: Indications for ICD-CRT in mildly symptomatic heart failure[J]. Nat
Rev Cardiol, 2010, 7（1）:7-8.

Kadappu KK, Thomas L.Tissue Doppler imaging in echocardiography: value and limitations[J]. Heart Lung Circ,
2015,24（3）:224-233.

Mele D, Bertini M, Malagù M, et al. Current role of echocardiography in cardiac resynchronization therapy[J].
Heart Fail Rev, 2017,22（6）:699-722.

Pitzalis MV, Iacoviello M, Romito R, et al. Cardiac resynchronization therapy tailored by echocardiographic
evaluation ventricular asynchrony[J]. J Am Coll Cardiol, 2002,40（9）:1615-1622.

Ypenburg C, van Bommel RJ, Delgado V, et al. Optimal left ventricular lead position predicts reverse remodeling
and survival after cardiac resynchronization therapy[J]. J Am Coll Cardiol, 2008,52（17）:1402.

第50章　超声斑点追踪成像技术

一、超声斑点追踪成像技术概述

超声心动图是一种常用的心脏检查成像技术，可用来评价心脏的收缩和舒张功能。目前，在评估左心室功能的超声心动图检查技术中，临床上常用的有 M 型超声心动图、2D 超声心动图、多普勒血流成像以及多普勒组织成像。传统的 M 型超声心动图成像技术检测左心室功能的基本原理是以几何学假设作为基础，当左心室腔的形态不规则，左心室腔过度扩大或明显减小，超声图像上左心室心尖上翘导致 M 型超声取样线与左心室壁不垂直时，这些情况均可导致 M 型超声心动图成像技术高估或者低估左心室的收缩功能。常规 2D 超声心动图检测左心室收缩功能时，改良的双平面 Simpson（辛普森）法是目前临床上公认的，也是最为常用的一种较准确的方法。对于正常形态的左心室，应用改良双平面辛普森法测量其功能具有很高的准确性。在某些病变情况下，如果左心室腔形态不规则，不符合其检测心室功能的假设模型，或者在扫查的切面不标准，则辛普森法的测值会存在较大的误差。临床上常用的多普勒血流频谱成像技术通过检测舒张期二尖瓣口的血流频谱，将 E/A 比值（E 为二尖瓣口舒张早期峰值血流速度，A 为二尖瓣口舒张晚期峰值血流速度）作为评估左心室舒张功能的指标，但存在假性正常的情况。多普勒组织成像（Doppler tissue imaging, DTI）是一种基于多普勒原理的超声显像技术，近年来在临床上得到了广泛的应用。通过检测心肌组织的运动速度，DTI 可用来无创评估心脏整体和局部的收缩与舒张功能。应用 DTI 技术可以检测二尖瓣环组织舒张早期峰值速度（e'）、舒张晚期峰值速度（a'），依据 E/e' 比值可用来较好地评估左心室的舒张功能。研究表明，E/ e' 比值与左心室平均舒张压有很好的相关性，E/ e' < 8 提示左心室平均舒张压正常，左心室舒张功能正常；E/ e' > 15 提示左心室平均舒张压升高，左心室舒张功能存在异常。应用二尖瓣口多普勒血流频谱参数 E 及二尖瓣环多普勒组织频谱参数 e' 的比值来评估左心室的舒张功能，目前临床上已达成共识。超声斑点追踪成像技术（speckle tracking imaging, STI）是近年发展起来的一种新的超声成像技术，其从机械力学的角度来评估心肌整体的收缩与舒张功能，也可以评估心肌局部的收缩与舒张功能，准确性较高，在临床上逐渐得到应用。

二、斑点追踪成像技术的基本原理

在 2D 超声灰阶图像中，细微的组织结构会对入射超声波产生一系列的反射、散射等现象，形成心肌组织中所谓的"回声斑点"，这些声学斑点相对位置固定，随着心肌组织同步运动，斑点的运动反映的是对应心肌组织的运动。斑点追踪成像技术是在高帧频超声 2D 灰阶图像的基础上，通过追踪和检测心肌组织中所谓的"回声斑点"在每一帧图像中的位置，计算出每个被追踪斑点在两帧图像之间的位移，斑点的运动位移表示对应心肌组织在心脏运动周期中所发生的形态改变，进而可检测出心肌组织的运动速度、应变、应变率、位移、心脏扭转等一系列力学参数。且此技术无角度依赖性，是一种新的定量检测心脏整体和局部心肌力学运动的方法。

三、斑点追踪成像技术的适应证

斑点追踪成像技术在临床上主要用于心脏整体、局部的心肌收缩及舒张功能的评估，可应用于冠心病、心肌病、心脏瓣膜疾病、高血压、心力衰竭、糖尿病心脏病等心脏病变的心功能评价、检测心肌缺血、疗效评估，心室不同步性评估及同步化治疗疗效的判定等，也可用于负荷超声心动图试验中。

四、基于斑点追踪超声成像的技术

目前临床应用的基于斑点追踪成像的超声技术及参数主要有瓣环位移追踪技术，以及心肌应变、心肌应变率、心肌分层应变分析技术等。

（一）组织运动瓣环位移自动追踪技术

以往应用 M 型超声测量二尖瓣或三尖瓣瓣环的位移可用来评价左、右心室功能，但其受图像质量及超声束夹角的影响较大。组织运动瓣环位移自动追踪（tissue motion annular displacement, TMAD）成像技术基于斑点追踪成像的原理，通过半自动跟踪二、三尖瓣瓣环相对于心室尖部运动的位移，可用来评价左、右心室的功能（图 50-1，图 50-2）。组织运动瓣环位移自动追踪技术方法简便、直观，相比常规的 M 型超声心动图技术，无角度依赖，受图像质量影响小。

（二）心肌应变分析技术

应变（strain，S）是一个物理概念，指物体受力后所发生的形变，可用其受力前后长度的变化来表示，即 $S=\Delta L/L0=(L-L0)/L0$，其中 $L0$ 为初始长度，L 为改变后的长度，ΔL 为长度的变化值。心肌应变是指在心动周期中心肌随着心脏的收缩、舒张运动而发生的形态改变，常用心肌长度的变化值占心肌原长度的百分数表示，S 为正值时表示心肌长轴方向的伸长或短轴方向的增厚，S 为负值时表示心肌长轴方向的缩短或短轴方向的变薄。应变率（strain rate，SR）是指心肌组织在单位时间内形变的程度，反映局部心肌缩短或拉伸的速度。应变及应变率成像的空间及时间分辨率很高，是反映心肌收缩性的直接且客观的指标，目前临床上已经用于定量评价局部及整体的心脏功能。

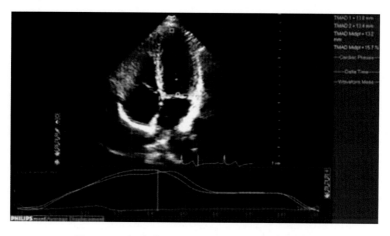

图 50-1　正常人心尖四腔观二尖瓣环位移曲线
黄线代表二尖瓣环后间隔点位移（13.0mm），蓝线代表二尖瓣环侧壁点位移（13.4mm）

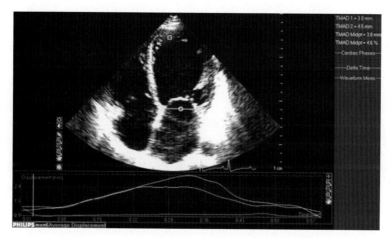

图 50-2　扩心病患者心尖四腔观二尖瓣环位移曲线
黄线代表二尖瓣环后间隔点位移（3.0mm），蓝线代表二尖瓣环侧壁点位移（4.5mm）

　　常规超声心动图成像技术检测心肌随心动周期所发生的形态学改变即心肌的活动情况主要依靠检查者目测判定，其主观性强，依赖于检查者的技术及经验，缺乏具体的定量指标。应用多普勒组织成像（TDI）技术也可以检测心肌应变，但因 TDI 技术具有角度依赖性，一般仅用于心脏长轴方向的测量；此外，该方法易受腱索及瓣膜运动的干扰，重复性较差，临床应用受限。

　　宏观上，心脏的两个心室是由单块的肌纤维带呈双螺旋结构组成，心室的运动与心肌纤维的排列走行密切相关，心肌收缩和松弛造成了心室的纵向运动、径向运动、左心室收缩期扭转运动和舒张期解旋运动，纵向运动表示心脏长轴方向的运动，径向运动表示心脏短轴方向的运动，圆周运动表示心脏短轴方向的环形运动，旋转运动表示心脏短轴方向的旋转角度。

　　2D 斑点追踪成像技术（two-dimensional speckle tracking imaging，2D-STI）通过追踪 2D 超声心动图图像中的心肌组织斑点，比较同一斑点在前、后两帧声像图中的位置，从而可确定心肌任一点的位移。在心动周期中重复这一检测过程就可得出心肌任一点的位移曲线，进而检测出左心室每一节段心肌的纵向应变、径向应变、圆周应变、旋转应变，反映相应心肌组织的收缩及舒张能力。纵向应变（longitudinal strain，LS）是指各节段室壁沿心肌纵行纤维方向上的平均应变值，在收缩期心肌缩短为负值，舒张期心肌伸长为正值。径向应变（radial strain，RS）反映的是收缩期室壁增厚的程度，增厚时为正值，变薄时为负值。圆周应变（circumferential strain，CS）是指各室壁节段短轴圆周方向上的平均应变值，收缩期为负值，舒张期为正值。旋转应变（rotational strain，RS）是假设左心室短轴中心为圆心，从心尖方向观察，顺时针扭转为负值，逆时针扭转为正值。2D斑点追踪成像技术无角度依赖，可以准确定量评估整体及局部心肌功能的改变（图50-3，图50-4）。

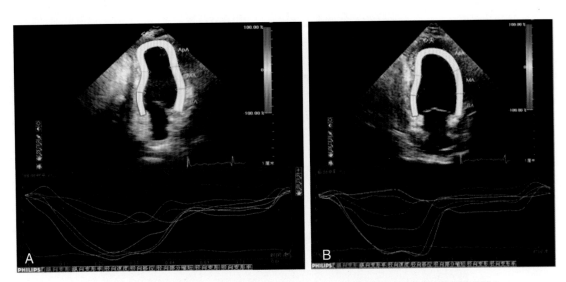

图 50-3　正常人（A图）与冠心病患者（B图）心尖两腔观的左心室壁应变曲线

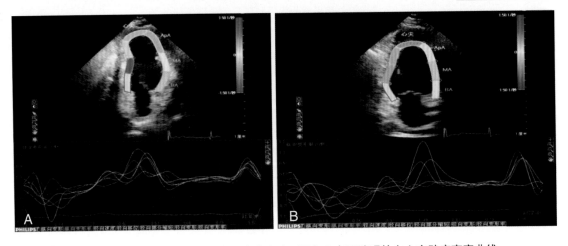

图 50-4　正常人（A图）与冠心病患者（B图）心尖两腔观的左心室壁应变率曲线

正常人S、SR曲线在整个心动周期中分布均匀，波峰、波谷明显。冠心病患者缺血节段的S、SR曲线在整个心动周期中分布杂乱，波峰、波谷低平、倒置

（三）心肌分层应变分析技术

人体的左心室由 3 层心肌纤维构成，最外层的心外膜下心肌纤维呈左手螺旋状走行，中间层的心肌纤维呈环形走行，最内层的心内膜下心肌纤维呈右手螺旋状走行。心肌分层应变分析技术同样是基于 2D-STI 技术发展而来的一种更精细的应变分析技术，除了可以把左心室心肌作为一个整体进行应变分析外，更重要的是可以对左心室室壁的心内膜下心肌、中层心肌及心外膜下心肌 3 层心肌分别进行应变分析，更能完整、准确地反映左心室的心肌功能（图 50-5，图 50-6）。

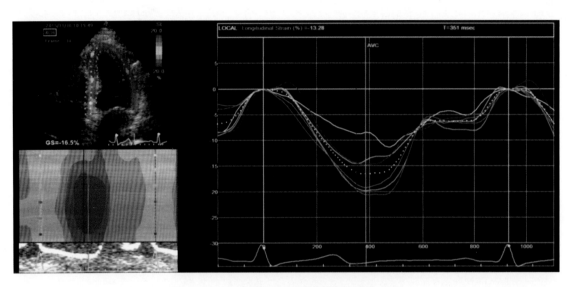

图 50-5　左心室 3 层心肌纵向分层应变分析

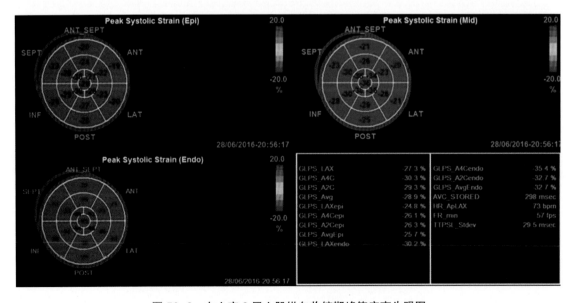

图 50-6　左心室 3 层心肌纵向收缩期峰值应变牛眼图

（四）3D 斑点追踪成像技术

3D 斑点追踪成像技术（three-dimensional speckle tracking imaging，3D-STI）是以 3D 超声心动图成像技术为基础，在 3D 空间上对所追踪的斑点进行立体分析评估，依据所追踪的斑点在 3D 空间上的位移，对左心室心肌的纵向应变、径向应变及圆周应变进行立体分析，从而评估心肌整体及局部功能（图 50-7）。3D 斑点追踪成像技术弥补了 2D-STI 只限于在扫查平面内追踪斑点的不足，有望对心脏复杂的 3D 运动进行准确、快速的评价。

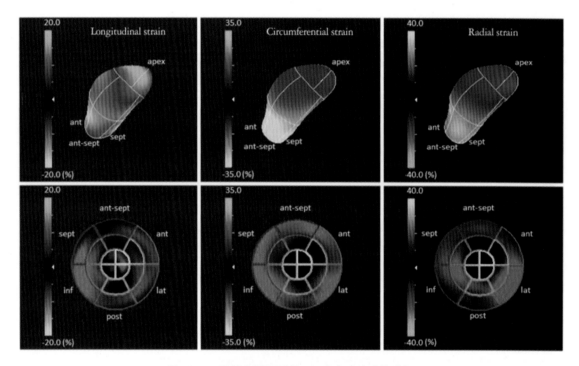

图 50-7　局部室壁运动的 3D 斑点追踪成像分析

五、斑点追踪成像技术所需设备及人员要求

目前斑点追踪成像技术并非所有超声设备的常规配置，开展此技术需要心脏超声设备配置相应的成像模块及分析软件。需要调节适当的帧频进行图像采集，以满足图像分析的要求。且目前斑点追踪成像技术参数的分析需要将图像储存后再进行脱机处理，相关人员须经专业培训，熟悉分析软件的使用，准确判读分析数据。

六、斑点追踪成像技术临床应用价值

斑点追踪成像技术在临床上主要用于定量检测整体及局部的心肌功能，它能够敏感地检测出缺血部位心肌组织局部收缩功能的减低，早期发现心肌功能受损，较常规超声心动图技术更加敏感。在冠心病患者，心肌功能异常的部分节段因受相邻心肌组织的牵拉，可能表现为运动正常，此时应用常规的心脏超声无法鉴别该运动是主动收缩还是被动牵拉造成的，但斑点追踪成像技术则可区分开主动运动和被动运动，从而敏感而准确地判断异常运动的节段。此外，斑点追踪成像技术在区分有无透壁性心肌梗死、评估肌存活性、评估冠心病药物或介入治疗疗效方面同样具有重要的临床价值。

在肥厚型心肌病患者，反映心室收缩功能的常规心脏超声指标可能无异常表现，但斑点追踪成像技术却可敏感地检测到局部心肌功能的异常，从而为临床治疗提供精确的指导。此外，斑点追踪成像技术尚可用于检测肥厚型心肌病、扩张型心肌病等心肌病患者左心室的旋转以及扭转运动功能的变化，全面准确地评估心肌收缩功能及舒张功能的受损情况。

在瓣膜性心脏病，如主动脉瓣、二尖瓣狭窄和（或）关闭不全的患者，左心室存在不同程度的重构。由于左心室结构和功能重构甚至严重的瓣膜病变也不会导致明显的临床症状，而应用斑点追踪成像技术可发现其亚临床心肌功能障碍。在高血压病患者，斑点追踪成像技术可敏感地检测心肌收缩与舒张运动的形变程度，从而早期识别高血压患者心功能的变化。

此外，对于左心室心肌收缩同步性的观测，再同步化治疗后心脏功能的改善情况，以及对 CRT 的反应情况，斑点追踪成像技术都能够进行很好的评判。对于右心室功能的评估，因其形态不规则，目前临床上缺乏敏感、特异的方法，斑点追踪成像技术用于分析右心室壁心肌应变，对于右心室功能的评估的临床应用价值尚需进一步研究证实。

传统的负荷超声心动图试验中，通常通过目测观察室壁运动半定量评估心肌活力及储备，主观性强。将斑点追踪成像技术应用于负荷超声心动图试验中，从根本上解决了负荷试验的定量分析问题，进一步增加了负荷试验准确度及敏感性，其可靠性已被广泛认同。

七、局限性及展望

2D 斑点追踪成像技术要求有较好的图像质量，肺气肿、肥胖等情况下图像清晰度不佳可影响斑点的追踪和识别；超声成像的帧频过低会导致图像跟踪不稳定，而帧频过高会降低图像分辨率。心腔过大可使斑点脱离追踪视野时则无法进行准确分析。对房颤、房扑及其他心律失常者不能应用 2D 斑点追踪成像技术进行应变分析。扫查切面是否标准对重复性的影响较大。

由于目前的超声仪器实时 3D 灰阶成像帧频较低，心率过快时 3D 斑点追踪显像技术应用受限，也不能进行心肌分层应变成像及分析。全容积 3D 成像时多个心动周期的图像拼接不好可降低斑点追踪的准确性。3D 成像耗时较长，受被检者呼吸及心律的影响较大，要求检查医师具有娴熟的操作技能。3D 成像因扫查视野较小，对心脏明显扩大者可能无法显示完整心室，影响应变分析的准确性和精确性。此外，目前临床上尚未建立应变评价的金标准。应变分析需脱机后处理，非实时，临床上常规应用受限。

总之，斑点追踪成像技术是近年来一种新的超声心动图检测技术，临床上逐步得以应用，特别是心肌应变分析评估心功能方面，具有广阔的发展前景。

（山西省心血管病医院影像科　李天亮）

参考文献

蔡璐，尹立雪.超声斑点追踪技术评价扩张型心肌病左心室心肌功能研究进展 [J]. 中华医学超声杂志（电子版），2018，15（3）：161-165.

陈庆常，李天亮，胡新玲，等.二维斑点追踪技术定量分析左室心肌纵向分层应变的临床研究 [J]. 山西医科大学学报，2017，48（2）：110-113.

李艳红，龚晓萍，穆玉明，等.三维超声斑点追踪技术对冠状动脉多支重度狭窄的诊断价值 [J]. 中华超声影像学杂志，2018，27（12）：1020-1024,

马春梅，智光.二维斑点追踪技术在临床的应用及进展 [J]. 中华老年心脑血管病杂志，2009，11（4）：309-311.

司雪霏，李天亮，胡新玲，等.超声二维应变技术评价冠心病冠状动脉搭桥手术前后左心室长轴室壁运动功能 [J]. 中华临床医师杂志（电子版），2012，6（5）：1303-1305.

张军，李雪，刘丽文，等.组织运动二尖瓣环自动追踪技术评价充血性心力衰竭患者左心室收缩功能 [J]. 中国医学影像技术，2009，25（3）：408-411.

张隽，邓又斌，汤乔颖，等.二维斑点追踪技术评价肥厚型心肌病患者左心室各层心肌的收缩功能 [J]. 中华超声影像学杂志，2015，24（4）：277-281.

张晓丽，李天亮，胡新玲，等.超声斑点追踪成像技术对扩张型心肌病患者左心室同步性的初步研究 [J]. 中西医结合心脑血管病杂志，2011，9（5）：542-543.

赵盈洁，潘翠珍.斑点追踪成像技术在心肌病中的应用进展 [J]. 中华医学超声杂志（电子版），2015，12（7）：510-513.

Amundsen B H, Helle-Valle T, Edvardsen T, et al. Noninvasive myocardial strain measurement by speckle tracking echocardiography: validation against sonomicrometry and tagged magnetic resonance imaging [J]. J Am Coll Cardiol, 2006, 47（4）: 789-793.

Cameli M, Mandoli GE, Sciaccaluga C, et al. More than 10 years of speckle tracking echocardiography: Still a novel technique or a definite tool for clinical practice?[J]. Echocardiography,2019,36（5）:958-970.

Cameli M, Mondillo S, Galderisi M, et al. Speckle tracking echocardiography: a practical guide[J]. G Ital Cardiol（Rome）,2017,18（4）:253-269.

Eto H, Yamada H, Shin JH, et al. Automated mitral annular tracking：a novel method for evaluating mitral annular motion using two-dimension echocardiography[J].J Am Soc Echocardiogr, 2005,18（1）:306-312.

Langeland S, D'hooge J, Wouters PF, et al. Experimental validation of a new ultrasound method for the simultaneous assessment of radial and longitudinal myocardial deformation independent of insonation angle[J]. Circulation, 2005, 112（14）: 2157-2162.

Mondillo S, Galderisi M, Mele D, et al. Speckle-tracking echocardiography: a new technique for assessing myocardial function[J]. J Ultrasound Med,2011,30（1）:71-83.

Nesser HJ, Winter S. Speckle tracking in the evaluation of left ventricular dyssynchrony[J]. Echocardiography, 2009,26（3）:324-336.

Seo Y, Ishizu T, Atsumi A,et al. Current status of 3-dimensional speckle tracking echocardiography: a review from our experiences[J]. J Cardiovasc Ultrasound,2014 ,22（2）:49-57.

Torrent-Guasp F, Kocica MJ, Corno AF, et al. Towards new understanding of the heart structure and function [J]. Eur J Cardiothoracic Surg, 2005, 27（2）: 191-201.

第 51 章　实时 3D 超声心动图成像技术

一、实时 3D 超声心动图成像技术概述

实时 3D 超声心动图技术（real-time three dimensional echocardiography，RT-3DE）是超声成像领域内一项重大的突破性技术。它能够立体显示心脏的 3D 超声图像，能更好地显示组织结构的解剖特征和空间关系，在各类心脏疾病的诊断、治疗及预后评估等方面应用广泛。

常规 2D 超声心动图（two dimensional echocardiography，2DE）技术结合彩色多普勒在临床工作中已开展多年，但其为单切面图像，不能立体观察心腔结构，准确评估心脏功能。随着微创心外科和心内科介入技术的进一步发展，具有立体 3D 显示等特点的 3DE 技术应运而生，完善并弥补了 2DE 的不足，从而加深了对心脏结构及功能的解剖学认识，指导临床治疗。

自 20 世纪 60 年代初 Baun 和 GreeWood 提出 3D 超声成像以来，迄今已经历了静态 3D、动态 3D，直至目前正在使用的实时 3D。随着计算机速度的进一步提高，心脏 3D 重建速度也由过去的数十分钟缩短为近乎实时状态，使得心脏 3D 的显示达到按键即刻显示的形式。RT-3DE 按其检查途径不同可分为实时 3D 经胸超声心动图（real-time three dimensional transthoracic echocardiography，RT-3D-TTE）及实时 3D 经食管超声心动图（real-time three dimensional transesophageal echocardiography，RT-3D-TEE）。时至今日，实时 3D 超声心动图探头体积更加小巧，图像采集模式多样化（实时 3D 窄角容积成像、实时 3D 放大成像、实时 3D 宽角全容积成像、实时 3D 彩色多普勒成像与多心动周期 3DE 图像），可为临床提供多角度全方位的图像信息，得到广大超声工作者和临床医师的普遍接受。实时 3D 超声心动图技术在监测及引导心血管病的介入和手术治疗、评价心脏的同步化治疗及心腔容量变化、室壁节段运动分析等方面得到广泛应用。

二、实时 3D 超声心动图技术的基本原理

实时 3D 超声心动图系统采用超矩阵探头、高通量数据处理系统和 3D 空间定位系统 3 种先进技术。探头晶片以矩阵排列，在沿晶片矩阵 X 轴同步发射多条声束构成 1 帧 2D 图像的同时，可沿矩阵 Y 轴依次发射声束构成若干帧 2D 图像，从而形成立体发射和立体接收的 3D 声束。3D 图像的显示方式主要有两种，一种是真正的实时 3D 图像，呈窄角"蛋糕块"样显示；另一种是快速重建的全容量 3D 图像，由多个触发心动周期的"蛋糕块"组合为较

大的"金字塔"形 3D 图像（图 51-1）。获取 3D 图像后，应用仪器的切割功能可从 X、Y、Z 3 个方向任意切割，从而可动态观察 3 个正交方向上任一切面观内的心脏结构。

实时3D　　　　　　局部放大　　　　　　全容积

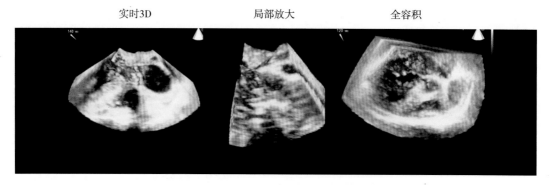

图 51-1　实时 3D、局部放大及全容积图像

三、实时 3D 超声心动图技术的成像设备及流程

RT-3DE 在进行检查时，首先显示常规 2D 图像（2D 图像清晰是获取高质量的 3D 图像的基础），再启动 RT-3DE 程序显示其立体形态。依据图像的形状不同，大致可分为窄角"瓜瓣样"显示和宽角"金字塔样"显示两种方式。其中，窄角"瓜瓣样"显示方式为真正的实时成像，快速清晰，可从不同方向进行实时动态观察。而宽角"金字塔样"显示方式，扫查范围较大，对被测目标全貌显示较全面。操作者根据观察目的需要，对采集的 3D 图像进行旋转切割，可实时或脱机分析。现将相关技术设备及流程介绍如下。

（一）全容积矩阵探头

全容积矩阵探头能显示出心脏实时跳动的三维图像，在其硬件与软件两个方面，包括探头设计、微电子技术与计算机信息处理技术等环节。最新一代的矩阵探头体积较以前明显减小，2D 及 3D 成像质量均有显著提高，且单一探头即能完成 2D 与 3D 超声心动图检查。

（二）图像采集模式

1. 实时 3D 窄角成像　为实时显示的瓜瓣样立体图像。它具有较高的空间与时间分辨率，虽然扇形大小有限，难以显示整体形态，但可以清晰地显示较为复杂的病变结构，有助于准确诊断疾病。

2. 全容积成像　全容积成像模式即为宽角"金字塔"样显示方式。全容积图像采集由心电图触发，分别采集 1、3、5、7 个心动周期的窄角 3D 数据叠加获得。它可全面显示诸如左心腔全貌及二尖瓣或主动脉根部等特殊结构。该模式同时具有较理想的空间分辨率和时间分辨率，可为复杂病变提供详细诊断信息。

3. 聚焦宽角成像　聚焦宽角成像即"局部放大"，可为重点的心脏结构提供一个宽角图像。但是过度放大会降低空间与时间的分辨率，甚至低于实时 3DE。

4. 彩色血流 3D 成像　与常规 2D 超声心动图类似，彩色多普勒 3D 成像也是将血流信号叠加在 3DE 图像上。使用实时动态 3D 或多心动周期全容积成像采集 3D 彩色血流数据，可以从多个视角进行分析，用于先天性心脏病及瓣膜性心脏病等疾病的彩色多普勒血流的立体评估。

5. 多平面同步成像　3D 超声仪可以同时显示同一心动周期的多个切面的图像，采集数据时探头固定，方向不变。这种成像模式可在不同角度同时观察同一目标。多平面成像时，彩色血流多普勒图像也可叠加于 2D 成像上。

（三）实时 3D 超声心动图检查流程

（1）连接心电图。

（2）常规超声心动图检查，获取标准 2D 超声图像，优化图像参数。

（3）TEE 检查前需要与患者说明，并签署知情同意书，无相关检查禁忌证，检查前 10 分钟口服表面麻醉剂。

（4）根据检查目的选择 RT-3D-TTE 检查模式或 RT-3D-TTE 检查模式，优化图像参数。

（5）根据检查需要采集相关切面 3D 图像，在线分析或储存于硬盘脱机分析。

（四）实时 3D 超声心动图检查要求

超声室首先应在实时 3D 超声心动图相关共识或指南框架下，制定相关检查规范，参与 3D 超声检查的医师应参与相关的培训和学习，熟悉检查流程及 3D 图像的处理及分析。所使用的超声设备需具备 3D 超声成像的探头及相关软件，并提前设置好最佳的超声参数。

四、实时 3D 超声心动图的临床应用

实时 3D 超声心动图技术是 2D 超声心动图技术的良好补充。由于 2D 超声心动图切面显示限制，不能全面立体观察心脏结构；随着介入技术及微创外科的发展，3D 超声心动图技术为临床医师提供了外科视角，全面清晰地显示心腔结构、瓣膜形态；为心室功能测定、室壁运动情况整体分析提供完整数据。

（一）心内结构立体形态显示及心脏各腔室容积的评估

进行 RT -3DE 检查时通常将"兴趣区"置于图像中央，并对图像进行切割与旋转，从不同方位了解心脏各个结构的形态、位置、大小、空间关系、立体方位与活动状态，观察乳头肌、腱索、室壁运动情况，以及各瓣膜的实时活动情况和血管位置，尤其可显示出房室间隔的整体形态及其与邻近结构的立体关系，实时显示心脏正常与病变结构的立体形态及动态变化，为临床诊断提供更为丰富的信息。对心腔内包块，如赘生物、肿瘤、附壁血栓等，由于包块的形态不规则，所以 2DE 对包块最大直径的测量受到限制。RT -3DE 从多个切面上准确测量最大直径，显示包块的全部轮廓（图 51-2）。

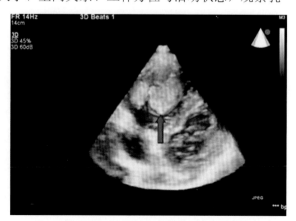

图 51-2　右心室黏液瘤（箭头）

2DE 测量心脏各腔室容积依赖几何假

设，尤其是右心室的形状特殊，没有几何模型与之相似，腔室容积测量差异性大。RT-3DE不依赖于几何假设，可实时测量各室容积，并计算心排血量。尤其对不规则腔室及室壁运动异常心室，RT-3DE 能完整地显示影像学信息，结果准确可靠。

（二）在心脏瓣膜疾病诊断中的应用

RT-3DE 在瓣膜疾病的诊断及指导外科瓣膜手术中扮演着重要的角色。RT-3DE 不仅可以获得与 2D 超声相似的瓣膜横切面图像，而且可以从上、下面和侧面显示瓣膜的形态与厚度，观察瓣膜的整体结构，有利于明确瓣叶的数目、形态结构及启闭方式，并可以测量瓣口的面积。相对于传统的 2D 超声平面图像测量瓣口面积不够准确，RT-3DE 能实时显示二尖瓣口、三尖瓣口的整体形态，准确测量瓣口面积。同时，RT-3DE 也提供了一个从空间立体角度评价瓣膜反流的新方法，为定量评价瓣膜反流提供了一种简便、准确、可靠的方法。3D 超声心动图已用于识别和定位瓣膜脱垂、心内膜炎、先天性瓣膜畸形。

（三）在先天性心脏病诊断中的应用

3D 超声心动图技术在先天性心脏病患者手术前可获取房间隔或室间隔缺损发生的部位、大小、类型、与缺损周围结构之间的空间关系，为其准确分型及治疗方案的确定提供了重要的信息（图 51-3）。通过 RT-3DE，术中可为外科手术提供更为直观的视野，术后确定补片或封堵器的位置、形态等各种空间位置关系。因此 RT-3DE 在先天性心脏病患者侧重于 3D 成像所提供简单缺损或复杂畸形术前、术后的独特视角。

（四）在评价左心室功能中的应用

1. 评价左心室质量　RT-3DE 通过勾画左心室舒张末期的心内膜和心外膜，由相关软件自动计算出心外膜容积和心内膜容积，两者之差再乘以心肌密度即可得出心肌质量。

2. 评价室壁节段性运动　室壁节段性运动异常是心肌缺血的特征表现，可作为评估心肌缺血和梗死的指标。准确的评价左心室节段性运动异常需全面观察分析左心室。2DE 是目前观察局部室壁运动异常的最常用技术，但 2D 超声心动图切面有限，不能显示完整的左心室心内膜面，RT -3DE 可显示整个左心室，而且可电影式回放，全面观察左心室壁节段性运动异常。

3. 评价左心室整体及局部收缩功能　反映左心室收缩功能的重要指标如每搏量（SV）、左心室射血分数（LVEF）、心排血量（CO）等是通过计算左心室舒张末期容积（LVEDV）与左心室收缩末期容积（LVESV）的变化差值由相应公式换算而成。因此，准确地测量左心室容积对评价左心室收缩功能极其重要。2D 超声测量左心室容积的常用方法均依赖对心腔几何形态的假设，对不规则形的腔室及室壁节段性运动异常的心室

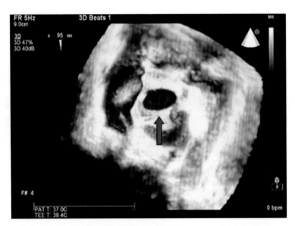

图 51-3　3D 图像显示房间隔缺损呈椭圆形（箭头）

容积测量误差较大。而 RT-3DE 测量容积的优势就在于不依赖几何形态假设，测值精确度高，优于传统的测量方法。研究显示由 RT-3DE 测得的 LVEDV、LVESV、LVEF 值与 MRI 测值相关性高。

RT-3DE 通过采集 1 个心动周期左心室容积变化的信息，自动生成整体及 16 节段或 17 节段左心室容积 - 时间曲线，反映一个心动周期内左心室整体及各节段容积随时间的动态变化。研究表明，正常人左心室壁 16 个节段局部容积曲线呈规则的抛物线形，而心肌梗死患者局部容积曲线较非梗死区波动幅度小，且梗死区节段射血分数明显减低，RT-3DE 通过测量左心室各节段局部容积和射血分数能客观地评价左心室各节段的局部收缩功能。

（五）心脏手术实时监测

RT-3DE 在心脏外科手术的监护中能快速、完整地提供心脏结构的 3D 信息，改进空间定位，克服既往的动态 3D 超声技术成像复杂、耗时较长的缺点，与 2D 图像相比，3D 图像质量更高，能提供更多的临床价值，对心脏瓣膜病变的描述更精确，近年来突出应用在二尖瓣脱垂钳夹术中确定脱垂部位，指导钳夹位置，术后即刻评估疗效。随着内科经皮导管介入治疗的发展，RT-3DE 可实时、准确地评价封堵器的位置、形态和塑形，模拟手术路径剖开右心房或左心房，逼真地再现感兴趣部位的立体形态、解剖位置及邻近解剖结构的关系，完整显示封堵器与二尖瓣和三尖瓣及房顶的关系、运动状态等，并能准确测量大小。尤其是近几年超声引导下先天性心脏病封堵治疗的发展，术中完全依赖超声引导，RT-3DE 的作用体现更加充分。另 RT-3DE 可较好评价房间隔缺损封堵术后的疗效，判断有无残余分流的信息，为临床提供直接诊断的信息（图 51-4）。

（六）心脏再同步化治疗中的应用

超声心动图评价心室收缩同步与否已日益成为筛选心脏再同步治疗（CRT）患者和预测 CRT 反应的一项非常有价值的手段。RT-3DE 评价左心室收缩同步性主要有两种方法：左心室时间 - 容积曲线和牛眼图。正常人左心室各节段的时间 - 容积曲线排列有序，随着心动周期的变化几乎同时达到收缩末最小容积，而室壁运动异常者的左心室时间 - 容积曲线杂乱无章，各节段达到收缩末最小容积的时间差异较大。在牛眼图上，正常人左心室各节段收缩运动幅度由心尖至心底递增且离散度较小，而心力衰竭患者左心室节段运动呈明显的不均一性的空间分布，无规律可循。根据 RT-3DE 研究，不管心电图的 QRS 波宽度如何，左心室收缩不同步程度和左心室的功能密切相关。RT-3DE 可以帮助选择哪些患者可能从 CRT 中获益，包括那些心电图 QRS 波不宽的患者，可以指导电生理学家选择电极安放的部位，可以帮助优化 CRT 后起搏器参数的设置，提高 CRT 的价格性能比并评价疗效。

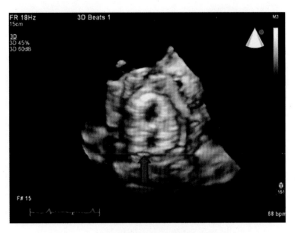

图 51-4　房间隔缺损封堵器（箭头）

（七）实时 3D 经食管超声心动图的应用

患者由于肥胖、肺气肿、肋间隙狭窄等因素，常致经胸检查困难，为获取更加清晰的图像，可采用实时 3D 经食管超声心动图（RT-3DE-TEE）。此技术将 RT-3DE 与经食管检查相结合，既能实时 3D 成像，又可获得清晰、高分辨的图像，具体应用在以下方面。

（1）RT-3D-TEE 检查可从任意角度（全程实时）观察房室瓣膜和其附属瓣器以及半月瓣的形态、数目及运动，从而指导瓣膜病诊断及治疗。

（2）在房、室间隔缺损的诊断、介入治疗的监测、导管引导以及封堵器的置入和术后疗效即刻评估等方面提供了更多的信息。在外科微创介入治疗中，手术进行时心脏不停跳，小切口术野较小，没有 X 线透视监测，心外膜超声检查会影响术者操作，术者只能完全依赖经食管超声检查的引导和监测。传统的经食管 2D 超声检查耗时长且不能直观显示感兴趣区与周围组织的空间解剖结构，RT-3D-TEE 解决了这一难题。

（3）在诊断急性主动脉夹层动脉瘤的病例中 RT-3DE 可以快速有效的提供信息，显示病变的精确位置及其与周边结构的关系。

（4）RT-3DE 在经皮主动脉瓣置换术（TAVR）术前瓣膜狭窄程度评估、瓣环评估，介入术中实时监测人工瓣膜置入、术后人工瓣置入位置与邻近结构空间关系的即刻评估等方面有重要价值。

（5）RT-3DE 能清晰显示心耳的立体形态，从左心房心耳开口向心耳顶端观察，显示左心耳分叶、血栓的形状、体积大小、附壁面积等。在左心耳封堵术前评估、术中实时监测封堵器位置及术后随访等方面有重要价值（图 51-5）。

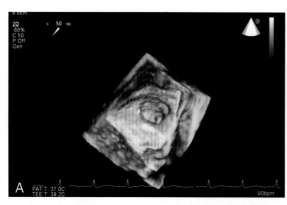 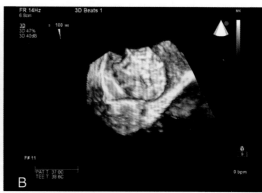

图 51-5　左心耳立体图（A）及封堵器置入后（B）

（八）RT-3DE 与新技术结合应用

1.RT-3DE 结合负荷超声　研究表明多巴酚丁胺实时声学造影能够有效地定量心肌血流量和检测存活心肌，RT-3DE 与之联合检查，有利于显示缺血心肌具体的空间立体位置，判断心肌的血流储备能力，为临床评价冠心病提供了简便、可靠、无创伤的方法。

2.RT-3DE 结合心肌声学造影　心肌声学造影可有效的识别心肌缺血所造成的灌注异常及评价心肌再灌注情况。RT-3DE 的立体快速成像使其有可能成为临床冠心病患者灌注缺损的定量研究的有效工具。

3.3D 斑点追踪成像技术　3D 斑点追踪成像技术（3-dimensional speckle tracking imaging，3D-STI）是近年来一种新兴的超声心动图技术，是建立在实时 3D 超声心动图及斑点追踪显像技术基础上，从机械力学的角度对心肌组织的收缩及舒张运动进行评价的一项新技术。3D-STI 在心脏 3D 立体空间内对心肌组织回声斑点进行信号追踪，在同一心动周期内同时测量左心室纵向、径向、圆周及面积应变，计算评估所感兴趣区域心肌组织的形变，定量评价心肌功能，理论上较 2D-STI 能更准确地检测心室壁的运动，且无创、操作便捷。

五、实时 3D 超声心动图的应用价值及展望

RT-3DE 研制成功是近年来超声技术领域内的一项重大突破，此项技术具有巨大的潜力，可以明显提高图像的时间和空间分辨力，对评价一些常见疾病，如心力衰竭、心脏瓣膜疾病、先天性心脏病有重要作用，对于非影像科医师来说，RT-3DE 图像更为直观，是内、外科医师与患者交流的良好工具。RT-3DE 消除了二 D 重建过程中人为因素的影响，能很好地显示解剖结构的立体形态，成像速度快，便于介入治疗与外科手术中的直接监护，为手术如何进行提供了重要参考信息。目前，RT-3DE 的局限性主要有：2D 图像质量优劣会直接影响3D 图像质量；总体成像过程易受到受检者的呼吸或身体移位影响；部分患者心脏过大时不能完全包裹，容量测定时，易造成所得的心室容量比实际低及部分节段缺失。

RT-3DE 能够弥补 2D 成像的不足，从多方位显示心脏结构的立体关系、血管走向及瓣膜形态等，目前在科研及临床上已取得突飞猛进的进展，但其仍有巨大的潜力可发掘，如将不同的影像技术相结合，形成一种"融合影像"，可以相互取长补短。RT-3DE 的诸多优点已为超声领域开辟了新的前景，为心血管疾病的诊断注入新的活力。

（山西省心血管病医院影像科　李天亮　张晓丽）

参考文献

陈海燕，潘翠珍，舒先红，等 . 单心动周期实时三维超声评价房间隔缺损患者右心室形态及功能 [J]. 中华临床医师杂志（电子版），2010，19（1）：39-44.

陈欧迪，王浩，江勇，等 . 实时三维经食管超声心动图的临床应用研究 [J]. 中华超声影像学杂志，2008，17（5）：385-388.

江勇，吴伟春，王浩 . 实时经食管三维超声心动图对左心耳形态及毗邻结构的初步观察 [J]. 中华医学超声杂志（电子版），2009，6（2）：355-359.

舒先红，潘翠珍，郭十谚，等 . 多巴酚丁胺负荷超声和实时声学造影评价介入治疗术后心肌灌注 [J]. 中华超声影像学杂志，2005，14（6）：428-432.

王新房 . 实时三维超声心动图的成像方法、研究现状及其发展前景 [J]. 中华心血管病杂志，2006，34（10）：951-955.

徐柄，王浩 . 实时三维经食管超声心动图的临床应用进展 [J]. 中华医学超声杂志：电子版，2009，

6（5）：918-922.

张运. 三维超声心动图：从静态、动态到实时 [J]. 中华超声影像学杂志，2003，12（2）：69-70.

Cordero-Reyes AM, Youker K, Estep JD, et al. Molecular and cellular correlates of cardiac function in end-stage DCM: a study using speckle tracking echocardiography[J]. JACC Cardiovasc Imaging, 2014, 7（5）: 441-452.

Huan-lei Huang, Xu-jing Xie, Hong-wen Fei, et al, Real-time three-dimensional transesophageal echocardiography to predict artificial chordate length for mitral valve repair[J]. Journal of Cardiothoracic Surgery, 2013,8:137.

Lang RM, Badano LP, Mor-Avi V, et al. Recommendations for cardiac chamber quantification by echocardiography in adults: an update from the American Society of Echocardiography and the European Association of Cardiovascular Imaging[J]. Eur Heart J Cardiovasc Imaging,2015，16（3）:233-270.

Laser KT, Horst JP, Barth P, et al. Knowledge-based reconstruction of right ventricular volumes using real-time three-dimensional echocardiographic as well as cardiac magnetic resonance images: comparison with a cardiac magnetic resonance standard[J]. J Am Soc Echocardiogr, 2014, 27（10）: 1087-1097.

Orvalho JS. Real-time Three-dimensional Echocardiography: From Diagnosis to Intervention[J]. The Veterinary clinics of North America. Small animal practice,2017,47 （5）:1005-1019.

RM Lang, LP Badano, W Tsang, et al. EAE/ASE recommendations for image acquisition and display using three-dimensional echocardiography[J] . J Am Soc Echocardiogr,2012, 25:3-46.

Surkova E, Muraru D, Aruta P, et al. Current clinical applications of three-dimensional echocardiography: when the technique makes the differenc[J]. Curr Cardiol Rep,2016,18（11）:109.

Velasco O , Beckett MQ , James AW ,et al. Real-Time Three-Dimensional Echocardiography: Characterization of Cardiac Anatomy and Function-Current Clinical Applications and Literature Review Update[J]. BioResearch open access 2017 ; 6 （1）:15-18.

Takeuchi M, Jacobs A, Sugeng L, et al. Assessment of left ventricular dyssynchrony with real-time 3-dimensional echocardiography: comparison with Doppler tissue imaging[J]. J Am Soc Echocardiogr,2007, 20（12）: 1321-1329.

Wei DM, Ding Y, He W. Using volume-time curves with real-time three-dimensional echocardiography to analyze right ventricular function in patients with pneumoconiosis[J]. Genet Mol Res, 2014, 13（4）: 9665-9674.

第52章 CT心肌灌注成像技术

一、心肌灌注成像技术概述

心肌灌注是指血液从冠状动脉小分支经毛细血管网到冠状静脉流出的过程，反映心肌微循环的状态。CT心肌灌注成像（computed tomography- myocardial perfusion imaging, CT-MPI）是指经静脉团注对比剂后，对全心进行单次或多次CT扫描，然后利用灌注分析软件对心肌血流灌注进行定性、半定量或定量分析，从而获得心肌血流动力学信息，用于评价心肌血流灌注、心室功能。

二、静态CT-MPI和动态CT-MPI

（一）静态CT-MPI

静态CT-MPI是当对比剂达峰值时对全心进行单次CT扫描，利用首过阶段的对比剂在心肌内的分布判断血流灌注情况，主要通过观察图像中心肌明暗度和测量CT值来评价对比剂在心肌内的分布差异，对心肌血流灌注进行定性、半定量分析。对比剂进入缺血心肌的时间长于正常心肌，CT图像中缺血心肌的密度低于正常心肌，即CT值低于正常心肌。多项研究已经证实静态CT-MPI评价心肌缺血的价值。静态CT-MPI辐射剂量相对较低，但由于是单次扫描，如果未能在对比剂达峰值时触发扫描，会使组织对比度降低，影响对缺血心肌区的准确判断。另外，左心室内积聚的高密度造影剂形成的硬化线束伪影会在左心室下壁基底段形成低密度影，易得出假阳性的判断结果。

（二）动态CT-MPI

动态CT-MPI是在对比剂注射后一段时间内对全心进行多次扫描，可以获得心肌内对比剂浓度随时间变化的情况，即时间-密度曲线，然后推导出血流灌注参数，如心肌血流量（myocardial blood flow，MBF）、心肌血容量（myocardial blood volume，MBV）、平均通过时间（mean transmit time，MTT）和达峰时间（time to peak，TTP）等，所以动态CT-MPI可对心肌血流灌注进行定量分析，得到准确的心肌血流动力学变化情况。

无论是静态CT-MPI还是动态CT-MPI，一般均需要进行静息和负荷两期CT灌注扫描。静息期扫描是受检者在平静状态下进行的扫描，而负荷期扫描是受检者在运动后或注射扩血管药物后进行的扫描。实际工作中，最常采用的是药物负荷CT灌注扫描，常用药物是腺苷，以一定的流速经肘前静脉持续泵入腺苷数分钟后，进行 CT 灌注扫描。药物负荷灌注扫描是根据腺苷可使冠状动脉分支扩张，血流量增加，而存在狭窄的冠状动脉节段在注射腺苷前为保证心肌血供，已代偿性扩张，注射腺苷后该节段冠状动脉扩张程度不明显，血流量增加程度低于正常冠状动脉，使缺血心肌和正常心肌的对比剂分布出现明显性差异，CT 图像上缺血心肌处表现为明显的低密度区。

目前，静息和负荷两期 CT 灌注扫描的先后顺序尚未有定论。一种方式是先进行负荷灌注扫描，再进行静息灌注扫描。这种方式的优点是避免了首先进行静息灌注扫描所造成的对比剂污染，使正常组织区域和缺血组织区域对比最大化，缺点是负荷灌注扫描会增加患者心率，从而降低静息期灌注扫描的图像质量。也可以先进行静息灌注扫描，再进行负荷灌注扫描，这种方式的优点是在较低的心率条件下进行扫描，可以获得高质量的图像，可首先分析冠状动脉狭窄的部分及严重程度，冠心病诊断不明确时再进行负荷灌注扫描。

三、与其他心肌灌注成像技术的比较

临床常用的心肌灌注成像技术是 SPECT-MPI（single photon emission computed tomography-myocardial perfusion imaging）和 MRI-MPI（magnetic resonance imaging-myocardial perfusion imaging）。SPECT-MPI 是根据显像剂在心肌内的聚集量与局部心肌血量成正比来显影的，有病变的冠状动脉供血区的心肌血流灌注相对少于正常的冠状动脉供血区，从而导致局部心肌血流分布的不平衡，心肌对显像剂的摄取绝对或相对减少，在心肌显像图上表现为放射性稀疏或缺损区，SPECT-MPI 是目前心肌灌注显像的"金标准"，临床上广泛使用，但其空间分辨力较低，检查时间长，辐射剂量较大。MRI-MPI 也是利用对比剂在心肌内的分布差异来成像的，具有空间分辨力高、无辐射等优点。但检查费时，禁忌证较多。多项研究表明，以 SPECT-MPI 或 MRI-MPI 为对照，CT-MPI 诊断心肌缺血的准确性较高，而且图像空间分辨力高，可进行定性、半定量甚至定量分析，而且检查时间较短，患者易接受。

四、适应证与禁忌证

（一）适应证

CT-MPI 用于评估心肌缺血的有无及严重程度，也可用于鉴别心肌缺血和心肌梗死，从而指导临床诊疗及评估预后。

（二）禁忌证

①对比剂过敏史；②甲状腺功能亢进、哮喘病史；③严重的心、肝、肾功能不全者。

五、成像的设备要求

CT-MPI 一般要求使用 64 排及以上的螺旋 CT，目前关于 CT-MPI 的多项研究均采用了后 64 排 CT，如：第二代、第三代双源 CT 或 320 排 CT。有研究比较了不同 CT 对于测量的准确性，认为 320 排 CT 一次扫描全覆盖心脏成像更适合用于灌注的定量计算。

六、操作步骤

①检查前向患者介绍检查流程、可能发生的不良反应，签署知情同意书，埋置静脉留置针。②负荷 CT 灌注扫描：以 140μg/（kg·min）的速度经肘前静脉泵入腺苷持续 3～6 分钟。完成后使用高压注射器推注对比剂 40ml，流速 5.0ml/s，同时采用前瞻性心电门控扫描模式进行全心扫描，电压 100/120kV，电流 400～500mA，感兴趣区置于升主动脉，阈值 100HU，达到阈值触发扫描。③静息 CT 灌注扫描：负荷 CT 灌注扫描结束 30 分钟后，以相同的扫描模式和扫描参数进行全心扫描。对比剂用量 = 体重（kg）×80%，流速 5.0ml/s。④扫描获得的灌注图像传入后处理工作站，使用专门的灌注分析软件进行数据处理，进行定性、定量分析。

七、局限性

目前，CT-MPI 尚存在几个问题有待进一步解决：①辐射剂量较大。有研究显示 CT-MPI 的总平均有效辐射剂量 > 5mSv。也有研究报道了使用新一代双源 CT 大螺距扫描方式可以将灌注扫描的辐射剂量降低至 1mSv 以下。②伪影。主要是运动伪影和射线硬化伪影，表现为心肌局部的低密度区，不易与心肌缺血相鉴别。③缺乏正常参考值。定性诊断主要是依靠肉眼观察心肌强化程度的差异和 CT 值的测量，而目前尚无正常心肌和缺血心肌 CT 值的参考范围。用于定量诊断的各种灌注参数指标也尚无统一的参考值，不同研究得出的灌注参数值差异较大。④腺苷的不良反应。腺苷的不良反应发生率较高，常见的多为轻度不良反应，如面色潮红、呼吸急促、胸闷头晕等，严重不良反应很少见，包括严重心绞痛伴 ST 段压低、严重窦房传导阻滞、急性心肌梗死等。

八、发展前景

T-MPI 因其图像空间分辨力高，准确性高等优点，已经成为评价心肌灌注的重要手段。当前，CCTA 联合 CT-MPI 也已成为一个研究热点，是一项新型的冠心病 "一站式" 检查技术。CT 可一次性完成 CCTA 扫描和 CT-MPI 扫描，从解剖和功能两方面对心肌缺血进行综合评价。先进行 CCTA 扫描可了解冠状动脉狭窄的数量、部位及程度等情况，然后进行 CT-MPI 扫描进一步了解有狭窄的冠状动脉节段的供血区的缺血程度。CT-MPI 扫描可弥补 CCTA 因钙化斑块、支架所致的射线硬化伪影而造成的过高评价狭窄程度的缺点，识别出有血流动力学意义的冠状动脉管腔狭窄，评价冠状动脉狭窄与心肌血供的关系，而 CCTA 有利于对心肌缺血区域的精确定位，识别责任血管，有利于临床治疗策略的选择。多中心临床试验 CORE320 结果表明，CCTA 联合 CT-MPI 能够准确地诊断具有血流动力学意义的冠状动脉病变。提高了 CT 对冠心病的诊断效能，避免了侵入性的检查，减轻了多次多种检查对患者造成的经济和精神负担。随着 CT 机软、硬件设备的升级，灌注扫描技术的优化，CT-MPI 将会应用到临床实际工作中，为冠心病的诊断提供全面、准确的评价手段。

（山西省心血管病医院影像科　郝　菲　窦　勇）

参考文献

庞丽芳，张欢. MRI 及 MSCT 心肌灌注成像的研究进展 [J]. 放射学实践，2011，26（1）：97-100.

Boden WE , ORourke RA , Teo KK , et al . Optimal medical therapy with or without PCI for stable coronary disease[J]. N Engl J Med , 2007 , 356（15）:1503-1516.

Ko BS, Cameron JD, Meredith IT, et al . Computed tomography stress myocardial perfusion imaging in patients considered for revascularization:a comparison with fractional flow reserve[J]. Eur Heart J, 2012, 33（1）:67-77.

Kurata A, Mochizuki T, Koyama Y, et al . Myocardial perfusion imaging using adenosinetriphosphate stress multi-slice spiral computed tomography: alternative to stress myocardial perfusion scintigraphy[J]. Circ J, 2005, 69（5）:550-557.

Rochitte CE, George RT, Chen MY, et al . Computed tomography angiography and perfusion to assess coronary artery stenosis causing perfusion defects by single photon emission computed tomography:The CORE320 study[J]. Eur Heart J, 2014,35（17）:1120-1130.

Shaw LJ, Berman DS, Maron DJ, et al. Optimal medical therapy with or without percutaneous coronary intervention to reduce ischemic burden : results from the clinical outcomes utilizing revascularization and aggressive drug evaluation （COURAGE）trial nuclear substudy[J].Circulation , 2008 , 117（10）:1283-1291.

So A, Lee TY. Quantitative myocardial CT perfusion : a pictorial review and the current state of technology development[J]. J Cardiovasc Comput Tomogr , 2011,5:467-481 .

Tamarappoo BK, Dey D, Nakazato R, et al. Comoparison of the extent and severity myocardial perfusion defects measured by CT coronary angiography and SPECT myocardial perfusion imaging[J]. JACC Cardiovascular Imaging,2010,3（10）:1010-1019.

Wang Y, Qin L, Shi X, et al. Adenosine-stress dynamic myocardial perfusion imaging with second-generation dual-source CT:comparison with conventional catheter coronary angiography and SPECT nuclear myocardial perfusion imaging[J]. AJR,2012,198（3）:521-529.

第53章 心脏磁共振成像新技术

一、心脏磁共振成像概述

自19世纪80年代心脏磁共振（cardiac magnetic resonance，CMR）全面应用于临床以来，磁共振凭借高软组织、时间分辨率以及大视野无死角的特点，已经成为评估心功能的"金标准"。心脏磁共振在心肌灌注、对比剂延迟增强显像以及血流动力学检测等领域技术相对成熟，在疾病诊断和预后评估中发挥至关重要的作用。近年来定量成像技术，T_1 mapping、T_2 mapping、feature tracking、4D Flow、DTI 等 CMR 新技术发展突飞猛进，潜能巨大。

二、心脏磁共振成像的安全性评估

目前人们对心血管植入物患者的磁共振检查安全问题认识不足，针对这个问题，2007年美国心脏联合会（American Heart Association，AHA）发布一项声明，阐述了心血管器械与磁共振的安全性，具体内容如下。

（一）冠状动脉与外周血管支架

几乎所有市面上的冠状动脉支架产品都经过测试，并且已经注明可安全用于磁共振的检查。而早先的外周动脉支架（2007年之前）可能存在弱磁性，除此以外，所有的支架产品在 ≤ 3T 的磁共振检查中都是安全的，而且有研究者证实可以在植入支架的当天进行磁共振检查。

（二）机械瓣膜

市面上几乎所有的人工心脏瓣膜与瓣环，都能用于磁共振检查，可以在任意时间内进行 ≤ 3T 的磁共振检查。此外，固定胸骨的铁丝也被证明可用于磁共振检查。但由于各地区材料的差异性，也会有局部热效应产生的可能。

（三）心脏缝合与封堵器械

大部分的缝合与封堵器材都可用于磁共振检查，其说明书上会标注是否进行了检测。

（四）下腔静脉滤器

绝大多数下腔静脉滤器可进行磁共振检查，但有少数弱磁性的器械，最好间隔6周再行磁共振检查。

（五）漂浮导管

携带 Swan-Ganz 导管的患者不应进行磁共振检查，虽然在体试验证实可以安全获得磁共振影像，但因为导管、导丝等带来的可能性风险，所以不推荐进行磁共振检查。

（六）临时起搏器

保留在心外膜的临时起搏导线虽然在磁共振检查中是安全的，但无论是粘贴电极的体外起搏，还是经静脉的临时起搏都不推荐其进行磁共振检查。

（七）植入型体内除颤器与起搏器

移入型体内除颤器（Implanted-Cadiac Defibrillator，ICD）与起搏器这一类器械进行磁共振检查的最大风险在于可能的器械移位、程序改变、影响起搏器本身工作，或是电极产生的热效应。有厂家为此进行了许多努力，目前磁共振兼容的起搏器也已经进入了临床。但即便如此，对于这一类植入了磁共振兼容的起搏器的患者，磁共振检查也应更加谨慎。

（八）主动脉内球囊反搏

2007 年的声明明确指出了主动脉内球囊反搏（（Intra-aortic balloon pump，IABP）是磁共振检查的绝对禁忌。

只有严格掌握心血管植入物患者进行磁共振检查的适应证及禁忌证，才能在临床工作中避免不恰当检查造成的危害，也才能及时对符合检查要求的患者予以合适的相关检查，切实为临床提供真实可靠的影像诊断资料。

三、心脏磁共振成像新技术应用

（一）T1mapping 技术

1. 概述　心肌纤维化（myocardial fibrosis，MF）是多种心脏疾病的共病理生理基础，可作为评估患者预后的重要指标。延迟增强 MRI （late gadolinium enhancement，LGE-MRI）是既往公认的无创评估心肌局限性纤维化的金标准，多用于缺血性心脏病所致的局限性心肌纤维化的评估，但无法检测非缺血性心肌病甚至瘢痕周围的间质性纤维化（包括弥漫性 MF、淀粉样变和 Anderson-Fabry 病引起的继发性 MF），而 T_1 mapping 技术弥补了这一缺陷。T_1 mapping 技术是在反转或饱和脉冲激发下，于纵向磁化矢量恢复的不同时间采集信号，定量心肌 T_1 值，从而评估心肌纤维化的一种新技术。

2. 成像原理　T_1 mapping 序列包括基于反转恢复脉冲技术（Look-Locker、MOLLI、ShMOLLI）或基于饱和恢复脉冲技术（SASHA、MLLSR、SAPPHIRE）两种。目前应用较为成熟的 T_1 mapping 技术是 Messroghli 等改良的 Look-Locker 反转恢复（modified Look-Locker inversion recovery）技术，即 MOLLI 技术。根据是否使用对比剂，分为无对比剂注射和注射对比剂 T_1 mapping。前者又称为 native T_1 或者平扫 T_1，反映细胞和细胞外间质的混合信号。native T_1 升高见于细胞水肿（如急性心肌梗死及心肌炎）和心肌细胞外间质比例增大的疾病（如各种心肌纤维化及淀粉样沉积）。Native T_1 降低最主要是因为脂肪（如 Anderson-Fabry 病，慢性心肌梗死脂肪替代）和铁沉积。细胞外容积分数（extracellular volume，ECV）技术是通过钆对比剂注射前后的 T_1 mapping 成像，根据心肌初始和强化后 T_1 值，经过血细胞比容校正后获得的，反映细胞外间质与整个心肌的容积百分比，与心肌间质比例变化尤其是胶原纤维比例增加密切相关，ECV 扩大多见于瘢痕、弥漫性性纤维化、淀粉样变性及心肌水肿，见图 53-1。

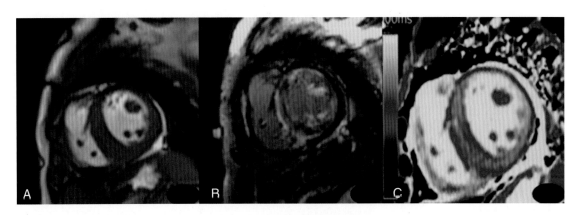

图 53-1　心肌淀粉样变性患者

A. 电影序列示左心室壁非对称性肥厚；B. 延迟增强图像示心肌弥漫性强化；C. T_1 mapping 示室间隔初始 T_1 为 1502.5 毫秒

［引自：Burt JR, Limmer man SL, Kamel IR, et al. Myocardial T_1 mapping: techniques and potential applications[J]. Radiographics, 2014, 34(2): 377-395.］

3. 临床应用

（1）能够明确判定慢性心肌梗死患者梗死心肌的位置、大小和透壁性，与常规 LGE-MRI 诊断的准确度相当。

（2）用于心肌局限性及弥漫性 MF 的检测及定量评估，其敏感性及特异性均优于 LGE，有望成为 LGE 检测 MF 的有效补充和替代。

（3）native T_1 mapping 不需要对比剂即可定量检测 MF 程度和范围，因此当对比剂使用禁忌时，其可以作为 LGE 的有效替代方案；增强 T_1 mapping 可区分心肌细胞与间质成分，反映细胞外空间大小，弥补了平扫 T_1 mapping 对间质不敏感的缺陷。

（4）增强前后的 T_1 值有助于心肌病弥漫性 MF 的诊断，且肥厚型心肌病（hypertrophic cardiomyopathy，HCM）和扩张型心肌病（dilated cardiomyopathy，DCM）患者的 T_1 值变化较 LGE 变化更为敏感，提高未达到延迟强化阈值标准坏死纤维化的心肌的检出率。

（二）T_2 mapping 技术

1. 概述　心肌水肿可延长横向弛豫时间即 T_2 值，T_2 mapping 可量化 T_2 值从而识别急性心肌梗死、心肌炎、结节病及心脏移植免疫排斥反应等可以引起心肌水肿的疾病。目前临床常规采用 T_2 加权黑血序列（T_2 weighted short tau inversion recovery，T_2-STIR）评估心肌水肿，该序列只能半定量测量 T_2 值，且必须参照正常心肌来定义水肿心肌，无法评估弥漫性心肌病的水肿范围。T_2 mapping 技术可以定量测定 T_2 值，弥补了 T_2-STIR 不足之处，能够较好地抑制心内膜下、心尖部慢速血流引起的高信号伪影，见图 53-2。

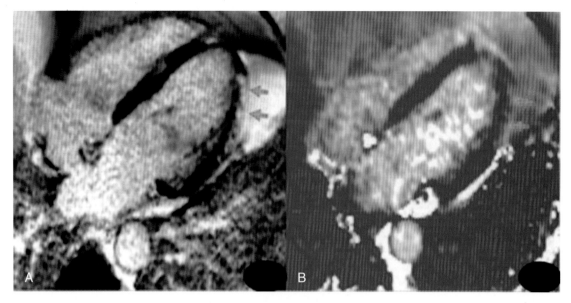

图 53-2　急性病毒性心肌炎患者

A. 左心室侧壁心外膜和肌壁间延迟强化；B.T_2 mapping 示侧壁 T_2 值升高（侧壁中段 T_2 值：66毫秒，心尖部 T_2 值：47毫秒）

［引自：Bohnen S, Radunski UK, Lund GK, et al. Performance of t_1 and t_2 mapping cardiovascular magnetic resonance to detect active myocarditis in patients with recent-onset heart failure[J]. Cire Cardiovase Imaging, 2015, 8（6）: 1-7.］

2. 成像原理　T_2 mapping 序列包括多回波自旋回波序列（multi echo spin echo，MESE）、3D 稳态自由进动序列（steady-state free precession sequence，SSFP）及梯度自旋回波序列（gradient spin echo sequence，GraSE），其中 GraSE 序列成像最快、最稳定，目前被广泛认可。

3. 临床应用

（1）急性心肌梗死在心肌出现不可逆损伤之前，如在非 ST 段抬高心肌梗死阶段即可出现心肌水肿，T_2 mapping 技术能识别早期心肌梗死患者，从而及时给予治疗。

（2）在急性心肌梗死及再灌注后引起的心肌水肿，危险区域评价和急性反应方面具有良好的前景。

（3）识别活动性心肌炎的敏感度均高于其他常规序列，而以 T_2 值 > 60 毫秒的敏感度最高。

（三）T_2*WI 成像技术

1. 概述　不同于 T_2 弛豫通过自旋回波采集信号，T_2* 弛豫主要通过梯度回波采集信号，对磁场的均匀性要求较高，不论是顺磁性物质还是反磁性物质，该序列都能敏感地检测出磁场均匀性的改变。此外，T_2* 值可以间接反映组织生化成分的改变，不仅可以用于某些疾病的早期诊断，更能用于某些疾病的定量诊断。

2. 成像原理　常规 T_2 成像是射频脉冲关闭后通过180°聚焦脉冲剔除主磁场不均匀因素，只反映组织本身横向磁化矢量的衰减；而 T_2* 成像是在射频脉冲关闭后，使用梯度切换来重聚信号，同时反映组织本身以及主磁场不均匀所导致的横向磁化矢量衰减，而这种横向磁化矢量的衰减也称为 T_2^* 弛豫时间值或 T_2^* 值，T_2^* 值是 T_2^* 成像的一个可量化的指标，与 T_2 值有关。T_2^* 值受局部磁场均匀性影响，影响局部磁场不均匀性的因素有很多，如心肌顺磁性物质铁微量沉积、心肌血管内去氧血红蛋白浓度及心肌组织的出血性病变等，见图 53-3。

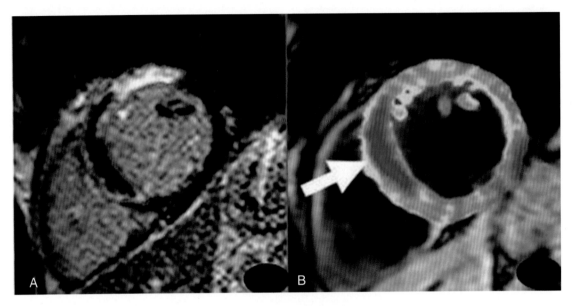

图 53-3　心肌梗死患者

A. 为延迟增强显示室间隔心肌梗死和微循环障碍区域；B. 箭头所指为 T_2^* 显示灌注后出血

[引自：王文斌，李裕丹，陈秋智慧，等. 心脏磁共振 $T_2^*W_1$ 在检测心肌病变中的临床应用 [J]. 放射学实践，2017，32（1）:1205-1208.]

3. 临床应用

（1）心脏铁过载疾病，如遗传性血色素沉着病、重型珠蛋白生成障碍性贫血的检测。

（2）心肌再灌注损伤中的再灌注出血。

（3）非缺血性心脏病，即微血管病变，如糖尿病心肌病。

（四）4D-Flow 成像技术

1. 概述　同时对三个相互垂直的维度进行编码并获得相位流速编码电影、沿时间编码的成像技术，能对心脏及大血管血流情况进行无创定量评估。

2. 成像原理　不仅可以动态 3D 显示大中动脉的血流动力学特征，还可准确测量扫描范围内各位置血流的方向、速度、剪切力等重要参数，为全面分析人体内血流动力学提供了一定的条件。同时，4D-Flow MRI 可用于计算与流量相关的血管壁参数，并可能成为早期预测血管类疾病的诊断方法。

3. 临床应用　可应用于瓣膜病（狭窄或反流）、心内分流或侧支（如房间隔缺损、室间隔缺损、动脉导管未闭等）、复杂先天性心脏病（如单心室、法洛四联症等）及主动脉病变（主动脉瘤、主动脉缩窄、主动脉夹层等）。此外，在测量肺动脉高压患者肺动脉血流参数、相对压力及综合评价多种血流动力学参数方面也具有重要意义，见图 53-4。

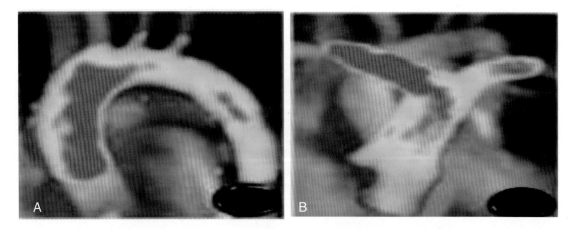

图 53-4　主动脉（A）和肺动脉（B）在心脏收缩期的血流流量图

［引自：Dyverfeldt P, Bissell M, Barker AJ, et al. 4D flow cardiovascular magnetic resonance consensus statement[J]. J Cardiovasc Magn Reson, 2015, 17（1）:72.］

（五）心肌应变分析技术

1. 概述　心血管磁共振特征追踪（CMR feature-tracking，CMR-FT）是一种基于心脏电影成像的半自动定量评估心肌应变的新型后处理技术。心肌应变在射血分数和室壁运动保持正常时即可发生改变，相比于使用标准电影成像的常规评估，CMR 应变分析在发现心肌局部病变和早期病变方面更敏感。

2. 成像原理　FT 技术无须额外成像序列，可直接在常规自由稳态进动序列（SSFP）的图像上分析追踪心肌在整个心动周期的运动，通过追踪像素点的相对位移计算心肌应变值。该技术通过测量心肌整体和局部的应变及其衍生参数实现对于心肌机械运动功能障碍和不同步的评估。心肌应变值的衍生参数包括整体或局部周向、径向及纵向应力，以及各应力随时间的变化曲线和应变率。

3. 临床应用

（1）可以早期准确识别心肌梗死节段内是否有存活心肌，对治疗方案的选择及判断预后有重要意义，同时有助于评价心室运动同步性及指导电极位置的选择。

（2）肥厚型心肌病（HCM）患者左心室容积和射血分数尚在正常范围时，心肌应变已减低，证实 CMR-FT 有助于早期检测 HCM，对指导患者选择生活方式及临床治疗有重要意义，见图 53-5。

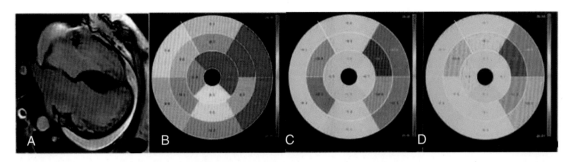

图 53-5　HCM 患者图像及应变指标图

A. 为四腔心电影图像显示室间隔局限性肥厚；B～D. 分别为左心室心肌 16 节段的径向、环向及纵向应变峰值牛眼图，显示心肌室间隔肥厚处各向应变不均匀性减低

「引自：喻思思，俞瑶涵，唐雪培，等 . MR 特征追踪技术定量评估肥厚型心肌病心肌应变 [J]. 中国医学影像技术 ,2017, 33（8）:1129-1133.」

（3）扩张型心肌病（DCM）患者异常心肌应变与其预后相关，左心室纵向应变是 DCM 患者生存率的独立预测因子。

（六）弥散张量成像（diffusion tensor imaging，DTI）

1. 概述　DTI 是在多个方向上施加扩散敏感梯度，通过测量水分子的扩散程度和方向，反映活体组织微细结构的一种功能 MR 成像方法。

2. 成像原理　心肌微观结构复杂而有序，水分子易沿心肌纤维束方向扩散，而在垂直于肌束的方向弥散受限，这种在不同方向上的弥散差异或称各向异性是心脏 DTI 的基本原理。该技术多采用双门控单次激发 EPI 序列，有两个重要参数：ADC 和 FA，分别代表某一体素内水分子的平均弥散程度及各向异性程度。ADC 值越大，提示组织内所含的自由水分子越多；而 FA 则可以反映水分子在不同方向上的弥散率，FA 值的降低即提示组织的完整性受损。正常成人左心室心肌纤维呈螺旋状排列，而中层心肌呈环形排列，从心尖到基底部心外膜下心肌纤维常以左手螺旋的方式向中层心肌过渡，而心内膜下心肌纤维则以右手螺旋的方式过渡到中层心肌，这种独特的结构与左心室收缩及舒张功能密切相关。而当这种心肌完整性遭到破坏时（如心肌梗死后），左心室心肌纤维的走行及结构会随即发生调整，即"心室重塑"，随之引起心脏运动功能的一系列改变，DTI 则可以在活体动态监测这一变化过程，为临床提供新的诊断证据，见图 53-6。

3. 临床应用

（1）在 HCM 患者中，ADC 值可反映肥厚型心肌病心肌间质纤维化且无须对比剂，与 Native T_1 和 ECV 有良好的一致性；DTI 可以准确显示 MF 排列紊乱的情况，收缩期肌纤维螺旋角显著增大，病变持续到舒张期，舒张受限，可以定量检测 LGE 阳性甚至阴性患者 MF 程度。

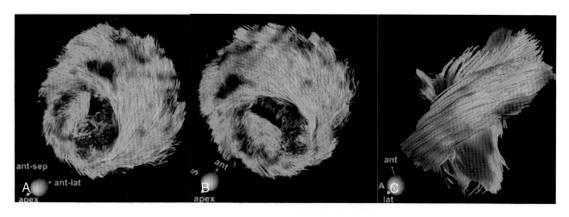

图 53-6　正常人左心室 DTI 示意图

A.B. 心肌所有方向纤维素走行；C. 心内膜下与心外膜下肌纤维的交叉模式

［引自：Ferreira PF, Kilner PJ, McGill LA, et al. In vivo cardiovascular magnetjc resonance diffusion tensor imaging shows evidence of abnormal myocardial laminar orientations and mobility in hypertrophic cardiomypathy[J]. J Cardiovase Magn Reson, 2014, 16（1）:87.］

（2）急性心肌梗死后梗死心肌 ADC 值显著增高、FA 值显著降低，与心肌梗死面积及左心室射血分数明显相关，且梗死周边区 ADC 值也随时间延长而增高、FA 值降低，并与周边区心肌代偿性增厚显著相关。

（山西省心血管病医院影像科　吴　江）

参考文献

崔辰，赵世华. 对心脏磁共振学会及欧洲心脏病学会磁共振工作组心肌 T1mapping 和细胞外容积量化共识的解读 [J]. 心血管病学进展，2014，35（3）：271-275.

马晓海，赵蕾，李松南，等. MR 纵向弛豫时间定量成像技术评价心肌病心肌纤维化及与心功能的相关性研究 [J]. 中华放射学杂志，2016，50（1）：13-17.

王文斌，李裕丹，陈秋智，等. 心脏磁共振 T2*WI 在检测心肌病变中的临床应用 [J]. 放射学实践，2017，32（1）：1205-1208.

赵世华. 心脏磁共振技术新进展 [J]. 磁共振成像，2014，5（S1）：73-77.

Arenja N，Riffel JH，Fritz T, et al. Diagnostic and prognostic value of long-axis strain and myocardial contraction fraction using standard cardiovascular MR imaging in patients with nonischemic dilated cardiomyopathies[J]. Radiology,2017,283（3）:681-691.

Bohnen S, Radunski UK, Lund GK, et al. Performance of t1 and t2 mapping cardiovascular magnetic resonance to detect active myocarditis in patients with recent-onset heart failure[J]. Circ Cardiovasc Imaging, 2015,8（6）:1-7.

Burt JR, Zimmerman SL, Kamel IR, et al. Myocardial T1 mapping: techniques and potential applications[J]. Radiographics, 2014, 34（2）:377-395.

Dyverfeldt P, Bissell M, Barker AJ, et al.4D flow cardiovascular magnetic resonance consensus statement[J]. J Cardiovasc Magn Reson,2015,17（1）:72.

Ferreira PF, Kilner PJ, McGill LA,et al. In vivo cardiovascular magnetjc resonance diffusion tensor imaging shows evidence of abnormal myocardial laminar orientations and mobility in hypertrophic cardiomyopathy[J]. J Cardiovasc Magn Reson,2014,16（1）:87.

Kali A, Cokic I, Tang RL, et al. Determination of location, size, and transmurality of chronic myocardial infarction without exogenous contrast media by using cardiac magnetic resonance imaging at 3T[J]. Circ Cardiovasc Imaging,2014,7（3）: 471-481.

Krittayaphong R, Zhang S, Saiviroonporn P, et al. Detection of cardiac iron overload with native magnetic resonance T_1 and T_2 mapping in patients with thalassemia[J]. Int J Cardiol, 2017,248:421-426.

Levine GN, Gomes AS, Arai AE, et al. Safety of magnetic resonance imaging in patients with cardiovascular devices: an American Heart Association scientific statement from the Committee on Diagnostic and Interventional Cardiac Catheterization, Council on Clinical Cardiology, and the Council on Cardiovascular Radiology and Intervention: endorsed by the American College of Cardiology Foundation, the North American Society for Cardiac Imaging, and the Society for Cardiovascular Magnetic Resonance[J]. Circulation, 2007, 116（24）:2878-2891.

Nayak KS, Nielsen JF, Bernstein MA, et al. Cardiovascular magnetic resonance phase contrast imaging[J]. J Cardiovasc Magn Reson,2015,17（1）:71.

Nguyen C, Fan Z, Xie Y, et al.In vivo contrast free chronic myocardial infarction characterization using diffusion-weighted cardiovascular magnetic resonance[J]. J Cardiovasc Magn Reson,2014,16（1）:68.

Nguyen C, Lu M, Fan Z, et al.Contrast-free detection of myocardial fibrosis in hypertrophic cardiomyopathy patients with diffusion-weighted cardiovascular magnetic Resonance[J].J Cardiovasc Magn Reson,2015, 17（1）:107。

Tahir E, Sinn M, Bohnen S, et al.Acute versus chronic myocardial infarction Diagnostic accuracy of quantitative native T_1 and T_2 mapping versus assessment of edema on standard T_2-weighted cardiovascular MR images for differentiation[J].Radiology,2017,285（1）:83-91.

Van Ooij P, Powell AL, Potters Wv, et al. Reproducibility and interobserver variability of systolic blood flow velocity and 3D wall shear stress derived from 4D flow MRI in the healthy aorta[J]. J Magn Reson Imaging,2013,43（1）:231-248.

第54章 PET心肌血流绝对定量检测技术

一、冠状动脉微血管病变的定义和流行病学

冠状动脉微血管病变（coronary microvascular disease，CMVD）是指在多种致病因素的作用下，冠状前小动脉和小动脉的结构和（或）功能异常所致的劳力性心绞痛或心肌缺血客观证据的临床综合征。2013年欧洲心脏病学会稳定性冠状动脉疾病治疗指南中正式将此病命名为微血管功能异常。

CMVD发病率高，涉及患者人群广泛。近年来，非阻塞性冠心病在稳定性心绞痛患者中的比例逐年增加，在伴有心肌缺血症状但冠状动脉造影显示非阻塞性病变的患者中，CMVD的发生率45%～60%。另外，小样本研究显示60%以上的阻塞性冠心病患者并发CMVD。心肌缺血发生的机制包括心外膜下冠状动脉粥样硬化疾病、血管痉挛性疾病和冠状动脉微血管功能障碍3种原因。未来冠心病治疗的突破，可能取决于对CMVD的理解和干预。因此CMVD的尽早检出、明确诊断和及时治疗至关重要。

二、冠状动脉血流储备的提出背景及基本概念

1974年Gould KL首次提出冠状动脉血流储备（Coronary Flow Reserve，CFR）的概念，CFR是指冠状动脉接近最大程度扩张时，冠状动脉血流量（coronary blood flow，CBF）或心肌血流（myocardial blood flow，MBF）与静息状态下相应指标的比值，是测量整个冠状动脉系统储备功能的整体指标。影响CFR的大小的因素有4个：静息状态的冠状动脉血流量，其增大可使CFR降低、单位体积心肌内阻力血管的横截面积，管壁增厚可使CFR降低、冠状动脉血管外的压力，室壁张力增加可使CFR降低和冠状动脉灌注压，血压下降可使CFR降低。冠状动脉微血管功能通常通过检测冠状动脉血流储备（CFR）进行评价。

三、PET心肌灌注显像测定CFR的提出背景及优势

目前，评价冠状动脉微血管功能的无创伤性技术包括：单光子发射计算机断层成像术（single-photon emission computed tomography，SPECT）、经胸超声冠状动脉血流显像（transthoracic Doppler echocardiography，TTDE）、心脏磁共振成像（cardiovascular magnetic resonance，CMR）及正电子发射型计算机断层显像（Positron Emission Computed

Tomography）。目前，PET 是测量 CFR 的无创性技术"金标准"。SPECT 心肌灌注显像目前主要依靠心肌血流相对定量评价冠状动脉微血管功能，其具有相对较高的敏感性；TTDE 具有简单、无创、可床旁检查、费用较低等优点，但其对超声科医师操作经验有较高要求。CMR 虽然空间分辨率较高，但在微血管功能测定中的应用正在探索中，另外肾功能不全患者慎用。

在由美国核心脏病学会（ASNC）和美国核医学和分子影像学学会（SNMMI）共同发布的关于心肌灌注正电子发射型计算机断层显像（PET）检查临床应用声明中详细阐述了 PET 心肌灌注显像的明确优势，可以绝对定量测定心肌血流量和血流储备值等。PET 心肌灌注显像测定 CFR 的优点是无创、提高了空间分辨率，可以获得高质量的图像，采集时间较短及辐射剂量较低，并且可以测定测量静息和药物负荷状态下的 MBF，能对整个心脏及局部心肌的微血管功能状态进行评价，另外可以对患者进行危险分层，缺点是花费及技术要求较高，质控采集及后处理过程非常关键。

四、PET 心肌灌注显像测定 CFR 的基本原理

PET 测定 CFR 的原理是采用静脉注射的放射性核素标记的示踪剂 ^{82}Rb 或 ^{13}N-NH$_3$，连续监测血液循环和心肌中的放射活性活性，通过记录动脉血液和心肌摄取核素动态变化的左心室腔和心肌的时间 - 放射活性曲线，可准确计算出每克心肌每分钟单位体积的血流量 [MBF，ml/（min·g）]。在负荷状态下，心肌耗氧量增加，MBF 会增加 3～4 倍，但在冠状动脉微循环功能异常时，MBF 不能有效增加，从而出现供求失衡导致心肌缺血。使用血管扩张剂（腺苷、双嘧达莫）使冠状动脉充分扩张状态下的 MBF 与静息状态下 MBF 的比值即为 CFR。心外膜冠状动脉的明显狭窄可使 CFR 下降，但如冠状动脉造影示心外膜冠状动脉未见明显狭窄，CFR 的减少提示冠状动脉微循环功能异常。

采集原理：心肌摄取血流灌注显像剂的量与局部 MBF 成正比。通过动态记录显像剂通过血液循环系统进入心肌的整个过程，结合该显像剂的药代动力学数学模型以及动脉输入函数，计算出心肌摄取显像剂的量占动脉血中显像剂总量的比例，从而获得心肌不同节段的 MBF 和 CFR。

五、适应证及禁忌证

（一）适应证

①临床怀疑 CMVD 的患者，在排除心外膜下冠状动脉狭窄和痉挛病变后，应首先采用静脉注射腺苷或双嘧达莫的方法应用 PET 测量 CFR，了解缺血部位、缺血面积、心功能（EF、室壁运动及室壁增厚率）；②多支冠状动脉血管病变所致的相对血流定量呈均衡型血流减低的患者，应用 CFR 测定检出病变；③心血管病危险人群的微循环功能评估及危险分层；④冠状动脉临界病变治疗决策的精准指导；⑤ SPECT 心肌灌注显像结果难以定性，与临床诊断或冠状动脉造影结果不一致的情况下，测定 CFR 明确诊断；⑥临床需要评价微循环功能，并需要提供绝对心肌血流量数值的患者，建议行无创 PET 心肌灌注显像测定 CFR。

（二）禁忌证

收缩压过低（＜ 90mmHg）或过高（＞ 220mmHg）；药物过敏、哮喘或持续性喘息；心电图提示二至三度房室阻滞，使用甲基黄嘌呤（氨茶碱、咖啡因）；急性冠脉综合征、急性心肌梗死等、严重心功能不全（Ⅲ～Ⅳ级）、上臂不能上举等情况。

六、PET 心肌灌注显像测定 CFR 的技术过程

（一）显像剂

^{13}N- 氨水。

（二）采集方式

一日法静息 + 负荷 MPI。

（三）检查前准备

禁食至少 4 小时；停用钙离子拮抗药及 β 受体阻滞药（48 小时）、硝酸酯类扩血管药（12 ～ 24 小时）、茶碱类药物至少 2 ～ 3 个半衰期；检查前 48 小时不饮浓茶、咖啡及含咖啡因类饮品。

（四）药物负荷及评价标准

应用腺苷或双嘧达莫后 CFR ＜ 2.5 提示冠状动脉微血管舒张功能异常，临床上推荐 CFR ＜ 2.0 作为判断微血管功能障碍的临界值。

（五）图像采集方案

受检者建立静脉通路，取仰卧、双手上举位，实时监护心电、血压。轴向扫描区间为气管分叉水平至心尖下方 2cm 左右。首先进行静息 MPI，衰减校正 CT 扫描后弹丸注射 10 ～ 15mCi ^{13}N- 氨水，注射同时启动 PET 程序即刻开始动态采集心脏图像，连续采集 10 ～ 12 分钟。采集结束后待 ^{13}N- 氨水衰变，以清除心脏放射性本底。间隔 30 分钟后进行药物负荷显像，采用微量注射泵注射（双嘧达莫：注射液用量为 0.142mg/kg，总药量在 4 分钟内匀速注射入静脉；腺苷：按体质量 0.14mg/（kg·min），共注射 6 分钟。注射药物结束后 3 分钟，于对侧臂静脉弹丸注射 ^{13}N- 氨水 10 ～ 15mCi 进行负荷显像，采集方法同静息。

（六）图像后处理

使用经美国食品药品监督管理局（Food and Drug Administration,FDA）批准的 Heartsee 软件处理图像，首先生成断层图像、靶心图及各壁相对摄取杯状图，然后进行绝对定量分析，采用有序子集最大期望值迭代法进行图像重建：① ACQC 软件进行位移校正重建；②分离 PET 双时相定量数据：分别从静息及负荷采集获得的 PET 数据中分离出前 2 分钟的早期相及晚期相；③感兴趣区（region of interest，ROI）勾画：依次勾画静息和负荷图像的高位升主动脉、低位升主动脉、肺动脉、右心室、左心房和降主动脉的感兴趣区 ROI，选择其中最佳的 ROI 作为动脉输入，软件自动分析 ROI 并计算获得静息和负荷状态下左心室整体及各壁的 MBF 和 CFR 值；使用 Emory 心脏工具箱分析门控数据获得心脏功能参数，示例见图 54-1。

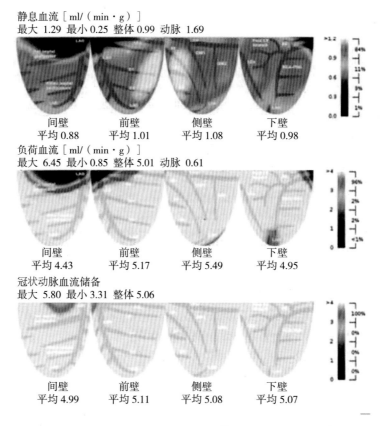

静息血流［ml/（min·g）］
最大 1.29　最小 0.25　整体 0.99　动脉 1.69

间壁　　　前壁　　　侧壁　　　下壁
平均 0.88　平均 1.01　平均 1.08　平均 0.98

负荷血流［ml/（min·g）］
最大 6.45　最小 0.85　整体 5.01　动脉 0.61

间壁　　　前壁　　　侧壁　　　下壁
平均 4.43　平均 5.17　平均 5.49　平均 4.95

冠状动脉血流储备
最大 5.80　最小 3.31　整体 5.06

间壁　　　前壁　　　侧壁　　　下壁
平均 4.99　平均 5.11　平均 5.08　平均 5.07

图 54-1　非缺血性心脏病患者静息 + ATP 负荷 ^{13}NNH$_3$ PET 心肌灌注显像（MPI）
绝对定量图示静息及负荷状态左心室整体及各壁平均血流绝对值、冠状动脉血流储备（CFR）值大致正常［引自：覃春霞，等 . 中华核医学与分子影像杂志，2018,38（8）：460-465.］

七、CMVD 诊治中 CFR 测定的前景及展望

CFR 心肌血流绝对定量测定在 CMVD 的诊治中有着非常重要的价值，目前国内仅有两家中心进行 PET 心肌灌注显像测定 CFR，国际近年来最新报道尚少，因此应用核医学心肌灌注显像技术对非阻塞性冠状动脉疾病微循环功能障碍的测定还需进一步探索，阜外医院核医学科应用传统 SPECT 进行 CFR 测定研究探索，随着新一代 CZT SPECT 心脏专用机的使用，相信将来 SPECT 测定 CFR 将成为可能，并通过多中心研究建立国人正常参考值，为无 PET-CT 配置的中心提供精准心肌血流绝对定量测定的新方法。

（山西省心血管病医院影像科　孙琦婷
山西省心血管病医院心内科　耿建慧）

参考文献

覃春霞，兰晓莉，汪朝晖，等 . PET 心肌血流绝对定量对冠状动脉微血管疾病的诊断价值 [J]. 中华核医学与分子影像杂志，2018，38（8）：460-465.

武萍，武志芳，郭小闪，等 . 心血管病危险因素对冠状动脉非血流受限人群心肌血流影响的 13N- 氨水 PET 研究 [J]. 中国循环杂志，2019，34（3）：239-245.

中华医学会心血管病学分会基础研究学习组，中华医学会心血管病学分会介入心脏病学组，中华医学会心血管病学分会女性心脏健康学组，中华医学会心血管学分会动脉粥样硬化和冠心病学组 . 冠状动脉微血管疾病诊断和治疗的中国专家共识，中国循环杂志，2017，31（5）：421-430.

Camici PG, d'Amati G, Rimoldi O. coronary microvascular dysfunction: mechanisms and functional assessment[J]. Nat Rev Cardiol, 2015,12（1）:48-62.

Chareonthaitawee P, Kaufmann PA, Rimoldi O, et al. Heterogeneity of resting and hyperemic myocardial blood flow in healthy humans[J]. Cardiovasc Res, 2001, 50: 151-161.

Crea F, Camici PG, Bairey Merz CN. coronary microvascular dysfunction：an update[J]. Eur Heart J, 2014, 35（17）:1101-1111.

Henry Anselmo Mayala1, Khamis Hassan Bakari, Fabian Pius Mghanga and Wang ZhaoHui. Clinical signifcance of PET-CT coronary fow reserve in diagnosis of non-obstructive coronary artery disease[J]. Mayala et al. BMC Res Notes,2018, 11:566.

Hoffman JI. A critical review of coronary reserve[J]. Circulation, 1987, 75: 6-11.

Jespersen L, Hvelplund A, Abildstrom SZ, et al. Stable angina pectoris with no obstructive coronary artery disease is associated with increased risks of major adverse cardiovascular events[J]. Eur Heart J,2012, 33（6）:734-744.

McGuinness ME, Talbert RL. Pharmacologic stress testing: experience with dipyridamole, adenosine, and dobutamine[J]. Am JHospPharm,1994,51:328-346.

Qian J, Ge J, Baumgart D, et al. Prevalence of microvascular disease in patients with significant coronary artery disease[J]. Herz,1999,24（7）:548-557.

Sara JD, Widmer RJ, Matsuzawa Y, et al. prevalence of coronary microvascular dysfunction among patients with chest pain and nonobstructive coronary artery disease[J].JACC Cardiovasc Interv,2015,8（11）: 1445-1453.

Task Force Members, Montalescot G, Sechtem U, et al. 2013 ESC guidelines on the management of stable coronary artery disease: the Task Force on the management of stable coronary artery disease of the European Society of Cardiology[J]. Eur Heart J, 2013, 34: 2949-3003.

Ziadi MC, Dekemp RA, Williams KA, et al. Impaired myocardial flow reserve on rubidium-82 positron emission tomography imaging predicts adverse outcomes in patients assessed for myocardial ischemia[J]. J Am Coll Cardiol, 2011, 58: 740-748.

顾　问　韩学斌
主　审　李艳芳
主　编　安　健　郭彦青
秘　书　李　俐　王志鑫

心脑血管
前沿技术新进展

Advances in Cardiovascular and Cerebrovascular Technologies

脑血管分册

分册主编　蒯　东
分册副主编　韩彦青　王玉峰
　　　　　　水新俊　成　涛

科学出版社
北　京

内 容 简 介

《心脑血管前沿技术新进展·脑血管分册》共分为四个部分20章。第一部分总论，介绍了短暂性脑缺血发作、脑梗死、椎-基底动脉缺血与后循环缺血、缺血性脑血管病等疾病的诊断与治疗；第二部分缺血性脑血管病、第三部分出血性脑血管病详细阐述了这两类疾病的病因及发病机制、临床表现、诊断、手术治疗方法及术后并发症的处理方法；第四部分详细介绍了血管内介入治疗的各种方法、原则、技术要点、适应证和禁忌证、并发症及风险防范等。

本书内容涵盖脑血管疾病诊断、治疗方面的最近进展，密切结合临床实际，内容丰富实用，层次清晰简明，适合于临床各级医师、护理人员、研究生参考阅读。

图书在版编目（CIP）数据

心脑血管前沿技术新进展：全2册 / 安健，郭彦青主编 . -- 北京：科学出版社，2020.6
ISBN 978-7-03-065183-9

Ⅰ . ①心… Ⅱ . ①安… ②郭… Ⅲ . ①心脏血管疾病—诊疗 ②脑血管疾病—诊疗 Ⅳ . ① R54 ② R743

中国版本图书馆 CIP 数据核字（2020）第 088295 号

责任编辑：于 哲 / 责任校对：郭瑞芝
责任印制：赵 博 / 封面设计：龙 岩

科 学 出 版 社 出版
北京东黄城根北街 16 号
邮政编码：100717
http://www.sciencep.com

三河市春园印刷有限公司印刷
科学出版社发行 各地新华书店经销
*

2020 年 6 月第 一 版 开本：787×1092 1/16
2020 年 6 月第一次印刷 总印张：31 1/2
总字数：688 000

定价（全 2 册）：260.00 元
（如有印装质量问题，我社负责调换）

"脑血管分册"编委会名单

主　编　蔺　东

副主编　韩彦青　王玉峰　水新俊　成　涛

编　者　（以姓氏汉语拼音排序）

鲍荔枝　柴开君　陈　晨　陈小飞

韩仰军　何　勇　胡　琼　李　渊

郗　磊　西　颖　解　坤　王贵泉

王智云　张　磊　张　丽　张晋欣

赵　容　赵辰生

脑血管病，泛指脑部血管的各种疾病，包括脑动脉粥样硬化，脑血栓形成，动脉狭窄、闭塞，脑动脉炎，脑动脉损伤，脑动脉瘤，颅内血管畸形，脑动静脉瘘等，其共同特点是引起脑组织的缺血或意外性出血，导致患者残疾或死亡，发病率占神经系统总住院病例的 1/4 ～ 1/2。临床上以急性发病居多，多为中、老年患者，表现为半身不遂、言语障碍等，俗称中风或卒中。

近年来，脑血管病已在我国跃升为死因首位，是导致成人长期病残的主要原因，其特点是高发病率、高病残率、高死亡率，已成为全球性公共卫生问题。国民经济和社会发展第十二个五年规划时期，开展了我国首次大规模且具有全国代表性的脑血管病横断面调查，结果显示：我国居民脑卒中的主要危险因素是高血压、糖尿病、高脂血症、无症状性颈动脉狭窄等，加之人口老龄化加剧，使脑卒中发病率和患病率持续上升。因此，脑血管疾病的防治任务极其艰巨。

本书立足于我国国情，坚持面向实际、面向医生，重在指导脑血管疾病的诊断和治疗，突出安全、有效，力求解决临床治疗中的一些疑难问题，切实提高医务工作者诊治脑血管疾病的能力和水平，也借鉴了国际成功的经验和范例，内容翔实、权威实用，具有较强的可操作性，对于提高我国脑血管疾病的防治能力和水平将发挥积极的作用。

张鸿祺

中国医师协会神经介入专业委员会主任委员
首都医科大学宣武医院神经外科主任、主任医师、博士生导师
世界介入神经放射联合会（WFITN）执行委员
亚洲及大洋洲介入神经放射联合会（AAFITN）执行委员

前 言

脑血管疾病具有高发病率、高病死率、高致残率和高复发率的"四高"特点，这些特点与消化道出血、卜肢静脉血栓、梗死后出血等复杂多样的并发症关系密切。随着医疗水平的不断提升，脑血管疾病的诊治水平有了较大提高，但它仍是导致人类死亡和残疾的主要原因之一。为满足当今临床脑管疾病预防和诊疗工作的需求，我们组织有经验的临床医师编写本书。

本书分四个部分，第一部分总论，阐述了短暂性脑缺血发作、脑梗死、椎 - 基底动脉缺血与后循环缺血、缺血性脑血管病等疾病的诊断与治疗。第二部分至第三部分对缺血性脑血管病和出血性脑血管病的发病机制、诊断、手术治疗方法及术后并发症的处理方法等进行了详尽的论述。第四部分详细介绍了血管内介入治疗的各种方法、原则、技术要点、适应证和禁忌证、并发症以及风险防范等，为进一步健全和完善脑血管疾病的治疗体系以及提高诊治水平提供帮助。

在编写、组稿和统稿过程中，虽然本书编者们已经尽心尽力，但仍可能有不尽如人意之处，我们真诚地希望各位读者、同道给予批评和指导。让我们携手同行，不断开拓脑血管疾病新的治疗领域，以期改善更多患者的预后！

编 者

目 录

第一部分

总　论

第1章 概 述

脑血管病是指各种原因导致的急、慢性脑血管病变，使脑组织受损的一种疾病。脑卒中是指急性脑血管破裂或闭塞所致的局限性或全面性脑功能受损的综合征，或称脑血管意外，包括脑出血和脑缺血两种类型。中医学谓之"中风"，但比脑卒中范围更广。这是一种严重危害人类健康的常见病，是导致人类死亡的三大疾病之一，我国居民第三次死因抽样调查结果显示，脑血管病已成为我国国民第一位死亡原因，其发病率、患病率和致残率都很高，并随年龄增长而增长。我国脑卒中发病有以下特点：北方高于南方、西部高于东部，目前发病率正以每年8.7%的速率上升，患病者约20%死亡，幸存者70%以上留有不同程度的偏瘫、失语等后遗症。脑卒中的再发率也很高。

第一节 分 类

根据神经功能缺损持续时间或病理性质的不同，脑血管病有多种分类方法，1995年我国将脑血管病分为10类。1995年，经全国第四次脑血管病会议代表讨论、全国脑血管病防治研究办公室和在京专家通过了《脑血管疾病分类》。按病程发展可分为短暂性脑缺血发作、可逆性缺血发作（发作后3周内症状消失），进行性卒中和完全性卒中。《脑血管疾病分类》仅列入短暂性脑缺血发作，其他未列入。

一、短暂性脑缺血发作

1. 颈动脉系统。
2. 椎 - 基底动脉系统。

二、脑卒中

1. 蛛网膜下腔出血
（1）动脉瘤破裂引起，如先天性动脉瘤、动脉粥样硬化性动脉瘤、感染性动脉瘤。
（2）血管畸形。
（3）颅内异常血管网症。
（4）原因未明。

（5）其他。

2.脑出血

（1）高血压脑出血。

（2）继发于梗死的出血。

（3）肿瘤性出血。

（4）血液病引起。

（5）淀粉样脑血管病。

（6）动脉炎引起。

（7）药物引起。

（8）脑血管畸形或动脉瘤引起。

（9）原因未明。

3.脑梗死

（1）动脉粥样硬化性血栓性脑梗死。

（2）心源性、动脉源性及其他脑栓塞。

（3）腔隙性梗死。

（4）出血性梗死。

（5）无症状性梗死。

（6）原因未明。

（7）其他。

三、椎-基底动脉供血不足

四、脑血管性痴呆

五、高血压脑病

六、颅内动脉瘤

1.先天性动脉瘤。

2.动脉粥样硬化性动脉瘤。

3.感染性动脉瘤。

4.外伤性假动脉瘤。

5.其他。

七、颅内血管畸形

1.脑动静脉畸形。

2.海绵状血管瘤。

3. 静脉性血管畸形。

4. Galen 静脉瘤。

5. 颈内动脉海绵窦瘘。

6. 毛细血管扩张症。

7. 毛细血管瘤。

8. 脑血管瘤病。

9. 颅内 - 颅外血管交通性动静脉畸形。

10. 其他。

八、脑动脉炎

1. 感染性动脉炎。

2. 大动脉炎（主动脉弓综合征）。

3. 系统性红斑狼疮。

4. 结节性多动脉炎。

5. 颞动脉炎。

6. 闭塞性血栓性脉管炎。

7. 其他。

九、其他动脉疾病

1. 脑动脉盗血综合征。

2. 颅内异常血管网症。

3. 动脉肌纤维发育不良。

4. 淀粉样血管病。

5. 动脉壁夹层病变。

6. 其他。

缺血性脑血管病或缺血性卒中是指脑部神经元代谢活动的需求与局部血液循环所提供的氧气、葡萄糖及其他营养物质之间供求关系不平衡，导致缺血区脑组织变性、坏死，即脑梗死。血管内血栓形成、栓塞和脑组织低灌注是其主要病因。

对缺血性脑卒中患者进行临床分型，有助于指导急性期治疗、判断预后、选择二级预防措施，以及卒中相关研究如随机临床试验、流行病学、基因学和脑卒中预防等。目前，在临床上应用最为广泛的卒中分型是 1993 年根据临床特点及影像学、实验室检查等方面内容，沿用哈佛卒中登记分型和美国国家神经疾病与卒中研究所卒中数据库的分型标准制订的 TOAST 分型，该分型将缺血性脑卒中分为以下 5 型：大动脉粥样硬化型约占 17.3%、心源性栓塞型约占 9.3%、小动脉闭塞型约占 30.9%、其他明确病因型约占 0.2% 和不明原因型约占 42.3%。

随着医学影像技术的进步与流行病学的研究进展，TOAST 卒中分型已经不能完全适用于临床需要，于是国际上不断提出新的分型标准，如 2001 年英国南伦教改良 -TOAST、2005 年美国的 SSS-TOAST、2007 年韩国改良 -TOAST、2009 年欧美国际卒中专家的 A-S-C-O 分型及 2011 年中国缺血性脑卒中亚型。

中国缺血性脑卒中亚型将缺血性脑卒中的病因学分成大动脉粥样硬化型、心源性栓塞型、穿支动脉疾病型、其他病因型和病因不明型 5 型；发病机制分成 4 型：载体动脉（斑块或血栓）堵塞分支 / 穿支动脉、动脉到动脉栓塞、低灌注 / 栓子清除下降和混合发病机制。与以前的分类相比较，其不同点在于：在病因学上，将大动脉粥样硬化性类型中，包括了主动脉弓和颅内 / 颅外大动脉粥样硬化。经典 TOAST 和韩版 TOAST 均未提及主动脉弓粥样硬化，SSS-TOAST 将其归类到心源性脑卒中。在病因诊断中，提出"穿支动脉疾病"概念。上述改良不仅使卒中分型更加符合目前的临床实践，也加深了对脑卒中病理生理机制的理解。

第二节　中国缺血性脑血管病亚型

一、主动脉弓粥样硬化

1. 急性多发梗死病灶，特别是累及双侧前循环和（或）前后循环同时受累。

2. 没有与之相对应的颅内或颅外大动脉粥样硬化性病变（易损斑块或狭窄≥50%）的证据。

3. 没有心源性卒中潜在病因的证据。

4. 没有可以引起急性多发梗死灶的其他病因，如血管炎、凝血异常及肿瘤性栓塞的证据。

5. 存在潜在病因的主动脉弓动脉粥样硬化证据［经高分辨 MRI/MRA 和（或）经食管超声证实的主动脉弓斑块≥4mm 和（或）表面有血栓］。

二、颅内、外大动脉粥样硬化

1. 无论何种类型梗死灶（除外穿支动脉区孤立梗死灶），有相应颅内或颅外大动脉粥样硬化证据（易损斑块或狭窄≥50%）。

2. 对于穿支动脉区孤立梗死灶类型，以下情形也归到此类：其载体动脉有粥样硬化斑块（HR-MRI）或任何程度的粥样硬化性狭窄［经颅多普勒超声（TCD）、磁共振血管成像（MRA）、计算机体层摄影血管造影（CTA）或数字减影血管造影（DSA）］。

3. 需排除心源性卒中。

4. 排除其他可能的病因。

三、心源性卒中

1. 急性多发梗死灶，特别是累及双侧前循环或前后循环共存的在时间上很接近的包括皮质在内的梗死灶。

2. 无相应颅内外大动脉粥样硬化的证据。

3. 不存在能引起急性多发梗死灶的其他原因，如血管炎、凝血系统疾病、肿瘤性栓塞等。

4. 有心源性卒中的证据。

5. 如果排除主动脉弓粥样硬化，为肯定的心源性；如果不能排除，则考虑为可能的心源性。心源性脑卒中的潜在病因包括：二尖瓣狭窄，心脏瓣膜置换，既往 4 周内的心肌梗死，左心室附壁血栓，左心室室壁瘤，任何有记录的永久性或阵发性心房纤颤或心房扑动，伴有或不伴有超声自发显影的左心房栓子，病态窦房结综合征，扩张型心肌病，射血分数 < 35%，心内膜炎，心内肿块，伴有原位血栓的卵圆孔未闭，在脑梗死发生之前伴有脑栓塞或深静脉血栓形成的卵圆孔未闭。

四、穿支动脉疾病

由于穿支动脉开口处粥样硬化或小动脉纤维玻璃样变所导致的急性穿支动脉区孤立梗死灶，称为穿支动脉疾病。诊断标准如下：①与临床症状相吻合的发生在穿支动脉区的急性孤立梗死灶，不考虑梗死灶大小；②载体动脉无粥样硬化斑块（HR-MRI）或任何程度狭窄（TCD、MRA、CTA 或 DSA）；③同侧近端颅内或颅外动脉有易损斑块或 > 50% 的狭窄，孤立穿支动脉急性梗死灶归类到不明原因（多病因）；④有心源性栓塞证据的孤立穿支动脉区梗死灶归类到不明原因（多病因）；⑤排除其他病因。

五、其他病因

存在其他特殊疾病（如血管相关性疾病、感染性疾病、遗传性疾病、血液系统疾病、血管炎等）的证据，这些疾病与本次卒中相关，且可通过血液学检查、脑脊液检查，以及血管影像学检查证实，同时排除大动脉粥样硬化或心源性脑卒中的可能性。

六、病因不确定

系指未发现能解释本次缺血性脑卒中的病因。

1. 多病因　发现两种以上病因，但难以确定哪一种与该次脑卒中有关。

2. 无确定病因　未发现确定的病因，或有可疑病因但证据不够强，除非再做更深入的检查。

3. 检查欠缺　常规血管影像或心脏检查都未能完成，难以确定病因。

（山西省心血管病医院　陈小飞）

第2章 短暂性脑缺血发作

短暂性脑缺血发作是由颈内动脉或椎-基底动脉系统短暂性血液供应不足引起的一过性局灶神经功能缺失，以反复发作短暂性失语、瘫痪、视觉或感觉障碍，以及复视、眩晕、吞咽困难、共济失调为特点，临床症状一般持续 10～15 分钟，多在 1 小时内恢复，绝对不超过 24 小时；不遗留任何神经功能缺损的症状和体征，影像学检查无责任病灶。患者多次短暂性脑缺血发作后，往往转变为进行性或完全性卒中，如治疗措施不及时、有效，其致死、致残的概率大大增加。特别提醒，针对短暂性脑缺血发作患者需按神经内科急症处理。

第一节 发病机制

一、微栓子学说

有关短暂性脑缺血发作发病机制的学说有很多。目前国内外学者普遍认为微栓子学说是引起短暂性脑缺血发作最主要发病机制。微栓子主要来源于动脉血管壁粥样硬化损伤处（附壁血栓、粥样硬化斑块、胆固醇结晶、血小板聚集物等）和心脏附壁血栓，微栓子脱落阻塞小动脉，当栓子被血液冲向远端或碎裂时临床症状消失。主要证据如下：①发作性黑矇患者的视网膜动脉可检查出微栓子；②颈动脉短暂性脑缺血发作行血管造影检查，显示同侧颈动脉分叉处有斑块者占 50%；③血管管径狭窄 75% 以上时会引起血流动力学改变而引起短暂性脑缺血发作，但是，很多报道发现颈动脉狭窄 60% 的患者相比梗阻患者更易引起短暂性脑缺血发作，TCD 动态监测大脑中动脉可发现数量不等的微栓子，这说明此类短暂性脑缺血发作系损伤处栓子脱落而非血流动力学改变所致；④心房颤动、心脏瓣膜病合并短暂性脑缺血发作易发生栓塞性脑梗死。

二、血流动力学改变

脑部某个区域的血流量减少到足以损害神经元功能时，就会引起脑组织局部缺血临床症状，如果在发生永久性损害之前，恢复该区域氧和葡萄糖的供给，则受损神经功能可恢复正常，其临床症候也完全消失，这说明脑神经存在"缺血边缘域"。短暂性脑缺血发作的发生，主要是区域脑组织低灌注时间长，但尚未达到引起梗死的程度，这一点已在 PET-CT 检查上得到证实。血流动力学改变引起短暂性脑缺血发作的常见原因有以下几点。

（1）医源性或直立性低血压，尤其使用血管扩张药（钙离子拮抗药、硝酸甘油等）时容易发生。

（2）40％短暂性脑缺血发作患者可同时伴有心律失常、房室传导阻滞，心肌损害可使脑局部血流量突然减少而发病，是一种常见的类型。

（3）锁骨下动脉盗血综合征是椎 - 基底动脉供血不足的常见原因，这种"盗血"现象多数在对侧椎动脉或颈动脉梗阻时出现。

（4）单纯脑血流量下降，心搏出量下降、血压下降、血容量下降时很难引起短暂性脑缺血发作；一般先有脑血管内壁病变导致血管狭窄、狭窄远端的血流动力学变化，如机械压迫、先天畸形、粥样硬化等动脉严重狭窄或梗阻等情况，此时患者如突然发生一过性血压过低，或出现消化道失血、严重腹泻、高热脱水等情况，由于脑血流量减少，诱发短暂性脑缺血发作，待血压回升后，短暂性脑缺血发作症状消失。

（5）颈动脉扭曲、过长、打结或椎 - 基底动脉迂曲、延长及受颈椎骨质增生压迫，当猛然向一侧转头到某一特定体位时，即可引起短暂性脑缺血发作，当回转头到正常体位时，短暂性脑缺血发作症状可缓解。

三、血管痉挛学说

脑内动脉系统硬化斑块使血管腔狭窄，局部血流产生加速旋涡流引发血管痉挛；局灶性血管壁的局灶刺激，如蛛网膜下腔出血、血栓栓子流过对血管壁的刺激等也会引发血管痉挛，导致相应病变的血管远端缺血，出现短暂性脑缺血发作，旋涡减速或刺激减弱时症状消失。

高血压脑病患者是一个特例，因为持续性高血压超过脑血管自我调节能力的高限后，导致脑血流量增加，脑组织过度灌注，局部脑组织充血、水肿，从而出现偏瘫、失语、皮质盲等症状的短暂性脑缺血发作。

四、血液成分的异常

血黏度增高导致血流减慢，产生类似动脉狭窄、心搏出量下降、脑灌注压下降的结果，最终形成血栓。升高血黏度的成分主要有红细胞、胆固醇和纤维蛋白原。同血流动力改变一样，血液成分改变往往也是在血管狭窄或梗阻导致局灶脑血流量处于临界水平的基础上发生。

第二节　诊断要点

一、临床表现

通常将短暂性脑缺血发作分为颈动脉系统和椎 - 基底动脉系统两大类，前者约占90％，后者占10％。流行病学资料表明，好发于55岁以上中老年人，男性多于女性。正常人群中每年发病率为0.31％～0.64％，随着年龄的增长发病率呈指数递增，75岁以上人群年发病率可达2.93％。由于缺血部位不同，症状表现也不尽相同，一般高峰在2～5分钟，持续数分钟，多在 1 小时内缓解；若持续超过 1 小时，则 24 小时内缓解率仅有 14%。

1. 颈动脉系统短暂性脑缺血发作　持续时间较短，但容易引起完全性卒中。颈内动脉起始处或虹吸部是动脉狭窄好发部位，当 Willis 环发育不全导致一侧大脑中、前动脉侧支循环建立不充分，或当局部动脉堵塞同时侧支血流减少时，都可能引发短暂性脑缺血发作。这种发作具有重复性、刻板性特点，发作频率从每日几次到每年几次不等。常见单侧视觉和大脑半球症状异常，表现为一过性失明，黑矇，视物模糊，视野中黑点、闪光或者一侧面部麻木，肢体无力，失语，认知能力下降等。

依照栓子的大小，堵塞动脉的不同部位，表现出不同的临床症状。堵塞大脑中动脉主干时，会产生深部白质、基底节及内囊对侧支配区偏瘫；软脑膜侧支循环障碍可产生皮质症状，优势半球失语、非优势半球感觉缺失。小栓子堵塞大脑中、前动脉分支，出现对侧运动或感觉系统缺血症状，表现为手、上肢麻木或力弱。颈内动脉近端分支——眼动脉堵塞，会出现单侧视觉障碍。

2. 椎 - 基底动脉系统短暂性脑缺血发作　主要表现为脑干、小脑、枕叶、颞叶及脊髓近端缺血性神经功能障碍。椎动脉远端或椎 - 基底动脉结合处血供不足会出现头晕伴有或不伴有眩晕，特别是内听动脉供血受到影响；一侧身体麻木感、构音障碍或复视，单肢无力、笨拙或姿势调节能力丧失；短暂性全面性遗忘。基底动脉中段或近段狭窄会致脑桥缺血，引起四肢无力、麻木，头晕或头沉重感。基底动脉尖或大脑后动脉近端缺血可表现出明显困倦、眼睑下垂、眼球麻痹、复视、偏盲等，少数可有意识障碍或猝倒发作。

栓塞性短暂性脑缺血发作持续时间相对较长，可以持续几个小时，常以突发性、不连续性、单发性为特点，常伴有糖尿病、高血压、心脏病和高脂血症等疾病。全面搜寻栓子来源，对预防再次发作或卒中加重意义重大。同时，需要与其他急性脑血管病和其他病因相鉴别。

二、辅助检查

辅助检查的目的在于确定或排除短暂性脑缺血发作可能需要特殊治疗手段的病因，尽可能降低相关危险因素，改善预后。

（一）脑 CT 检查

脑 CT 有助于排除其他颅内病变。短暂性脑缺血发作患者，理论上因无真正病灶存在，所以脑 CT 检查结果应当是正常的。但在临床实践中，可以遇到一部分患者有以下改变：全脑或局限性脑萎缩；内囊、丘脑、脑桥、放射冠等部位的陈旧的腔隙性梗死。约有 20% 的腔隙性脑梗死其临床表现可与短暂性脑缺血发作类似，病愈后遗留 0.2～1.5cm 大小不等的梗死灶。

（二）脑 MRI 检查

脑 MRI 阳性率比脑 CT 更高，脑组织缺血后 6 小时内会有细胞水肿，脑组织含水量增加 2%～3%，T_1 加权像、T_2 加权像时间延长，所以 MRI 比 CT 可以更早地显示病变。有少部分患者在症状恢复后几天仍可以见到长 T_1 和长 T_2，或 T_2 高信号、T_1 低信号，说明这部分患者短暂性脑缺血发作实质上是腔隙性脑梗死。

（三）脑血管造影检查

计算机体层摄影血管造影（CTA）和磁共振血管成像（MRA）可以判断有无血管狭窄及畸形，但对血管狭窄程度的判断有时会过度或不足，两者可用于初步筛查。评估血管病变的"金标准"是数字减影血管造影（DSA），但此项检查有一定创伤性，需要由经特殊培训的专业技术人员操作，且价格较昂贵，存在 0.5%～1.0%严重并发症的发生率，所以应掌握好适应证。

（四）超声检查

1. *颈动脉彩色超声*　可显示动脉粥样硬化斑块，是最基本的检查手段，对轻、中度狭窄或者完全性血管阻塞患者价值较低。

2. *经颅多普勒超声（TCD）*　对发现颅内大血管的狭窄、进行栓子监测、血管造影前的评估及判断侧支循环的建立等方面有帮助。

3. *超声心动图*　可以判断心功能，发现房室间隔异常、附壁血栓、赘生物等病变，判定心源性栓子的来源。

4. *其他检查*　对短暂性脑缺血发作无特异性标准化辅助化验。除血、尿、便常规，肝、肾功能，红细胞沉降率（血沉）、血糖、血脂及心电图等常规检查外，如有家族史或静脉血栓者，应着重注意血红蛋白、红细胞、血小板计数、凝血指标、D- 二聚体等血栓前状态的检查，与动脉粥样硬化有强相关性的如高半胱氨酸血症，老年慢性病患者，伴有高血压、高血糖（糖尿病）、高血脂即"三高症"者，应做更全面的检查。总之，检验及检查项目要因人而异。

三、诊断与鉴别诊断

据统计，短暂性脑缺血发作后 90 天内发生脑梗死概率为 10%，有短暂性脑缺血发作的患者是无短暂性脑缺血发作患者的 13 倍，短暂性脑缺血发作超过 1 小时后发生脑梗死的可能性为 84%。发作频率高的短暂性脑缺血发作（＞2 次/日或＞5 次/3 个月）、动脉血管基础差（狭窄＞70%）、不稳定斑块脱落、心房颤动、高龄、合并糖尿病等情况较易进展成脑梗死。绝大多数短暂性脑缺血发作患者就诊时症状已消失，所以病史采集就显得尤为重要。明确短暂性脑缺血发作诱因，颈动脉搏动减弱，眼眶或颈总动脉，锁骨上窝处血管杂音，发作时的典型神经功能缺损的症状及持续时间长短，是否伴有慢性病史等情况，对指导进一步辅助检查、诊断及治疗具有重要意义。

短暂性脑缺血发作是神经科最有治疗价值的病症之一，为此把短暂性脑缺血发作视为神经科急症。

（一）诊断

1. 患有高血压、糖尿病、动脉粥样硬化、心脏病、高脂血症等卒中危险因素的中老年患者。

2. 典型的颈动脉或椎动脉系统供血不足的症状或两组以上症状合并出现。

3. 特点为症状的突发性、反复性、短暂性和刻板性，尽快完善以下检查。

（1）颅脑 CT 检查和无创伤性颅脑血管检查，为了解血管情况和排除脑出血、脑肿瘤等疾病。

（2）血液系统的检测，如凝血指标、血黏度、D-二聚体、血细胞比容等，为了解血液成分情况对疾病的影响程度。

（3）心脏超声和心电图检查，目的是确定患者有无心肌梗死，心律失常和心脏功能、结构改变。

（4）进一步可行脑 MRI、MRA/CTA 或 DSA 检查，以协助诊断。

（二）鉴别诊断

包括晕厥、偏头痛、心源性栓塞、脑膜瘤、心律失常、慢性硬膜下血肿、脑内寄生虫病、自主神经功能不全等。

第三节 治 疗

短暂性脑缺血发作是公认的缺血性卒中最重要的独立危险因素，要抓住时机、正确治疗短暂性脑缺血发作，有效预防脑卒中的发生。重点在于积极治疗已发现的病因；减少并预防复发，保护脑功能；动脉斑块或血栓严重者行血管内介入治疗或动脉内膜剥离术。

一、降低危险因素

纠正低血压或血容量不足等血流动力学异常；积极治疗冠心病、心脏瓣膜病、心律失常等心脏疾病；控制高血压、血糖水平、高脂血症；稳定颈动脉粥样硬化斑块或改善血管狭窄，改变不良生活习惯，不吸烟、酗酒等。这些危险因素是短暂性脑缺血发作发病的基础，因此，防治短暂性脑缺血发作的关键在于控制病因，治疗也应强调个体化。

二、内科治疗

1. 抗血小板聚集治疗　发生短暂性脑缺血发作后及时行抗血小板治疗可以明显降低复发率，对反复发作的患者能有效防止其进展为完全性卒中。

（1）阿司匹林：国内推荐单药治疗为主，除少数心源性短暂性脑缺血发作、冠状动脉疾病或冠状动脉支架植入术后早期患者外，大多数患者首选阿司匹林，此药属于环氧酶抑制药，起效迅速，长期服用出现胃肠道刺激症状甚至引发胃肠道出血，有严重消化性溃疡和出血倾向者禁用。平均有效药量为每日 150mg，急性发作期可增加至每日 300mg，2 周后减为每日 75 ～ 100mg。

（2）氯吡格雷：不能耐受阿司匹林患者可以选择氯吡格雷，作用机制是抑制二磷腺苷（ADP）诱导的血小板聚集，数天才能起效，安全性高于阿司匹林，最常见的不良反应是腹泻和皮疹。常规药量为每日 75mg。

（3）阿司匹林与缓释双嘧达莫联合制剂：在欧美，推荐首选阿司匹林与缓释双嘧达莫联合制剂，双嘧达莫是磷酸二酯酶抑制药，药效是两种药单独使用的 2 倍，卒中率分别比单独使用阿司匹林和双嘧达莫减少 23.1％和 24.7％。

2. 抗凝治疗　目前国内多数学者不推荐抗凝作为常规治疗，但对于伴有心房颤动或心脏瓣膜病的患者（风湿性心脏病瓣膜病除外）推荐使用抗凝治疗，发作频繁或椎 - 基底动脉系统短暂性脑缺血发作也应考虑抗凝。

（1）华法林：为常用口服抗凝血药物，监测国际标准化比值（INR）维持在 2.0～3.0，凝血酶原时间为正常值的 1.5 倍，3 日后维持量为每日 2～6mg，有严重出血倾向、重度高血压病或严重肝肾疾病者禁用。

（2）低分子肝素钠：如病情需要可选择皮下注射低分子肝素钠 200U/kg，每日 1 次；或每次 100U/kg，每日 2 次。治疗深静脉血栓形成可皮下注射低分子肝素钙 100U（0.01ml）/kg，每日 2 次；6～10 日为 1 个疗程。

3. 脑血管扩张药或扩容药　对于脑血管狭窄、痉挛，低血压或血容量不足导致低灌注而引发短暂性脑缺血发作患者，可以考虑使用脑血管扩张药及扩容药。常用血管扩张药有尼莫地平、盐酸氟桂利嗪，两者均属钙拮抗药，有阻止 Ca^{2+} 内流、防止血管痉挛、改善微循环的作用；扩容药有低分子右旋糖酐、倍他司汀、前列地尔、羟乙基淀粉等，对增加血容量有所帮助。扩张血管时应注意监测血压，调控血压保持稳定或保持在比平时血压稍高的水平。

4. 脑保护药　脑保护药的临床效果显著。可选用吡拉西坦、胞磷胆碱、丁基苯酞等。

三、外科治疗

若反复发作短暂性脑缺血发作，经抗血小板、抗凝治疗效果不佳，且动脉狭窄＞70%者，为防止进展成完全性卒中，建议行手术治疗。包括颈动脉内膜切除术（慢性颈内动脉完全闭塞超过 2 周及有严重全身疾病不能耐受手术者禁用）、颅外 - 颅内动脉吻合术（对血管中度狭窄或闭塞者为最佳适应证）、神经介入治疗（狭窄血管成形术和支架植入术，对无症状性脑动脉狭窄＞70%，或者狭窄＞50%合并卒中者，优点是出血少、定位精确、疗效显著、恢复快、并发症低，其远期疗效尚待观察）。术中使用脑保护装置（EPD）可使颈动脉血管成形和支架植入术相关卒中风险降低到 2%以下。

第四节　预　后

不同病因短暂性脑缺血发作其预后也有所不同。70%的患者表现为大脑半球的短暂性脑缺血发作症状，伴有颈动脉狭窄的患者有 40%在 2 年内会再次发作；椎 - 基底动脉系统短暂性脑缺血发作发生完全性梗死的概率低于颈内动脉系统；短暂性脑缺血发作单眼症状发作的患者预后较理想。未经治疗的短暂性脑缺血发作患者，约 1/3 发生完全性脑梗死，1/3 反复发作后有不同程度的脑功能损害，1/3 可完全缓解。

第五节　可逆性缺血性神经功能缺失

可逆性缺血性神经功能缺失是指神经功能缺失的症状持续 24 小时以上，而在 3 周内可以完全缓解且无任何后遗症状，可急性发病，也可缓慢进展，发病后神经缺失症状较轻。临床表现为运动或感觉障碍、失语、构音障碍等,其发病率较低。

Loeb 在 1018 例卒中患者中仅观察到有 42 例 3 周内病情完全恢复,认为本病临床属于少见,约占卒中患者 4.1%。发病突然,通常累及颈内动脉系统,偏瘫很少伴有意识障碍;颅脑 CT 正常,血管造影可以发现动脉狭窄或阻塞;预后差,以后可能出现大面积脑梗死或出血导致死亡。1975 年,美国国立卫生研究院(NIH)疾病分类将其正式定义为"可逆性缺血性神经功能缺失"。

一、临床表现

急性缺血性脑卒中包括短暂性脑缺血发作、可逆性缺血性神经功能缺失和完全恢复性脑卒中。短暂性脑缺血发作最常见,其次是可逆性缺血性神经功能缺失,78%～85%的可逆性缺血性神经功能缺失病例伴有颈内动脉粥样硬化,发生于椎 - 基底动脉系统者占 15%～20%,由心源性栓子所致者占 5%～10%,其他少部分原因有血流动力学、血液成分异常、凝血异常等。发病形式上可呈急性表现,也可缓慢进行。多数表现为运动障碍、感觉障碍、失语、构音障碍等,伴有意识障碍者少见。

二、辅助检查

有学者对缺血性发作患者的脑 CT 检查结果进行统计分析后发现,36% 有梗死灶,其中可逆性缺血性神经功能缺失和小卒中的阳性率高于短暂性脑缺血发作;短暂性脑缺血发作、可逆性缺血性神经功能缺失和小卒中三者梗死的类型与部位也极相似。

有学者主张将短暂性脑缺血发作、可逆性缺血性神经功能缺失及小卒中视为同一种病理过程中轻重程度的不同阶段,而并非不同的临床类型。可逆性缺血性神经功能缺失的再发率远少于短暂性脑缺血发作,其演变为脑梗死的概率亦低于短暂性脑缺血发作。临床诊断为可逆性缺血性神经功能缺失的患者行 CT 或 MRI 检查,有一部分呈小灶性脑梗死表现。持续时间短的可逆性缺血性神经功能缺失脑血流情况的变化与短暂性脑缺血发作相似,单光子发射计算机断层(SPECT)显像在发作时及缓解期均表现为脑组织局部血流量低下。

三、治疗

与短暂性脑缺血发作大同小异,因人而定。

(山西省心血管病医院　韩彦青　西　颖)

第3章　脑梗死

脑梗死又称缺血性脑卒中，是指颈内动脉系统和（或）椎 - 基底动脉系统因缺血导致脑组织的缺血、缺氧，进而发生坏死、软化，引起神经功能障碍的疾病。脑梗死类型包括动脉粥样硬化血栓形成性脑梗死、栓塞性脑梗死、出血性脑梗死、腔隙性脑梗死、多发性脑梗死和分水岭脑梗死等。脑组织坏死后吸收水分而液化，尸检时触摸坏死后脑组织变软，故又称脑软化。

由于颈内动脉或脑动脉管壁粥样硬化在某些条件下逐渐进展形成血栓，使管腔狭窄甚至闭塞，导致局灶性脑供血不足；或异常物体（心脏赘生物、脂肪、空气、肿瘤细胞等）随血液循环进入颈内动脉或脑动脉，造成血流被阻断或血流量骤减，导致相应供血区域脑组织缺血、缺氧而发生软化、坏死。前者称为动脉粥样硬化性血栓形成性脑梗死，占本病的40%～60%，后者称为栓塞性脑梗死，占本病的15%～20%。腔隙性脑梗死系高血压小动脉粥样硬化引起的脑动脉深穿支闭塞形成的微小梗死，少数病例可由动脉粥样硬化斑块脱落崩解导致的微栓塞引起，病灶直径 < 1.5cm。发病率占脑梗死的20%～30%。

脑梗死约占全部脑卒中的75%，病死率平均为10%～15%。致残率极高，且极易复发，复发性脑梗死的病死率会大幅度增加。

第一节　动脉粥样硬化性血栓形成性脑梗死

动脉粥样硬化性血栓形成性脑梗死，简称动脉粥样硬化性脑梗死，是临床最常见的急性缺血性脑血管疾病，由于脑动脉粥样硬化使管腔内膜粗糙，当发生血压下降过低、血流缓慢、血黏度增高、血小板增多、凝血功能亢进时促进血栓形成，使脑血管的管腔狭窄或闭塞而导致急性脑供血减少，引起局部脑组织缺血性坏死，出现局灶性神经系统损害的症状。

一、发病机制

（一）血管壁病变

正常血管内膜是由一层光滑完整的内皮细胞所覆盖，是血液和组织间的屏障，并且对维持正常血流状态有重要作用。当血管内皮细胞功能发生变化和受到损害时会使内皮细胞剥离，这时血浆中的胆固醇、类脂等脂类物质和巨噬细胞浸润血管内膜，导致平滑肌细胞增生，最终形成动脉粥样硬化斑块。本病多见于 40 岁以上的男性和绝经后的女性，因为随着年龄的增长，糖尿病、继发性血脂异常或高血压的发病率显著增高，持续的高血压可通过机械性刺激，损伤直径＞ 200μm 的血管而发生动脉粥样硬化，当动脉内膜增厚时容易出现溃疡面，在溃疡内膜下层分泌一些物质如胶原蛋白和凝血因子等启动凝血过程，从而激活纤维蛋白，与黏附在溃疡面的血小板共同作用形成血栓。因此，由动脉粥样硬化斑块，以及进一步形成的血栓或脱落的斑块会使动脉管腔狭窄或闭塞，导致脑组织局部动脉血流灌注减少或中止。高血压也可以直接作用于直径 50 ～ 200μm 的脑小动脉（如脑底部的穿通动脉和基底动脉的旁中央支），导致这些小动脉壁发生血管透明脂肪样变，形成微栓塞或微动脉瘤。

（二）血液成分的改变

血液中有形成分，尤其是血小板极易黏附在病变血管内膜处，释放出多种生物活性物质以加速血小板的再聚集，形成附壁血栓。血液成分中胆固醇、脂蛋白、纤维蛋白等含量的增加，可使血黏度增高；红细胞表面负电荷降低可导致血流速度减慢，血液病（如真性红细胞增多症、血小板增多症、白血病、严重贫血等）均易促使血栓形成。

由于白细胞变形能力差，直径比毛细血管（10μm）大，在流经毛细血管时不能及时变形，暂时堵塞细微血管入口处、分支处、狭窄处，引起微循环血流缓慢或暂时断流，这种现象称为"白细胞嵌塞"。在病理状态下，如感染性休克等因素所致白细胞数量显著增加，出现白细胞嵌塞，引起微循环障碍，可造成组织缺血、缺氧、酸中毒，甚至休克，危及生命。炎症本身也是导致血管损伤的重要原因。白细胞计数增高的白血病，可能导致毛细血管和小动脉阻塞而引起多发性脑梗死和（或）出血。

CRP 是人类急性反应蛋白，是反映炎症感染和疗效的良好指标，在很多疾病诊断上作为辅助判断依据，正常人血清含量＜ 10mg/L。超敏 C 反应蛋白（hs-CRP）是采用超敏感检测技术，准确检测出血清中低浓度 C 反应蛋白，提高了试验的灵敏度和准确度。血清 hs-CRP 水平与动脉粥样硬化及急性脑梗死的发生、严重程度及预后密切相关。有研究显示，在急性脑梗死老年患者中，CRP 升高者预后不佳，hs-CRP 含量与梗死面积、神经功能缺损程度相关，是脑梗死患者病变程度的指标之一；CRP 也参与了血栓形成和动脉粥样硬化的病理过程，是脑卒中的危险因素之一。对 CRP 升高者可通过抗感染治疗，有助于患者预后。CRP 水平还是评价大动脉炎和 Takayasu 动脉炎患者炎性活动的重要指标。

（三）血流动力学异常

血液流变学改变是急性脑梗死发病的另一个重要因素。通过对脑梗死动物模型的先兆症状研究发现，血细胞比容增高可降低脑血流量，如果同时降低动脉压则容易发生脑梗死。

血压的改变是影响脑血流量的重要因素之一，血压过高或过低都影响脑组织的血液供应。当平均动脉压＜ 70mmHg（9.33kPa）或＞ 180mmHg（24kPa）时，引起脑灌注压下降，脑内小动脉扩张、血流速度变得缓慢，即血液处在低切黏度状态。有学者认为，低切黏度状态对脑血栓形成有促发作用，若同时伴有动脉粥样硬化则更容易形成血栓，这与脑梗死易发生在熟睡或静止状态相吻合。

原发性高血压是脑血管病的重要独立危险因素之一，患者动脉粥样硬化发病率明显增高，而动脉因粥样硬化所致的狭窄又可引起继发性高血压，两者之间相互影响，相互促进。依照其发生原因、机制及发展速度和阶段的不同，主要从对血管壁损害和血流动力学改变两方面起作用，最终促发脑梗死。

一、病理改变

脑动脉闭塞 6 小时内脑组织改变不明显。8 ～ 48 小时，缺血的中心部位组织开始软化、肿胀，肉眼观察灰白质界线不清，镜检可见组织结构浑浊，神经细胞及胶质细胞变性、坏死，毛细血管轻度扩张、周围可见液体或红细胞渗出。2 ～ 3 日后周围组织水肿达到高峰，梗死面积大者水肿区相对较大，严重时半侧脑组织水肿、中线结构移位形成脑疝；相反，梗死面积小者水肿面积也小，水肿区脑回变平、脑沟消失。4 ～ 7 日时病变区明显变软，脑组织开始液化，神经细胞消失，吞噬细胞大量出现，星形胶质细胞开始增生。21 ～ 28 日时病变组织萎缩，坏死组织由巨噬细胞清除，胶质细胞及毛细血管增生完全，小病灶形成胶质瘢痕，大病灶形成卒中囊。

尸体标本上显示两种情况：常见的动脉粥样硬化性血栓形成性脑梗死称为白色梗死，还有一种情况称为出血性梗死或红色梗死，是指血栓机化的管腔血液再通或者梗死区周围组织缺血再灌注，血管脆性增加而引发血管破裂出血。

三、参与动脉粥样硬化性血栓形成性脑梗死的病理变化因素

1. 血管活性物质的含量变化　目前研究最多，也被认为对血栓形成最重要的一种血管内活性物质是一氧化氮（NO）。NO的作用与其产生的时间、组织来源及产生总量等有密切关系。脑梗死早期，在钙/钙调素（Ca^{2+}/CaM）存在的前提下，使得内皮细胞的组织型NO合成酶激活，引起NO短期释放，使血管扩张，这对脑组织供血、供氧是有益的，也可以理解为脑组织的一种自我保护机制。脑梗死后 1 ～ 2 日时，NO 在巨噬细胞或胶质细胞产生的诱生型 NO 合成酶作用下，源源不断地被释放出来，这种酶的激活是不依赖于钙/钙调素的，也就是说诱生型 NO 合成酶只在病理状态下被激活。此时，持续产生 NO 便可引起细胞毒性作用而产生大量细胞毒性物质，这些毒性物质在血管壁内沉积就会对血管壁产生损伤，损伤的组织易受到病毒、细菌等物质的攻击，进一步促使淋巴细胞、T 细胞等炎症细胞在受损部位聚集，对病毒、细菌进行清除，从而使血管内皮平滑肌细胞不断增生、增厚。

人体的血管每时每刻都向全身各个脏器运送血液，一直处在高负荷工作的状态，这就要求血管内皮细胞是一种结构致密、不易受到攻击的组织，所以机体的自我防御机制是保护它不

受破坏。在血管内毒性物质持续沉积等病理因素的存在下，这种防御措施一直存在，久而久之便出现内膜结缔组织增厚等病理性改变，最终导致血管硬化、斑块形成。所以，脑梗死急性期诱生型 NO 合成酶被激活最终使血管内皮增生，被认为是加重缺血性损害的一个重要原因。

此外，急性脑血管病发病过程中，肿瘤坏死因子、内皮素、降钙素基因相关肽、神经肽 Y、降压素的含量也有明显增高。这些细胞因子均是对心脑血管系统具有重要调控作用的神经内分泌多肽。所以，逆转这些改变，积极控制这些物质之间的平衡紊乱，也将有助于降低急性脑血管病的病死率和致残率。

2. 下丘脑 - 垂体 - 性腺轴的异常　研究表明，神经与内分泌两大系统各有其特点又密切相关，共同调控机体内、外环境的平衡。急性脑血管病时，下丘脑 - 垂体激素的释放增强。这可能与病变直接侵犯下丘脑 - 垂体或由于脑水肿影响到下丘脑 - 垂体的供血，导致该部位的血液循环障碍有关。

机体处于脑血管病急性期的应激状态下，能通过自身调节来影响内分泌功能，不同性别、不同梗死类型所导致的激素变化也不相同。其中，下丘脑 - 垂体 - 性腺轴的功能改变比较显著，主要表现为与神经递质的调节障碍有关的性腺激素类、多巴胺、去甲肾上腺素和 5- 羟色胺等单胺类物质分泌的增加，势必导致雌激素水平降低，雌激素水平的降低又可能是脑卒中发病的另一个重要原因。

3. 凝血因子的改变　研究发现，在缺血性脑卒中的各种类型中均存在凝血因子的升高，而且 FVHa 能反映高凝状态的实际情况。所以，FVHa 活性增高可以看作是缺血性脑血管病的一个独立危险因子。有学者认为，可以通过测定血浆 FVHa 水平来评估血液高凝状态，并作为缺血性脑卒中的一个危险因素来进行筛查。

四、主要临床表现

动脉粥样硬化性血栓形成性脑梗死以中老年人多见，多见于伴有高血压，动脉粥样硬化，冠心病，糖尿病，高脂血症及吸烟、饮酒等不良嗜好者；血栓形成性脑梗死起病缓慢，从发病到病程高峰由数十分钟到数天时间不等，常在睡眠中或安静休息时发生，约 1/4 的患者曾有短暂性脑缺血发作病史。

临床症状与脑损害的部位、闭塞血管的大小及缺血程度、既往慢性疾病，以及是否并发其他重要脏器损害等情况有密切关系。轻者可以完全没有症状，即无症状性脑梗死；也可以表现为反复发作的肢体瘫痪或眩晕，即短暂性脑缺血发作。重者有肢体瘫痪、急性昏迷，甚至死亡；如病变影响大脑皮质，还可以在急性期（1 天内发病最高）出现癫痫发作，常见症状有以下几种。

1. 主观症状　头痛、头晕、眩晕、恶心、呕吐、运动性和（或）感觉性失语等。

2. 脑神经症状　双眼向病灶侧凝视，中枢性面舌瘫，饮水呛咳、吞咽困难（假性延髓性麻痹）。

3. 躯体症状　不同程度的肢体偏瘫、偏身感觉减退、步态不稳、大小便失禁等。

4. 并发症 / 后遗症　卒中后抑郁、血管源性痴呆、血管源性帕金森综合征等。

五、临床分类及表现

根据不同的分类标准可有多个分类方法，常见的是以下两种分类。

1. 根据梗死的发病时间、进展速度及严重程度，可将动脉粥样硬化性脑梗死分为以下 4 种类型。

（1）完全型脑梗死：一般病情较重，完全性偏瘫最为常见，发病 6 小时内病情即达到高峰。

（2）稳定型脑梗死：发病后病情倾向于稳定无明显变化，一般认为颈内动脉系统缺血发作 24 小时以上或椎 - 基底动脉系统缺血发作 72 小时以上，病情稳定无进展可考虑稳定型脑梗死。此类型脑 CT 所见多数情况下能发现与临床症状相符的梗死灶，这也提示脑组织已经有不可逆的损害。

（3）进展型脑梗死：指梗死发生 6 小时至 2 周后病情仍在进行性加重，约占 40%。造成病情进展原因很多，如血栓的扩展、其他血管或侧支血管的阻塞、脑水肿、高血糖、感染、心肺功能不全、电解质紊乱等，最常见的是前两种原因。

（4）可逆性缺血性神经功能缺损：指缺血性局灶性神经动能障碍多在 72 小时内才完全恢复，最长不超过 3 周，不遗留任何症状。脑 CT 无阳性梗死病灶。

2. 根据病变累及的血管不同，主要分为以下两类。

（1）颈内动脉系统

①颈内动脉闭塞：有症状者可以有类似大脑中动脉闭塞的症状，如病灶对侧偏瘫、偏身感觉减退、同向性偏盲、Honer 征（患侧瞳孔缩小、眼球内陷、上睑下垂及面部无汗），优势半球受累还可有失语。颅内或颅外段颈内动脉闭塞占缺血性脑卒中的 1/5，在颈内动脉粥样硬化性闭塞的病例中近 15% 出现先兆症状，最常见的有一过性同侧视网膜动脉缺血（眼动脉由颈内动脉虹吸段发出）引起的单眼（黑矇）失明。病情严重程度取决于颈内动脉闭塞的程度、侧支循环的供给、闭塞的快与慢。

颈内动脉闭塞而临床上不出现任何症状，主要依靠脑底 Willis 动脉环的完整（脑底动脉环发育健全），以及颈外动脉的分支——颌内动脉与颈内动脉的分支——眼动脉之间的侧支循环建立，对颈内动脉慢性闭塞能有完全代偿的功能，所以其供血范围内的脑组织不发生梗死。这从脑动脉造影用于临床后已有一些病例报道，烟雾病（Moyemoya 病）的报道也是另一侧面的证据。

②大脑中动脉闭塞：是缺血性脑卒中最常累及的血管，因阻塞部位的不同，所表现出的临床症状也不尽相同。

大脑中动脉主干闭塞发生在大脑中动脉发出豆纹动脉的近端，其临床表现是大脑中动脉闭塞中最完全、最严重的一种。在大脑前、后动脉代偿较差的情况下，大脑中动脉供血区域全部受累，表现为病变对侧偏瘫（面舌和上肢重，下肢轻）、偏身感觉障碍和偏盲，优势半球侧动脉主干闭塞还可有失语、失写、失读；由于梗死面积大，可出现颅内压增高、昏迷、脑疝，乃至死亡。

a. 大脑中动脉深穿支或豆纹动脉闭塞：病灶对侧偏瘫，一般无感觉障碍或同向偏盲，优势半球受损可有失语。

b. 大脑中动脉各皮质支闭塞：病灶对侧偏瘫，以面部及上肢为重；优势半球受累可引起运动性失语、感觉性失语、失读、失写、失用，非优势半球受累可有偏侧忽略症等体像障碍。

大脑中动脉是颈内动脉的终末支，颈内动脉闭塞时只出现大脑中动脉闭塞的临床表现。

③大脑前动脉闭塞：相对比较少见，来自颈外或心脏的栓子更容易进入管径较大、血流较快、血管走行较顺的大脑中动脉。若前交通动脉完整，当一侧大脑前动脉近端闭塞时，其动脉远端通过前交通动脉的代偿可以无任何临床症状，当前交通动脉闭塞或先天发育不全时，一侧大脑前动脉闭塞则会有以下表现：皮质支闭塞，病灶对侧下肢的感觉、运动障碍，伴有尿潴留。深穿支闭塞，病灶对侧中枢性面瘫、舌肌瘫及上肢瘫痪，还可出现情感淡漠、欣快等精神异常。瘫痪的特征是下肢重、上肢轻，面舌可以不受累。

（2）椎 - 基底动脉系统：椎 - 基底动脉不同部位的旁中央支和长、短旋支闭塞，可导致脑干或小脑不同水平的梗死，临床表现主要有以下几种：交叉性瘫痪，同侧脑神经瘫痪（单或多）伴对侧运动和（或）感觉功能缺失，双侧运动和（或）感觉功能缺失；眼的协同运动障碍（水平或纵向）；小脑功能缺失不伴同侧长束征，孤立的偏盲或同侧盲，高级皮质功能障碍也可见于后循环障碍综合征，如失语、失认，有些症状、体征也可出现在后循环障碍综合征患者，如霍纳综合征、构音障碍、听觉障碍。

常见后循环（包括椎 - 基底动脉及其分支、大脑后动脉）障碍引起的临床综合征包括中脑腹侧综合征、脑桥腹外侧综合征、延髓背外侧综合征、基底动脉尖综合征、闭锁综合征等。

小脑梗死占急性脑梗死的 1.5%～2%，除伴脑干受损的表现外，典型临床表现称为急性小脑综合征：偏侧肢体共济失调、肌张力降低、平衡障碍和站立不稳，严重眼球震颤、眩晕、呕吐。随后出现继发性脑水肿、颅内高压，表现类似小脑出血。但小脑梗死在最初几小时可无头痛和意识障碍，与小脑出血鉴别需行脑 CT 检查。

后循环主要的动脉闭塞及其临床表现如下。

①小脑后下动脉闭塞：小脑后下动脉主要供血于延髓背外侧部，当闭塞时可引起延髓背外侧部综合征，表现为眩晕、恶心、呕吐、眼震、同侧面部感觉缺失、同侧霍纳征、吞咽困难、声音嘶哑、同侧肢体共济失调、对侧面部以下痛温觉缺失。小脑后下动脉的变异性较大，故小脑后下动脉闭塞所引起的临床症状较为复杂和多变，但必须具备两条核心症状，即损及疑核与脊髓丘脑束，出现病变一侧Ⅸ、Ⅹ对脑神经麻痹与对侧的痛温觉消失或减退。

②基底动脉闭塞：基底动脉主要供应脑干、小脑、大脑枕叶，该动脉大部分发生不完全性闭塞，临床表现多样性。基底动脉主干闭塞常引起广泛的脑桥梗死，可突发眩晕、眼球震颤、复视、交叉性瘫痪或交叉性感觉障碍、肢体共济失调，常伴有面神经、展神经、三叉神经、迷走神经及舌下神经的麻痹及小脑症状。严重者可迅速出现昏迷、中枢性高热、面部与四肢瘫痪、去大脑强直、消化道出血，呼吸、循环衰竭，甚至死亡。椎 - 基底动脉因部分阻塞引起双侧脑桥腹侧广泛软化，临床上出现闭锁综合征，患者表现为四肢瘫痪、面无表情、眼球外展不能、缄默无声、不能讲话，但神志清楚，能听懂人们的讲话，只能以眼球上下活动示意，即闭锁综合征。

③大脑后动脉闭塞：大脑后动脉分为中央穿支和大脑皮质支两组。皮质支闭塞：主要为视觉通路缺血引起的视觉障碍，病灶对侧同向偏盲或外上象限盲。大脑中动脉供血区域梗死虽可引起视野缺损，但大脑后动脉闭塞引起枕叶视皮质梗死，其视野缺损更加严重，出现对侧视野的同向偏盲，因为黄斑区血供是由双支动脉（大脑中、后动脉）供应，称为黄斑回避。也可出现无视野缺损或不能用视野缺损解释的其他视知觉障碍（识别可见物体、图片、颜色或图形符号的能力丧失）。中央穿支闭塞可导致丘脑梗死，出现为丘脑综合征，典型表现为病灶对侧偏身感觉减退伴感觉异常和丘脑性疼痛，对侧肢体锥体外系症状（如舞蹈样徐动症等）。

此外，大脑后动脉在中脑水平分成两支，基底动脉尖包括两侧大脑后动脉及其深穿支动脉、两侧小脑上动脉、远心端基底动脉及其脑干的分支血管，此处缺血性损害，双侧大脑后动脉可通过后交通动脉从颈内动脉获得血液供应；中脑梗死可引起的视觉障碍，包括垂直凝视麻痹、动眼神经麻痹、核间型眼肌麻痹和垂直眼球分离；当大脑后动脉闭塞累及优势半球枕叶皮质时，患者表现为命名性失语。

六、辅助检查

（一）脑 CT

脑 CT 平扫是最常用的检查，但大部分病例在起病超早期阶段（4～6 小时）CT 不易发现异常，只有部分大面积梗死可见一些轻微改变，如大脑中动脉高密度征、皮质边缘（岛叶）及豆状核区灰白质分界不清楚、脑沟变平、消失等。

需要指出的是：早期脑梗死出现 CT 上的变化最早需要 3～6 小时，晚的要 24 小时或者更长时间才出现典型表现。大部分病例在 24 小时后显示边界较清晰的低密度灶，但是对皮质或皮质下 < 5mm 的梗死灶，尤其是颅后窝的脑干和小脑梗死很难检出。如果临床上有典型的脑梗死症状而 CT 表现阴性时，应该在 24 小时内复查，或行 MRI 检查，以免漏诊。

在头颅 CT 平扫影像上如果看到颅内动脉，如颈内动脉、大脑中动脉、基底动脉或其他大动脉密度增高（CT 值 77～89Hu），此种征象称为颅内动脉密度增高征，即使没有看到其他异常，也要高度怀疑超急性脑梗死的可能。走行于大脑外侧裂的大脑中动脉血栓形成时，密度增高，在头颅 CT 平扫轴位影像上呈点状致密影，称为大脑中动脉点征。

脑梗死进入亚急性期时，水肿明显吸收，占位效应减弱或消失。多数情况下在 CT 平扫影像仍表现为低密度影，边界较急性期清楚；但有少数患者表现为等密度病变，不易被发现，即所谓"雾"状效应，原因是病变区内一些密度高低不同的成分（水、类脂质、空腔等低密度物质混合血液、钙化、铁质等高密度成分）混合在一起的平均效应。此时做增强扫描，非常有助于诊断。注射造影剂后，典型的脑梗死表现为脑回样增强，梗死区大脑皮质的脑回和基底神经节的神经核团增强。

当脑梗死进入慢性期，缺血坏死的脑组织被吞噬细胞清除，遗留含脑脊液的空腔，伴胶质增生，病变区仍为低密度，其 CT 值近似脑脊液，边界清楚，但体积缩小，患侧脑室扩大，蛛网膜下腔包括脑裂、沟、池增深、增宽，伴或不伴局部脑萎缩。

脑梗死随着时间的推移呈动态演变的过程，动态影像学检查可显示其急性期、亚急性期和慢性期的演变。

如需排除肿瘤、炎症、血管畸形等疾病，可进一步行 CTA、CT 灌注成像或注射造影剂增强显像，增强扫描能够提高病变的检出率，协助定性诊断。

（二）脑 MRI

MRI 对脑部缺血性损害的检出率优于 CT，弥散加权像能在脑梗死发生的 0.5～4 小时发现缺血组织的大小、部位，甚至可以显示皮质下、脑干和小脑的小梗死灶，发病 6 小时后梗死灶几乎都能在脑 MRI 的弥散加权成像上显示为高信号远远早于 T_2 等常规序列。早期梗死的诊断敏感性可达到 88%～100%，特异性达到 95%～100%，这是 MRI 扫描的优势。灌注加权像（PWI）是静脉注射顺磁造影剂后显示脑组织相对血流动力学改变的成像。灌注加权改变的区域较弥散加权改变范围大，目前认为弥散 - 灌注不匹配区域为缺血半暗带。

标准的 MRI 序列（T_1、T_2 和质子相）对发病几个小时内的脑梗死不敏感，在梗死亚急性期 T_1 加权像可显示低信号、T_2 加权像显示高信号。

在脑梗死亚急性期，由于血脑屏障破坏，蛋白质大分子渗入病变区，此时梗死区仍呈长 T_1、长 T_2，但 T_1 值、T_2 值略有缩短。MRI 增强药酸葡胺亦为蛋白样大分子，血脑屏障的破坏与梗死区过度灌流，在发病第 2～3 日强化最明显，与 CT 增强的形状相同，呈脑回样强化。

如果脑梗死面积小，慢性期 MRI 表现可逐渐恢复，在 T_1 与 T_2 加权影像上逐渐接近正常。如果梗死面积大，则可囊变与软化，其 T_1 与 T_2 更长，信号与脑脊液相同，边界清晰。在磁共振液体衰减反转恢复序列影像上因梗死灶周围胶质细胞增生呈高信号，并伴有局限性脑萎缩征象，如脑室扩大、脑沟加宽。

（三）其他检查

颈动脉彩色多普勒超声、经颅多普勒超声、MRA、CTA、DSA，可明确脑动脉及颈动脉有无狭窄或闭塞。经颅多普勒超声对判断颅内外血管狭窄或闭塞、血管痉挛、侧支循环建立程度有帮助，有学者主张可用于溶栓治疗的监控，对预后判断有参考意义。MRA 和 CTA 是无创检查，对判断受累血管情况、治疗效果有一定帮助。

DSA 是血管检查的"金标准"，已经达到微创、低风险水平，在开展血管内介入诊断、动脉内溶栓、取栓和球囊血管扩张及支架血管内成形治疗、治疗效果判断等方面具有得天独厚的优势。

（四）常规检验及检查

血、尿、便常规，肝肾功能、凝血功能，血糖、血脂及心脏情况等，对指导临床用药具有重要参考价值。必要时可行 24 小时动态血压 / 心电监测及心脏彩色多普勒超声，进一步明确心脏功能。

七、诊断与鉴别诊断

（一）诊断依据

1. 主要临床表现　多见于有高血压、糖尿病或心脏病病史的中老年人；常在安静或睡眠状态发病；多无恶心、呕吐、昏迷等全脑症状。前驱症状包括头痛、头晕、眩晕、短暂性肢体麻木或无力等，多数患者在脑梗死发病后意识清楚，但脑干梗死起病即可有昏迷，半球大面积梗死多在局灶症状出现后意识障碍逐渐加重，伴发重度脑水肿可能引起颅内压增高、脑疝，脑干受压或脑干本身有较大面积梗死时，早期出现意识障碍，严重者可导致死亡。

2. 辅助检查　血液生化检查、动脉彩色多普勒超声、脑 CT、脑 MRI、脑 MRA/CTA/DSA 等。常规 CT 及 MRI 可大致确定梗死灶部位。理论上临床症状结合血管成像（MRA、CTA、DSA）可确定病变血管所在。由于先天血管变异或后天血管病变的存在，而在临床溶栓时间窗内受到种种客观条件（如经济、技术、人力等因素）所限制，一般难以及时进行血管成像检查。

3. 引起缺血卒中的常见病因　由于动脉粥样硬化好发于大血管的分叉处及弯曲处，故血管堵塞多发于大脑中动脉、大脑前动脉的主要分支、颈内动脉的虹吸部及起始部、椎动脉及基底动脉中下段等；最常伴发的疾病包括高血压、糖尿病、高脂血症（高胆固醇血症、低高密度脂蛋白血症）、高同型半胱氨酸、高尿酸血症，以及不良嗜好，如吸烟、饮酒等。

少见病因，包括真性红细胞增多症、高凝状态及血管壁病变、结核性病变、真菌性病变、梅毒性病变、钩端螺旋体感染、结缔组织病、变态反应性动脉炎、白塞病及某些血液病等。

（二）鉴别诊断要点

1. 具有典型临床表现及特点者诊断不困难，对急重症、大面积脑梗死要注意与脑出血相鉴别，发病后及时行脑 CT 检查可鉴别出血性与缺血性卒中。

2. 年轻患者应排除动脉炎（如多发性大动脉炎、血栓性闭塞性脉管炎等）及先天性动脉狭窄（如主动脉、肾动脉狭窄等）的可能；炎症性动脉疾病多有低热、红细胞沉降率增快等炎症表现。先天性主动脉缩窄发病者可不伴有动脉粥样硬化等易患因素。

3. 对病情进行性加重的中老年患者，应排除其他系统疾病对神经系统的影响。总之，对需要明确的病因，应有客观的临床证据。

八、治疗

动脉粥样硬化性血栓形成性脑梗死通常按病程可分为急性期（1 个月）、恢复期（2～6 个月）和后遗症期（6 个月以上）。不同阶段的脑梗死治疗侧重点不同，包括内科药物治疗、手术介入治疗及辅助治疗、预防治疗等，应该遵循临床诊疗指南，但更需重视个体化治疗。

1. 急性脑梗死的治疗原则　一是挽救生命，二是争取功能恢复。根据病因、发病机制、临床类型、发病时间、患者年龄、经济状况、求医意愿等方面的不同，采取有针对性的综合治疗和个体化治疗措施；积极改善和恢复缺血区的血液供应，促进脑微循环，阻断和终止脑梗死的病理进程，但要遵循"脑内盗血"的理论指导，早期不宜应用大剂量的脑血管扩张药；预防和治疗缺血性脑水肿。急性期尽可能采用动脉介入治疗，早用脑保护药，采取综合性措施保护缺血周边半暗带的脑组织，加强护理和防治并发症，处理各项致病因素，预防脑梗死再发；积极施行康复治疗，以降低致残率。

2. 根据脑梗死发生的时间分期治疗原则

（1）超急性期：为脑梗死发病的 6 小时内。缺血时间短，脑组织未完全形成梗死，是缺血性卒中治疗的最理想时机，也是用溶栓、取栓等方法治疗的最佳时期，患者可能完全恢复。

（2）急性早期：为脑梗死发病的 6 ～ 72 小时。脑组织缺血中心部分坏死，治疗目的是防止"中心肌梗死区"扩大。输液加口服药物可改善中心肌梗死区周边脑组织血液供应，使其恢复正常。

（3）急性后期：为脑梗死发病的 72 小时至 1 周。治疗目的是改善脑组织水肿。输液加口服药物使梗死区周边组织功能继续得到改善。此为二级预防开始的最佳时期，这一时期由于病情不稳定，常有急速变化。该阶段以挽救生命和控制病情为主。

（4）亚急性期：为脑梗死发病的 1 周至 1 个月。治疗目的是预防和控制并发症，同时进行瘫痪侧肢体的功能训练。

（5）恢复期：脑梗死发病的 1 ～ 6 个月。许多患者还留有语言障碍、肢体障碍等。应尽量减少病残，防治脑梗死相关危险因素，坚持口服用药以恢复功能、避免脑梗死复发。发病后，此阶段病情趋于稳定，病情会得到好转并有可能得到大幅度改善。轻度和部分中度患者可恢复较好水平，部分中、重度患者症状和体征将继续维持。

（6）后遗症期：发病 6 个月以上。该阶段病情稳定，病情改善缓慢，会失去部分生理功能，应用活血化瘀、芳香开窍、降脂、抗凝、改善脑供血等中西医结合药物并进行康复锻炼，病情也可得到改善。这一时期患者更应注意坚持功能锻炼；防止脑卒中再发，控制疾病危险因素；治疗并发症；应树立健康的生活理念，及时处理脑卒中后的抑郁和焦虑。发病 6 个月以后，药物对已发生的脑梗死失去作用。

3. 常见并发症治疗原则

（1）脑梗死伴发出血：即"出血性梗死"或"梗死后出血"，其转化发生率为 8.5%～30%，其中有症状的为 1.5%～5%。对于脑梗死与出血治疗原则不同，这种背景下产生治疗矛盾。首先应及时停用治疗脑梗死的药物，应在出血病情稳定后 7～10 天再开始应用治疗脑梗死的药物；注意治疗脑水肿，不是应用止血药物，且脑以外具有出血倾向者例外。

（2）缺血性脑卒中伴发癫痫：早期发生率为 2%～33%，晚期发生率为 3%～67%。一般不推荐预防性应用抗癫痫药物。孤立发作 1 次或急性期癫痫性发作控制后，可以应用抗癫痫药物 2～4 周，不建议长期使用抗癫痫药物。脑卒中后 2～3 个月再发癫痫，建议系统抗癫痫治疗 6 个月至 1 年，然后逐渐减量，直至停药。

（3）吞咽困难：脑卒中患者入院时约 50% 存在吞咽困难，3 个月时降为 15% 左右。吞咽困难 1 周内不能恢复者，应早期放置鼻胃管，鼻饲进食。

（4）合并肺炎：约占脑卒中患者的 5.6%。误吸的主要危险因素是伴有意识障碍、吞咽困难易发生吸入性肺炎，或长时间卧床而引起坠积性肺炎。疑有肺炎的发热患者应给予抗生素治疗，而不推荐预防性应用抗生素。

（5）排尿障碍与尿路感染：脑卒中早期很常见，包括尿失禁与尿潴留。可练习定时排尿的尿失禁者，应尽量避免留置导尿管。尿潴留者应测定膀胱残余尿，排尿时可在耻骨上施压加强排尿。有尿路感染者应给予抗生素治疗，但不主张预防性使用抗生素。

（6）深静脉血栓形成和肺栓塞：危险因素包括静脉血流淤滞、静脉系统内皮损伤和血液高凝状态。瘫痪、年老及心房颤动者发生深静脉血栓形成和脑栓塞的比例更高。

血栓一旦破碎、脱落，最严重的并发症为肺栓塞。预防深静脉血栓形成和脑栓塞的措施：鼓励患者尽早活动、抬高下肢，尽量避免下肢静脉输液；无禁忌者，可给予低分子肝素或普通肝素；有抗凝禁忌者给予阿司匹林 0.1g，每日 1 次，口服；可联合加压治疗（长筒袜或交替式压迫装置）和药物预防深静脉血栓形成及脑栓塞；对无抗凝和溶栓禁忌的深静脉血栓形成或脑栓塞患者，建议肝素抗凝治疗；症状无缓解的近端深静脉血栓形成或脑栓塞患者可给予溶栓治疗。

九、预防

缺血性脑卒中急性期病死率为 5%～15%，存活的患者中致残率为 50%。影响预后最主要的因素是神经功能缺损的严重程度，其次为年龄和病因。积极做好二级预防是预防脑卒中复发的关键。

十、脑梗死住院患者的治疗措施

1. 急性期溶栓治疗　血栓形成或栓塞实质是颅内动脉堵塞而发生脑梗死，即使在早期，脑梗死的中心部位也已是不可逆损害。应及时恢复脑血流、改善组织代谢，避免梗死灶周围的半暗带组织缺血，逆转其由功能改变进而转变为器质性病变。理论上，治疗缺血性脑卒中的重点是及时挽救缺血的半暗带，在缺血脑组织坏死之前使血管再通，脑组织早期获得血流再灌注，避免神经元损害的加重，缩小梗死灶的范围。近年来，国内外的临床研究认为，治疗急性脑梗死最理想的方法是血管扩张及溶栓治疗。

溶栓治疗时间窗的选择一直是国内外研究的重点课题之一。动物实验表明，最佳时间窗大鼠为 4 小时左右、猴为 3 小时，发病 6 小时后的疗效明显不佳。已有确切证据表明，缺血性脑卒中发病 3 小时内应用重组人组织型纤溶酶原激活物（rt-PA）静脉溶栓，可显著降低病死率，明显改善预后和提高生活质量。据随机双盲研究结果显示，对脑 CT 低密度无明显改变，意识清楚的急性缺血性脑卒中患者，在发病 6 小时之内可采用尿激酶静脉溶栓治疗，也是比较安全、有效的。

（1）溶栓适应证：①尽早开始溶栓治疗。发病 4.5 小时以内（rt-PA）或 6 小时内（尿激酶）。②年龄 18～80 岁。③脑功能损害的体征持续存在超过 1 小时，且比较严重，或症状持续性加重。④脑 CT 扫描排除脑出血，且无早期大面积脑梗死影像学改变。⑤基底动脉系统的脑梗死，因病死率极高，溶栓治疗的时间窗和适应证可以适当放宽，患者或家属应签署知情同意书。

（2）溶栓禁忌证：①既往有脑出血或出血性脑梗死；3 个月内有头颅外伤史；3 周内有活动性出血（如胃肠或泌尿系统出血）；2 周内进行过大的外科手术；1 周内有不可压迫部位的动脉穿刺。②临床神经功能缺损症状很快减轻或恢复。③活动性内出血或出血性体质和出血性疾病、凝血障碍性疾病；月经期、妊娠期或产后 10 天以内；严重的肝、肾功能障碍或严重糖尿病患者；急性、亚急性细菌性心内膜炎患者。④口服抗凝药物及凝血酶原时间＞

15 秒者，且国际标准化比值＞1.5；48 小时内接受过肝素治疗（部分活化凝血酶原时间超出正常范围）。⑤存在颅内动脉瘤、动静脉畸形、颅内肿瘤、蛛网膜下腔出血、脑出血。⑥近 3 个月有脑梗死或心肌梗死病史，但陈旧性腔隙性脑梗死未遗留神经功能体征者除外。⑦治疗前血压明显增高，收缩压＞180mmHg，或舒张压＞110mmHg。⑧血小板计数＜100×10^9/L，血糖＜2.7mmol/L。⑨溶栓药物过敏或不能合作者。

（3）溶栓的监护及处理：①尽可能将患者收入重症监护病房或卒中单元进行监护。②定期进行神经功能评估，第 1 小时内 30 分钟 1 次，以后每小时 1 次，直至 24 小时 1 次。③如出现严重头痛、高血压、恶心或呕吐，应立即停用溶栓药物，并行脑 CT 检查。④定期监测血压，最初 2 小时内 15 分钟 1 次，随后 6 小时内 30 分钟 1 次，以后每小时 1 次，直至 24 小时。⑤如收缩压＞180mmHg 或舒张压＞100mmHg，应增加血压监测次数，并给予降压药物。⑥应延迟安置鼻饲管、导尿管及动脉内测压管。⑦给予抗凝血药、抗血小板药物前应复查脑 CT。

（4）选择溶栓治疗应注意的事项：①根据适应证严格筛选患者。对缺血性脑卒中发病 3 ~ 4.5 小时的患者静脉给予 rt-PA。②若不能使用 rt-PA，发病 6 小时内的缺血性脑卒中患者可选择静脉给予尿激酶。③由大脑中动脉闭塞导致的严重脑卒中而不适合静脉溶栓的患者，在发病 6 小时内可选择动脉溶栓。④发病 24 小时内由后循环动脉闭塞导致的严重脑卒中又不适合静脉溶栓的患者，可考虑行动脉溶栓。⑤患者在溶栓 24 小时后方可考虑抗血小板或抗凝治疗。

（5）溶栓常用的药物

①尿激酶（UK）：急性期（6 小时内）溶栓常用量为 50 万 ~ 150 万 U，溶于 0.9% 氯化钠注射液 100 ~ 200ml，持续静脉滴注 30 分钟。用药前、用药期间应做凝血功能的监测。有报道静脉给药：50 万 ~ 150 万 U 加 0.9% 氯化钠注射液 100 ~ 200ml，静脉滴注 2 小时内滴完。最初 30 分钟可快速给药，待症状明显改善时，放慢静脉滴注速度。动脉溶栓治疗应遵循个体化原则，一般尿激酶为 50 万 ~ 75 万 U。禁用于严重高血压（血压＞180/100mmHg）、消化性溃疡、活动性肺结核、出血性疾病、手术及有外伤史患者。

②重组人组织型纤溶酶原激活物（rt-PA）：rt-PA 0.9mg/kg（极量为 90mg）静脉滴注，其中 10% 在最初 1 分钟内静脉推注，其余持续静脉滴注 1 小时。用药期间及用药 24 小时内应严密监护患者。

2. 抗凝治疗　抗凝治疗是通过抗凝血药物干扰凝血过程中的某一个或多个凝血因子而发挥抗凝作用的。抗凝血药对早期的脑梗死具有一定的治疗作用，可用于不完全性缺血性卒中，尤其是椎 - 基底动脉血栓。

对急性期缺血性脑卒中的抗凝治疗，临床上一直存在争议，有利有弊。相对一致的意见是：抗凝治疗不能降低随访期末病死率和残疾率；能降低缺血性脑卒中的复发率、降低肺栓塞和深静脉血栓形成发生率，但发生继发颅内出血的可能性也大大增加。为此，超早期（3 小时内）抗凝不能替代溶栓疗法。

目前公认的抗凝原则是：对大多数急性缺血性脑卒中患者，不推荐早期进行抗凝治疗；仅对少数患者在谨慎评估风险、效益比后，慎重地选择抗凝治疗；溶栓后还需抗凝治疗者，一般在 24 小时后应用抗凝血药。进展性脑卒中需进行 1 周左右时间的抗凝治疗。

3. 抗血小板与降纤治疗

（1）抗血小板聚集治疗：研究发现，脑卒中后 48 小时内口服阿司匹林能显著降低随访期末的病死率或残疾率，减少复发，症状性颅内出血仅轻度增加。轻型脑梗死或短暂性脑缺血发作患者早期联用氯吡格雷与阿司匹林是安全的，可能减少卒中事件。原则是：对于不符合溶栓适应证、而无禁忌证的缺血性脑卒中，应在发病后尽早给予口服阿司匹林每日 150 ~ 300mg，急性期后可改为预防药量每日 100mg；溶栓治疗者，应在溶栓 24 小时后开始使用阿司匹林。对阿司匹林不耐受者，可用氯吡格雷等抗血小板治疗。

（2）降低血浆纤维蛋白原的治疗（或降纤治疗）：研究表明，脑梗死急性期血浆纤维蛋白原和血黏度增高，蛇毒酶制药可显著降低血浆纤维蛋白原，并有轻度溶栓和抑制血栓形成的作用，如去纤酶、巴曲酶、安克洛酶等。去纤酶治疗的适应证：不适合溶栓并为高纤维蛋白血症者，经过严格筛选的脑梗死患者。

（3）脑水肿的治疗：严重脑水肿和颅内压增高是急性重症脑梗死的主要死亡原因之一。应注意避免引起颅内压增高的因素：包括卧床休息时头部应抬高 30°，头颈部不可过度扭曲，避免激动、用力、发热、癫痫、呼吸道不通畅、咳嗽、便秘等。治疗脑水肿可用甘露醇静脉滴注；必要时也可用甘油果糖或呋塞米等；对 60 岁以下、大脑中动脉梗死伴严重颅内压增高患者，发病 48 小时以内、药物治疗效果不佳且无禁忌证者，可考虑行减压术。对小脑大面积梗死压迫脑干者，可行幕下减压治疗。

（4）神经保护药：理论上，神经保护药对急性缺血或再灌注后细胞损伤具有保护作用，可提高脑细胞对缺血、缺氧的耐受性，但临床疗效尚需进一步确定。据相关指南提示，具有神经保护作用的药物包括钙拮抗药、兴奋性氨基酸拮抗药、神经节苷脂和神经保护剂 NXY-059 等。

①丁基苯酞：治疗急性缺血性脑血管病的一类新药。有独特的双重作用机制，可以重构微循环，增加缺血区灌注，保护线粒体，减少神经细胞死亡。本品分子量小、且具有高度脂溶性，所以极易通过血脑屏障。研究结果表明，本品通过提高脑血管内皮 NO 和 PGI2 的水平，可降低细胞内 Ca^{2+} 浓度，抑制谷氨酸释放，减少花生四烯酸生成，清除氧自由基，提高抗氧化酶活性等。本品在治疗急性缺血性脑卒中作用于脑缺血的多个病理环节，可改善脑缺血区的微循环和血流量，增加缺血区毛细血管数量；减轻脑水肿，缩小大鼠脑梗死体积；改善脑能量代谢，减少神经细胞凋亡；抑制血栓形成等。对神经功能缺损和生活能力评分均有一定的改善，比较安全。

②依达拉奉：具有抗氧化、清除自由基的作用，能改善急性脑梗死且使用安全，禁用于对本品过敏者，或有严重出血倾向者。

③胞磷胆碱：是一种细胞膜稳定药，通过对 1372 例患者 Meta 分析显示，脑卒中后 24 小时内应用胞磷胆碱的患者 3 个月全面功能恢复的可能性显著高于安慰剂组，且使用安全。有关神经保护药的疗效与安全性尚需开展更多高质量的临床试验研究。

（5）扩容治疗：早期血液稀释疗法对缺血性脑卒中可降低肺栓塞和下肢深静脉血栓形

成发生率。目前，尚无充分证据证明扩容升压可以改善卒中近期或远期功能恢复及病死率。对于低血压或脑血流低灌注所致的急性脑梗死可考虑扩容治疗，但应防止脑水肿、心力衰竭的发生。对一般缺血性脑卒中不推荐扩容疗法。

（6）血管扩张药："脑内盗血"学说改变了血管扩张药的应用。过去认为，缺血性脑卒中发病后24小时内，即在脑水肿出现前，积极应用血管扩张药可以改善局部缺血而防止脑梗死。但实验证明，缺血性脑梗死灶周围的"半暗带"在应用血管扩张药后并不能改善局部血流，因半暗带的血管处于麻痹状态，血管扩张药失去作用，反而易于发生脑水肿。临床研究也缺乏血管扩张药能改善缺血性脑卒中预后的证据。因而，目前多数学者不主张急性期应用脑血管扩张药，而避免血管扩张药物可能导致的"脑内盗血"现象使症状加重。"脑内盗血"是指应用血管扩张药后正常脑组织血管扩张，反而使半暗带缺血区的血流减少的现象。因此，脑血管扩张药仅用于脑梗死1周后的恢复期。对于梗死灶小、症状轻微、无明确脑水肿或发病1周后的患者可以应用。

（7）脑梗死的手术治疗：颈内动脉粥样硬化导致脑梗死发生的机制，一是颈内动脉粥样硬化斑块脱落、破碎，栓子上行栓塞颅内动脉，二是颅外段颈内动脉严重狭窄，致使脑动脉对脑组织灌注血流不足。颈内动脉内膜剥脱术和血管腔内介入治疗，分别是针对这两种机制的治疗方法。近年来，介入治疗方法的广泛开展及疗效评估在临床逐渐受到重视。

①颈内动脉内膜剥脱术适应证：粥样硬化斑块的分布多在近侧段，且在分支口处较重，早期，斑块分散呈节段性分布，随着疾病的进展，相邻的斑块可互相融合。在横切面上斑块多呈新月形，管腔呈不同程度的狭窄。有时可并发血栓形成，使管腔完全阻塞。根据斑块引起管腔狭窄的程度分为4级：管腔狭窄在25%以下为Ⅰ级，狭窄在26%～50%为Ⅱ级；狭窄51%～75%为Ⅲ级，管腔狭窄在76%以上为Ⅳ级。

②介入疗法及适应范围：介入疗法也称为神经科疾病的血管内治疗。该治疗是在DSA导向下，将导管送至脑内病变处，进行检查、诊断及治疗。目前应用的细导管直径仅0.4mm，又称微导管，通过导管进行栓塞、溶解、扩张等各项治疗。主要治疗方法有经皮股动脉穿刺球囊血管成形术、颈内动脉支架植入术等。介入治疗具有创伤小、痛苦少、恢复快的特点，应用范围愈来愈广，同时也更加安全和可靠，对一些疾病可以达到外科手术难以达到的治疗效果。介入疗法适用于脑梗死和颈内动脉狭窄的治疗。如急性闭塞性脑血管病引起的脑梗死、动脉狭窄所致短暂性脑缺血发作及可逆性神经功能障碍（可逆性缺血性神经功能缺失）、视网膜中央动脉或中央静脉闭塞引起的视力减退、静脉窦血栓形成等，均可应用血管内的介入治疗。

③动脉溶栓：经导管直接将溶栓药物送达血栓局部。理论上血管再通率应高于静脉溶栓，且出血风险降低。随机双盲试验显示，对发病后6小时内重症大脑中动脉闭塞患者动脉使用rt-proUK，治疗组3个月后血管再通率优于对照组，症状性颅内出血和总病死率与对照组无差别。动脉溶栓较静脉溶栓治疗有较高的血管再通率，但常因准备时间过长而错过最佳时机，可能造成疾病进展而影响预后。使用溶栓药物也存在发生出血的危险，要求有经验的专科医师操作，并且具备良好的影像学设备和监护、抢救措施。无论是动脉溶栓还是静脉溶栓，都要严格掌握适应证和禁忌证。

（8）对症治疗

①提高血氧饱和度：对血氧饱和度＜ 92％或血气分析提示缺氧者，给予吸氧，必要时气管插管或气管切开等保持气道通畅，或应用呼吸机辅助呼吸。

②发病 24 小时内应常规监护：脑梗死 24 小时内应常规进行心电图检查或心电监护，早期发现心脏病变（脑心综合征），及时处理。慎用增加心脏负担的药物。

③控制和稳定血压：国内研究显示，约 70％的缺血性脑卒中患者急性期血压升高，入院后约 1.4％的患者收缩压＞ 220mmHg，5.6％的患者舒张压＞ 120mmHg。主要由于疼痛、恶心、呕吐、颅内压增高、焦虑、卒中的应激状态或发病前已存在高血压病等。一般病情稳定 24 小时后血压水平基本可反映其病前水平。

降压治疗应注意的事项：准备溶栓者，应使收缩压＜ 180mmHg，舒张压＜ 100mmHg；缺血性脑卒中及时处理疼痛、紧张、焦虑、恶心、呕吐及颅内压增高等。24 小时内血压持续升高，收缩压＞ 200mmHg 或舒张压＞ 110mmHg，或伴有严重心功能不全、主动脉夹层、高血压脑病者，应控制血压在合理范围内，避免血压降得过低；严密观察血压变化，对有高血压病史且正在服用降压药者，于脑卒中发病 24 小时后可恢复平时使用的降压药物或做必要的调整。

④低血压的处理：低血压对缺血性脑卒中患者恢复不利。可能的原因有主动脉夹层、血容量减少及心排血量减少等。脑卒中后低血压患者应积极寻找和处理其原因，可采用扩容（羟甲淀粉）措施。

⑤控制血糖水平：约 40％的患者存在脑卒中后高血糖，而高血糖对脑卒中预后不利，应严格控制血糖在正常范围之内，若血糖＞ 11mmol/L 时，可给予胰岛素治疗，脑卒中前已有糖尿病者，空腹和餐后血糖水平可略高于正常人。脑卒中后低血糖发生率较低，但低血糖可直接导致脑缺血损伤和水肿加重，乃至意识障碍，故应尽快纠正低血糖。当血糖＜ 2.8mmol/L 时，可给予 10％～ 20％葡萄糖注射液口服或静脉推注。

（9）早期开始康复治疗：对缺血性脑卒中宜早期开始康复治疗。病情稳定后积极学习康复知识和进行锻炼方法，在专业医师的指导下，从患肢功能位的摆放开始，尽早适度进行瘫痪肢体神经功能缺损的康复锻炼。早期康复锻炼者其预后明显优于未进行锻炼的患者。康复治疗中有学者主张加用高压氧和亚低温治疗，其疗效与安全性尚需进一步证实。

第二节　栓塞性脑梗死

脑栓塞是指血液中的各种栓子（如心脏内的附壁血栓、动脉粥样硬化斑块、脂肪、肿瘤细胞、纤维软骨或空气）等随血液进入脑动脉而阻塞血管，当侧支循环不能代偿时，引起该动脉供血区脑组织缺血性坏死，出现局灶性神经功能缺损。

一、病因

引起栓塞性脑梗死的原因很多，按栓子的来源可分为 3 类。

1. 心源性　是栓塞性脑梗死中最常见的，可导致心脏栓塞性卒中的主要心脏疾病是心房颤动（7%）、心力衰竭（4%）、心肌梗死（2%）。风湿性心脏病最常见于二尖瓣（左房室瓣）狭窄合并心房颤动时，左心房扩大，血流缓慢淤滞易发生附壁血栓，血流不规则使血栓脱落形成栓子；其次是亚急性细菌性心内膜炎，其瓣膜上炎性赘生物的质地较脆易于脱落，形成栓塞。另外，心肌梗死或心肌病时心内膜病变形成的附壁血栓脱落均可形成栓子；心脏外科手术时亦可形成栓子导致脑栓塞。其他少见病因有心脏黏液瘤、左房室瓣脱垂等。

心房卵圆孔未闭（PFO）是一种没有显著血流动力学影响的心房内交通。在胎儿期，由于肺不能接受血液，回到右心房的血液通过心房卵圆孔未闭分流进入左心房；出生后约75%的人未闭的心房卵圆孔会自行关闭，而一部分仍保留右 - 左循环的直接交通，构成来自静脉循环"反常性栓子"的通道，进而可能导致栓塞性脑梗死。致卒中机制包括源于静脉的反常栓塞，房间隔内栓子脱落和与房性心律失常相关的栓子形成。经食管超声心动图是目前诊断心房卵圆孔未闭的"金标准"。

2. 非心源性　主动脉弓及其发出的大血管动脉粥样硬化斑块和附着物脱落（血栓栓塞）也是脑栓塞性脑梗死的重要原因，常发生微栓塞引起短暂性脑缺血发作。少见的有肺部感染、败血症等引起的感染性脓栓，长骨骨折引起的脂肪栓塞，癌细胞栓塞，寄生虫虫卵栓塞，减压病等原因导致的空气栓塞，以及异物栓塞等。

气体栓子常见于胸部、颈部开放性外伤、外科手术、人工气胸、气腹及潜水员、飞行员不适当减压形成氮气栓塞，极少数因初学者行脑血管介入手术时导管内残留空气造成空气栓塞。食管镜、胃镜及十二指肠镜是广泛用于上消化道疾病的检查手段，通常是安全的，没有严重的并发症。但据文献报道，偶尔也可出现脑血管空气栓塞的并发症。当食管、胃及十二指肠存在溃疡，或行活检、括约肌切开术或扩张术时可能会引起黏膜裂口，而导致内镜检查时空气栓塞并发症的发生。空气经黏膜裂口进入静脉，然后经心脏由右到左的分流（如卵圆孔未闭、房间隔缺损）、脑动静脉瘘或因脑的毛细血管滤过不全进入动脉系统引起颅内动脉空气栓塞。

3. 栓子来源未明　少数病例经各种检查不能明确栓子来源。

二、病理改变

人体血液循环中某些异常的固体、液体或气体等栓子物质随血流进入脑动脉或供应脑的颈部动脉，这些栓子随血液流动堵塞脑血管引起局部脑血流中断，造成局部脑组织缺血、缺氧，甚至软化、坏死而出现急性脑功能障碍的临床表现。

栓塞性脑梗死可以发生在脑的任何部位，临床上以左侧大脑中动脉主干的供血区最常见，这是由于左侧颈总动脉直接起源于主动脉弓。因为起病迅速，没有足够时间建立侧支循环，而且栓塞性脑梗死常发生突然，容易引起脑血管痉挛，加重脑组织缺血程度。所以，同一个动脉发生的栓塞与血栓形成相比，栓塞性脑梗死病灶周边的脑组织常同时受累，病变范围一般比血栓面积大，水肿也更严重，面积较大者可致脑病。当栓子来源未消除时，栓塞性脑梗死可多发、反复发作，并可同时出现肺、脾、肾等脏器栓塞，以及末梢动脉、皮肤黏膜栓塞灶。

栓塞性脑梗死所引起的病理改变与脑血栓基本相同，不同点是栓塞性脑梗死可多发，且 30%～ 50%会发生出血性梗死。

脂肪栓塞常为多发性小栓塞，大脑白质可见弥散性瘀斑和水肿，镜下见毛细血管中有脂肪球，周围有环状出血；寄生虫虫卵栓塞可发现虫卵等；炎性栓子可引起脑脓肿、脑炎及局部脑动脉炎、细菌性动脉瘤，在血管中可以发现细菌栓子。

三、临床表现

1. 心源性栓塞性脑梗死　是指由于多种原因产生的心源性栓子引起的脑梗死，在临床中很常见。资料表明，心源性栓塞性脑梗死在脑卒中的发病率是 6%～ 23%，平均15%是心脏病的重要并发症。该病是发病最急的脑卒中，既有神经系统症状和体征，又有循环系统的症状和体征，如风湿性心脏瓣膜病、心房颤动、心内膜炎、先天性心脏病、心肌梗死等临床表现，病情复杂，病残率高。局限性神经缺损症状在数秒或数分钟内即达到高峰，多表现为完全性卒中。仅个别人因反复栓塞或继发性出血可在数天内呈阶梯式加重。安静时或从事体力活动时均可发病，约 1/3 发生于睡眠中，左、右大脑半球发生脑栓塞的机会相等。

2. 栓塞性脑梗死　脑栓塞引起的神经系统功能障碍取决于栓子数目、范围和部位。大多数患者意识清楚或仅有轻度意识模糊，颈内动脉或大脑中动脉主干的大面积脑栓塞可发生严重脑水肿、颅内压增高、脑疝、昏迷及抽搐发作，病情危重。椎 - 基底动脉系统栓塞也可以发生昏迷。局限性神经缺失症状与栓塞动脉供血区的功能相对应。约 4/5 栓塞性脑梗死累及 Willis 环前部，多为大脑中动脉主干及其分支，出现失语、偏瘫、单瘫、偏身感觉障碍和局限性瘫痪发作等，偏瘫多以面部和上肢为重，下肢较轻，约 1/5 发生在 Willis 环后部，即椎 -基底动脉系统，表现为眩晕、复视、共济失调、交叉瘫、四肢瘫、发声和吞咽困难等；栓子进入一侧或两侧大脑后动脉可导致同向性偏盲或皮质盲；较大栓子可栓塞在基底动脉主干。栓塞引起癫痫发作常提示栓塞范围较大；约 15%的患者出现头痛，多限于病侧。

四、辅助检查

1. 常规检查　胸部 X 线检查可发现心脏肥大或充血性心力衰竭，心电图可诊断心律失常的性质。24 小时动态心电图对心律失常诊断更准确。

2. 超声心动图　是评价心源性栓塞性脑梗死的主要根据之一，能够显示心脏的立体解剖结构，包括瓣膜反流和运动，心室壁的功能和心腔内的肿块。经食管超声心动图对左心房 / 左心室血栓、房间隔病变及瓣膜病变、主动脉弓的粥样硬化斑块检出率较高。

3. 经颅多普勒超声　可检出颅内血流情况，评价血管狭窄的程度及监测血管的部位，也可检出动脉粥样硬化的斑块及微栓子部位。

4. 脑 CT/MRI　可显示脑内梗死灶的部位和大小，典型的影像学特点如下。

（1）与血管供血范围一致的大片梗死灶，尤以大脑中动脉供血区占优势，占位效应明显，且较易合并出血，部分病例表现为基底节区或深部脑白质的单个或多发小梗死灶，这可能是因小栓子直接堵塞单个或多个小动脉的结果。

（2）常见多发灶，易发生在皮质及皮质 - 皮质下交界区，可以出现大面积脑梗死，可以在梗死区内出现正常的脑组织影像学表现，有时颅脑 CT 平扫在颅内血管走行区可见点状高密度影，为脱落的钙化栓子。

（3）此外，在临床上无症状性栓塞多发生在同一半球的皮质区域，并且常为多发。动脉粥样硬化性脑梗死则表现为各主干动脉区的部分梗死，脑分水岭梗死亦不少见。

5. 脑血管造影或 CTA、MRA 成像　可显示闭塞脑血管部位，也可显示动脉粥样硬化斑块及栓子影像。

6. 脑脊液检查　脑脊液检查对诊断亚急性细菌性心内膜炎导致的脑栓塞有较大价值。因二尖瓣上的细菌性赘生物进入脑内，造成脑实质内脓肿及脑膜感染，故脑脊液内见白细胞增多，通常在 $2 \times 10^9 /L$ 以上，急性期以多核白细胞占优势，也可有相当数量的红细胞，蛋白含量增高，糖含量正常或略低。如发生出血性梗死则脑脊液改变同脑出血。

五、诊断

心源性栓塞性脑梗死是指心源性栓子循血流途径向远端迁移，进入脑动脉系统后导致血管闭塞引起脑梗死，占全部缺血性卒中的 15%～20%。

1. 诊断要点　突发的神经功能障碍并迅速达到高峰，常伴有意识障碍；伴有心脏疾病可能为栓子来源；发病中有多次短暂性脑缺血发作史或卒中史，涉及多个血管供应区；经脑 CT 或 MRI 证实的脑梗死，绝大多数位于大脑中动脉支配区，同一大脑中动脉支配区常可见多个梗死灶，多数为同一时期的病灶；典型梗死灶，大者呈以皮质为底的楔形；相比血栓形成性梗死更常见到梗死灶内出血的表现。

2. 心源性栓塞性脑梗死的特点　单凭临床表现难以区分是心源性栓塞性卒中，还是其他类型的卒中，除非发现肯定的心脏栓塞源。心源性栓塞性脑梗死临床表现具有以下特点。

（1）有相当一部分患者通过超声心动检查可发现心脏栓子源，如左心耳血栓形成、左心室附壁血栓形成、室壁瘤、左心房黏液瘤，以及主动脉弓动脉粥样硬化。

（2）心源性栓塞性脑梗死发病急骤，在很短时间内（＜5 分钟）即可达到高峰，但可以迅速缓解或减轻；一旦发病后，栓子会不断脱落、不断造成新的血管阻塞，导致病情加重或反复发作，约 2/3 患者在 1 年内复发。

（3）无皮质和感觉功能缺损的轻偏瘫或单纯感觉 - 运动性卒中不支持心源性栓塞，而以大脑半球梗死症状为主且很快恢复的卒中，则很有可能与心脏栓塞性卒中有关。

（4）心源性栓塞性脑梗死的预后相比其他类型的卒中较差。

六、治疗

栓塞性脑梗死的治疗与动脉粥样硬化性血栓性脑梗死的治疗措施相同，包括急性期综合治疗，应尽可能恢复脑部血液循环，进行物理治疗和康复治疗。因为心源性脑栓塞容易再发，急性期应卧床休息数周，避免活动量过大，降低再发风险。

当发生出血性脑梗死时，应立即停用溶栓、抗凝、抗血小板聚集的药物，防止出血加重和血肿扩大，适当应用止血药物，治疗脑水肿，调节血压；若血肿量较大，内科保守治疗无效时，考虑手术治疗。对感染性栓塞应使用抗生素，并禁用溶栓和抗凝治疗，防止感染扩散。在脂肪栓塞时，可采用肝素、低分子右旋糖酐（过敏者禁用）、5%的碳酸氢钠及脂溶药（如乙醇溶液），有助于对脂肪颗粒的溶解。

七、预防

对于栓塞性脑梗死的预防非常重要。主要是进行抗凝和抗血小板治疗，能防止被栓塞的血管发生逆行性血栓形成和预防复发。同时要治疗原发病，纠正心律失常，针对心脏瓣膜病和引起内膜病变的相关疾病，进行有效防治，根除栓子来源，防止复发。

八、预后

急性期病死率为 5%～15%，多因严重脑水肿引起脑疝、肺炎和心力衰竭所致。栓塞性脑梗死容易复发，10%～20%可在 10 日内发生第二次栓塞，复发者病死率更高。

第三节 腔隙性脑梗死

腔隙性脑梗死是指大脑半球或脑干深部的小穿支动脉在长期高血压基础上，血管壁发生病理性改变，导致管腔狭窄，发生闭塞，引起脑组织缺血性软化，形成小的梗死灶。病灶大小一般为 2～15mm，其中以 2～4mm 者最为多见，形态不规则；最常见的部位是壳核、苍白球，其次是尾状核、内囊、丘脑、脑桥及放射冠，诊断依靠 CT 或 MRI 检查。

腔隙性卒中是具有典型症状、体征和影像学呈"腔隙"改变的临床卒中综合征，其只是临床诊断概念。腔隙性脑梗死约 3/4 患者无神经损害症状，是影像学诊断概念。腔隙性梗死需要与血管周围间隙、产气细菌造成的坏死后洞隙和颅内微出血相鉴别。

一、发病原因

主要发病原因为高血压所致深穿支动脉节段性动脉组织破坏及脂肪透明变性。接近 20% 的腔隙性脑梗死患者发病前会有短暂性脑缺血发作，颈内动脉的狭窄程度与腔隙性脑梗死的发病也有一定关系，当存在颈内动脉系统病变时，同侧发生腔隙性脑梗死的概率增加。

二、病理改变

病变血管多为直径在 100～200μm 的终末深穿支动脉，脂肪透明变性及纤维蛋白样变性引起管腔闭塞，使脑组织发生缺血坏死性改变，软化坏死组织被吸收后残留小空囊腔。腔隙性脑梗死呈多发性，即腔隙状态。脂肪透明质变性也可引起穿支动脉微扩张而形成微小动脉瘤，导致颅内微出血。

三、临床表现

由于脑功能的复杂性和深穿支动脉闭塞部位的多样性，所致临床症状千变万化，新的临床类型不断被 CT 证实，目前本病被分为 21 种腔隙综合征。多见于 40～60 岁及以上中、老年人，男性多于女性，尤其是高血压、糖尿病及吸烟患者更为多见。临床上可无症状，或有头痛、头晕、记忆力减退、心情抑郁、肢体沉重感，也可表现为进行性痴呆。本病常反复发作，常累及双侧皮质脊髓束和皮质脑干束。临床常见有以下 4 种类型。

1. 纯运动性轻偏瘫　最常见，约占 60%。偏瘫累及同侧面部和肢体，瘫痪程度大致均等，不伴有感觉障碍、视野改变及言语障碍。病灶多位于内囊、放射冠、脑桥等处。

2. 构音障碍 - 手笨拙综合征　约占 20%，表现为构音障碍、吞咽困难、病变对侧面瘫、手轻度无力及精细运动障碍。病灶位于脑桥基底部或内囊。

3. 纯感觉性卒中　约占 10%，表现为构音障碍，可伴有一侧面、臂和腿感觉异常，无肢体无力、偏盲和失语等症状。病灶位于丘脑腹后外侧核或丘脑皮质投射区。预后较好，很少复发。

4. 共济失调性轻偏瘫　1965 年，Fisher 首次报道此型，表现为偏瘫合并有明确瘫痪侧小脑性共济失调，下肢重于上肢，少数出现面瘫及病侧肢体麻木。病灶位于脑桥基底部、内囊及皮质下白质。

其他少见类型包括单纯构音障碍型、偏侧舞蹈型、短暂缺血发作型、癫痫发作型、双侧中线旁丘脑腔隙性梗死综合征、中脑背腹侧三联综合征、单纯表现面瘫的综合征、缺乏脑定位证候腔隙性脑梗死等。

四、影像学检查

1. CT　在头颅 CT 平扫影像上，腔隙性脑梗死病灶呈圆形、椭圆形、斑点状低密度影，病灶直径 15mm 以内。但有时多个血管同时闭塞可造成巨大腔隙，直径＞20mm，甚至达到 35mm。腔隙性脑梗死常合并脑白质疏松和脑萎缩，病灶新旧不一。发生于放射冠和半卵圆中心者需与多发性硬化相鉴别，后者中年女性多见，症状反复进展，冠状位可显示病灶沿神经纤维走行而垂直于脑室。

2. 磁共振成像（MRI）

（1）急性腔隙性脑梗死：在头颅磁共振平扫影像上表现为小点、片状或小条状长 T_1、长 T_2 信号，边缘模糊。在磁共振液体衰减反转恢复序列影像上呈高信号，显示更为明显。在弥散加权影像上亦呈高信号。在 ADC 图上相应的区域呈低 ADC 值。

（2）亚急性期腔隙性脑梗死：磁共振成像表现为脑内单发或多发小点、片状或小条状长 T_1、长 T_2 信号，边界较清楚，直径＜15mm，在磁共振液体衰减反转恢复序列影像上呈高信号，病灶的大小及形状与 T_2 加权像基本一致，但更清晰。在弥散加权影像上多数仍呈高信号，少数呈等信号或低信号。

（3）慢性期腔隙性脑梗死：磁共振成像表现为脑内单发或多发 T_2 加权像高信号、T_1 加权像低信号病灶，信号均匀，与脑脊液的表现相同，边界清楚，直径＜15mm。相应磁共振液体衰减反转恢复序列影像上表现为特有的中央低信号，周围薄层高信号带环绕或半环绕；在弥散加权成像上表现为低信号，表观弥散系数（ADC）显示 ADC 值下降。

五、诊断与鉴别诊断

临床表现并结合影像学改变，即可诊断。

（一）诊断要点

1.具有典型的腔隙性脑梗死的临床表现。

2.临床上具有非典型的腔隙性脑梗死的表现，梗死 3～30 天脑 CT 增强扫描可发生均一或不规则形斑片状强化，在第 2～3 周最明显。平扫可见基底节区或丘脑类圆形低密度灶，边界清楚，可有多个病灶，直径在 10～15mm。4 周左右形成脑脊液样低密度软化灶，同时可有病灶周围脑室扩大、脑沟脑池增宽等局部萎缩性变化。脑 MRI 比 CT 敏感，能发现 CT 上难以发现的小病灶。病灶呈长 T_2 信号。

3.临床虽有典型腔隙综合征的表现，但没有进行影像学检查，不能肯定为腔隙性脑梗死，腔隙性脑梗死与其他缺血性脑卒中的主要鉴别点为：具有影像学证据。

（二）血管周围间隙与腔隙性脑梗死的鉴别

血管周围间隙是一个多世纪前由德国病理学家 Virchow 和法国解剖学家 Robin 提出的，后来命名为 Virchow-Robin 腔（VRS），也有学者称之为血管周围淋巴间隙。血管周围间隙包绕在经蛛网膜下腔进入脑实质的小血管壁周围，小的血管周围间隙见于任何年龄，随着年龄增长血管周围间隙呈增多、增大趋势。

扩大的血管周围间隙常分布于 3 个特征性部位：Ⅰ型血管周围间隙见于豆纹动脉经前穿支进入基底节处；Ⅱ型血管周围间隙分布于脑的穿动脉进入大脑凸面并延伸至皮质下白质处；Ⅲ型血管周围间隙见于脑干。偶尔血管周围间隙表现不典型，可能很大，集中于一侧大脑半球，甚至产生占位效应。

血管周围间隙在 MRI 的各种成像序列上与脑脊液信号一致，而急性和亚急性腔隙性脑梗死在磁共振液体衰减反转恢复序列影像上呈高信号，两者据此可以区别。典型的慢性期腔隙性脑梗死在磁共振液体衰减反转恢复序列影像上虽然也呈低信号，但因胶质细胞增生可见低信号周围薄层高信号带环绕，也可以与血管周围间隙相鉴别。然而，对于不典型的慢性期腔隙性脑梗死，两者的鉴别可能是比较困难的。

六、治疗

治疗原则基本同动脉粥样硬化性血栓形成性脑梗死治疗。本病预后较好，但容易再发。应积极治疗高血压，做好二级预防。

第四节 多发性脑梗死

多发性脑梗死是指脑内有多个缺血性软化灶，通常指颅脑扫描各层图像上有 2 个或 2 个以上不同部位的梗死灶。颈内动脉系统及椎 - 基底动脉系统均可发生，累及 2 个或 2 个以上动脉系统的脑梗死也称为多流域脑梗死。病理上系指脑内有多个缺血性软化病灶，又称为多发性脑软化。发病年龄以 60～69 岁较为多见，男性多于女性，病灶多数位于双侧基底节区，除常见的瘫痪、感觉与语言障碍外，还可能出现血管性痴呆。

一、临床表现

常在安静或休息状态下发病，临床上可没有症状，甚至没有病史，也可有轻微神经症状（如注意力不集中、记忆力下降、轻度头痛、头晕、眩晕、反应迟钝等）。多数病例的梗死灶不能以一个较大血管阻塞来解释，50% 以上合并有脑萎缩。多发性脑梗死易引起痴呆，称多发性脑梗死性痴呆，临床表现为急剧发病，阶段性进展加重，常在痴呆出现时已有运动障碍，自发性运动减少及僵硬，同时伴有构音障碍、吞咽困难等假性球麻痹表现，深反射亢进，病理反射阳性，强哭强笑，尿、便失禁，记忆障碍明显，观察力减退，可有精神症状及性格改变。

二、辅助检查

影像学检查是诊断本病的主要依据。脑 CT 或 MRI 扫描所检层面的不同部位可发现 1 个以上的梗死灶。病灶多为腔隙性梗死灶，也可为多个按血管分布区域的片状梗死。多位于双侧，也可见于单侧，颈内动脉系统及椎 - 基底动脉系统均可发生，多为反复发生脑梗死的后果。梗死部位常见于侧脑室周围的白质、尾状核头、壳核、苍白球、丘脑、脑桥、小脑及内囊前肢等，多发生于大脑前、中动脉供血区。单光子发射计算机断层显像可早期显示与病情相符的血流灌注减低，具有早期诊断价值，尤其是当血流动力学改变尚未引起 CT 可见的结构性损害时。

三、诊断

中年以后（＞50 岁）发病，男性明显多于女性，多有高血压、血脂异常、动脉粥样硬化或糖尿病等危险因素；多为 2 次以上脑卒中，有头晕、头痛、眩晕、肢体麻木、构音障碍、尿失禁、假性球麻痹等症状；或无上述定位体征；或伴有痴呆或精神障碍的缺血性卒中，CT、MRI 证实有 2 处或 2 处以上的梗死灶，是多发性脑梗死的主要影像学证据，并可与其他类型的缺血性脑卒中相鉴别。

四、治疗

多发性脑梗死病因较复杂，临床上应查找病因，做出病因诊断，针对病因进行治疗。

第五节　出血性脑梗死

出血性脑梗死是指在发生缺血性脑梗死的基础上，原梗死灶内继发脑出血，亦称为梗死后出血。出血性脑梗死分为有症状性和无症状性两类。

国外报道出血性脑梗死的发生率约为 15%，国内为 3.7%～6.8%，较国外偏低的原因可能与未行 CT 或 MRI 重复检查有关；或可能由于点状出血灶小，CT 扫描层距大而被遗漏。

出血性脑梗死的发生时间多在脑梗死发病后的数日至 2 周，栓塞性脑梗死较多见，大面积梗死容易发生。早期应用抗凝、溶栓、扩容、扩血管药物，以及早期外科手术等，为促发出血性脑梗死的因素。

一、发病机制

1. 闭塞血管的再通　有学者报道，脑血管闭塞后有 40%～ 75% 血管可以再通，出血性脑梗死发病机制主要是栓子迁移学说，即血管内的栓子崩解、自溶，加之脑缺血后造成代偿性血管扩张，使栓子向血管远端移动，血管部分再通。因此，在原缺血区因受缺血损伤的毛细血管内皮渗漏，当再灌注后受强力动脉灌注压的影响，造成梗死区的继发性出血。这种出血可以为点片状，甚至很广泛，容易发生在病灶周围。

2. 侧支循环开放　脑梗死特别是在大面积脑梗死后，由于脑水肿使脑梗死周围组织毛细血管受压而发生缺血、坏死、内皮损伤、侧支循环开放，已发生坏死的毛细血管破裂引起梗死灶周围边缘的斑点状、片状出血。

3. 血管的自动调节功能受损　在一定时间内重新灌注缺血的脑组织，虽然可挽救部分脑细胞，但可导致再灌注损伤。这是由于脑梗死灶内的动脉自身滋养血管内皮细胞缺血受损，血管壁通透性增加，血脑脊液屏障开放，重新供血导致血液渗出，引起梗死后脑出血。

4. 高血糖、高血压控制不利　出血性脑梗死的发生与其大幅波动等因素有关。

5. 其他学说　有学者认为，出血性脑梗死可能是所有脑梗死患者恢复过程中出现的一个病理演变过程，只不过是有的患者血管损伤不严重，渗血很少，甚至在 MRI 上也无法发现；部分患者血管损伤严重，渗血较多而使临床症状加重或有新的症状和体征。影像学检查发现有梗死后脑出血。据此，脑梗死患者在恢复过程中，若临床症状停止好转、症状加重或有新的症状及体征出现应及时复查脑 CT。

二、病理改变

病理上，血肿型多表现为小动脉的破裂出血，可能与小动脉的再通有关；皮质及梗死灶内渗血多见于小静脉和毛细血管的出血，呈线状、点状或小片状，位于梗死灶边缘和皮质区，没有血肿形成。栓塞性脑梗死发生出血性脑梗死的概率更高。

三、临床表现

血管再通所致的出血多发生于梗死发病 24 ～ 48 小时，侧支循环的建立所需时间更长，梗死面积较大的病例发生出血的机会多。临床特点：栓塞性脑梗死突然发生、病情严重，数小时后迅速缓解，在此基础上，又出现新的症状、体征。其症状和体征加重的程度，取决于出血量的多少、出血的部位，以及是否应用抗凝、溶栓、扩容及扩血管药物治疗。一般而言，小灶渗出性出血症状加重多不明显；梗死后 1 周内继发出血者往往症状较重，第 2 周以后再出血者，症状多无明显加重。

早期使用抗凝血药、溶栓药及扩血管药物治疗后，可使临床症状加重。症状加重的表现是意识障碍，颅内压升高，肢体瘫痪程度加重或出现新体征等，严重者预后不良。有时虽无症状恶化，但经过一段时间的治疗，临床症状无好转者，也有可能因继发性出血所致。

四、影像学检查

1.CT　CT 显示急性期出血性梗死灶较 MRI 优越。出血性脑梗死分为中心型及边缘型，中心型者梗死灶常较大，出血发生在梗死区的中心；边缘型者梗死灶可大可小，出血的高密度影出现在梗死区的边缘，量较少，呈带状、弧状、脑回状或环状，一般不破入脑室系统。

CT 平扫典型表现为原梗死区内出现与脑出血相似的斑片状高密度影，或在原缺血的低密度区内出现散在点状、条索状或斑片状混杂的稍高密度影，其 CT 值较原发性脑出血低，边缘较模糊，可多发。当出血量较大时可呈团块状，形状常不规则，甚至可几乎占据整个梗死区，周围可见水肿，有明显占位表现。出血灶较小时，可因部分容积效应而被周围低密度水肿区和梗死区所掩盖。如脑栓塞后 4 小时即在 CT 上显示出低密度区的病例，发生出血性梗死的可能性大。

CT 增强扫描在梗死区内可出现脑回状，斑片状或团块状强化。与脑血肿的不同点为低密度区较宽广及出血灶呈散在小片状。

2.MRI　MRI 可显示不同时期的斑点状出血，出血信号可持续数月。出血时间不同影像学表现也不同，急性期典型表现为 T_2 加权像出现低信号（短 T_2），T_1 加权像呈高信号（长 T_1）；亚急性期 T_1 和 T_2 加权像均呈高信号；慢性期在 T_2 像或梯度回波图像上可见到含铁血黄素沉着形成的特征性低信号，T_1 和 T_2 加权像均呈低信号。其中以亚急性期的表现具有特征性诊断意义，T_1 加权像上出血灶呈典型的高信号影。

五、诊断要点

1. 多发生在脑梗死后的 2 周内。出血性脑梗死应与再次脑栓塞相鉴别。

2. 当出血量少时，临床多无明显症状变化。出血量多时，可出现突然头痛、呕吐、意识障碍、肢体活动障碍、颅内压升高等病情恶化的表现。

3. 确诊主要依据复查 CT 或 MRI，若 CT 平扫梗死区出现高密度出血灶或 MRI 扫描发现梗死灶的背景下见有出血信号，在急性期呈稍高 T_1、稍低 T_2 信号，亚急性期 T_1 加权像及 T_2 加权像均呈高信号，慢性期则均呈低信号即可确诊。

六、治疗

因出血性脑梗死在病理生理上有其特殊性，因此不能单纯按出血或脑梗死进行治疗，应分型分治，个体化治疗。

第六节　分水岭脑梗死

分水岭脑梗死（watershed infarction，WI），又称边缘带梗死，是指发生在脑的两条主要动脉分布区交界处的脑梗死，多发生于脑的较大动脉供血交界区。无论从病因、发病机制、病理还是临床特征上来讲，它都不同于脑血栓形成和脑栓塞。主要位于大的皮质动脉供血区之间、基底核区小动脉供血区之间的边缘带脑组织，故而也称之为边缘带脑梗死。一般认为分水岭脑梗死多由于血流动力学障碍（如体循环低血压和低血容量）所致，目前认为微栓子进入脑皮质血管分布区，脑组织缺血，也可引起本病。

一、发病原因

分水岭脑梗死的病因目前尚未完全明了。以下因素可能与分水岭脑梗死有关：如发作性低血压、颈动脉狭窄或闭塞、血管微栓塞、低氧血症、红细胞增多症、血小板功能异常等，尤其是发作性低血压、颈动脉狭窄或闭塞和血管微栓塞更为重要，可能是主要致病因素。其他病因如血脂增高（高胆固醇血症、高三酰甘油血症），容易导致脑动脉粥样硬化，血黏度增加，导致脑梗死形成。糖尿病，不仅引起微血管病变，也可以引起大血管病变，这些改变导致动脉粥样硬化和微循环障碍，脂蛋白代谢异常，免疫异常和平滑肌受损，从而促发缺血性脑血管病。

二、分水岭脑梗死分型

1.根据供血区域不同分为 4 型　即前分水岭脑梗死、后分水岭脑梗死、皮质下分水岭梗死和基底核分水岭脑梗死，又有浅表型和深部型之分。

（1）浅表型

①前分水岭脑梗死：出现于大脑前动脉与大脑中动脉交界区，梗死灶一般呈楔形，表现为一侧肢体反复发作的麻木、乏力或轻偏瘫，舌面瘫少见，50%伴有感觉异常。病变在优势半球者以皮质运动性失语和智能障碍表现为主，非优势半球病变常有情感障碍。

②后分水岭脑梗死：包括大脑中动脉与大脑后动脉交界区表浅梗死和大脑前动脉、大脑中动脉、大脑后动脉 3 支动脉交界处梗死，又称为顶枕型分水岭梗死。最常见的症状是偏盲，伴黄斑回避现象，皮质性偏身感觉障碍，偏瘫较轻或无优势半球受累，表现为皮质型感觉性失语，偶见失用症，近50%可有情绪淡漠，也可有经皮质感觉性失语—情感淡漠—单纯失语。非优势半球病变可出现对侧空间忽视和位置感缺失。

（2）深部型（CWI）：又称皮质下分水岭脑梗死。梗死部位在大脑中动脉深、浅穿支动脉之间，集中于基底节区中部和侧脑室体部，偏瘫症状较常见，并可有 50%以上偏身感觉缺失。

有学者主张，将基底节区和放射冠区的腔隙性脑梗死统称为内囊梗死，按部位分为前、侧、后、上、下及多发型。

2.国内隋邦森等分型　大脑前动脉与大脑中动脉皮质支的边缘区梗死位于大脑凸面上矢状窦旁，称为前分水岭梗死；大脑中动脉与大脑后动脉皮质边缘区，梗死位于侧脑室体后端的扇形区，称为后上分水岭梗死；大脑前、中、后动脉共同供血的顶、颞、枕叶三角区，梗死位于侧脑室三角部外缘，称为后下分水岭梗死，大脑中动脉皮质支与深穿支交界的弯曲地带称为皮质下分水岭梗死；小脑主要动脉末端的边缘区，称为幕下性分水岭脑梗死。

3. 分水岭脑梗死的基本类型　分为皮质边缘带脑梗死和内边缘带脑梗死。

（1）皮质边缘带脑梗死：位于大脑前动脉 / 大脑中动脉和大脑中动脉 / 大脑后动脉之间的大脑皮质和邻近皮质下白质边缘带的脑梗死。

（2）内边缘带脑梗死：位于半卵圆中心、放射冠深部脑白质豆纹动脉穿支和大脑中动脉深穿支之间边缘带的脑梗死或位于大脑中动脉和大脑前动脉的深部脑白质分支边缘带的脑梗死。

4. 基底节区颅内动脉供血区　内侧豆纹动脉、外侧豆纹动脉、脉络膜前动脉和大脑后动脉穿支 P1 段的供血区域。

（1）前方型：大脑前动脉分支 Heubner 动脉与豆纹动脉分界区梗死，病灶在内囊前肢周围。

（2）侧型：大脑中动脉的岛叶支与豆纹动脉之间分界区，病灶位于壳核附近。

（3）后型：脉络膜前动脉与豆纹动脉间的分界区，病灶位于内囊后肢附近。

（4）上型：大脑中动脉的豆纹动脉外侧支与大脑中动脉的皮质支之间的分界区，病灶位于侧脑室体旁。

（5）下型：脉络膜前动脉与丘脑穿通动脉（TPA）之间或前、后脉络膜动脉间的分界区，病灶位于基底节下方。

分水岭脑梗死典型者发生于颈内动脉严重狭窄或闭塞伴血压降低时，也可由心源性或动脉源性栓塞引起，其病理表现类似动脉粥样硬化性血栓形成性脑梗死。此外，高血压动脉僵化、高血脂、血细胞比容升高、血黏度增高、糖尿病等也是分水岭脑梗死的潜在危险因素。

三、发病机制

分水岭脑梗死发病机制中最主要的原因为体循环低血压、脑的大动脉狭窄或闭塞、心脏疾病 3 个方面。动脉粥样硬化为重要的基础病因。分水岭脑梗死可能与血流动力学障碍有关，低血压是主要发病原因之一。分水岭脑梗死主要位于大的皮质动脉供血区之间，以及基底核区小动脉供血区之间的边缘带脑组织，随着脑 CT 扫描及脑 MRI 检查的广泛应用，可以明确显示其病灶形态，为研究分水岭脑梗死的临床特征提供了可靠帮助。低灌注指因为单纯的血流灌注下降而导致动脉交界区出现分水岭梗死灶，而栓子清除下降则是指当微栓子进入到血流灌注相对不足的交界区后不容易被清除掉，堆积下来而造成的分水岭区梗死。上述两种发病机制在临床上很难截然分开，如果发生分水岭脑梗死，应进行灌注检查，呈低灌注表现；若患者病变侧颈内 / 颅内供血动脉狭窄超过 70%，则无论 TCD 微栓子监测是否发现微栓子信号，都不能否定微栓子致病证据，故认为是低灌注 / 栓子清除下降两种发病机制共同作用所致。

四、诊断

本病主要依据 CT/MRI 及灌注成像和 TCD 微栓子监测检查确诊并与其他缺血性卒中类型相鉴别。

1. 前分水岭脑梗死　在 CT 影像上表现为额顶叶交界区三角形、扇形或楔形，底边朝外、尖端向内的低密度影。在 MRI 影像上呈长 T_1、长 T_2 异常信号。

2. 后分水岭脑梗死　在 CT 影像上表现为颞顶枕叶交界区三角形、扇形或楔形，底边朝外、尖端向内的低密度影；在 MRI 影像上呈长 T_1、长 T_2 异常信号。

3. 皮质下分水岭脑梗死　在 CT 影像上表现为基底节区尾状核头旁弯曲的条带状或椭圆形低密度影，在 MRI 影像上呈长 T_1、长 T_2 异常信号。

4. 小脑分水岭脑梗死　也称幕下分水岭脑梗死，是小脑前上动脉交界区梗死。

五、治疗

基本治疗原则与一般缺血性脑卒中类同。在一般缺血性脑卒中不推荐扩容治疗，但对于因低血压或脑血流低灌注所致的急性分水岭脑梗死，可考虑扩容疗法。但应避免加重脑水肿、心力衰竭等并发症，同时也要采取防止栓子脱落的措施。

第七节　颅内动脉扩张延长症、穿支动脉引起的梗死和微血管病变

一、颅内动脉扩张延长症

颅内动脉扩张延长症（IADE）是以脑血管延长、迂曲和扩张等改变为特点的脑血管病，主要发生在椎 - 基底动脉和颈内动脉，严重者形成梭形动脉瘤。原发性高血压为本病最常见的病因，因长期高血压和高血脂导致动脉内膜损害，引起动脉的迂曲、扩张以对抗动脉内的持续性高压。此外，颅内动脉延长扩张症有动脉壁缺陷，如在常染色体显性遗传多囊肾的患者中发病率较高。一般人群中本病的发病率为 0.06%～5.8%，男性居多（约占 74%）；发病平均年龄为 64.8 岁，多见于老年人。

研究表明，颅内动脉扩张延长症可以对血流动力学产生影响，扩张动脉内的血流可能来回往返，导致向前血流减少引起远端低灌注缺血。还可因动脉粥样硬化和血流速度减慢形成微栓子和血栓堵塞分支动脉；迂曲延长的动脉也可使分支动脉开口处变形和血管受牵拉导致血供减少而发生脑组织缺血、梗死。

本病约 40% 的患者没有临床症状。因累及的血管不同、程度不一，导致的临床表现较复杂。

1. 扩张的颈内动脉　在患者低头时因迂曲延长的颈动脉可以折叠，致使脑供血急性减少而引起头晕等症状。血流经过迂曲的动脉容易形成涡流，诱发局部血栓形成导致偏瘫、感觉异常等神经症状和体征。如果迂曲、扩张发生于鞍上段颈内动脉，则可压迫视交叉导致视野缺损。

2. 椎 - 基底动脉延长扩张症　患者可出现后循环缺血性脑卒中，梗死部位可在小脑、

延髓、脑桥、丘脑，也可发生大脑半球梗死。常表现为腔隙性脑梗死综合征，如偏瘫、Weber 综合征、Raymond 综合征、Wallenberg 综合征及颈枕部头痛、眩晕，突发耳鸣等。椎 - 基底动脉延长扩张症还可导致相邻结构的压迫症状，脑神经或脑干的压迫，导致偏侧面肌痉挛、三叉神经痛、暂时性或永久性脑干功能障碍。少数还可能出现颅内出血。

CT、MRI、DSA 及超声多普勒是颅内动脉延长扩张症的主要影像学诊断手段。某些学者的研究认为，椎 - 基底动脉延长扩张症的 CT 或 MRI 诊断标准为椎动脉或基底动脉直径 ≥ 4.5mm；椎动脉颅内段的长度＞ 23.5mm；基底动脉的长度＞ 29.5mm。椎动脉或基底动脉的任何部分偏离其正常预期最短走行位置（椎动脉为颅内入口到基底动脉起始点，基底动脉为中线）10mm 以上。

二、穿支动脉引起梗死

本症是指发生在穿支动脉闭塞引起供血区孤立的急性梗死。相对于腔隙性脑梗死，其具有神经损害症状和体征，影像学检查提示梗死范围亦大于后者，病理改变是穿支动脉的开口处微小动脉粥样硬化斑块或被主干血管粥样硬化斑块堵塞，发病机制是微小粥样斑块、主干粥样硬化斑块，以及主干动脉原位血栓形成或栓塞所致穿支动脉闭塞，这可能是血压正常患者深部脑梗死的病因。目前，可利用高分辨率 MRI 显影技术显示颅内分支血管动脉粥样硬化斑块堵塞穿支动脉的情况。而深穿支动脉闭塞引起的腔隙性脑梗死发病机制是高血压所致的动脉壁脂肪透明质变性及纤维蛋白样变性引起管腔闭塞而不影响血管内膜，要注意理解这两种截然不同的病理改变。

慢性深穿支动脉病变导致微循环障碍临床表现多种多样，最常见是运动迟缓、认知功能障碍和行为异常；CT 显示脑室周围低密度影，MRI 在 T_2 加权像显示脑室周围和（或）半卵圆中心局灶性（散在、点片状）或弥散性异常高信号；临床诊断为脑白质变性，或称为"皮质下动脉粥样硬化性脑病"。其病理改变是肉眼可见脑白质呈柔软、皱缩和颗粒样的组织融合区域，主要分布在侧脑室周围白质、半卵圆中心、放射冠和枕叶，脑室扩大，有时小脑白质也受累。

三、微血管病变

微血管一般指微小动脉和微小静脉之间，管腔直径在 100μm 以下的毛细血管及微血管网，是人体血液循环中最基层的结构单位，是血液与组织细胞之间进行物质交换的场所。

（一）发病机制

目前微血管病变的发病机制尚不清楚，但可以从微血管壁的病变、微血流紊乱和微循环血液理化特性的改变 3 个方面进行探究。

1. 微血管壁病变　正常微血管壁以基膜作为基础。当基膜增厚严重时，受累的血管腔会部分或全部闭塞，引起组织缺氧。血管内皮细胞损伤亦可导致微循环障碍。

2. 微血流紊乱　高血压脑病或血压控制欠佳，以及糖尿病患者，穿支动脉一般均先有血流量增加和高灌注状态，导致微血管通透性增加，液体从小动脉渗出引起脑水肿和点状淤血，大分子蛋白质可经微血管外渗并沉积于管壁。当此过程呈慢性反复发作时，渗出的液体可导致神经胶质细胞增生，脑白质和基底神经节受损。

3. 微循环血液理化特性的改变　血黏度取决于血浆黏度、悬浮于其中的红细胞数量及其物理性状。当红细胞聚集性增强，释放氧的功能亦降低，血小板高黏附及纤维蛋白原水平增加，使全血黏度增高，血流缓慢淤滞，可加重血管损伤和微循环障碍。

（二）临床表现

微血管病变引起的脑白质变性患者，常伴有高血压、糖尿病等，需要与大动脉闭塞性疾病导致的多发性脑梗死和脑栓塞相鉴别，后两者大部分梗死灶多位于皮质和（或）皮质下，有急性卒中发作病史，是引起血管性痴呆的原因。

（山西省心血管病医院　韩彦青　陈　晨）

第 4 章　椎 - 基底动脉缺血与后循环缺血

　　Kubik 和 Adams（1946）对基底动脉血栓形成和闭塞进行了详细的临床和病理研究。20 世纪 50 ～ 60 年代，Denny-Brown、Williams 等学者强调与后循环相关的短暂性脑缺血发作，提出"基底动脉供血不足"这一名词，并扩展成椎 - 基底动脉缺血（VBI）。此后 Millikan、McQuaid 等给予肯定。回顾性研究发现，在被认为由椎 - 基底动脉远端堵塞造成脑梗死的患者中，约 2/3 患者的症状发生在堵塞前，且许多症状无法用精确的解剖结构来解释，临床表现不能完全确定病变部位，故出现 Weber、Be-nedickt、Millard-Gubler 等以人名命名的缺血性脑干综合征。

　　1988—1996 年，新英格兰医学中心后循环缺血登记，对后循环缺血的临床和病因研究有以下重要的观念更新：后循环缺血的主要病因类似于前循环缺血，主要是动脉粥样硬化，颈椎骨质增生仅是极罕见的情况。后循环缺血的最常见的原因类型是栓塞，约占 40％。栓子主要来源于心脏、主动脉弓、椎动脉起始段和基底动脉。最常见栓塞部位是椎动脉颅内段和基底动脉远端，无论是临床表现或现有的影像学检查（CT、TCD、MRI、SPECT 或 PET）都无法可靠地界定"相对缺血状态"；头晕和眩晕尽管是后循环缺血的常见症状，但头晕和眩晕的常见病因却并不是后循环缺血。

　　基于以上认识，国际上用后循环缺血概念取代了椎 - 基底动脉缺血概念。Caplan 认为，取消椎 - 基底动脉缺血名称，有助于美国医师对后循环缺血的认识和重视，对头晕、复视、走路不稳的患者，希望能够按照前循环缺血（ACI）的检查方式进行相同的处理。

一、临床分类

　　20 世纪 50 年代，Fisher 等认识到前循环短暂性脑缺血发作患者有颅外段颈动脉的严重狭窄或闭塞，推测是由于颈动脉狭窄或闭塞导致血管分布区脑组织仅靠侧支循环供血，处于相对缺血状态，称为"颈动脉供血不足"。随着对脑缺血基础和临床认识的提高，学者们认为前循环缺血只有短暂性脑缺血发作和梗死两种形式，"颈动脉供血不足"概念不再被使用。相对于前循环缺血而言，后循环缺血是指后循环的短暂性脑缺血发作和脑梗死，包括椎 - 基底动脉慢性缺血，椎 - 基底动脉疾病（如动脉炎、动脉夹层、动脉发育不全等），椎 - 基底动脉血栓栓塞性疾病等。椎 - 基底动脉缺血是指后循环的短暂性脑缺血发作或迅速恢复的小卒中，包含在后循环缺血中。

在临床上，经常看到脑供血不足或椎 - 基底动脉缺血的诊断，并且把头晕、眩晕归因于椎 - 基底动脉缺血。2006 年，《中华内科杂志》刊登了《中国后循环缺血专家共识》，希望临床不再使用椎 - 基底动脉缺血这一诊断。"脑供血不足"的诊断，究其原因是：盗用国际椎 - 基底动脉缺血名称，更改其定义，把椎 - 基底动脉缺血等同于后循环缺血，各级各类医院的相关科室（如神经内科、神经外科、普通内科、老年病科、耳鼻咽喉科、骨科和中医科等）医务人员对后循环缺血性疾病的认识不足，未按照前循环缺血一样寻找病因、治疗和预防，患者本身对头晕 / 眩晕症状表述不清，需进一步检查，包括头 - 颈部的数字减影血管造影（DSA）、CTA、MRA、血管多普勒超声检查、颅脑 MRI 检查和心脏多普勒超声、血液检验等，总体费用较高，不愿接受。故对患者笼统诊断为"供血不足"。

椎 - 基底动脉缺血的病因主要包括高血压、糖尿病、高脂血症、动脉粥样硬化，以及血管炎症导致椎 - 基底动脉系统的血管管腔狭窄、血栓形成。动脉血压过低使椎 - 基底动脉的血流量减少。严重的颈椎病导致颈椎横突孔狭窄，压迫椎动脉。某些先天的椎 - 基底动脉发育异常等。

椎 - 基底动脉系统某一支动脉原有严重狭窄或闭塞，平时靠侧支循环尚可维持该处的血液供应，一旦血压降低、脑血流量减少，靠侧支循环供血的区域即可发生短暂性缺血，最常见者为动脉粥样硬化及高血压动脉粥样硬化两种，其他如脑动脉炎、先天性血管异常、血管损伤等因素。椎动脉因动脉粥样硬化或先天性迂曲、过长而扭曲，或颈椎骨质增生压迫椎动脉，当头颈部过伸、过屈或向一侧转动时，可出现供血减少、缺血，其他如脑动脉盗血综合征、脑血管痉挛、高凝状态、严重贫血等。

二、临床表现

后循环缺血症状大多与脑干相关；症状持续时间不定，一般为数天或更长；程度轻重不等；间歇性，诱因不明确，可与头颈部活动或身体位置相关；中老年多见，常伴一定的心脏功能不全或高血压、血压不稳定。慢性缺血如果控制不好，最终可演变为急性脑梗死。

后循环缺血的首发症状：眩晕 40% ～ 85%（可伴听力下降或耳鸣，可有中枢性位置性眼震），视力受损 25% ～ 60%（视物模糊，黑矇，偏盲及色幻觉），枕 - 项部头痛 25% ～ 45%（呈搏动性，类似于偏头痛），小脑共济性失调 15% ～ 30%（必波动性），眼肌麻痹 10% ～ 15%（复视），意识改变 10% ～ 25%（短暂性全面性遗忘、昏迷状态及痴呆），跌倒发作、晕厥 10%，构音障碍 5% ～ 10%，单肢 / 偏瘫、口周麻木 5% ～ 10%，自主神经功能紊乱为 5%（出汗、恶心及呕吐），癫痫小发作、震颤 5%。

三、辅助检查

1.MRI 检查　对所有疑为后循环缺血的患者都应进行颅脑 MRI 检查，DWI-MRI 对急性病变最有诊断价值。颅后窝 CT 检查易受颅骨伪影的影响，诊断价值降低，适用于排除脑出血和不能进行 MRI 检查的患者。

2.颅脑血管检查　如数字减影血管造影（DSA）、CTA、MRA 和颈部血管多普勒超声等检查，这几种检查各有优、缺点，均有助于发现和明确颅内外大血管病变。经颅多普勒超声检查可提示椎动脉颅内段和基底动脉近段的狭窄或闭塞，但不能成为后循环缺血的诊断依据。

3. 颈椎的影像学检查　有助于鉴别诊断，但不是诊断后循环缺血的首选方法。

4. 耳科检查　眼震电图、听力、视觉诱发电位／脑干听觉诱发电位等检查。

5. 心电图、心脏超声检查　是发现心脏或动脉-动脉栓塞来源，特别是对不明原因、非高血压性后循环缺血的重要检查。

6. 实验室检查　血常规、生化、血脂等检查。

四、诊断和鉴别诊断

（一）诊断

详细的病史、体格检查和神经系统检查是诊断后循环缺血的基础。神经系统检查时，要特别重视对视觉、听觉、眼球运动、面部感觉、前庭功能（直立倾倒试验、原地踏步试验、扭颈试验、眼震诱发试验、平衡姿势图等）和共济运动的检查。

如果诊断一个45岁以下的患者是椎-基底动脉缺血，其没有明显动脉粥样硬化，可以依据其存在高凝状态（狼疮抗凝物、抗磷脂抗体、C反应蛋白、S蛋白、抗凝血因子Ⅵ缺乏）而确诊。

（二）鉴别诊断

可致眩晕的后循环缺血有以下几种情况：椎-基底动脉系统短暂性脑缺血发作、延髓背外侧综合征、迷路卒中、基底动脉尖综合征、小脑梗死和锁骨下动脉盗血综合征、颅后窝肿瘤等。注意与以下疾病相鉴别。

1. 周围性眩晕　由内耳迷路或前庭部分、前庭神经颅外段（在内听道内）病变引起的眩晕为周围性眩晕，包括急性迷路炎、梅尼埃病等。其特点为：眩晕为剧烈旋转性、持续时间短，头位或体位改变可使眩晕加重明显，眼球震颤与眩晕发作同时存在，多为水平性或水平加旋转性眼震，通常无垂直性眼震，振幅可以改变，数小时或数日后眼震可减退或消失，向健侧注视时眼震更明显，头位诱发眼震多为疲劳性，多为旋转性或上下、左右摇摆性运动感，站立不稳，自发倾倒及静态直立试验多向眼震慢相方向倾倒，偏指试验偏向患侧；自主神经症状有恶心、呕吐、出汗及面色苍白等，常伴耳鸣、听觉障碍等，而无脑功能损害。

2. 中枢性眩晕　是指前庭神经核、脑干、小脑（由小脑绒球小结叶病变或小脑-前庭系统的联系纤维受到损害所致）和大脑颞叶病变引起的眩晕。其特点：眩晕程度相对较轻，持续时间长，为旋转性或向一侧运动感，闭目后可减轻，与头部或体位改变无关，眼球震颤粗大，可以为单一的垂直眼震和（或）水平、旋转型，可以长期存在而强度不变，眼震方向和病灶侧别不一致，自发倾倒和静态直立试验倾倒方向不一致，平衡障碍表现为旋转性或向一侧运动感，站立不稳，多数眩晕和平衡障碍程度不一致；自主神经症状不如周围性明显；可伴脑功能损害，如脑神经损害（眼外肌麻痹、面舌瘫、球麻痹等）、肢体瘫痪、高颅内压等。这种病因除引起眩晕、眼震外，大多伴有脑神经受损表现和锥体束征和（或）小脑征，无半规管麻痹、听觉障碍等。脑 CT、MRI 检查对诊断很有帮助。

3. 颈性眩晕　单纯椎动脉的机械性压迫，很难完全解释颈性眩晕发作。当一侧椎动脉常有发育异常或其他病变时（如管腔狭窄、动脉粥样硬化或骨刺压迫等），另一侧椎动脉受压而致椎 - 基底动脉缺血引起眩晕症状，即"椎动脉型颈椎病"；另一种学说，椎动脉接受来自星状神经节与颈中神经节形成的椎交感丛支配，颈椎关节炎、颈椎椎体位置不稳等原因刺激颈后交感神经丛，引起椎动脉痉挛出现眩晕、头痛、颈痛等症状，即交感神经型颈椎病。这种情况是罕见的，应严格诊断标准，否则导致因眩晕发作而行颈椎病手术，术后依然发作眩晕。

4. 小脑出血　因高血压、动脉瘤、血管畸形等导致小脑实质出血。临床症状和轻重程度与出血量、部位有关。出血量少、病情轻者仅有眩晕、粗大眼震、行立不稳、共济失调；若出血量大，发病急、病情重，出现严重眩晕、剧烈恶心、呕吐、强迫头位，病情可以迅速恶化，出现昏迷、脑疝、呼吸与心搏停止而死亡。CT、MRI 有助于确诊。

五、治疗

1. 一般治疗　后循环缺血患者，发作期由于眩晕、呕吐，常感痛苦、焦虑、恐惧，应卧床休息。恶心、呕吐明显者，酌情补液，注意营养及水电解质平衡。尽可能避免外界环境各种刺激，保持安静。

2. 急性发作期药物治疗　因多有较严重的眩晕，伴恶心、呕吐、站立不稳、行动困难等症状，应尽快控制不适症状。一般采取综合措施，肌内注射或静脉注射药物为主。常用药物包括以下几种。

（1）倍他司汀：又名敏使朗（倍他司汀的商品名），为一种新型抗组胺类药，是组胺 H_1 受体的弱激动药。具有外周血管扩张作用，特别是能扩张脑血管，增加脑血流量，能改善微循环，增加内耳血流量，消除膜迷路积水，从而消除内耳性眩晕、耳鸣等症状，又能抑制组胺释放，产生抗过敏作用。每次 2～4mg，每日 2 次，肌内注射。或每次 4～8mg，每日 2～4 次，口服。溃疡病、支气管哮喘、肾上腺髓质瘤患者慎用。

（2）地芬尼多（眩晕停）：每次 25mg，每日 3 次，口服。

（3）抗胆碱能药物：如氢溴酸东莨菪碱每次 0.2～0.6mg，每日 3 次，口服。山莨菪碱注射液每次 5～10mg，肌内注射。阿托品每次 0.3mg，每日 3 次，口服；或每次 0.5～1.0mg，肌内注射。

（4）改善脑缺血、缺氧状况，调节脑代谢功能：除可应用脑血管扩张药、钙拮抗药、银杏叶制剂、抗血小板聚集药等治疗外，也可用脑细胞活化药，如吡拉西坦、双氢麦角碱类制剂。还可用高压氧治疗，患者在高压氧舱中吸入纯氧，对缓解后循环缺血有较佳疗效。

3. 病因治疗　针对引起后循环缺血的各种病因，如脑动脉粥样硬化、高血压、高脂血症、颈椎病、心脏病、糖尿病、脑动脉炎等进行治疗，调整血压，降血脂，降血糖，抗感染症及提高机体免疫功能，才能取得较佳疗效。

4. 功能锻炼　脑动脉粥样硬化、高血压、颈椎病等是引起椎 - 基底动脉供血不足的重要原因。但迄今为止，这些疾病尚无特效治疗。早期诊断，早期治疗，有效改善脑部血液供应，促进脑侧支循环的建立，纠正血脂、血糖的代谢紊乱，减轻症状，抑制病情继续进展，预防危险因素和并发症等，是当前积极主动的治疗措施。

（山西省心血管病医院　韩彦青　赵辰生）

第 5 章　缺血性脑血管病的手术治疗

第一节　常见临床类型

1. 短暂性脑缺血发作。

2. 可逆性缺血性神经功能缺损。

3. 完全性脑卒中。脑缺血发展迅速，在数小时内达高峰。患者常有偏瘫、失语、感觉障碍等明显的神经功能缺陷。病灶大者则出现颅内压升高症状，如恶心、呕吐、意识障碍等。

4. 进展性脑卒中。脑卒中症状持续、进展，在几小时、几天，甚至几周时间内，呈阶梯样或逐渐恶化，期间症状可能有好转、稳定，总的趋势是加重，常在 6 小时至数日内达高峰，动态影像学检查可见梗死灶增多和增大。

5. 烟雾病。烟雾病又称脑底血管异网症，分为先天性和后天获得性异常。主要表现为颅内大动脉闭塞、脑底网状新生血管形成，可呈缺血性或出血性脑卒中表现。

6. 脑盗血综合征。当人体内某一动脉发生部分或全部闭塞后，该动脉远端的压力明显下降，就会产生一种像"虹吸"现象，从附近血管"盗血"以满足其需要，而使邻近动脉供血区脑组织出现供血不足的临床表现，称为"盗血"综合征。临床常见的包括以下 4 种：椎骨下动脉盗血综合征、颈内 - 外动脉盗血综合征、椎 - 基底动脉盗血综合征、大脑半球动脉盗血综合征。如果"盗血"现象反复发作、症状严重，不宜使用扩血管和降压药物，为避免"盗血"症状加重，可以采取动脉内膜剥脱术、血管内支架置入术或血管重建术。

第二节　在全脑血管造影下介入治疗

该介入治疗是指应用微导管经动脉或静脉血管途径，在全脑血管造影（DSA）下对出血性血管性疾病进行栓塞，对缺血性血管性疾病进行溶栓、取栓、血管内球囊扩张、支架置入血管内成形等操作的一项微创治疗技术。

一、血管内溶栓治疗

1. 静脉溶栓治疗　溶栓药物采取静脉滴注治疗急性脑梗死。优点：疗效可达 43% ～

47%，可使病死率降低，使严重残疾的危险性减少约 40%；操作简单、费用低廉。缺点：脑血管病变部位及危害程度不清楚，个体化药量难以掌握，患者疗效、预后不易判定；溶栓药物遍及患者全身，因而有其他部位出血的潜在风险。

2. 动脉溶栓治疗　动脉溶栓比静脉溶栓有以下优势：可以通过微导管直接在动脉的血栓内部注射溶栓药，局部溶栓药物浓度高，溶栓药物药量个体化，降低全身或脑实质出血并发症；微导丝、微导管操作有一定的溶栓作用；经动脉溶栓治疗后，可对动脉狭窄部位进一步行球囊扩张和（或）放置金属支架进行血管内成形治疗；对不溶性栓子可行机械取栓，对患者预后的判定相对准确。更重要的是，静脉溶栓时间窗短，对超过静脉溶栓时间窗的患者，可能仍在动脉溶栓时间窗内，可使更多的患者获益，对发病 3 ～ 6 小时的急性缺血性脑卒中患者，可以行动脉内溶栓治疗。椎 - 基底动脉血栓形成的溶栓治疗时间窗和适应证可以适当放宽。

二、血管内成形术（或颈动脉血管成形术和支架植入）

指经皮血管腔内球囊成形术和（或）支架植入术治疗颅内、外动脉狭窄。支架植入术可通过将动脉粥样硬化斑块挤压在支架和血管壁之间，快速开通血管，血栓能很快被内源性和（或）外源性溶栓药溶解。目前有 Neuroform 支架、Wingspan 支架（美国 Boston Scientific 公司）、Solitaire/Solo 支架（美国 ev3 公司）、Enterprise 支架（美国 Cordis 公司）、LEO 支架（法国 Balt Extrusion 公司）5 种可用于颅内血管的支架。

我国国家食品药品监督管理总局（SFDA）批准了国内 Apollo 支架应用于脑血管病的治疗。但球囊扩张支架仍存在关键问题有待解决，如再狭率较高，球囊扩张支架柔顺性相对较差，有时无法通过颅内迂曲血管到达狭窄部位，球囊扩张时可能导致动脉破裂，急性支架内血栓形成，支架部位穿支动脉闭塞等。

（一）颅外段动脉狭窄放支架的适应证

颈内动脉狭窄超过 70%，动脉狭窄有症状的患者（包括短暂性脑缺血发作或缺血性卒中）；TCD、MRA 或 DSA 任何一项检查提示症状相关的动脉狭窄＞ 50% 以上者，有症状的颈内动脉狭窄未超过 50% 但有溃疡斑块，一侧颈内动脉闭塞，另一侧颈内动脉狭窄超过 50%，患者症状侧别不定的短暂性脑缺血发作；无一般神经介入的禁忌证者。

（二）颅内段动脉狭窄放支架的适应证

根据我国 2011 年发表的颅内动脉狭窄介入治疗指南，症状性颅内动脉狭窄患者，药物治疗无效可考虑进行球囊成形和（或）支架植入术治疗。指具体狭窄血管结构适合血管成形手术（狭窄段长度＜ 10mm，成角不明显，直径＞ 2mm 以上的血管），动脉狭窄＞ 50%，相关脑组织缺血，侧支循环不良；无一般神经介入的禁忌证。

（三）血管内成形术的禁忌证

高度钙化的斑块，动脉血管完全闭塞；狭窄近心端动脉严重迂曲，导丝和导管进入困难；锁骨下动脉完全闭塞时间超过 6 个月，或轻度狭窄而无"盗血"现象，或有"盗血"现象而无临床症状者，大动脉炎活动期，凝血机制障碍；严重的心、肺、肾、脑等器官衰竭；多支血管病变、颅内肿瘤、动静脉畸形或动脉瘤；颅内动脉狭窄比颅外狭窄更严重或远端狭窄、烟雾病。

颈动脉血管成形术和支架植入术前 3 天口服阿司匹林，每日 50～325mg，和（或）氯吡格雷每日 75mg，急症手术时可给予负荷量氯吡格雷。术后需口服氯吡格雷至少 3 个月，没有特殊情况需终身服用阿司匹林。行支架植入术时，推荐全部使用脑栓塞保护装置，以降低脑栓塞的发生率。

（四）颈动脉血管成形术和支架植入术并发症

1. 术中并发症　心率、血压下降明显者，给予升压药和阿托品治疗；急性脑缺血，与球囊扩张相关，严重颈动脉狭窄者，支架植入前可球囊扩张，血管痉挛，术中给予罂粟碱等解痉药物，手术全过程静脉持续泵入尼莫地平。斑块脱落，应用脑栓塞保护装置预防，术中全身肝素化，一旦血栓形成应给予溶栓治疗。

2. 术后并发症　低血压和心率降低，术后可给予多巴胺等药物升高血压，阿托品等药物维持心率；脑卒中，术后可选择抗凝血药，口服抗血小板聚集药物；高灌注综合征，术后注意控制血压，应用脱水药减轻脑水肿。支架内急性血栓形成，可行溶栓治疗；支架移位、成角和断裂，术前选择合适的患者和支架，支架内再狭窄，术后口服抗血小板聚集等药物；动脉穿刺并发症的防治方法同其他介入操作。

三、血管内机械取栓治疗

经动脉机械性血栓清除治疗急性缺血性卒中的优点包括可减少甚至不必使用溶栓药，从而降低脑实质出血的风险；治疗时间窗可能延长；使血栓碎裂，增加溶栓药接触面积，加速溶栓，直接清除血栓，加速血管再通；缩短介入操作时间，降低患者和术者的放射线辐射危害。缺点和风险包括将机械装置放置到病变部位有一定技术难度，操作者需经专门训练；血管损伤的潜在风险（如血管痉挛、血管夹层分离、穿孔甚至破裂），破碎后的栓子阻塞远端血管。与患者的获益相比，这些风险尚可接受。

美国 FDA 已批准 Merci 取栓器和 Penumbra 系统用于急性缺血性卒中的治疗。

血管手术治疗主要适用于脑严重供血减少或脑缺血、血管闭塞患者。手术方式包括颈内动脉内膜切除术和颅内、颅外血管吻合术、颞肌贴敷术及大网膜移植等。

颈动脉内膜切除术适用于短暂性脑缺血发作、可逆性缺血性神经功能缺失、进行性卒中、完全性卒中。在欧美采用颈动脉内膜剥脱术，目前已成为治疗动脉粥样硬化性颈动脉狭窄的常规方法。美国每年约有 15 万人接受这种手术。在国内三级甲等医院，此项技术在神经外科已广泛开展。

（一）手术时机

1. 择期手术　短暂性脑缺血发作、无症状颈动脉狭窄、卒中后稳定期。

2. 延期手术　轻、中度急性卒中、症状波动的卒中。

3. 急诊或尽早手术　颈动脉高度狭窄伴血流延迟、颈动脉狭窄伴血栓形成、短暂性脑缺血发作频繁发作、颈部杂音突然消失。

（二）适应证

1.单次短暂性脑缺血发作，相关颈动脉狭窄≥70%；颈动脉粥样硬化软性斑块或有溃疡形成，抗血小板治疗无效。

2.轻、中度卒中，DSA造影发现同侧相关颈动脉狭窄＞50%。

3.无症状颈动脉狭窄，相关颈动脉狭窄＞70%；颈动脉狭窄50%～60%，同时术前评估患者的围手术期病死率低于3%者。

（三）禁忌证

重度卒中，伴意识改变和（或）严重功能障碍，脑梗死急性期，颈动脉完全闭塞，持久性神经功能缺失；6个月内有心肌梗死或有难以控制的严重高血压、心力衰竭；全身情况差，不能耐受手术。

（四）手术术式

标准颈动脉内膜剥脱术；标准颈动脉内膜剥脱术+补片；翻转式颈动脉内膜剥脱术，逆行性颈总动脉内膜切除术。根据患者具体情况选择术式，每个术式各有其优、缺点。

（五）手术并发症

1.神经系统并发症。脑缺血、脑梗死是颈动脉内膜切除最主要，也是最严重的并发症，术中脑栓塞、术后颈动脉狭窄/闭塞，以及脑内出血。

2.高灌注综合征，表现为头痛、抽搐和脑出血，多发生在术后2周内。

3.血流动力学不稳定，出现血压和心律异常。

4.脑神经损伤，手术入路上可能损伤喉上神经、喉返神经、舌下神经、迷走神经或面神经的下颌支。

5.手术区形成血肿、感染。

6.用补片修补动脉壁者，有可能出现补片破裂、感染等。

四、其他治疗方法

颅外 - 颅内动脉吻合术和架桥手术。适用于一过性脑缺血，其趋向是演变成完全性卒中、可逆性神经功能障碍、进展性脑缺血、完全性脑卒中、全脑缺血、烟雾病。手术方式包括：①直接架桥，系指颅内 - 外动脉吻合术；②间接架桥，脑 - 硬脑膜 - 动脉贴敷术，脑 - 硬脑膜 - 动脉 - 肌肉贴敷术，大网膜移植术；③联合架桥，系指直接与间接架桥术联合应用。

大骨瓣开颅减压术适用于大面积脑梗死。对大脑半球的大面积脑梗死，可施行额、颞、顶叶大骨瓣开颅减压术，非优势半球可切除部分梗死脑组织，优势半球梗死可适当切除额极及颞极组织。对较大范围的小脑梗死，可打开枕骨大孔行颅后窝减压术。

（山西省心血管病医院　韩彦青　张晋欣）

第二部分

缺血性脑血管病

第6章　颈动脉

第一节　颈动脉支架术研究及发展

1979 年进行了第 1 例颈动脉狭窄球囊血管成形术，1989 年在颈动脉中应用了第 1 个球囊扩张支架，但这些支架易受到外力压迫，而且术后 30 天内有 10％ 以上的患者出现严重不良事件。随后，支架变形的问题被自膨式 Wallstent 支架及后来出现的自膨式镍钛合金支架所解决。

然而，栓塞性脑卒中风险成为限制血管内治疗初期热情的主要因素。而随着栓子保护装置的出现，颈动脉支架术发展突飞猛进。目前，颈动脉支架成形术（CAS）已成为与颈动脉内膜剥脱术相当的颈动脉再通手术。尤其是颈动脉内膜切除术（CEA）高危患者，CAS 更加显示了其优势。

一、早期 CAS 经验

在美国，有学者最早在 2001 年发表了不使用颈动脉狭窄球囊血管成形术（EPD）的 604 例 CAS 结果。随后，有超过 40 项单中心观察性研究成果被发表。许多研究具有样本量少、随访期短、未使用 EPD 及未独立进行神经功能评价的局限性。为了说明这些缺陷，一项研究报道了对 1990—2002 年 26 项观察性研究进行数据合并分析后的 CAS 结果，包括近 3500 例 CAS 操作。这项分析表明，在不使用 EPD 的情况下，CAS 的 30 天脑卒中或死亡的发生率为 5.5％，而使用 EPD 时仅为 1.8％。另外，不使用 EPD 时的严重脑卒中（1.1％ vs. 0.3％）和小卒中（3.7％ vs. 0.5％）风险更高。

全球颈动脉支架登记注册研究对 1997—2002 年的 53 个医疗中心 11 243 例患者的 12 392 次 CAS 操作进行了调查。技术成功率为 98.9％。30 天不良事件发生率为：短暂性脑缺血发作（TIA）3.1％，小卒中 2.1％，严重脑卒中 1.2％，死亡 0.6％。使用 EPD 时的脑卒中或死亡的风险率为 2.8％，不使用 EPD 时为 6.2％，有症状患者为 4.9％，无症状患者为 2.9％。术后 1 年、2 年和 3 年随访，颈动脉双功能超声检查显示的再狭窄率分别为 2.7％、2.6％ 和 2.4％，同侧神经系统新发事件发生率分别为 1.2％、1.3％ 和 1.7％。

颈动脉血管成形术和支架植入术前瞻性登记注册研究包括 4 年期间 38 个医疗中心的 3853 次 CAS 操作。技术成功率为 98％，院内事件发生率为：TIA 6.0％，脑卒中或死亡 2.8％。

使用 EPD 时的脑卒中或死亡的风险为 2.1%，不使用 EPD 时为 2.2%，有症状患者为 3.1%，无症状患者为 2.4%。

欧洲长期颈动脉支架植入术注册研究包括 4 个医疗中心的 2172 例 CAS 患者。技术成功率为 99.7%，30 天脑卒中或死亡的发生率为 1.2%。在随访的 1 年、3 年和 5 年期间，再狭窄发生率分别为 1%、2% 和 3.4%，脑卒中或死亡的发生率分别为 4.1%、10.1% 和 15.1%。

二、近期前瞻性多中心注册研究

与早期的志愿注册研究不同，近期的前瞻性多中心注册研究旨在评价在高危患者中使用 EPD 进行 CAS 的安全性和疗效。在大多数情况下，主要安全性终点指标为 CAS 术后 30 天内脑梗死（MI）、脑卒中或死亡的合计发生率，主要疗效终点指标为 CAS 术后 30 天到 1 年期间同侧脑卒中或死亡的发生率。这些注册研究有预先确定的纳入和排除标准，在 CAS 术前和术后进行独立的神经功能评价，并且有监督委员会保证患者的安全性及与设计方案要求的一致性。在许多情况下，这些注册研究作为检测装置许可证试验进行以获得美国 FDA 销售许可证及欧洲 CE 销售许可证。在另外一些情况下，注册研究在 EPD 得到批准后作为 FDA 上市后许可要求的一部分进行，以在更多数量的病例中评价其安全性和疗效终点指标。在很大程度上，不同注册研究之间的纳入和排除标准是相似的，都包括了被视为 CEA 高危因素的临床和解剖学特征。由于这些注册研究均未设立对照组，因此，这些研究的发起者都使用 CEA 术后 30 天脑卒中或死亡的发生率 14.5% 作为对照。

在高危患者中进行的多中心前瞻性 CAS 注册研究结果已有 3 项被发表。波士顿科学公司外科手术高危患者颈动脉支架植入术试验纳入了 747 例有症状和无症状高危患者（引导期试验 189 例，决定性试验 480 例，双侧支架登记处 78 例）。技术成功率为 98.2%。所有患者的 30 天 MI、脑卒中和死亡的发生率为 5.8%，引导期患者为 8.7%，双侧支架组患者为 7.1%。

EV-3S 动脉技术颈动脉血运重建评价试验是一项非随机多中心前瞻性注册研究，包括 419 例存在一种或多种 CEA 高危因素的重度颈动脉狭窄患者。技术成功率为 97.4%，30 天严重不良事件发生率为 6.2%，包括 1% 的 MI、3.3% 的非致死性脑卒中和 1.9% 的死亡。30 天脑卒中或死亡的独立预测因素包括放置滤网所用的时间、有症状颈动脉狭窄和基线肾功能不全。SpideRx 研究是一项包括 125 例采用快速交换型 Spider 远端栓子保护系统和 Acculink 颈动脉支架进行 CAS 治疗的高危患者的前瞻性研究。技术成功率为 97.5%，30 天心脏和脑血管严重不良事件发生率为 5.6%。

高危患者颈动脉血运重建 Acculink 支架试验募集了 581 例来自北美、欧洲和阿根廷的患者，包括 158 例不用 EPD（ARCHeR-1）和 278 例使用 EPD（ARCHeR-2）及 145 例使用快速交换型 EPD（ARCH-eR-3）的患者。纳入标准包括有症状颈动脉狭窄 > 50% 或无症状颈动脉狭窄 > 80% 并且包括至少 1 种 CEA 的高危特征。主要终点指标是 30 天 MI、脑卒中或死亡及 31 天至 1 年期间同侧脑卒中的合计发生率。30 天不良事件发生率为 8.3%，1 年内终点事件合计发生率为 9.6％。

远端保护性 Medtronic AVE 自膨式支架系统治疗颈动脉狭窄评价试验在 I 期募集了 99 例高危患者，在 II 期募集了 399 例患者。前者的 30 天 MI、脑卒中或死亡的发生率为 5.1％，后者为 5.3％。

波士顿科学公司 Filterwire EX/EZ 和 EndoTex NexStent 颈动脉血运重建试验募集了 454 例高危患者，包括有症状颈动脉狭窄＞50％和无症状颈动脉狭窄＞60％的患者。30 天 MI、脑卒中或死亡的发生率为 3.8％，术后 1 年为 4.5％。

仍然有 4 项处于不同阶段的大规模上市后监督注册研究。纳入和排除标准及研究终点与其他 CEA 高危患者注册研究相似。CASES 注册研究的募集工作已经完成，但研究结果尚未公布。XACT 注册研究和 CABANA 注册研究的募集工作还在进行中。揭示罕见不良事件的 Acculink/Accunet 批准后试验募集了 2500 例高危患者。患者接受有不同 CAS 经验的 315 位医师的治疗，包括介入心脏科医师、介入放射科医师、介入神经放射科医师、血管外科医师和神经外科医师。在 CAS 术后 30 天内，MI、脑卒中或死亡的发生率为 5.7％，严重脑卒中或死亡的发生率为 2.5％。脑卒中风险与手术者的经验无关，但在 80 岁以上老年人中更高。

三、临床随机对照试验

被视为有症状颈动脉狭窄治疗"金标准"的颈动脉内膜切除术最早开展于 40 年前。近 10 年来完成的 CEA 治疗有症状颈动脉狭窄的随机对照试验，提供了在能够接受的围手术期风险的前提下 CEA 可有效预防狭窄同侧缺血性脑卒中的有力证据。这些证据不仅被不同版本的脑卒中预防指南所引用，而且也推动了在 ACS 患者中进行 CEA 预防脑卒中的 RCT 研究。然而，对 CEA 预防 ACS 患者缺血性脑卒中的激情过后，理智的研究人员开始对这种预防性治疗的价值产生怀疑。即使对被认为有希望替代 CEA 的微创性技术——颈动脉支架植入术是否应该广泛用于 ACS 患者缺血性脑卒中的预防，同样面临着来自不同方面的挑战。

对颈动脉血管成形术或 CAS 与 CEA 相比较的早期临床随机试验受到技术落后、经验不足和缺乏 EPD 等因素的限制，患者的转归完全无法预料。第 1 项试验募集了颈动脉狭窄程度＞70％的有症状低危患者。在 7 例 CAS 患者中有 5 例发生脑卒中后，这项研究被迫中止。Wallstent 试验是在狭窄程度＞60％的有症状患者中进行的一项多中心研究。这项研究也被提前中止，因为 CAS 术后 30 天时脑卒中或死亡的发生率高达 12.1％，而 CEA 仅为 4.5％。

颈动脉和椎动脉腔内血管成形术研究是一项包括 504 例患者的国际多中心随机试验，但血管成形术组中只有 22％的患者使用支架。虽然两组患者术后 30 天脑卒中和死亡的发生率均为 10％，但血管成形术组脑神经损伤、严重血肿、MI 和肺栓塞的发生率较低，1 年时再狭窄发生率较高（14％ vs. 4％，$P < 0.001$）。3 年时脑卒中或死亡的发生率相似（14.2％）。

内膜切除术高危患者保护性支架植入和血管成形试验是在 2004 年完成的多中心随机对照研究。307 例患者被随机分组接受 CAS 或 CEA 治疗。CAS 治疗采用 Precise 支架和 Angio-Guard 脑保护装置治疗。这些患者均为 CEA 高危人群，包括颈动脉狭窄瘘 50% 的有症状患者及 80% 的无症状患者。CAS 组和 CEA 组分别有 20 例和 32 例患者出现主要终点事件（介入治疗后 30 天内死亡、脑卒中或心肌梗死，或 31 天至 1 年时的死亡同同侧脑卒中）（30 天风险，5.8% vs. 12.6%；对于 CAS 不逊于 CEA，$P=0.1004$）。与 CEA 高危患者相比，CAS 的益处主要是因为心肌梗死风险更低。基于 SAPPHIRE 试验的研究结果，针对 CEA 手术高危的颈动脉狭窄患者实施 CAS 治疗已经在临床广泛开展。

SAPPHIRE 试验结果不仅被后来的试验频繁引用，同时成为美国食品药品监督管理局有条件批准支架用于 CEA 高危患者研究的依据。然而，该试验公布后不久即受到质疑。Thomas 尖锐地指出，SAPPHIRE 试验实际上并未证实 CAS 能给高危患者提供比 CEA 更多的保护作用，其理由是该试验中 CAS 组主要终点事件虽然显著低于 CEA 组，但两组围手术期风险均显著高于其他 RCT，如 ACST 试验 30 天脑卒中或死亡的风险仅为 3.1%。单凭 SAPPHIRE 试验结果就将支架连同栓塞保护装置推荐用于 ACS 患者的治疗，实在令人担心，因为这或许并非患者的最佳选择。在 SAPPHIRE 试验的有症状患者亚组中，接受 CAS 治疗的 1 年累积主要终点事件发生率为 16.8%，接受 CEA 治疗者为 16.5%，该比率几乎相当于未经治疗的高危人群的发生率。从 ACS 亚组来看，这种风险更是大大超过以往任何 RCT，其 1 年时发生主要终点事件的风险高达 21.5%，围手术期死亡、心肌梗死或脑卒中的风险也达 10%。这种风险事件发生率显然是不能接受的，因为公认能够接受的围手术期脑卒中风险应控制在 3% 以下。

有症状重度颈动脉狭窄患者内膜切除术与血管成形术对比试验是在法国进行的一项试验，募集了 527 例颈动脉狭窄程度 > 70% 的有症状患者。主要终点事件（30 天脑卒中或死亡）的发生率 CAS 组为 9.6%，CEA 组为 3.9%。但是这项研究同样由于对颈动脉支架术者的要求过低而遭到批评，因为 CEA 医师全部是经验丰富的医师，这可能是导致支架组围手术期终点事件发生率明显高于 CEA 组的原因，非常有意思的是，两组的 4 年非围手术期终点事件发生率无显著性差异，分别为 1.26% 和 1.97%。

第二节　颈动脉支架术术前评估

一、血管解剖评估

成功的介入治疗首先取决于对血管解剖的了解，重要的是要能识别主动脉弓的类型及大血管的结构，因为这些解剖特征可以影响到操作过程。如果是非常迂曲的路径，会增加术者操作的难度及风险，包括长时间在主动脉弓内操作导致的栓子脱落等。根据 Casserly 等的描述可以根据头臂干和主动脉弓的关系将主动脉弓分成 3 种类型：I 型主动脉弓三条大血管处于主动脉弓外弧的同一水平面上，II 型主动脉弓头臂干自主动脉弓的外弧和内弧间的水平面上发出，Ⅲ型主动脉弓头臂干自主动脉弓内弧以下的水平面上发出。目标动脉发出的位置越低（如Ⅱ型或Ⅲ型主动脉弓），导管进入颈动脉的难度越大。有些特殊变异的主动脉弓类型也可能会影响导管的到位。另外，如果颈总动脉极度迂曲或狭窄远端及近段存在迂曲，也会导致支架术的困难。严重钙化、管壁钙化厚度超过 3mm 也属于支架术困难的病变。

二、侧支循环评估

侧支循环评估的目的主要是了解整个颅内、外循环情况，以决定是否进行干预及干预方式的选择。侧支循环的评估手段包括血管造影、CT、磁共振及 Xe-CT 血流灌注评估，其中血管造影是评估侧支循环的最佳手段之一，可以看到动态侧支循环的途径。

三、临床症状评估

短暂性脑缺血发作是临床急症，以短暂性局灶性视网膜和（或）半球神经功能缺失并在24 小时内恢复为特征。在一项研究中，11％的患者 TIA90 天后发生脑卒中，50％发生在最初的 2 天内。同时有视网膜和半球症状者通常存在严重颅外颈动脉疾病。罕见的情况是，双侧颈内动脉高度狭窄或闭塞患者表现为短暂性双侧半球症状，可能被误诊为椎 - 基底动脉缺血发作。

需仔细采集病史以确定症状是否由颈动脉狭窄所致。短暂性单眼盲常被描述为一只眼睛被阴影从上到下遮住。半球症状包括单侧运动无力、感觉缺失、语言紊乱或视野异常。椎 - 基底系症状包括脑干症状（构音障碍、复视和吞咽困难）、小脑症状（四肢或步态共济失调）、同时单侧或双侧运动、感觉和视力丧失。由于患者可能同时存在椎 - 基底动脉神经功能障碍和无症状性颈动脉狭窄，因此区别是半球还是椎 - 基底系症状非常重要。准确的症状定位对临床处理和重建治疗时机的确定很有帮助。

四、斑块成分评估

颈动脉粥样硬化斑块成分分析是目前研究的热点，通过对斑块成分分析，决定治疗的方法和采用的保护装置及支架种类。粥样硬化斑块是一个动脉内层的局灶性病变，内部是脂质核心，外部包覆一层纤维帽，表面覆盖有内皮细胞。根据形态，病变可分为"稳定"和"易损"两类。稳定斑块包括一个小脂质核心及大量的平滑肌细胞和胶原，这种均质的纤维结构避免斑块破裂。易损斑块或不稳定斑块具有较薄的纤维帽和大量软质细胞外脂质及少量平滑肌细胞，因此更容易导致血栓性并发症或快速斑块扩展。大量的巨噬细胞与 T 淋巴细胞、树突状细胞、肥大细胞一起刺激和调节斑块中的炎症反应，导致炎症细胞因子和蛋白酶大量产生，促进纤维帽的降解。易损斑块的另一特点是有新生血管形成，容易诱发斑块内出血，从而导致急性斑块破裂。这些微血管也表达高浓度的黏附分子，常与炎症细胞浸润相关，提示其在将白细胞集结到病变部位时起了重要作用。

纤维帽的缺陷使得脂质核心暴露于血流中，导致凝血系统活化，多数情况下会在血管内形成完全血栓阻塞。斑块形态可通过多种方法进行体内研究，如 B 超和 MRI。有些研究表明回声强度和组织病理特点之间存在如下关系：低回声不均质斑块表示同时存在斑块内出血和脂质沉积，而纤维化斑块呈现高回声和均质性。采用标准化 B 超影像进行计算机辅助斑块定性及数字化后处理能够对回声强度进行定量评价，以灰阶中位数（GSM）表示。GSM 值低于 25 表示为低回声，与复杂性斑块组成及出现神经系统高危事件相关，GSM 值高于 25 与稳定的斑块形态相关。高分辨率 MRI 也可确定斑块组成，MRI 可提供更多的斑块影像学资料。斑块成分（如坏死的核心及纤维帽）有典型的影像学表现，可进行定量评价。采用靶向性（超顺磁性氧化铁纳米微粒及氯化包）及活性智能 MRI 试药，有可能通过特异性的分子靶标或细胞内处理获得对比影像。这些试药能使斑块内炎症区出现增强，从而提示微血栓或新生血管的存在。

五、全身状况评估

对于接受颈动脉支架术的患者，术前必须要对全身状况进行评估，包括：①既往病史，有高血压、糖尿病、高血脂等基础病变者，需要对症处理，将血压、血糖调整到适当水平。②肝、肾功能，手术操作过程中要使用大剂量造影剂，有可能会造成肝、肾功能损害，如果存在肝、肾功能障碍者，要进一步查明原因，给予对症处理。③冠状动脉状况评估，如果存在明显的冠状动脉病变，应请心脏科医师会诊，给予对症治疗，有近期心肌梗死病史者，3 周之内尽量避免手术。有传导阻滞者应在术中安装临时起搏器。④血液系统是否异常，如果存在血小板减少，谨慎使用抗血小板药物。⑤有无放、化疗史，判断病变是否由于放、化疗导致。⑥有无恶性肿瘤，如果合并恶性肿瘤应讨论有无必要进行下一步的处理。

第三节　颈动脉支架术常规操作要点

一、适应证和风险评估

选择行颈动脉支架术血管重建的患者在适应证的选择上与内膜剥脱术相似，另外，临床证据显示 CAS 特别适合某些临床表现和解剖结构特殊的患者。SAPPHIRE 研究中 334 例患者因同时伴有其他血管或非血管并发症而被认为是外科手术高危患者。入组患者里症状性患者 ≥ 50% 或无症状性患者 ≥ 80%。最后的研究结果显示对这类患者行 CAS 是获益的。对于颈动脉狭窄的 CAS 选择标准，一般将症状性患者和无症状性患者分开考虑。因此，目前非常肯定的是对症状性颈动脉重度狭窄（70%～99% NASCET 标准）并规范用药的症状性患者实施血管重建术可使其获益，这部分患者的 CEA 围手术期死亡及脑卒中风险 < 6%。对颈动脉支架术同样适用。目前的临床研究证实这部分患者颈动脉支架术后的死亡及非致残性脑卒中风险约小于 6%，有些报道甚至在不使用保护装置的前提下仍然可以达到这一指标。这些患者中还包括很多被认为是 CEA 的高危患者。在同侧脑卒中复发风险上，在内科保守治疗的前提下颈动脉中度狭窄（50%～69%，NASCET 标准）的患者大大低于颈动脉重度狭窄的患者。因此必须考虑对中度及临界狭窄程度的患者行颈动脉支架术时其风险获益比的问题。

无症状患者的脑卒中风险主要与其血管造影所显示的颈动脉狭窄程度相关。在欧洲颈动脉外科治疗试验中（ECST），狭窄程度小于或大于 70% 的无症状患者的 3 年同侧脑卒中率分别为 2% 和 5.7%（值得注意的是，在试验中其颈动脉狭窄程度的测量方法是不同的，导致了同样的病变用 ECST 测量的狭窄程度大于用 NASCET 方法测量出的狭窄程度）。在 ACAS 试验及 ACST 试验中药物治疗的患者，其 5 年死亡及同侧脑卒中风险为 12%。因此，为使无症状颈动脉重度狭窄的人获益，其围手术期病死率及术后脑卒中风险不能超过 3%，在扩展对于无症状颈动脉重度狭窄患者行支架术的适应证前，也应该达到这一目标。

由于颈动脉中度狭窄（< 60%）的无症状患者其脑血管事件发生率很低，还没有数据表明血管成形术可改善其长期的预后，而规范内科治疗可做到。但是，有两种特殊情况必须要考虑到：对侧颈动脉闭塞的无症状患者和需要行心脏或血管外科手术的患者，可以适当放宽指征，但是要考虑到将风险控制在 3% 以内。另外，颈动脉狭窄支架术的风险也可以从临床和血管造影影像中推断。

二、术前准备

术前 3 ～ 5 天服用抗血小板药物，常规药量是阿司匹林 100mg 或 300mg+ 氯吡格雷 75mg。

术前心率 < 50 次 / 分或有房室传导阻滞的患者，应请心内科医师会诊，考虑术中置入临时起搏器，术后 72 小时仍然需要临时起搏器维持者，可以置入永久起搏器。

颈动脉支架术一般局部麻醉就可以完成，术中可以随时观察患者的神志状况及有无神经功能障碍，但是以下几种情况可以考虑全身麻醉：①对手术高度紧张或焦虑者；②双侧颈动脉高度狭窄或一侧闭塞另外一侧高度狭窄；③侧支循环较差，需要使用近端保护装置者。

三、常规操作技术

1. 远端保护装置颈动脉支架术

（1）一般经股动脉穿刺，如果双侧股动脉闭塞或穿刺困难，可以经桡动脉穿刺或直接颈动脉穿刺。使用 8F 导引导管置入治疗侧颈总动脉，导引导管头端距离病变近端约 2cm，为手术操作提供足够的空间。

（2）导引导管到位后行常规造影，选择最佳拍摄角度，同时做同侧颅内动脉造影，以便术后对照。

（3）当找到最佳工作角度后，根据病变结构选择合适的保护装置，保护装置的直径与狭窄远端颈内动脉管径一致或稍大一点，根据病变的形态，将保护装置头端导丝塑形。

（4）准备好保护装置后，小心通过病变部位释放到狭窄远端，保护装置距离病变远端 4cm 左右（对于迂曲的病变，参考后面特殊病变的描述），对于极高度狭窄病变，保护装置通过困难者，可以使用直径 2mm 小球囊预扩张。对于导丝导引的滤网装置，首先使用微导丝穿过病变，然后沿导丝将保护装置送到适当的位置。

（5）根据病变的形态选择适当的球囊行预扩张或后扩张，扩张前静脉推注阿托品

0.5～1mg，等待心率增快后再扩张。

（6）选择适合病变的支架植入。

（7）支架植入后观察残余狭窄状况，如果大于50%，可以行后扩张。

（8）撤出保护装置，即刻造影观察术后病变扩张程度和颅内灌注状况。

（9）即刻查体，无异常后撤出导引导管，结束手术。

2. 近端保护装置颈动脉支架

（1）使用5F造影导管选择性进入病变侧颈总动脉，然后使用0.035in交换导丝交换，交换导丝头端进入颈外动脉主干，然后将准备好的近端保护装置交换到位。

（2）根据测量结果和病变结构，准备好导丝、扩张球囊和支架。

（3）将微导丝穿过狭窄后分别充盈颈总动脉和颈外动脉球囊，完全封闭，然后行预扩张以及支架植入。

（4）支架释放后打开Y阀，让颈动脉内血液回流，并回抽血30ml左右。

（5）完成手术后首先开放颈外动脉，然后开放颈总动脉，即刻造影观察病变扩张程度及颅内供血状况。

四、术中注意事项

1. 通过对主动脉弓造影分析，选择合适的导引导管，必要时选择交换技术、同轴导管辅助技术，避免导引导管到位过程中栓子脱落。

2. 不同的病变选择不同的保护装置，熟悉各种保护装置的操作要领，避免由于操作本身带来的风险。

3. 术中可能由于血管痉挛及临时阻断血流而导致缺血发作，应该镇静，排除栓子脱落或血栓形成后观察并给予对症处理后一般都能缓解，切忌匆忙溶栓。

4. 对于一过性心率下降，除静脉给予阿托品外，嘱患者咳嗽、增加腹压等有助于心率恢复，对于突然心率消失、心脏停搏者，要紧急捶打患者的左侧胸部或给予电击等抢救措施。

五、材料选择

1. 支架种类和特性　支架是颈动脉血管成形术最重要的材料，目前颈动脉专用支架全部为自膨式支架。按照构造的设计分为开环式支架、闭环式支架和杂交式3种支架。理想的颈动脉支架应该符合以下几个特性：①具有良好的不透X线能力，便于操作时观察支架的位置；②高度柔顺性以便能够通过迂曲的病变；③较强径向支撑力以增加释放后的贴壁性，另外，防止支架塌陷；④较小的外径，便于输送，且具备良好的快速交换（RX）系统；⑤制作材料具备磁共振相容性，以便支架术后接受磁共振扫描；⑥网孔面积小，减少膨胀过程中小栓子的脱落，传统上闭环支架的面积小于$5mm^2$，而开环支架的面积要更大。

2. 支架选择

（1）一般根据颈总动脉的直径选择支架大小，支架直径应该等于或略大于病变血管颈总动脉管径，长度应该覆盖病变两端1cm。如果颈总动脉和颈内动脉直径之间差异显著（>

4mm），可以选择植入锥形支架。

（2）迂曲病变或钙化较重的病变建议选择开环支架，径向支撑力较好，释放后贴壁性好，如果伴有较大溃疡性病变或动脉瘤样结构建议选择闭环支架。

3. 扩张球囊选择　目前临床使用的颈动脉专用扩张球囊主要是为了自膨式支架的植入或支架植入后扩张，可以分为 5 种情况。①极高度狭窄病变：如果保护装置通过困难，可以选择 2 ~ 2.5mm 冠状动脉扩张球囊行第一次预扩张以便于保护装置的置入。②保护装置能够通过，而支架通过困难或预计支架释放后撤出输送装置困难者，可以行预扩张，一般要选择稍长的球囊，5 ~ 30mm、5 ~ 40mm 或 6 ~ 30mm、6 ~ 40mm 最常用，因为如果球囊选择太短，会出现扩张时不稳定，充盈球囊时容易向病变两端移位，造成扩张失败而反复扩张，这样会导致夹层形成、斑块脱落及反复刺激颈动脉窦引起心率、血压的波动。当然，如果病变长度在 1cm 以内也可以选择稍短的球囊，如果选择过长的球囊会造成病变两端正常动脉的撕裂。③后扩张适合于狭窄程度不是很严重的病变或预扩张支架释放后残余狭窄＞ 50% 的病变，后扩张的好处是可以选择较短的球囊，对颈动脉窦刺激较小，一般选择 5 ~ 20mm 或 6 ~ 20mm 的球囊。④迂曲或钙化程度较重的病变，尽量预扩张，避免支架释放后输送系统撤出困难。⑤术前判断斑块很软，可以直接行支架植入，不需要行扩张，这样可以避免更多的刺激导致斑块脱落。

球囊扩张可以采用传统的压力泵进行，也可以使用 10ml 注射器扩张，使用注射器的好处是可以快速充盈和抽空球囊，避免较长时间阻断血流。

4. 保护装置　颈动脉支架术中保护装置的应用大大减少了术中栓子脱落导致的栓塞并发症发生。目前临床应用的保护装置可分为 3 种类型：远端滤网保护装置、远端闭塞球囊保护系统、近端球囊保护系统。其中滤网保护系统的原理是在整个术中保持颈动脉血流通畅，脱落栓子被捕获，术后与保护装置一起回收；球囊闭塞装置在术中暂时阻断颈内动脉血流，在支架释放并扩张完成后抽吸栓子，最后撤出系统。

滤网保护装置表面覆盖一层由多聚材料（一般是聚乙烯）制成的膜，形状各异，表面有许多孔（直径 100 ~ 200μm），旨在捕获栓子的同时维持血流。它们被置于 0.014in 微导丝的顶端，一般距导丝的柔软头端近端 30mm，并由一个极小的导管送入。一旦穿过病变区，撤出传送导管，滤网在颈内动脉腔内打开。

滤网保护装置分为导丝导引和非导丝导引两类，前者以 eV3 公司的 Spider 产品为代表，其优点是首先使用 0.014in 微导丝穿过狭窄，然后通过导丝置入保护装置，可以根据不同病变选择不同的导丝，尤其适合于高度狭窄和较迂曲的病变。

近端保护系统不需要将任何装置穿过狭窄处即可提供保护。其中以 Mo.Ma 为代表，其工作原理是充盈位于颈总动脉和颈外动脉起始部的球囊，从而引起颈内动脉内的血液逆流，或者完全阻断血流。操作结束后，颈内动脉中停滞的血液，包含可能的脱落栓子，由保护装置导管吸出。近端保护系统尤其适用于极高度狭窄病变（假性闭塞），狭窄远端颈内动脉高度迂曲等病变。有 6% ~ 10% 的患者不能耐受完全阻断血流，对于不能耐受的部分患者可以采用全身麻醉操作。

保护装置的出现减少了栓子脱落造成的栓塞事件发生率，同时也带来了其他一些风险，如操作过程中远端血管痉挛、血流限制、血管内膜损伤及使用不当导致的撤出困难等。

六、围手术期观察和处理

1. 术后需要控制性降压患者，收缩压控制在 90 ~ 120mmHg，对于已经出现过度灌注现象或极高危的患者，应该给予镇静，严格血压控制。如果同时存在其他没有治疗的颅内外狭窄病变或合并冠状动脉病变，注意血压控制得不能过低。

2. 术后 6 小时要密切注意观察患者的临床表现，如果出现头痛、恶心或癫痫等症状，立即复查 CT，排除是否颅内过度灌注，如果出现过度灌注，要立即给予对症处理。

3. 术后持续低血压者（收缩压 90mmHg 以下），可以适当使用多巴胺泵入。心率持续在 50 次 / 分以下者，间断给予阿托品 0.5mg，嘱患者多饮水、交谈等，如果 24 小时内心率在 40 次 / 分左右，患者有明显的症状，可以给予临时起搏器辅助。

4. 术后维持术前抗血小板药物（阿司匹林 100mg 或 300mg+ 氯吡格雷 75mg）3 个月，然后减量为阿司匹林 100mg 或氯吡格雷 75mg 长期服用。

七、示例

见图 6-1 ～图 6-3。

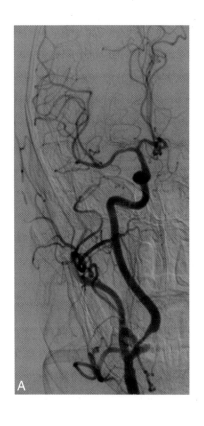
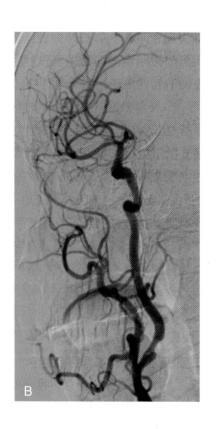

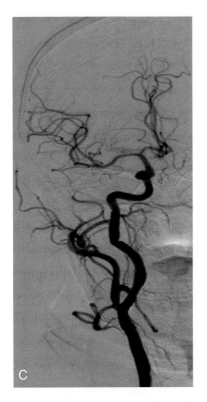
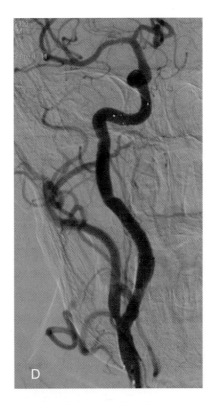

图 6-1　右侧颈内动脉起始处重度狭窄球囊扩张术 + 支架植入术

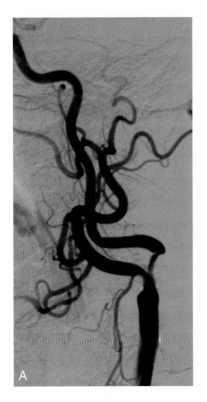
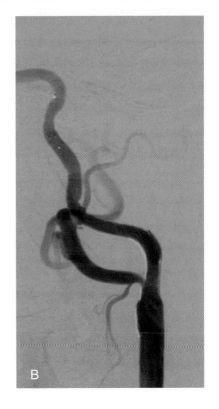

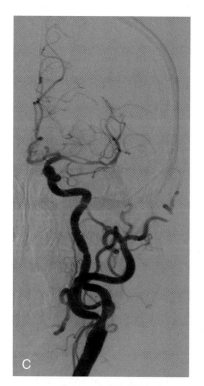
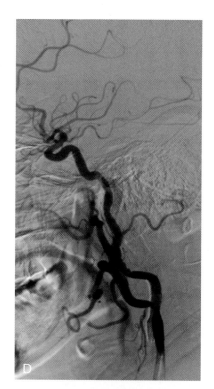

图 6-2　左侧颈内动脉起始处重度狭窄球囊扩张术 + 支架植入术

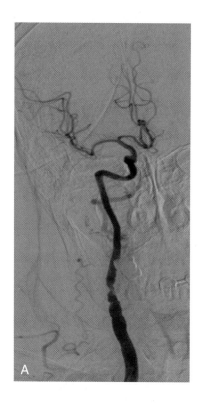
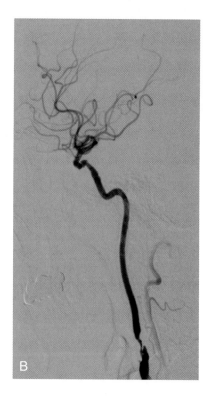

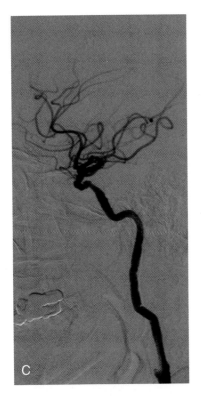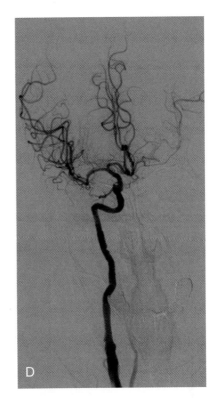

图 6-3　右侧颈内动脉起始处重度狭窄伴溃疡斑块球囊扩张术 + 支架植入术

第四节　颅外颈动脉狭窄血管内治疗

颅外段颈动脉狭窄与缺血性脑血管病特别是脑卒中有着十分密切的关系，约 30% 的缺血性脑卒中是由颅外段颈动脉狭窄病变引起的。症状性颈动脉狭窄 > 70% 的患者 2 年脑卒中发生率高达 26%。颅外段颈动脉狭窄的好发部位主要是颈总动脉的分叉处。主要病因是动脉粥样硬化（约 90%），另外 10% 的病因包括纤维肌性发育不良、动脉迂曲、外部压迫、创伤性闭塞、内膜分离、炎性血管病、放射性血管炎及淀粉样变性等。

目前治疗颈动脉狭窄的方法有药物治疗、外科治疗和血管内介入治疗。颈动脉内膜切除术能降低中、重度症状性和无症状性颈动脉狭窄患者的脑卒中风险。近年来，随着介入技术和材料学的发展，颈动脉支架植入术正在成为可能替代 CEA 的治疗方法。

一、适应证和禁忌证

（一）适应证

（1）症状性颈动脉狭窄度 > 50%；该医疗中心每年度术后 30 天内各种原因脑卒中和死亡发生率 > 6%；致残性脑卒中或死亡发生率应 > 2%。

（2）无症状性颈动脉狭窄度 > 70%；该医疗中心每年度术后 30 天内各种原因脑卒中

和死亡发生率＞3%；致残性脑卒中或死亡发生率应＞1%。

（3）取得患者及其家属的有效知情同意。

（二）禁忌证

（1）颅内血管畸形，伴有颅内动脉瘤，并且不能提前或同时处理者。

（2）3个月内有颅内出血。

（3）2周内曾发生心肌梗死或较大范围的脑梗死。

（4）对造影剂或所使用的材料或器材过敏者；严重的造影剂反应；有严重心、肝、肾、肺疾病；胃肠道疾病伴有活动性出血者；对肝素、阿司匹林或其他抗血小板类药物有禁忌者；不能控制的高血压。

（5）严重的血管迂曲或变异，妨碍安全输送导引导管或长鞘，栓塞保护系统，支架系统。

（6）颈动脉内附壁血栓形成，严重钙化性病变。

（7）颈动脉狭窄率＞99%，闭塞病变。

（8）血管病变广泛或狭窄范围过大。

（9）血管炎性狭窄，广泛的血管结构异常。

（10）穿刺部位或全身有未能控制的感染。

（11）明显的意识障碍或神经功能受损严重。

二、术前准备

1.患者准备 同脑血管造影术之前一样，CAS术前必须访视患者，全面掌握情况，并取得有效知情同意。除了造影术前必须实施的准备工作之外，CAS术前必须强调以下几项内容。

（1）掌握临床资料：全面的神经系统体格检查，包括心脏和颈动脉杂音的听诊、检眼镜视网膜血栓的检测均非常重要。患者的临床表现和阳性体征必须要与神经血管影像学资料联系，以明确其产生的原因是否源于同侧颈动脉病变，此为定义症状性颈动脉狭窄或闭塞的关键。

（2）完善实验室检查：心率＜50次/分的患者，需进一步检查24小时动态心电图，做阿托品试验，必要时请心内科医师会诊。如有适应证，可考虑术前行临时或永久起搏器治疗。

（3）复习神经影像学检查：颈部血管超声、弓上CTA、CE-MRA等无创方法可用于评估颈动脉病变，协助判断介入治疗指征并帮助制订手术预案。但USA目前仍是诊断颈动脉狭窄的"金标准"，手术适应证的判断必须以DSA为准。造影部位包括主动脉弓、双侧颈动脉及椎动脉的颅外段和颅内段。在颈总动脉狭窄部位至少取正、侧两个方向进行X线摄片。DSA检查有助于观察主动脉弓的类型，颈动脉狭窄病变的性质（如狭窄部位、狭窄程度、斑块有无溃疡），对侧颈动脉、椎动脉和颅内Willis环的完整性等。

（4）规范化术前诊断及评估：明确术前诊断，并进行规范化评估。尤其强调病因分型，颈动脉支架植入术更适用于低灌注及动脉-动脉栓塞所致者。NIHSS（美国国立卫生研究院卒中量表）用于测评神经系统功能缺失，根据分值判断脑卒中患者的预后；MRS（神经功能评分量表）评分用以进行术后随访的指标；MMSE（简易精神状态评价量表）及MOCA（蒙特利尔认知评估）作为认知功能评估和随访的工具。

（5）做好医患沟通：良好的医患沟通是手术顺利进行的保障，以下内容需要在术前有效告知患者及其家属。①CAS 是预防性手术，目的是减少该动脉供血区发生缺血性脑卒中的概率，目前已经存在的神经功能缺损可能会持续存在甚至会加重。②简要直观地介绍操作过程，并告知具体方案需要以术中情况为准，预案有发生变化的可能，如术中发现狭窄程度不够无须支架植入，术中出现急性闭塞需行急诊溶栓、取栓治疗，入路困难手术无法实施等。③告知可能发生的并发症及相关的预防措施和应急预案，尤其要重点强调迷走神经反射、过度灌注和斑块脱落导致栓塞等并发症。④告知患者手术期间需要配合的事宜，如发生任何不适时一定要及时告知医师，操作时尽量保持头部不动，不要吞咽口水，球囊扩张后发生迷走反射时需立刻配合咳嗽等。⑤告知手术所需费用和医疗保险报销情况。有效沟通后签署知情同意书，患者和家属同时签字，患者病情不允许签字时需要注明。

2. 物质准备

（1）抗血小板聚集：抗血小板聚集是规范药物治疗的核心内容，对没有禁忌证的患者，无论手术与否都应给予抗血小板聚集药物。患者术前应给予双联抗血小板治疗（氯吡格雷 75mg/d，阿司匹林 100mg/d 顿服）连用 5～7 天，否则术前需给负荷量（氯吡格雷 300mg，阿司匹林 300mg）。术后双联抗血小板治疗至少 1 个月，之后阿司匹林终身服用。笔者建议患者双联抗血小板治疗 3 个月后复查，根据复查结果决定是否调整方案。

（2）抗凝（术中肝素化）：穿刺置鞘成功后，静脉给予肝素（2ml：12 500U）70U/kg。静脉注射肝素半衰期 45～60 分钟。导管室一般将肝素用生理盐水稀释成 1000U/ml。0.9% 氯化钠注射液 10ml+ 肝素 12 500U（2ml，1 支 100mg）备用。以体重 70kg 患者为例，约用 5000U 肝素，即 5ml 上述配好的药液入壶。手术过程中，每 1 小时追加半量肝素。肝素监测：肝素入壶 5 分钟后，鞘内抽血 2ml 急查凝血。APTT > 120 秒或 ACT > 250 秒。

CAS 术后不需要常规抗凝治疗，但如合并支架内血栓等缺血高危事件，建议低分子肝素钙（0.4ml：4000IU）皮下注射，每日 2 次，共 3～7 天。低分子肝素钙皮下注射后 3 小时达到血浆峰值，半衰期约 3.5 小时。

出血的预防：鱼精蛋白（5ml：50mg）备用，如有出血立即静脉推注，药量为 10mg 中和 1000U 肝素，一次用量不得超过 50mg。

（3）华法林抗凝：对于长期服用华法林患者在介入操作术围手术期建议术前 5 天停药，随后根据患者发生血栓的风险采取相应的"桥接"治疗；血栓栓塞风险较低的患者，可不采用桥接，停药后术前 INR 可恢复到接近正常范围（INR < 1.5）；中度血栓栓塞风险的患者，术前应用肝素 5000U 皮下注射或预防药量的低分子肝素皮下注射，术后再开始肝素或低分子肝素与华法林重叠；具有高度血栓栓塞风险的患者，当 INR 下降时（术前 2 天），开始全药量肝素或低分子肝素治疗。术前持续静脉内应用肝素，至术前 6 小时停药，或皮下注射肝素或低分子肝素，术前 24 小时停用。

具有华法林抗凝适应证的患者术后需要双联抗栓治疗，即华法林联合氯吡格雷及阿司匹林。现有证据提示，与仅应用双联抗血小板药物治疗者相比，短期（如 4 周）加用华法林并不会显著增加出血事件的风险，具有可接受的获益 / 风险比，但长期应用三联抗栓药物的安全性尚有待论证。当华法林与氯吡格雷和（或）阿司匹林联合应用时应加强凝血功能监测，并将 INR 调控在 2.0 ～ 2.5。

患者若无禁忌证，应用三联抗栓治疗（华法林、阿司匹林和氯吡格雷）。若患者出血风险高，三联抗栓治疗 4 周；若患者出血风险较低而血栓栓塞风险较高，三联抗栓治疗 6 个月；此后，应用华法林与氯吡格雷（75mg，每日 1 次）或阿司匹林（75 ～ 100mg，每日 1 次）治疗至 1 年，必要时可联用质子泵抑制药或受体拮抗药。1 年后若患者病情稳定，单独使用华法林抗凝药治疗。

（4）高血压：颅外段颈 CAS 围手术期血压目标值为 120/70mmHg，术前注意防止血压过低所致的低灌注，术后注意防止血压过高所致的高灌注。手术当日晨禁饮食，但需嘱患者以少量水服下包括降压药在内的长期医嘱上的口服药物（注意因禁饮食，需要停用降糖药物）。如血压＞ 180/110mmHg，可应用乌拉地尔（亚宁定，5ml ∶ 25mg）控制血压。常用药量及用法：0.9％氯化钠注射液 30ml＋乌拉地尔 100mg（20ml，4 支），微泵输入。起始药量为 9mg/h（即泵入速度 4.5ml/h）。根据血压调整泵入速度，控制收缩压在 120 ～ 130mmHg。降压效果应在 5 分钟内即可显示，若效果不够满意，及时调整药量。如血压＞ 210/120mmHg，首次给药可给予 2mg/min，之后以上述推荐药量维持。

（5）低血压：手术当日应禁饮食，需要术前注意补液预防低灌注。

术中血压降低＜ 140/80mmHg，暂停尼莫地平泵入。右旋糖酐 -40（低分子右旋糖酐）羟乙基淀粉 500ml 静脉滴注。球囊扩张后迷走神经反射所致窦性心动过缓、低血压时应及时应用阿托品，加快输液速度，必要时可加压输液。如血压低至 90/60mmHg，需要应用多巴胺（2ml ∶ 20mg）维持血压。常用药量为 2 ～ 10mg/（kg·min）。以体重 70kg 患者为例，用法：0.9％氯化钠注射液 30ml＋多巴胺 200mg（20ml，10 支），微泵输入。药量为 8.4 ～ 42mg/h（即泵入速度 2 ～ 10ml/h，常用起始速度为 5ml/h）。根据血压调整泵入速度，控制收缩压在 120mmHg 左右。

（6）心率慢：术中球囊扩张前就准备好阿托品（2ml ∶ 1mg），护士在导管室内准备好药物备用。球囊扩张前如心率＜ 70 次 / 分，即需要立即给予阿托品 0.5mg（半支）静脉推注，待心率稳定于＞ 70 次 / 分时方可继续手术，必要时可重复给药，一般注射后 2 分钟起效。如基础心率＜ 60 次 / 分，入室后心率＞ 70 次 / 分，也需要预防性应用阿托品。球囊扩张后如心率＜ 70 次 / 分，即需要立即给予阿托品 0.5mg（半支）静脉推注，必要时可重复给药。如出现心搏骤停，立即给予胸外按压、心前区锤击、电除颤，必要时置入临时起搏器。注意青光眼、前列腺增生症的患者慎用阿托品。

（7）血管痉挛：术前 2 小时尼莫地平（尼莫同，50ml ∶ 10mg）微泵输入预防血管痉挛。体重估计低于 70kg 或血压不稳定患者，起始药量为 0.5mg/h（即泵入速度 2.5ml/h）；若耐受性良好尤其血压无明显下降时，2 小时后药量可增至 1mg/h（即泵入速度 5ml/h）。体重估计＞ 70kg 的患者，起始药量为 1mg/h（即泵入速度 5ml/h）。根据血压调整泵入速度，控制收缩压在 120 ～ 140mmHg。注意遮光输注，避免阳光直射。

注意栓子保护装置不可位置过高而进入颅内。避免栓子保护装置来回移动，这会增加血管壁刺激。

3. 手术时机　一般颅外段动脉狭窄手术治疗可以与脑血管造影同时进行。根据无创影像设计手术预案，术中造影评估后根据适应证同期实施支架植入术。但对于高龄、一般情况较差、肾功能损害、合并颅内狭窄等情况时推荐造影与支架植入术分期进行。脑梗死患者实施血管干预治疗时，应在急性期 3 周后实施颈动脉支架植入术治疗，其他患者在无禁忌证的情况下，可考虑 3 周内实施。具体实施时间不同中心也不尽相同，以急性期 3～4 周后为多。

三、术中准备

1. 栓子保护装置　使用栓子保护装置可将栓塞事件的发生率从 5.5％降到 1.8％。因此颈动脉支架术推荐尽可能使用栓子保护装置。目前常用的栓子保护装置有两种：一种是远端保护装置，另一种是近端保护装置。远端保护装置临床较常用。

（1）远端保护装置：远端保护装置俗称保护伞，包括偏心性远端脑保护伞，如 Filler Wire EZ、Spider RX，以及同心性远端脑保护伞，如 Angioguard RX、AccunetRX、Emboshield、Defender。

远端保护装置的优点：①操作简单；②能保持术中持续颈内动脉顺行血流；③可通过 6F 的鞘管（经桡动脉也可以完成操作）。远端保护装置的缺点：①通过病变时缺少保护易导致微栓子脱落；②要求远端颈内动脉直径＜ 7mm，若远端颈内动脉直径过大也不能提供有效的保护；③过度迂曲的颈动脉有时无法使用；④远端颈内动脉易痉挛或导致夹层形成可能。

远端保护装置的保护效果受制于以下情况：①保护伞输送系统的外径；②滤过膜孔径的大小；③保护伞着陆区长度；④远端颈内动脉迂曲程度；⑤保护伞与远端颈内动脉的贴附度；⑥保护伞的回收性。

良好的远端保护装置要求保障血流通畅性与捕获血栓之间的平衡，同时要减少因机械刺激引起的血管痉挛，具有良好的贴壁性和可视性。

（2）近端保护装置：近端保护装置 Moma 是集导引导管、颈外动脉球囊、颈总动脉球囊于一体的栓子保护装置。Moma 的优点是：①它可以提供全程实时保护，在建立脑保护后再穿越颈内动脉，术后通过 6F 工作通道清除所有类型、所有大小的碎屑，减少术中栓塞的发生；②无创低压球囊，避免了远端保护装置存在的动脉痉挛、内膜损伤；③无滤网阻塞的风险，无回收困难之忧；④支撑力更强可作为导引导管。缺点是：①侧支代偿差的患者无法耐受血流阻断，术中出现神经系统不耐受；②颈外动脉或颈总动脉有病变不适用；③只能选择股动脉入路。

（3）保护装置的选择：远端保护装置适用于 85％～ 90％的颈动脉狭窄病变，特别是对于怀疑神经系统无法耐受血流阻断的情况。①对侧颈内动脉重度狭窄。②对侧颈内动脉闭塞。③颅内 Willis 环代偿不全或合并卜列情况：颈外动脉狭窄或闭塞、累及颈总动脉的长段病变，颈总动脉扭曲或狭窄。但对于高栓塞风险病变，如新鲜血栓病变、软性溃疡斑块、长段次全闭塞性病变、ICA 广泛性病变，远端颈内动脉直径超过 7mm 应首选近端保护装置。病变血管迂曲、高度狭窄时建议使用独立导丝设计的保护伞，远端颈内动脉迂曲时适合短的保护伞，这几种情况也可采用近端脑保护装置。当颈内动脉开口严重狭窄、远端血管均匀变细、颅内血管正常时，颈内动脉在支架植入后可能明显变粗，推荐使用 Filterwier。对于极重度狭窄病变，也可在支架植入术中联合应用近、远端双重保护装置。

2. 支架　目前颈动脉专用支架均为快速交换的自膨式支架。根据结构分为 3 种，一种是开环支架，一种是闭环支架，还有一种杂交支架。支架有直形和锥形两种设计，均可通过 0.014in 的导丝，具备磁共振相容性。根据病变附近正常血管管径选择支架直径，支架应该比正常血管直径大 1 ~ 2mm，并能够完全覆盖病变。大部分情况下颈动脉分叉处病变支架需要覆盖颈总动脉和颈内动脉，需要根据颈总动脉直径来选择。如颈内动脉与颈总动脉直径之间差异显著（> 4mm）时推荐使用锥形支架。支架长度需要根据病变长度来选择，要求完全覆盖病变。

对于易损斑块（术前超声示低回声软斑或术中血管造影显示斑块溃疡或附壁血栓）或瘤样结构，应优先选择网孔面积较小的闭环支架。迂曲病变或严重钙化病变选择开环支架，径向支撑力好，贴壁性好。

3. 球囊　颈动脉成形术常使用快速交换的半顺应性球囊，均可通过 0.014in 的导丝。预扩张一般选择较长的球囊，以保障病变完全覆盖，避免扩张时的移位。后扩张一般选择较短的球囊，以减少对颈动脉窦的刺激。对于极重度狭窄病变，选择小球囊行第一次预扩以便保护装置能够通过。

4. 导引导管　导引导管是治疗的操作平台，是球囊、导丝输送的通道，大小、形状合适的导引导管不仅有利于后续操作的顺利进行，提高手术的成功率，而且能够明显减少潜在的手术并发症，因而导引导管选择的重要性是不言而喻的。临床实践中常根据主动脉弓的类型、目标血管开口部位、开口方向、病变性质特征、需要后坐力等多方面因素选择导引导管，最重要的是要考虑导引导管的同轴性。

我们一般选用 8F 的导引导管完成颈动脉支架植入术。在行左颈动脉支架术时偏爱 Boston Scientific 的导引导管 Guider Softip，右颈动脉支架术时偏爱 Cordis 导引导管。

有的中心习惯应用长鞘。一般在完成造影后，将交换导丝置于颈外动脉分支，撤出造影导管和 5F 动脉鞘，更换长鞘。长鞘长度一般为 70 ~ 90cm，根据患者的身高来选择，直径一般为 6 ~ 9F，如果支架直径 > 8mm，需要应用 7F 或更大的长鞘。

四、手术步骤

（一）穿刺置鞘

常规选择股动脉入路，股动脉穿刺置 8F 动脉鞘。如果双侧股动脉闭塞或穿刺困难，可考虑尝试经肱动脉入路（右侧病变选用左侧肱动脉，左侧病变选用右侧入路）。很少采用直接穿刺颈动脉入路。

（二）导引导管到位

1. 选择　根据主动脉弓的分型、颈总动脉迂曲程度和颈总动脉血管壁的斑块情况选择导引导管。

2. 准备　8F 导引导管尾端连接 Y 阀 + 三通 + 加压滴注，泥鳅导丝经 Y 阀尾端插入导引导管导丝不出头，打开滴注持续冲洗。

3. 置入　导引导管进入动脉鞘后进泥鳅导丝 20cm 左右，透视下将导引导管头端送至升主动脉远端；导丝回撤到导管内，翻转导管头回撤，弹入头臂干（或左颈内动脉）；固定导管，出导丝，导丝在动脉腔内摆动前行，导丝头端置于颈外动脉主干；固定泥鳅导丝，沿导丝送导引导管头端至颈总动脉距离病变近侧约 2cm 处；导引导管头端轴线要与颈总动脉的走行轴线平行，避免直接抵住血管壁，避开颈总动脉的动脉粥样硬化斑块。

（三）造影

导引导管到位后撤出导丝，常规造影，选择最佳工作角度，再次分析评估病变（测量狭窄病变的长度及血管的直径，计算狭窄率，分析成角、钙化、溃疡斑块等可能影响手术的因素），最后确认手术方案。同时进行颅内段造影，以便术后对比。

（四）保护装置

1. 选择　根据病变结构特点选择合适的保护装置。保护伞的直径与狭窄远端颈内动脉直径一致或稍大一点。

2. 准备　在保护伞的保护套管内注入肝素盐水冲洗，轻轻拿出 Spider，在肝素盐水中轻压保护伞排出其内气泡，将保护伞收入输送导管内透明段（即辅助微导丝快速交换口与保护伞的操控导丝快速交换口之间）。选择 0.014in 的辅助微导丝，冲洗后将微导丝的尾端穿入保护伞的输送导管头端，从第一个快速交换口（辅助微导丝快速交换口）穿出。根据病变形态将微导丝头端塑形，从尾端拉微导丝，将微导丝头端拉入保护伞的微导管内，将扭控子安装至微导丝的尾端约 100cm 处。将微导丝 - 保护伞组合准备好。

3. 到位　打开 Y 阀，将微导丝 - 保护伞组合置入 8F 导引导管。确认进入后旋小 Y 阀开口，左手拇指及示指固定保护伞操控导丝和输送导管，右手轻轻将微导丝送入约 10cm。之后用右手将微导丝 - 保护伞组合送入 8F 导引导管头端。微导丝露头后，在选择好的工作角度上给路径图。在路径图指引下，旋转扭控子将微导丝小心通过颈内动脉 C_1 段狭窄处，至颈内动脉 C_1 段远端较为平直的区域作为保护伞的目标"着陆区"（保护伞目标着陆区域：颈内动脉 C_1 段远端，距离病变约 4cm，避免过高——发生痉挛，避免过低——影响支架植入操作）。通过观察导丝头端摆动情况、透视冒烟或造影确认微导丝头端位于狭窄远端血管真腔内。左手拇指及示指固定微导丝，右手推送输送导管 - 保护伞操控导丝越过病变部位至"着陆区"。左手拇指及示指固定输送导管 - 保护伞操控导丝，右手撤出微导丝。左手拇指及示指固定输送导管，右手推送保护伞操控导丝将保护伞推送至输送导管头端，使滤伞头端 marker 和输送导管的 marker 重叠。左手拇指及示指在 Y 阀处固定保护伞操控导丝，右手撤下输送导管，保护伞顺利打开。继续撤出输送导管至快速交换孔处。以交换动作撤出输送导管，保护伞位置保持不动。

（五）预扩

1. 选择　根据病变结构特点选择合适的预扩球囊。

2. 准备　注射器用肝素盐水从球囊导管头端冲洗至快速交换孔出水。压力泵抽取半量造影剂约 10ml，接三通及球囊导管尾端。旋转三通开关使压力泵与外界空气相通，压力泵头端向上排出泵内和连接管内气体，旋转三通开关使压力泵与球囊导管相通，压力泵尾端向上负压抽出球囊导管内气体，同时泵内造影剂自然流入球囊导管，解除负压备用。也有人喜欢用 10ml 注射器抽取半量造影剂 8ml，带针头在球囊导管尾端注入造影剂，去掉针头，"半月 - 半月"连接半量造影剂注射器与球囊导管尾端，注射器尾端向上负压抽出球囊导管内气体，同时注射器内造影剂自然流入球囊导管备用。也可去掉注射器，"半月 - 半月"连接已经排好气的压力泵与球囊导管尾端备用。观察心率和血压，如心率 < 70 次 / 分，可先给予阿托品 0.5 ～ 1mg 静脉推注，心率增快后再进行球囊扩张。

3. 到位　球囊导管穿入保护伞导丝尾端，助手固定保护伞导丝。旋开 Y 阀，右手送入球囊导管至快速交换孔进入 Y 阀内。适当旋小 Y 阀，左手拇指及示指在 Y 阀尾端固定保护伞导丝，右手推送球囊导管至病变狭窄处，冒烟或造影定位准确后加压扩张。

4. 扩张　透视下用压力泵加压，助手读取压力泵读数（有经验者也可用 10ml 注射器代替压力泵操作）。球囊充盈呈柱状，停止踩透视、存图，同时迅速抽瘪球囊。注意每次扩张的时间应尽量短，只要球囊充分扩张（无局限性狭窄），无论扩张后造影残余狭窄是多少，都表明预扩成功，需撤出球囊导管。观察心率、血压，必要时嘱患者咳嗽。如心率下降迅速给予阿托品 0.5 ～ lmg 静脉推注，如血压下降立即停止尼莫地平泵入，加快输液速度，必要时给予多巴胺升压。

5. 造影　球囊下撤至导引导管内，造影观察病变扩张情况、残余狭窄率，有无夹层和局部血栓形成，同时观察保护伞的位置，有无血管痉挛，有无造影剂滞留。

6. 撤出　球囊扩张满意后撤出球囊导管。透视下观察，保持保护伞位置不移动，左手拇指及示指在 Y 阀尾端固定保护伞导丝，右手撤下球囊导管至快速交换孔处，旋开 Y 阀，以交换动作撤出球囊导管，球囊导管头端露出后旋紧 Y 阀，撤下球囊导管，用肝素盐水纱布擦拭保护伞导丝。

（六）支架植入

（1）选择根据病变结构特点选择合适的支架。

（2）准备注射器用肝素盐水从头端冲洗至快速交换孔出水。

（3）到位支架穿入保护伞导丝尾端，助手固定保护伞导丝，旋开 Y 阀，右手送入支架输送系统至快速交换孔进入 Y 阀内。适当旋小 Y 阀，左手拇指及示指在 Y 阀尾端固定保护伞导丝，右手推送支架至病变狭窄处，定位准确后释放。

（4）定位方法：①用椎体或其他骨性标志作参考；②边注射造影剂边对位。

（5）释放适当旋开 Y 阀，透视下右手固定支架输送系统操纵杆，左手下拉支架外鞘，平稳释放支架。

（6）撤出：透视下观察保持保护伞位置不移动，左手拇指及示指在 Y 阀尾端固定保护伞导丝，右手撤出支架输送系统至快速交换孔处，旋开 Y 阀，以交换动作撤出支架输送系统，支架输送系统头端露出后旋紧 Y 阀，撤下后用肝素盐水纱布擦拭保护伞导丝。

（7）造影：观察支架释放后残余狭窄率、支架贴壁情况，有无支架内局部血栓形成，同时观察保护伞位置，有无血管痉挛，有无造影剂滞留。支架植入的成功标准是残余狭窄率为 50%。

（七）后扩张

支架释放后，残余狭窄率＜ 50%，一般不需要后扩张。如果残余狭窄率＞ 50% 或支架与血管壁贴合不佳，则需要球囊后扩张，使残余狭窄率达到＜ 50% 的标准。后扩球囊一般选较短的球囊，最常用 4mm×20mm 及 5mm×20mm。准备球囊导管及压力泵，球囊导管沿保护伞导丝送至残余狭窄最重或支架贴壁不良处，冒烟定位准确后加压扩张。后扩张前后同样需要立刻关注心率、血压。撤出球囊导管，造影观察残余狭窄率、支架贴壁情况，有无支架内局部血栓形成，同时观察保护伞位置，有无血管痉挛，有无造影剂滞留。

（八）保护伞回收

1. 准备　在一开始就准备好保护伞回收装置，注射器用肝素盐水从头端冲洗至快速交换孔出水。

2. 到位　保护伞回收装置穿入保护伞导丝尾端，助手固定保护伞导丝，旋开 Y 阀，右手送入保护伞回收装置至快速交换孔进入 Y 阀内。适当旋小 Y 阀，左手拇指及示指在 Y 阀尾端固定保护伞导丝，右手推送回收装置通过支架至保护伞处。使回收装置头端标记与保护伞标记重叠。左手可继续推送回收装置，右手下拉保护伞导丝，将保护伞全部或部分回收到装置内，握住保护伞导丝和回收装置，一起撤出体外。

（九）造影

行病变处造影，观察残余狭窄率，支架贴壁情况，有无支架内局部血栓形成，前向血流分级。行颅内段造影观察远端血流情况，进行术前术后对比。

（十）注意事项

导引导管头端应避开颈总动脉的动脉粥样硬化斑块，避免直接抵住血管壁。导引导管头端的轴线要与颈总动脉（导引导管头端放置部位）的走行轴线平行。

保护伞的回收有两种方式：①完全回收到回收装置内撤出。②部分回收到回收装置内撤出。通常是以第一种方式回收，采用第二种回收方式的情况有：造影证实伞内有巨大的栓子；支架植入后颈内动脉的前向血流与支架植入前相比明显缓慢或中断。采用部分回收方式的目的是避免过度挤压伞内栓子，造成伞内栓子的破碎、溢出。还要注意回撤保护伞时不要与支架相剐蹭，造成过滤膜破损、栓子脱落。特别是闭环支架的远端及开环支架的全程，回撤时尤其要小心。

在颈动脉支架术中，只在置入保护伞的时候用路径图，之后的手术中取消路径图用骨性标志作为参考。这时要不断地与患者聊天，发生迷走神经反射心率下降的比例会显著减少，比心率下降后让患者咳嗽还有效，但未行相关研究，仅仅是经验之谈。

术前血压控制不宜过低，否则迷走神经反射后出现突然血压迅速下降，难以纠正。如在一个相对较高的血压水平进行支架植入术，球囊扩张后血压居高不下，可采取球囊半充盈，控制治疗血管远端血流，避免发生高灌注，血压控制后再撤出球囊。以上是会议交流的专家经验，学者及其所在中心均未曾试用。

研究发现，下午手术的患者血压波动大，与术前禁食时间长有关。因此所有患者术前必须补液，补充足够的胶体液。下午手术的患者早餐不禁食。

五、术后管理

1. **术后管理**　推荐术后患者进入神经重症监护病房监护24小时，监测心率、脉搏、血压、血氧饱和度等生命体征，密切观察神经系统症状、体征变化，观察穿刺点情况。

严格控制血压，如不合并其他血管狭窄，收缩压一般控制在120mmHg；如合并有其他未处理的血管狭窄，过度控压有发生相应动脉供血范围低灌注可能时，控制收缩压在120～140mmHg。

颈动脉支架植入术后不推荐常规立即行颅脑CT检查。但如患者出现头痛、呕吐、烦躁、兴奋、谵妄等高灌注症状，出现局灶性神经功能缺损怀疑脑梗死或出血时，需立即颅脑CT平扫。CT可确诊脑出血，高灌注时可观察到水肿。

如出现局灶性神经功能缺损症状或体征，CT检查阴性怀疑发生急性脑梗死时推荐行颅脑MR检查。DWI可发现新发的颅内缺血病灶，MRA可发现相关血管病变。目前临床所用的颈动脉支架都可与磁共振兼容，一般来说1.5T以下的磁共振可安全进行检查。但大多数磁共振医师没有能力和义务去替我们判断植入支架后是否能够行该检查，此时需要手术医师根据所植入支架的说明书为患者开具相关证明方可检查。

术中TCD可以用来监测手术操作与微栓子脱落及脑血流变化的关系。TCD提供的信息，有助于识别和处理支架术中的急性血栓形成、栓塞、高灌注及低灌注事件，有助于指导术者选取适合的操作手法。术后，TCD对支架植入动脉的血流和微栓子监测，有助于尽早发现高灌注、支架内亚急性血栓形成等严重并发症。另外，还可以用来评价支架术后脑血流的改善情况，并可用于长期随访识别再狭窄。

2. **术后随访**　对所有颈动脉狭窄手术患者应进行随访，随访时间可定在术后1、3、6个月和以后每6个月间隔随访1次。随访内容包括患者有无再次发作缺血性事件、多普勒超声测量颈动脉管径和评估再狭窄程度等。有再发缺血事件时需行CTA或DSA检查。

六、并发症及其处理

（一）高灌注综合征

1. **发生机制**　高灌注综合征是颈动脉支架植入术后原先低灌注区脑血流量显著增加超过脑组织代谢需要而引起的一种严重并发症，发生率为0.44%～11.7%。

2. **危险因素**

（1）术前：长期持续血压升高伴高血压性小动脉病、糖尿病、高龄、近期对侧CEA手术（＜3个月），严重颈动脉狭窄合并侧支循环代偿不良，对侧颈动脉闭塞，Willis环发育不良，乙酰唑胺试验发现脑血管反应性减低。

（2）围手术期：术中远端颈动脉压力＜40mmHg，应用大剂量挥发性麻醉药，围手术期脑梗死，术中脑缺血，难治性术后脑高灌注。

（3）术后：术后高血压，给予抗凝药或抗血小板聚集药物。

3. 临床表现　高灌注综合征平均发生于术后（1.58±2.3）天。意识水平下降、意识内容改变和头痛是最常见的临床表现。头痛常表现为中到重度位于术侧的搏动性偏头痛。剧烈头痛可引起血压持续升高，高血压状态又可加重脑组织的高灌注状态，形成恶性循环，最终诱发脑内小血管破裂，造成脑出血的严重后果。其他症状有皮质受损的症状（如偏瘫、偏身感觉障碍、意识障碍和失语）及痫性发作（如局灶运动性癫痫或泛化为全面强直阵挛发作的癫痫），相对少见的症状包括共济失调、视觉异常和精神症状。

4. 辅助检查　头部 CT 提示弥散性或片状白质水肿、占位效应或术侧颅内出血。MRI 上的异常表现包括白质水肿、局灶性梗死、局限性或大范围出血等。同时 MRA 可以对颅内、外血管进行无创评估。可以评价大血管分布区 CBF 的改变。TCD 可以通过术前、术中、术后监测颅内血管的脑血流速度，以预测脑血流改变。通过 TCD 检查有助于了解术前是否存在低灌注、脑血管的反应性如何及术后是否发生高灌注和动脉栓塞等信息，适合于高灌注后随访。CASL-pMRk MRS、PET、近红外分光镜、眼充气体积描记法、造影剂增强的经颅实时彩色超声等也可用于高灌注综合征的预测和评估。

5. 预防　①选择合适的手术时机：如果在脑梗死后短时间内（3～4 周）进行手术，术后由于高灌注导致脑出血的风险较高，特别是对于大面积梗死或进展性脑梗死；近期（3 个月内）对侧颈动脉 CEA 术也会增加发生高灌注的危险。②选择合适的手术方式：双侧颈内动脉严重狭窄的患者，主张支架植入分期进行，先行狭窄严重血管的支架植入，1 个月后再行对侧狭窄血管的支架植入，给脑血管调节一个适应的过程；对颈内动脉严重狭窄（＞90%）合并侧支循环代偿不良的患者，主张分次治疗。③严格控制血压：对有高血压、同侧颈动脉＞90% 狭窄和（或）对侧颈动脉狭窄的患者，应该保持血压＜120/80mmHg，其余患者应该维持血压＜140/90mmHg；密切观察血压变化，如果血压＞160mmHg，应该住院观察，尤其是在出现了新发头痛时。

6. 治疗　给予对症治疗（如镇静、镇痛、抗癫痫药物等），可以适当选用脱水药、激素等。严格控制血压，可以考虑采用拉贝洛尔和可乐定控制血压，对于血压难以控制者可加用镇静药物以辅助降压药的作用，使血压平稳下降。严密监测术侧 MCA 血流速度，及时发现异常并给予相应处理。严密观察临床体征的变化，如有新体征出现，应及时完善头部 CT 检查，除外脑出血；一旦发现脑出血，根据出血量及患者的临床症状、体征综合判断是需要保守治疗还是立即手术清除血肿。

（二）迷走反射

1. 发生机制　由于颈动脉窦的压力感受器受刺激所致，最常发生于球囊扩张时，也可发生于支架释放后，也有术后穿刺部位缝合压迫牵拉血管所致等。迷走神经张力升高，反射性增强迷走神经活性，导致周围血管扩张和心率减慢。

2. 危险因素　严重钙化病变，反复球囊扩张；术前低血压、慢心率；术前禁饮食，血容量不足；精神紧张、焦虑和恐惧等。

3. 临床表现　血压迅速下降（＜90/60mmHg）、心率进行性减慢（＜50 次/分）、面色苍白、出汗、皮肤湿冷、恶心及呕吐、呼吸减慢、躁动等，可伴有胸闷、气短，严重可出现神志模糊、意识丧失等。

4.预防　术前补液，防止血容量不足。加强心理护理，消除紧张、焦虑、恐惧情绪。心率＜50次/分的患者，需进一步检查24小时动态心电图，行阿托品试验，必要时请心内科医师会诊；如有适应证，可考虑术前行临时或永久起搏器治疗。术中密切监测心率及血压；必要时预防性使用阿托品；避免反复球囊扩张。股动脉缝合前用利多卡因局部麻醉；拔管时动作轻柔，指压及绷带加压力度以能触摸到足背动脉搏动为准。两侧股动脉同时穿刺时，严禁同时拔管、按压。

5.治疗　球囊扩张后立刻嘱患者咳嗽。术后如发生心动过缓及低血压可适当应用升压药物及阿托品。如出现心搏骤停，应立即给予胸外按压、心前区锤击、电除颤，必要时需置入起搏器。

（三）脑梗死

1.发生机制　栓子脱落栓塞远端血管引起动脉 - 动脉栓塞；保护装置、导丝或导管对血管的刺激引起血管痉挛；支架内血栓形成；血液高凝状态导管内血栓形成；排气不良导致空气栓塞。

2.危险因素　不稳定斑块、极重度狭窄、腔内血栓、反复导丝、器械操作、反复球囊扩张、保护伞位置过高等。术前应用尼莫地平预防血管痉挛。

3.临床表现　突然发生远端血管供血区范围的缺血症状，如黑矇、偏瘫、偏身感觉障碍、痫性发作、意识障碍和失语等。

4.预防　保护装置的使用将栓塞事件的发生率降低了4.7%～8%；术前双联抗血小板聚集、术中肝素化、持续加压滴注和规范细致的操作是预防的基础。造影观察球囊扩张及支架释放后有无游离或附壁血栓，远端血流是否减慢，造影剂有无滞留。如发现异常可反复冲洗、造影，半回收状态下回收保护伞，透视下缓慢通过支架。

5.治疗　发现异常时及时造影评估，必要时急诊动脉溶栓、取栓。如为保护装置刺激所致血管痉挛，迅速完成手术，及时回撤保护伞即可恢复，如果有严重痉挛如远端血流受阻可以局部给予解痉药物。如出现急性脑梗死按治疗原则给予规范化内科药物治疗及早期康复等。

（四）其他并发症

动脉夹层，血管穿孔，术后再狭窄，支架塌陷、变形、移位和断裂等的发生率相对较低。

七、示例

见图6-4。

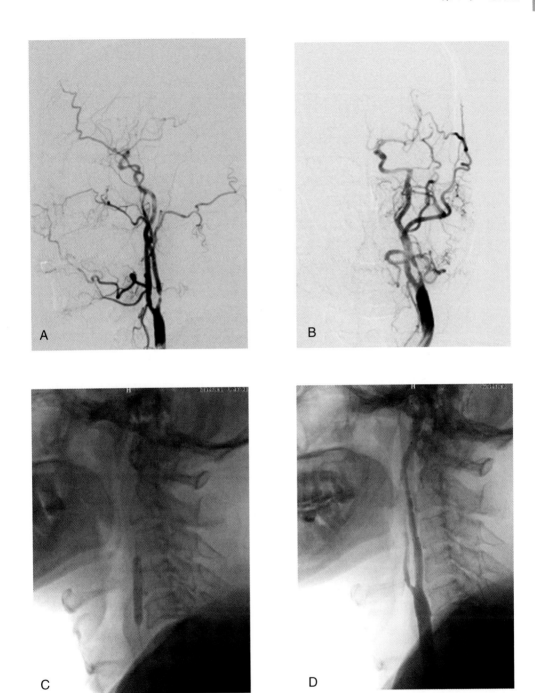

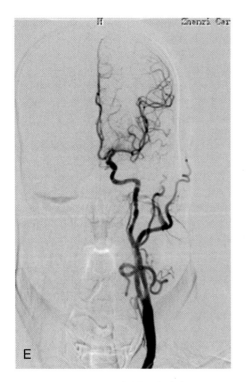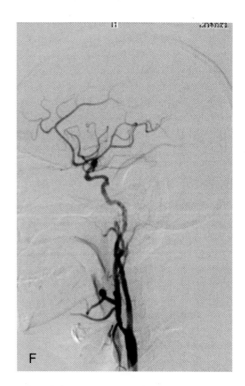

图 6-4　左侧颈内动脉 $C_1 \sim C_2$ 多发重度狭窄球囊扩张术 + 支架植入术

第五节　颈动脉内膜剥脱术

1954 年在《柳叶刀》（*The Lancet*）杂志，有学者报道了首例治疗缺血性脑卒中的颈动脉内膜切除术（carotid endarterectomy，CEA）。此后，有关 CEA 的临床试验层出不穷，其临床试验的主要目的在于验证颈动脉狭窄相关缺血性卒中的最佳治疗方案的安全性和有效性，包括两个方面：① CEA 手术对内科药物治疗（当前的临床试验结果证实 CEA 手术优于药物治疗）；② CEA 手术对颈动脉支架植入术（carotid stenting，CAS）（最新的临床试验结果倾向于 CEA 手术）。

当前，颈动脉狭窄的外科手术指征主要来自于 3 个大型临床随机研究的结果。第一个大型多中心协作的随机化临床研究为 CEA 手术如内科药物治疗，即北美症状性颈动脉内膜切除试验（NASCET），结果证实症状性颈内动脉狭窄患者（狭窄程度＞50%）可以从 CEA 手术中获益。无症状颈动脉粥样硬化研究（ACAS）和欧洲无症状性颈动脉外科手术研究（ACST）结果提供了更加令人满意的结果，即为症状性颈内动脉狭窄患者（狭窄程度＞60%）做 CEA 手术更加适合，围手术期致死率和致残率较低（＜3%），5 年生存率较高。

当前，随机对照临床试验致力于比较颈动脉外科重建（CEA）和颈动脉支架植入术（CAS）的临床结果。到目前为止，还没有证据表明 CAS 的安全性或有效性优于 CEA。最近的临床试验如 EVA-3S 和 SPACE，表明 CEA 仍为治疗颈动脉狭窄最安全有效的手术。SAPPHIRE 临床试验将高风险无症状颈动脉狭窄患者和症状性颈动脉狭窄患者随机分为 CEA 和 CAS 两组，结果表明：针对颈动脉狭窄患者，两种手术方式均有效，风险程度相当；高风险无症状颈动脉狭窄人群，有趋势提示 CAS 组手术风险较低（但统计结果无显著差异）。美国心脏病协会（AHA）指南提出外科干预不适用于高风险无症状人群，因此上述人群是否应该治疗尚有争议。回答上述问题的唯一方法是，将上述人群分为行 CAS 和内科药物治疗的随机化临床研究。目前，除日本即将开展的一个大型非随机化三臂临床试验外（日本颈动脉粥样硬化研究），尚无此类研究的报道。

美国国立神经疾病和卒中研究院（NINDS）与美国国立卫生研究院（NIH）资助的 CEA 与 CAS 对比试验（CREST），截至 2008 年 7 月 18 日纳入了 2522 例患者，其纳入标准与 NASCET 和 ACAS 相同，其中 53％为症状性颈动脉狭窄，47％为无症状性颈动脉狭窄，最终结果尚未发表。期待 CREST 和其他一些欧洲临床试验 [国际颈动脉支架置入研究（ICSS）、颈动脉和椎动脉经腔血管成形术研究（CAVATAS 2）] 及日本临床试验，能为治疗决策的制订提供 Ⅰ 级（level 1）证据。有趣的是，CREST 数据显示 CAS 手术 30 天的卒中和死亡率高达 11.1％，这一点对于高龄人群（＞ 75 岁）是难以接受的（既往普遍认为高龄人群适合行 CAS）。

一、手术指征

症状性颈动脉狭窄定义为患者的神经系统症状与颈动脉狭窄相关。神经系统症状包括同侧的单眼盲、对侧运动和感觉障碍（包括面部、上肢和下肢）和失语（如果优势半球受累）。症状的发作形式包括短暂缺血发作（TTA）、可逆性缺血性神经功能障碍（reversible ischemic neurological deficits，RIND）或脑血管事件（cerebrovascular accident，CVA）。上述症状的主要区别在于症状的持续时间。非特异性神经功能主诉包括头晕、晕厥或视觉障碍，这些症状不符合症状性颈动脉狭窄的标准。

有证据表明存在半球症状的非糖尿病男性患者，CEA 手术效果最佳。糖尿病会增加 CEA 的手术风险，一过性黑矇（amaurosis fugax）似乎预示着颈动脉病变的卒中风险较低。ACAS 和 ACST 临床试验证明，无症状颈动脉狭窄患者（线性狭窄＞ 60％）会从 CEA 手术中获益。但重要的一点在于，患者必须有 5 年的预期生存率，这样 CEA 获益才能实现；此外，这种获益在女性患者身上体现的不明显；手术的死亡率和致残率必须低于 3％。无症状患者，如存在下列情况，不考虑 CEA 手术，如转移癌、存在多种严重的内科疾病或者其他会降低预期寿命的疾病等。

二、术前评估及准备

颈动脉狭窄的诊断方法有多种。一些患者因 TIA、卒中发作到医院就诊，颈部超声、CTA 或 MRA 提示颈动脉狭窄。另外 些患者因颈动脉杂音而就诊。无论患者因何种原因入院，CEA 术前所有患者均行脑血管造影检查，包括主动脉弓、双侧颅外颈动脉、椎动脉和颅内颈内动脉造影。可以采用 NASCET 方法精确测定狭窄程度，进行术前预判，制订诊疗计划。NASCET 测量公式如下。

$$狭窄百分比（\%）=（1-N/D）\times 100$$

其中 N 为狭窄最严重部位的线性直径，D 为颈动脉球部以远正常颈动脉的最大直径。

术前影像学评价还包括头部 CT 或 MRI，以排除与脑缺血类似的占位性病变的可能。此外，针对患者全身情况进行术前危险因素分级，尤其是存在心脏危险因素的患者。必须严格控制相关风险因素，如心脏病、高血压、高血脂和糖尿病等。

患者口服阿司匹林治疗直至术前。CEA 术前由于口服氯吡格雷和噻氯匹定，术中渗血较多，因此我们要求患者术前 1 周停用上述两种药物，改用每日口服阿司匹林。口服华法林的患者入院后，改为静脉内肝素治疗，随后维持凝血酶原时间（PT）正常。术中持续肝素化，直至缝合动脉完成后停用。

三、术中准备

1. **手术原则**　CEA 手术的基本原则是：全面掌握患者的血管解剖知识、能够随时随地控制血管、掌握术区血管解剖避免损伤周围结构、保证颈动脉修补后血流通畅和避免技术错误。有关 Hemashield 补片的 CEA 手术，详细的操作技术可参见相关参考文献。

一般 CEA 手术在 2～2.5 小时完成，术中阻断时间通常为 30～40 分钟。采用以下方法可降低术后并发症：保持术区整洁无血、相关解剖精细分离。只要术中持续监测、保持分流状态，就不必担心阻断时间长而造成的神经功能障碍。在笔者所在的医院，且前还没有一位患者因为手术时间长而造成术后并发症。

2. **术中器械**　Scanlan Loftus 颈动脉内膜切除器械包（Scanlan International，Saint Paul，MN）内有一些高质量手术器械，其重要性在于包括了内膜切除所需的全部器械。这不仅统一了器械标准，而且避免了由于术者操作不同而造成的器械差异。除此之外，在笔者手术间，器械包里还有 4 个精致的显微镊子（2 个大的，2 个小的）、显微剪刀（显微解剖用）、环尖显微钳（用于清理动脉壁上的小碎片）、专门的阻断钳、分流钳及持针器。

3. **体位**　患者仰卧位，头后仰偏向对侧（图 6-5）将包布或枕头垫于肩胛骨下方以助头后仰；术前血管造影片上判断颈内动脉（ICA）和颈外动脉（ECA）的相互关系，从而选择合适的头部旋转角度。通常情况下，血管造影正位片上 ICA 和 ECA 是相互重叠的，将患者头部旋转至对侧有助于术中显露 ICA。当 ICA 位于 ECA 内侧（可能占 10%），无论怎么旋转头部都不会从侧方充分显露 ICA，术者必须充分认识到这一点，术中必须沿 ECA 后下方寻找 ICA 走行，将 ICA 牵拉至侧方以到达手术位。

4. **手术技术**　术前造影能够定位颈动脉分叉高度，从而制订手术切口长度。笔者倾

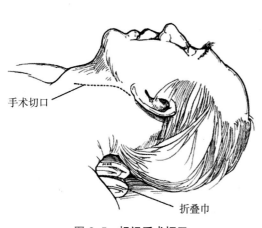

手术切口

折叠巾

图 6-5　标记手术切口

向于采用沿胸锁乳突肌内侧缘的直切口，如果需要，切口向上可以延伸到耳后区域，向下可以到胸骨上切迹。消毒铺无菌单后，遵循无菌原则，锐性切开皮肤、皮下组织直至颈阔肌（图 6-6）。因术中不可避免地损伤颈横神经，因此术前告知患者术后可能发生切口前方皮肤麻木感，通常在 6 个月后症状改善。切皮过程中使用单极和双极电凝烧灼小心止血——双极切皮至胸锁乳突肌并显露内缘（图 6-7），钝头撑开器撑开显露内缘深部脂肪，撑开器内缘保持浅部撑开，避免因过度牵拉而损伤位于气管 - 食管沟内的喉返神经；撑开器外缘可以置于深部，位于胸锁乳突肌的上方或下方均可。

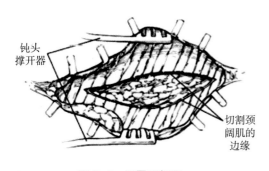

图 6-6　显露颈阔肌

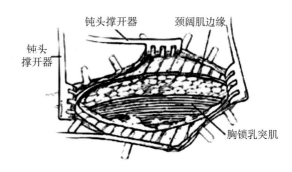

图 6-7　显露胸锁乳突肌

接下来在切口中部，沿胸锁乳突肌前缘向下分离至颈内静脉。上述操作位于肌肉下方，术者必须非常小心避免因不小心切断或过度牵拉而损伤脊髓副神经。颈内静脉作为术中标记，平行走行于 ICA 和颈总动脉（CCA）外侧稍靠前。充分暴露颈内静脉内缘，如果需要可以采用钝头撑开器并且下方垫棉片加以保护，向外牵拉颈内静脉（图 6-8）。分离颈内静脉过程中，可能会看到较粗的面总静脉，偶尔会有几个较小的静脉分支，笔者采用双重结扎方法切断面总静脉及小静脉分支（图 6-9）。面总静脉由于通常垂直走行于颈总动脉分叉和颈动脉球部水平，因此亦可以作为定位标志。

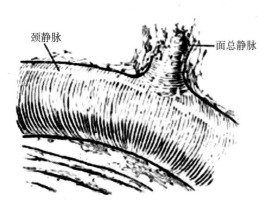

图 6-8　颈静脉 - 面总静脉

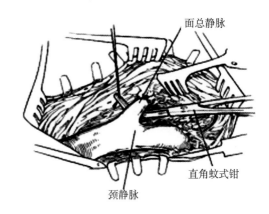

图 6-9　结扎面总静脉

首先暴露 CCA，笔者会请麻醉师静脉给予 5000U 肝素，并在手术结束时不给予硫酸鱼精蛋白中和。打开颈动脉鞘，将颈动脉从周围组织游离，4-0 丝线悬吊至浅表组织以达到上抬颈动脉的目的（图 6-10）。游离颈动脉鞘内血管，包括 CCA、颈内动脉（ICA）和颈下动脉（ECA），采用直角钳从各血管下方穿绕一根 0 号丝线以环绕血管。如果在颈动脉分叉部游离过程中，麻醉师告知生命体征发生明显变化（在笔者的实际操作中这种情况很少见），可封闭颈动脉窦，通常用 25 号针头注射入颈动脉窦 1% 利多卡因 2 ～ 3ml，不必将 CCA 和 ECA 从下方组织中完全游离出来，以防止术后这些血管扭曲；但这两根血管周围组织必须完全游离，以便丝线从下方环绕血管。KA 需要完全从周围和下方组织中游离出来，以备术中随时阻断血管和接下来钉合（tackmg suture）ICA 之需。

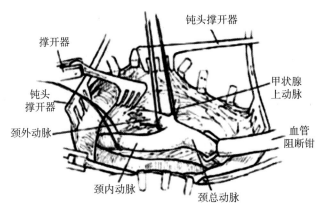

图 6-10　显露颈动脉

　　CCA 下方穿绕一根 Rummel 止血带（Rummel tourniquet），如果 CCA 内放置腔内分流管，可以随时用 Rummel 橡皮管收紧束带以达到阻断的目的。蚊式钳（mosquito clamp）夹紧 ECA 和 ICA 血管束带，并将血管悬吊于撑开器把手上。将甲状腺上动脉从周围结缔组织中游离出来，双股 2-0 号丝线结扎，Pott 结打紧并悬吊至蚊式钳上（图 6-11）。如果发现多个近端 ECA 分支，必须按上述方法处理每根血管以防止术中血液反流。如果 ECA 的丝线结和临时阻断钳没有置于 ECA 主要分支的近端，反流也会发生。

　　首先应该充分暴露 ICA 直至斑块以远，才能用临时阻断钳。如果想获得最好的暴露，则必须沿颈动脉外壁和颈静脉内壁间的界面分离 ICA，显露舌下神经（通常走行于颈静脉内侧，向中线跨过 ICA 上方）（图 6-12）。毗邻颈静脉自外侧游离舌下神经，并用血管束带轻轻向外牵拉，这样能随时评估舌下神经的位置。神经损伤的原因主要为术中盲目牵拉或因位置不清而不小心电灼烧断。术中偶尔会碰到一根 ECA 向胸锁乳突肌的供血动脉，也需要结扎横断，以便充分游离舌下神经。

　　术者必须了解和预期颈部神经的解剖结构，从而避免神经损伤。前文已讨论过喉返神经、舌下神经和脊髓副神经的解剖位置，这里要谈到迷走神经，其位于颈动脉深部、颈动脉鞘内，如果没有解剖出来，术中临时阻断非常容易损伤神经。损伤颈动脉附近的交感神经链可以导致 Horner 综合征（在笔者的经验中很少遇到）。喉上神经位于 ICA 远端深部，游离、电灼或临时阻断时应避免损伤。

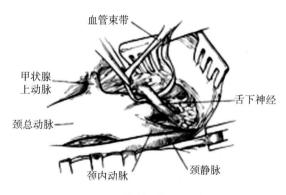

图 6-11 控制甲状腺上动脉

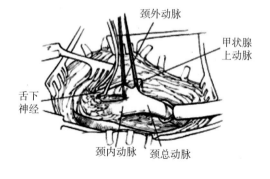

图 6-12 舌下神经

笔者再次强调有两点是必须要注意的：术中血流控制和充分显露 ICA 斑块远端。可以用手指触诊血管以感知硬斑块的远端，或根据以下经验判断：硬斑块血管壁为淡黄色，而在斑块远端则变为紫蓝色。如果需要高位显露，可以切断二腹肌后腹，通常不会产生临床症状（图 6-13）。

术中在动脉壁上画线标记切口，避免动脉壁缝合时参差不齐或偏斜（图 6-14）。然后，用小张力 Loftus 分流钳绕过 ICA，并告知脑电图（EEG）和 SSEP 技师准备阻断 ICA。过去的几年中，笔者同时采用 EEG 和 SSEP 两种术中监测方式；而现在正在收集数据，以确定哪一种方式监测脑缺血最敏感。在记录基线 EEG 和 SSEP 后，首先采用低闭合力"哈巴狗"（bulldog）阻断钳阻断 ICA。首先阻断 ICA 的原因在于能够避免在使用阻断钳过程中，斑块碎屑脱落流向脑内。然后再分别用大的 Fogarty 血管钳和次大的直角"哈巴狗"钳阻断 CCA 和 ECA。用 11 号尖刀切开 CCA 显露血管腔，用 Potts 直角剪延长切口（图 6-15）。必须注意尖刀不宜太深以避免损伤颈动脉后壁口沿事先画好的标记，切口从 CCA 向上至颈动脉分叉和 ICA，直至斑块以远的正常血管壁。在一些严重狭窄的病变，不能直接辨别正常血管腔，因此需要特别小心不能损伤血管后壁。此外，避免将分流管置于假腔内。

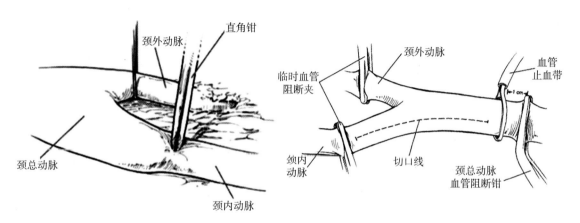

图 6-13 探及斑块边缘

图 6-14 标记动脉切口

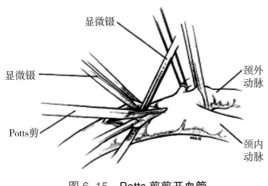

图 6-15　Potts 剪剪开血管

根据笔者的经验，如果术中 EEG 或 SSEP 发生变化，都需要术中转流。笔者喜欢用 Loftus 颈动脉内膜切除分流管（integra life sciences，plainsboro，NJ），它是一个长约 15cm 的直硅胶管，中心处有一黑色标记，可以帮助判断和纠正分流长度。此分流管两端渐细，方便置于血管腔内，分流管近端有一个球形膨大，置于 CCA 时便于 Rummel 血管束带阻断。

置分流管时，首先是 CCA 端，确定分流管进入 CCA 足够长度后，拉紧血管束带，然后用蚊式钳收紧血管束带。这时一直用高张力的血管钳夹闭分流管中段，以阻断分流；可以适当松开阻断钳使分流管内充满新鲜血液，以排空分流管内空气和血栓。显露 ICA 远端，将分流管另外一端置于 ICA 内；松开中段的阻断钳，让血流充盈远端 ICA。这时，松开 ICA 上的"哈巴狗"阻断钳，将分流管顺入 ICA，这个过程必须确保分流管中段标记点位于动脉切开中点。分流管进入 ICA 时，必须确保无明显阻力；不应使用蛮力，以避免内膜损伤和动脉夹层发生。最后用 Scanlan Loftus 阻断钳或 Javid 钳固定 ICA 远端分流管。便携式多普勒探头确认分流管内存在血流。

用 Scanlan 斑块显微剪刀或 Freer 剥离子沿 CCA 血管壁剥离斑块（图 6-16）。此时可用

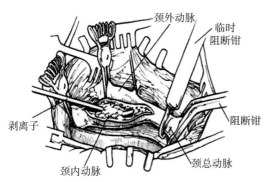

图 6-16　Penfield 剥离子帮助确定真正的界面

无创血管钳提着血管壁，剥离子从一端到另一端轻轻地剥离斑块，直至在动脉壁上剥离出一个界面（图 6-17）。接着沿此界面从外侧方游离至斑块中段，再从 CCA 内侧方游离至斑块中段（图 6-18）。由于无法完全剥离斑块，因此需要用 Potts 剪横断斑块近端后，血管内腔留下一个平滑的过渡区域（图 6-19）。斑块近端有时会形成一个顺血流方向的皮瓣；因此，术中应小心避免皮瓣翘起。

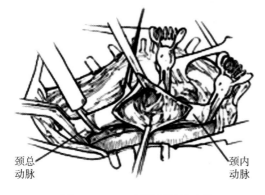

图 6-17　ICA 近端局限的斑块

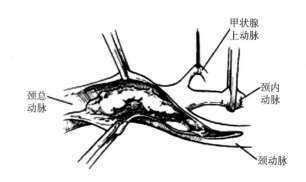

图 6-18　CCA 到 ICA 弥漫的长段斑块

接下来，用同样方法将斑块从 ICA 壁上剥离下来；但在 ICA 末端，斑块相对更容易剥离。有时，ICA 远端会有正常组织翘起，必须予以钉合（图 6-20）。

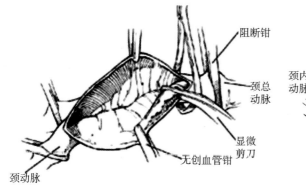

图 6-19　锐性横断 CCA 内斑块

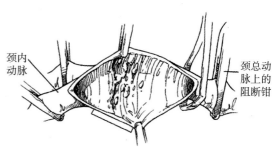

图 6-20　ICA 内斑块切除

最后只剩下剥离位于 ECA 部分的斑块了。夹住整个斑块将其从 ECA 的开口拖出，用阻断钳或镊子向 ECA 近端挤推，这样就能够剥离 ECA 开口几厘米以外的斑块。有时阻断钳会夹住一部分斑块，这时候需要松开阻断钳取出远端斑块；为减少松开阻断钳时的血液反流，需要一个闭合力大的钳子夹闭 ECA。再次阻断 ECA 能够有效阻止反流，然后完整切除 ECA 斑块。如果 ECA 斑块切除不够，术中血栓形成会延伸入颈动脉球部，造成灾难性后果。因此，术中如果发现 ECA 斑块暴露不够，这时应该向上延伸切口至 ECA，以达到完全切除 ECA 斑块的目的，最后单独缝合 ECA。

斑块切除后，要找到并清除血管壁上的所有残余斑块。Kittner Peanut 海绵可清除血管壁残余斑块；我们用钳子衔起翘起的一端，沿血管壁环形撕一圈直至血管壁边缘（此操作用 Scanlan Loftus 内膜切除包内的环尖显微剥离子非常有用）（图 6-21）。如果术中发现斑块或碎屑与血管壁牢固粘连，不应强求清除，也不会产生斑块上抬或栓塞的风险。

有时，剥离硬斑块（最难的一类）可能导致颈动脉后壁薄弱，这时后壁可能只剩血管外膜残存。可用单股或双股 6-0 Prolene 线间断缝合上述薄弱点，与钉合法有些相似（从里面缝合，但线结打在血管腔外）。松开阻断钳后，如果动脉壁张开后很透明或血管壁非常薄弱，这时需要环形 Hemashield 血管补片加固血管结构（这种情况比较少见）。将 Hemashield 血管补片环绕薄弱点处颈动脉，并将其缝在顶部，注意不要将补片贴得太紧（图 6-22）。

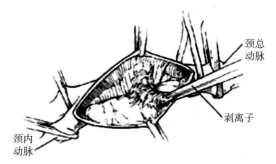

图 6-21　去除碎片

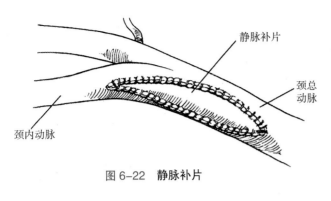

图 6-22　静脉补片

有些术者喜欢在显微镜下缝合动脉壁，笔者的经验是在 3.5 倍放大倍数下缝合。如果 ICA 远端需要钉合，可以分别在 4 点和 8 点钟方向各缝合一针。血管补片的流行做法是将补片覆盖在切口位置，裁剪成与切口等长的窄条，两端尖。6-0 Prolene 双股带线针分别在补片两端缝合固定，沿补片一缘开始缝合，橡胶头阻断钳用于固定针。首先沿补片内侧缘，自 ICA 向 CCA 连续非锁边缝合，缝合时需要拉紧针脚，内侧壁缝线和 CCA 锚定线一端在一起打结（图 6-23）。然后检查缝合口，用 ICA 锚定线向下缝合补片外侧壁至颈动脉球部。再用 CCA 锚定线向上沿补片外侧缘缝合至 ICA（图 6-24）。缝合时注意要全层缝合动脉壁，针脚不宜太宽避免渗血或漏血；不应将外膜组织或线头缝入血管腔内。

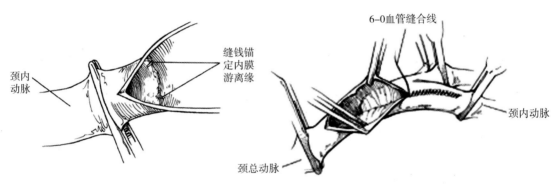

图 6-23　缝线锚定内膜游离缘　　　　图 6-24　由 ICA 端开始缝合

　　如果术中用了分流管，CCA 外侧壁上需要留一个小孔以备撤分流管用。在告知 EEG 技师后，用 2 个蚊式钳阻断分流管血流，并在阻断钳之间剪断，期间确保阻断钳未缠绕缝合线。然后将两段分流管分别取走，重新阻断血流。

　　然后是排气栓和碎屑，按照 ICA、ECA 和 CCA 的顺序使血液反流。开放和再阻断 ICA 的目的在于确保无碎屑或气栓进入残腔。最后用一个钝头的肝素生理盐水注射器插入动脉腔，此时拉紧最后两根缝线，打第一个结，但不打紧；将肝素生理盐水充满管腔后，再将结打紧。通常打 1 个外科结来确认系牢。松开阻断钳的先后顺序为 ECA 和 CCA，至少要等上 10 秒之后才能松开 ICA，这可以保证残余碎屑、栓子或小气泡随血流进入 ECA（图 6-25）。检查缝合口，确保无渗漏。指压上几分钟可以达到止血的目的；但偶尔可能发现缝合部位有持续性渗血，就需要用 6-0 Prolene 线加缝 1 针；如果动脉壁缝合得比较好，通常不需要再次阻断血流。动脉缝合处覆盖外科止血纱布，便携式多普勒探头检查血流是否通畅（图 6-26）。

　　撤除撑开器，直视下创面止血。再次用便携式多普勒探头确认颈动脉血流通畅。为避免术后感染，需要缝合颈动脉鞘，鞘内置 Hemovac 引流（图 6-27）。解剖复位如缝合颈阔肌层，可以达到外观复原的目的。皮缘可用皮内间断或连续缝合，局部施以组织黏合剂。最后外敷以干燥无菌敷料。肝素不用鱼精蛋白中和。

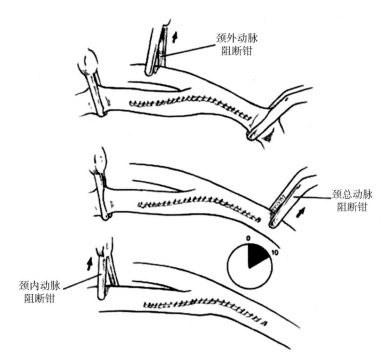

颈外动脉
阻断钳

颈总动脉
阻断钳

颈内动脉
阻断钳

图 6-25　去除阻断钳的顺序

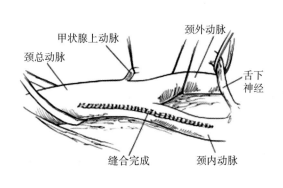

甲状腺上动脉　颈外动脉

颈总动脉

舌下神经

缝合完成　颈内动脉

图 6-26　缝合完成

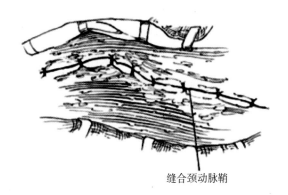

缝合颈动脉鞘

图 6-27　缝合颈动脉鞘

四、术后处理及并发症

术后继续口服阿司匹林。术后第 1 天拔除 Hemovac 引流。如果术后出现任何神经系统障碍（如 TIA），均需要立即处理。可用高分辨率彩色多普勒超声、颈部 CTA 或血管造影等方法判断动脉是否存在部分或完全闭塞（这里笔者不认为 MRA 有帮助）。如果证实术后动脉闭塞，需要再次手术，打开创面探查和修补血管。

正如笔者所说的，只有 CEA 围手术期致残率和死亡率低，且与多中心临床试验的结果相一致，才能证明 CEA 手术优于内科药物治疗。一个技术精湛、经验丰富的外科医师及合理地选择患者，才能达到上述结果。术后并发症大多为心脏或肺部疾病。因此，全身综合治疗才能降低上述并发症的发生。

伤口感染或术后血肿等并发症比较少见。如有伤口感染应予以抗生素处理，如有必要可行探查清创术。如累及深部组织，需要行颈部 CTA 或血管造影以排除假性动脉瘤的可能。小的浅表血肿可不干预便自行吸收消退，但应行超声、CTA 或血管造影以排除动脉破裂或动脉破口漏血。实际上，笔者在临床工作中从来没遇到上述情况。

五、特殊情况的处理

1. 颈动脉狭窄伴发冠心病　颈动脉狭窄伴发冠心病的患者需要分步处理。症状性颈动脉狭窄患者均应先行 CEA，除非冠心病患者的麻醉风险较大。在这种情况下，需要联合处理，但围手术期风险很高。无症状性颈动脉狭窄患者可以先行心脏手术，再行 CEA。当前还没有证据表明无症状性颈动脉狭窄增加心脏手术的风险，但有证据表明症状性颈动脉狭窄增加心脏手术的风险，因此针对这种患者，如果可能，需要先行 CEA 术。

2. 颈动脉狭窄伴发颅内动脉瘤　当颈动脉狭窄合并颅内未破裂动脉瘤时，如果先行 CEA 可能会增加颅内血流，增加动脉破裂的风险。这种风险的确是存在的，但是症状性颈动脉狭窄患者，为预防卒中发作，即使是存在动脉瘤，仍应先行 CEA 术，这被普遍认为是安全的。笔者的策略是，在动脉瘤和颈动脉狭窄并存的情况下，如果动脉瘤破裂，优先处理动脉瘤，分期处理 CEA；如果颈动脉狭窄为症状性，优先行 CEA 术，分期处理动脉瘤。如果动脉瘤和颈动脉狭窄均无症状，优先行 CEA，然后行血管内栓塞治疗或二期开颅动脉瘤夹闭术。

3. 颈动脉再狭窄　CEA 术后再狭窄很少见。再狭窄的唯一风险因素在于吸烟，但其他风险因素如高血压和糖尿病亦与再狭窄存在相关性。再狭窄的 CEA 手术在技术层面上非常难；即使是有经验的医师，手术也存在较大风险。针对中度无症状性颈动脉再狭窄，笔者的策略是观察，暂不处理或行血管内支架治疗。针对症状性颈动脉狭窄或进展较快的无症状性颈动脉狭窄（可达重度），如果患者可以接受再次手术的风险，特别是药物控制无效的患者，笔者会采取积极的态度再次行 CEA 术。

六、示例

见图 6-28。

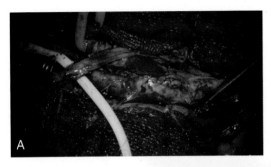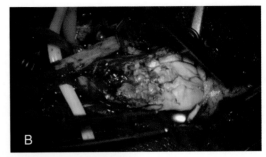

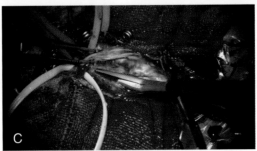

图 6-28　CEA 术

（山西省心血管病医院　水新俊　王玉峰　韩仰军　解　坤）

第 7 章 颅内动脉

在全球范围内，颅内动脉粥样硬化性病变是缺血性脑卒中最常见的原因之一。研究表明，在中国和其他亚洲人群，可能有超过 30％的缺血性脑卒中是由颅内动脉粥样硬化性病变引起的。颅内动脉粥样硬化性狭窄后造成脑卒中的机制有：①低灌注。②狭窄部位的斑块破裂、出血或斑块增大而造成血栓形成，导致血管闭塞。③血栓脱落导致血管远端栓塞。④狭窄部位的穿支血管闭塞。动脉狭窄的程度与缺血性脑卒中的危险性相关，有研究认为颅内动脉狭窄度每提高 10％，缺血性脑血管病的风险就会增加 26％。华法林 - 阿司匹林症状性颅内动脉疾病研究研究显示，尽管在规范抗血小板聚集等药物的治疗下，平均随访症状性颅内动脉严重狭窄（狭窄率为 70％～ 99％）患者 1.8 年，脑卒中的复发率仍超过 22.1％，狭窄区的缺血性脑卒中年发病率为 12％。SAMMPRIS 研究表明，颅内动脉严重狭窄的患者在正规的内科治疗下，1 年内脑卒中复发率也达 12.2％。因此，对于颅内动脉狭窄有必要探索更进一步的治疗方法。近年来，随着血管内治疗手段的进步和材料学的发展，颅内支架治疗技术成功率越来越高，为颅内动脉狭窄的治疗带来了新希望。

第一节 概 述

一、颅内动脉解剖特点

颅内动脉相对于颅外段动脉和冠状动脉而言其结构有所不同，这样决定了颅内动脉狭窄血管成形术的特殊性和潜在风险较颅外段血管和冠状动脉血管高。其特殊点如下。

（1）相对于颅外动脉，颅内动脉缺乏外弹力膜，且血管中层和外膜之间的界限是肌细胞的最外层。

（2）与近端冠状动脉相比，颅内动脉的直径要小；大脑中动脉近端的外径为 2.41mm±0.41mm 或 3.71mm（范围 2.74 ～ 4.92mm）。相比之下，左前降冠状动脉外径的范围从近端的 4.5mm±0.3mm 至远端的 2.5mm±0.37mm。

（3）尽管大脑中动脉、基底动脉和椎动脉相互之间有些许差别，颅内动脉与相似大小的冠状动脉（平均血管壁厚度为 0.87mm±0.23mm）相比要薄很多（平均血管壁的厚度 0.094mm±0.030mm）。大脑中动脉、基底动脉及椎动脉相互之间有一些微小的变异。

（4）在颅内动脉，主要的动脉管壁成分是中膜，而外膜非常薄。内膜、中膜和外膜与动脉壁全层厚度的比值分别为 0.17 ± 0.03、0.52 ± 0.06 及 0.31 ± 0.05。相比之下，左前降冠状动脉的相应比值分别为 0.27 ± 0.02、0.36 ± 0.03 及 0.40 ± 0.03。

（5）与其他动脉相比，颅内动脉的横向弹性和纵向弹性均差，因此所能耐受的牵张力更低。

（6）颅内动脉悬在脑脊液之中，与冠状动脉相比，没有来自于血管周围组织的支撑。

（7）颅内动脉在走行过程中发出穿支动脉，这些穿支动脉可以是血管造影上看不到的直径 $< 250\mu m$ 的血管。这些细微穿支可因操作诱发的破裂而引起灾难性蛛网膜下腔出血。另外，扩张或支架植入有可能使这些穿支动脉闭塞导致梗死，这些小的穿支也许供应着有重要功能的脑部结构，如内囊或脑干。依据受累脑部结构，这些穿支的闭塞可以引起严重的神经系统功能缺失。

（8）颅内动脉特有的迂曲使得血管内操作更加复杂，治疗材料的到位比冠状动脉和外周血管更加困难。

二、颅内动脉分段及狭窄常见闭塞和狭窄部位发生率

颅内动脉的分段和治疗密切相关，颈内动脉颅内段一般指 $C_1 \sim C_4$ 段，即颈内动脉海绵窦段到末端。椎动脉颅内段一般指 V_3 和 V_4 段，V_3 段是指从 C_2 横突孔穿出至穿硬膜处；V_4 段指从穿硬膜后直至椎 - 基底融合处。其分段见图 7-1。

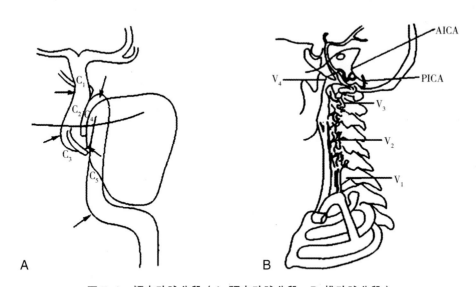

图 7-1　颅内动脉分段（A. 颈内动脉分段；B. 椎动脉分段）

颅内动脉狭窄或闭塞病变常发生在固定的几个部位，颈内动脉发生在 $C_1 \sim C_2$ 段、大脑中动脉 M_1 段及大脑前动脉 A_1 段。椎 - 基底动脉常见病变部位为椎动脉 V_3 段、V_4 段、基底动脉及大脑后动脉 P_1 段，闭塞率和发病率分别见图 7-2。

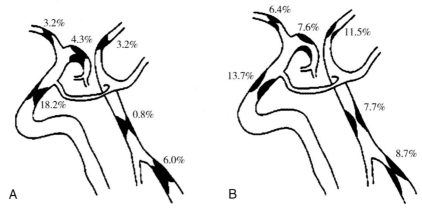

图 7-2　颅内动脉闭塞率（A）或发病率（B）

三、颅内动脉狭窄的血管造影评价

1. 狭窄程度的测量　颅内动脉狭窄的测量对血管成形术比颅外段血管更加重要，因为颅内动脉血管管径较小，如果选择球囊或支架过大，会导致血管破裂，反之则达不到理想的扩张目标，残余狭窄增加，导致再狭窄率增加。目前普遍采用的方法有两种。一种是选择标定的金属球置于被测定的靶血管附近，并尽量将病变置于血管造影机增强器的中心，以使变形最小化。需要进行放大倍数的合理计算，放大倍数可因所使用的造影设备品牌不同而不同。另一种是使用血管造影机系统自带的自动测量软件，可以计算血管直径和狭窄程度，计算出的潜在测量误差幅度是 1.5%。

因颅内血管所固有的复杂解剖，用于颅外段血管狭窄测量的方法如欧洲颈动脉手术试验者协作研究和北美症状性颈动脉内膜剥脱术试验标准并不适用于颅内血管。与颅外段相比，颅内段动脉更迂曲，管径变得更窄，且有多个分支。WASID 组建立了一种测量颅内主要脑动脉狭窄程度的可靠方法。狭窄程度的测量采用以下公式：

狭窄程度（%）=［1-（狭窄管径 / 正常管径）］×100%

公式中，狭窄管径为狭窄程度最严重部位动脉的直径，正常管径是近端正常动脉的直径。由于解剖的原因，与大脑中动脉、颅内段椎动脉和基底动脉比较，颅内段颈内动脉的近端正常动脉直径的定义不同。

位于大脑中、颅内段椎动脉或基底动脉狭窄的正常管径测量。

术前：狭窄程度（%）=［1-（0.41/2.05）］×100% =80%

术后：狭窄程度（%）=［1-（1.63/2.05）］×100% =20%

如果有一个不累及靶血管起始段的狭窄，则选择最宽的相对正常的、近端没有迂曲的节段测量正常参考直径（正常管径）。如果靶血管在起始处狭窄，则选择其最宽的正常的无迂曲节段测量正常管径。如果是靶血管的全程病变，则选择此动脉最远端正常相对应的无迂曲节段测量正常管径。

对于海绵窦前段、海绵窦段和海绵窦后段颈内动脉，选择岩段最宽的无迂曲的正常节段测量正常参考直径（正常管径）。如果整个颈动脉的岩段病变，则选择颅外段颈内动脉最远端相对应的正常节段测量正常管径（图 7-3）。

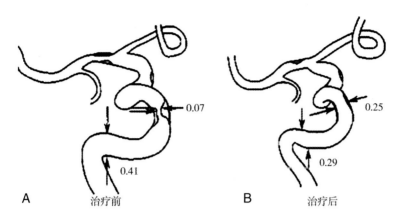

图 7-3　颈内动脉血运重建前（A）后（B）对比示意图

术前：狭窄程度（%）=［1-（8.2/48）］×100% =83%

术后：狭窄程度（%）=［1-（41/48）］×100% =14%

2. 最佳投照角度　最佳投照角度选择在颅内动脉狭窄血管造影过程中，对于病变结构的显示非常重要，关系到下一步治疗时所用材料的选择和处理方式，术前 TCD、CTA、MRA 等无创检查有助于对病变结构的判断，在动脉血管造影时可以作为参考。另外，由于目前大多数血管造影机有 3D 旋转功能，有学者喜欢使用 3D 来判断和找出最佳病变投射角度。但是 3D 造影在重建图像的过程中可能会夸大狭窄程度，因此，不像动脉瘤栓塞要显示瘤颈和结构那样重要，3D 造影不能替代常规造影。其实对于颅内动脉主干病变结构的显示有一些固定的投射角度（表 7-1），在术中可以参考，以避免重复多次注射造影、增加操作时间和患者造影剂的用量。

表 7-1　颅内常见病变部位投射角度

病变部位	投射角度
颈动脉末端（C_2）	标准侧位，汤氏位 60°～70° 或同侧斜位 30°～40°
中动脉主干（M_1 段）	标准正位（汤氏位 30° 左右）
中动脉主干（M_2 段）	对侧斜位 30° 左右
基底动脉主干	正位或稍加瓦氏位 10°～20°
椎动脉 V_3 和 V_4 段	正位或稍加瓦氏位 10°～20°

3. 颅内动脉粥样硬化狭窄血管造影分型　Mori 等建立了一种动脉造影分类系统来预测应用直接血管成形术的脑血管重建治疗的预后及手术风险。在高分辨率数字减影动脉血管造影上按长度和几何形态对病变分类。A 型：病变较短（长度≤5mm），同心性或中等度

偏心性，非闭塞性。B 型：病变较长（长度 5 ～ 10mm），极度偏心性，中等度成角（弯曲的）。C 型：弥漫性（长度＞ 10mm），极度成角（＞ 90°），病变近端非常迂曲。靶病变越复杂，即刻和长期预后越不令人满意。尽管这一分类方案是单纯针对血管成形术而建立的，但是现在也广泛用于描述支架辅助成形术的病变。

4.血管成形术技术成功的标准 颅内单纯血管成形术或支架辅助的血管成形术的目标是重建狭窄血管，预防脑卒中再发作。但是关于颅内血管成形术或支架辅助的血管成形术之后狭窄应该扩张到什么程度定义为手术成功还没有一个被普遍接受的结论。例如，在 SSYLVIA，技术成功被定义为操作后狭窄程度≤ 30％。在美国 Winspan 多中心注册中，操作成功被定义为完成 Gateway 球囊血管成形术和跨靶病变 Winspan 支架的放置而不管残余狭窄程度如何，以及是否有任何与操作相关的并发症。在此项注册中，平均狭窄程度在单纯血管成形术后为 43.5％ ±18.1％，在支架放置后为 27.2％ ±16.7％。定义技术成功的血管成形术后狭窄程度不一致，有的定义为≤ 20％为残余狭窄、有的定义为≤ 30％为残余狭窄，但最常见的是定义为≤ 50％为残余狭窄，技术成功的合理定义是狭窄程度降低≤ 50％。

第二节 适应证和禁忌证

一、适应证

1. 内科治疗失败的首发或复发的症状性颅内大动脉狭窄患者（内科治疗失败定义为发生脑卒中或 TIA 时正在使用至少一种抗栓药物治疗且进行积极的危险因素干预；症状性颅内动脉狭窄定义为在 90 天内发生过脑卒中或 TIA，归因于本次拟干预的责任病变；颅内大动脉包括颈内动脉颅内段、大脑中动脉 M_1 段、椎动脉颅内段、基底动脉）。

2.DSA 示颅内责任病变血管狭窄程度≥ 70％（狭窄程度判断依照 WASID 法）。

3. 术前 2 周内的影像学检查示责任血管病变区域侧支循环不良。DSA 示侧支循环评分＜ 3；或经颅多普勒超声示靶血管收缩期血流速度峰值≥ 200cm/s；或头颅 CT 灌注成像示病变血管责任区域低灌注（较对侧灌注减少 30％以上）；或头颅核磁成像示血流动力性缺血病灶；或头颅 CTA/MRA 示病变血管责任区域无明显的代偿血管分支；或 CTA 侧支循环分型评分＜ 2；或单光子发射计算机体层扫描示责任血管病变区域侧支循环不良。

4. 病因分型为大动脉粥样硬化型。

二、禁忌证

1. 近 3 周内急性缺血性脑卒中。

2. 在 6 周内出现过病变血管区域内的颅内出血（包括脑出血、蛛网膜下腔出血、硬膜下血肿、硬膜外血肿及厚度＞ 5mm 的慢性硬脑膜下血肿）。

3. 非动脉粥样硬化性病变（Moyamoya 病、任何已知的血管炎性疾病、带状疱疹、水痘 - 带状疱疹或其他病毒引起的血管病、神经梅毒、其他颅内感染、放射性血管病、纤维肌发育不良、镰状细胞贫血、神经纤维瘤病、中枢神经系统良性血管病、产后血管病等）。

4. 有潜在的心脏血栓来源（包括慢性心房颤动、阵发性心房颤动、心脏瓣膜病、人工瓣膜、心内膜炎、存在心内附壁血栓或赘生物、3 个月内心肌梗死、扩张型心肌病、右向左分流、EF 值 ≤ 30%）。

5. 有并发的颅内肿瘤、动脉瘤或颅内动静脉畸形。

6. 头颅磁共振成像示病变血管为单纯载体动脉穿通支阻塞。

7. 病变血管管径 < 2mm，病变长度 < 15mm。

8. 慢性闭塞性病变、病变处或近端血管腔内血栓形成、病变远端血管不可干预的重度狭窄。

9. 严重的血管迂曲或变异，妨碍安全输送导引导管、球囊及支架系统。

10. 对造影剂或所使用的材料或器材过敏者；严重的造影剂反应；有严重心、肝、肾、肺疾病；胃肠道疾病伴有活动性出血者，有无法纠正的出血因素；对肝素、阿司匹林或其他抗血小板类药物有禁忌者；不能控制的高血压。

11. 脑梗死后遗留有责任血管相关严重的神经功能障碍（mRS > 3）。

12. 生命预期 < 1 年。

13. 妊娠或哺乳期妇女。

14. 认知障碍、精神疾病使患者无法配合手术。

15. 术前 30 天或计划在接下来的 90 天内实施大手术（包括开放性股骨、主动脉或颈动脉手术）。

三、手术指征的严格把握

目前临床上颅内手术指征的把握随意性较大。一方面，掌握介入技术的医师会积极进行支架植入治疗，即使相关指南中不推荐、临床试验未予证实，医师也会根据自身理解而过度干预，将无症状或轻中度颅内动脉狭窄等疾病扩大到介入治疗的适应证中。另一方面，部分没有掌握介入技术的医师可能对这一治疗方式存有排斥态度，即使对于药物治疗无效的患者，也会以介入高风险为由拒绝为患者提供另一种治疗选择。这两种理念均阻碍了患者获得恰当治疗的机会。

SAMMPRIS 研究显示，颅内动脉支架术后 30 天内有 14.7% 的患者死亡或发生脑卒中。在动脉粥样硬化性颅内动脉狭窄的高危患者中，积极的药物管理早期及远期疗效均高于 Wingspan 支架植入术。因此，对于颅内动脉狭窄介入治疗的探索必须严格把握适应证和禁忌证。

目前可开展支架治疗的血管局限在颈内动脉颅内段、大脑中动脉 M_1 段（大部分在分叉前，个别达 $M_2 \sim M_3$ 段），椎动脉颅内段与基底动脉，也有大脑后动脉 P_1 段的个案报道。进行支架治疗时，近心端的血管较远端的血管难度要小一些；小管腔动脉的狭窄在支架治疗后更容易形成再狭窄或闭塞，由于受材料因素的影响，目前一般不对直径 < 2mm 的血管行支架治疗；对穿支少、非分叉、非成角的血管病变可能效果会好一些；关于哪一支血管的支架治

疗效会更好，目前尚无可靠的临床证据证实。

活动性血管炎性病变不宜进行血管内支架治疗。动脉粥样硬化性狭窄是目前支架治疗的最常见病变，但对于稳定性斑块或非稳定性斑块是否均应进行支架治疗，目前尚无研究结果，也可能是尚不能明确判断斑块的性质。有证据表明症状性颅内动脉狭窄在第 2 年的脑卒中发生率较第 1 年明显下降，因此，对于一个已经长时间存在的颅内动脉狭窄患者是否也需要进行支架治疗尚缺乏有力依据。45 岁以下的症状性颅内动脉狭窄，动脉粥样硬化证据不足，应该更加严格掌握适应证。

第三节　术前准备

与颅外段动脉病变不同，颅内动脉狭窄的介入治疗风险较高，因此需要谨慎、全面评估后才可确定治疗方案。术者术前必须亲自访视患者，全面掌握情况，并取得有效知情同意。

一、掌握临床资料

仔细询问病史、全面的神经系统查体，结合影像学资料，必须明确拟行介入干预的动脉是否为症状和体征的责任血管，此为定义"症状性狭窄"的关键。详细了解患者的治疗史、用药情况和疾病的复发情况，以此来确定是否为"内科药物治疗无效"。

二、完善相关检查

因为颅内动脉介入治疗大多需要在全身麻醉状态下进行，所以术前实验室检查除了造影和颈动脉支架术所关注的要点外，还必须包含麻醉的术前评估。

1. 心血管系统　区别心脏病的类型、判断心功能、掌握心脏氧供需状况是进行心血管系统评价的重要内容。明显影响心脏事件发生率的心血管因素有心功能、心肌缺血（心绞痛、心肌梗死）、高血压及治疗情况、心律失常等。

（1）心功能分级：对心功能评定目前最适用者仍是根据心脏对运动量的耐受程度来衡量。目前常采用纽约心脏病学会（NYHA）四级分类法。分类为 I、II 级的患者进行一般麻醉和手术安全性应有保障。NYHA 心功能分级标准如下。I 级：体力活动不受限，无症状，日常活动不引起疲乏、心悸和呼吸困难。II 级：日常活动轻度受限，出现疲乏、心悸、呼吸困难或心绞痛，休息后感舒适。III 级：体力活动显著受限，轻度活动即出现症状，休息后尚感舒适。IV 级：休息时也出现疲乏、心悸、呼吸困难或心绞痛，任何体力活动均会增加不适感。有创或无创的心功能检查可提供左心室射血分数，左心室舒张末期压的心指数等一些客观指标。

（2）对心脏氧供需平衡的评估：应注意运动量、运动极限与心绞痛发作之间的关系，心绞痛、冠心病治疗用药情况，24 小时动态心电图、心脏平板运动试验可提供有价值的信息。先天性心脏病的麻醉风险主要与心功能及是否合并肺动脉高压有关，术前有必要行超声心动图检查，以明确心功能、肺功能压、心脏残留病变等情况，必要时请心内科医师会诊。

高血压患者的危险性取决于是否并存继发性重要器官损害及其程度与高血压的控制状

态。只要不并存冠状动脉病变、心力衰竭或肾功能减退，即使有左心室肥大和异常心电图，只要经过充分的术前准备和恰当的麻醉处理，耐受力仍属良好。凡舒张压持续＞90mmHg，均需降压药物治疗。治疗后患者的病理生理可得到改善。降压药物可持续用至手术当日。

一般人群的围手术期心肌梗死发生率为 0.7%，冠心病为 1%，陈旧性心肌梗死者为 6%，新近发生心肌梗死的再发率 6%～37%，2 个月内有充血性心力衰竭及 6 个月内有心肌梗死（未行冠状动脉旁路移植术或介入治疗者）的心脏病患者，不宜进行择期手术。

（3）对麻醉处理有影响的心律失常：包括心房颤动、心房扑动，术前应控制其心室率在 80 次 / 分左右；二度以上房室传导阻滞或慢性双束支传导阻滞（右束支伴左前或左后分支传导阻滞），术前需做好心脏起搏器准备；无症状的右或左束支传导阻滞，一般不增加麻醉的危险性；房性期前收缩或室性期前收缩，偶发在青年人，多属功能性，一般无须特殊处理。在 40 岁以上的患者，房性期前收缩、室性期前收缩发生或消失与体力活动量有密切关系者，应考虑有器质性心脏病的可能，频发（5 次 / 分）、多源性或 R on T 的室性期前收缩，容易演变为心室颤动，术前必须用药物加以控制。

长期应用利尿药和低盐饮食患者，有并发低血钾、低血钠的可能，术中易发生心律失常和休克，应及时补充钠和钾。

2. 呼吸系统　肺部术后并发症是仅次于心血管并发症的围手术期死亡原因之一，术前应明确肺疾病的类型及严重程度，结合手术部位、持续时间等因素，对肺部并发症发生的可能性与危险性做出判断。加强术前处理可明显降低术后肺部并发生的发生率和病死率。

麻醉前应了解患者有无呼吸系统疾病或与其他系统并存的疾病。患者处于急性呼吸系统感染期间，如感冒、咽炎、扁桃体炎、气管支气管炎或肺炎时，手术必须推迟到上述疾病完全治愈 1～2 周后，否则术后易并发肺不张和肺炎。术前呼吸系统有感染的病例术后并发症的发生率可较无感染者高出 4 倍。慢性感染和气道功能不全，如呼吸困难、慢性阻塞性肺病、哮喘等，可继发肺动脉高压和肺源性心脏病，是麻醉的主要危险原因之一，需做好细致的术前工作。

肺功能评估：对于肺功能差的患者，术前必须行肺功能检查，有助于鉴别阻塞性或限制性疾病，并可评价患者对治疗的反应。一般认为，肺活量＜预计值的 60%，通气储量百分比＜70%，第一秒用力肺活量与用力肺活量的百分比＜60% 或 50%，术后发生呼吸衰竭的可能性大。

3. 其他　麻醉前禁食 12 小时，禁水 4 小时，如末次进食为脂肪含量很低的食物，也至少应禁食 8 小时，禁水 2 小时。

三、全面病变评估

术前需要完成 DSA 检查以全面评估病变部位（非开口部、开口部）、分支是否受累（是否有需要保护的分支病变），是否有血栓形成，狭窄率，病变长度，是否成角，斑块位置及性质，钙化分级，是否为夹层，前向血流分级，入路评估，侧支代偿分级等。

四、药物准备

预防脑血管痉挛，术前 2 小时微泵输入尼莫地平（尼莫同，50ml∶10mg）。体重估计低于 70kg 或血压不稳定的患者，起始药量为 0.5mg/h（即泵入速度 2.5ml/h）；如果耐受性良好尤其血压无明显下降时，2 小时后药量可增至 1mg/h（即泵入速度 5ml/h）。在体重估计高于 70kg 的患者，起始药量为 1mg/h（即泵入速度 5ml/h），根据血压调整泵入速度，控制收缩压在 120 ～ 140mmHg。注意遮光输注，避免阳光直射。

五、做好医患沟通

良好的医患沟通是手术顺利进行的保障，以下内容需要在术前有效告知患者及其家属：①颅内动脉狭窄介入治疗风险较大，国际报道目前围手术期脑卒中和死亡发生率为 14.7%。笔者中心的事件发生率事实上低于这个数字，但对于患者个体面对如此高的风险必须慎重抉择。②明确讲清手术适应证，也就是"为什么要做这个手术"。③告知支架置入是个预防性手术，也就是"做了这个手术患者能得到什么样的获益"。④告知手术过程，即"手术会怎样去做"。⑤告知手术并发症，即"手术会给患者带来哪些风险"。⑥告知手术所需费用和医疗保险报销情况，即"手术会花多少钱"。⑦告知拒绝手术的风险，即"如果不做，会有什么样的后果"。

在这样充分告知的基础上，了解患者及其家属对手术的想法，达成一致后签署知情同意书。

第四节　术中准备

一、导引导管的选择

常用 6F 导引导管，如果入路血管较细，侧支循环较差可用 5F 导引导管。需根据入路迂曲情况选择。

（1）Guider Softip 头端软、无创，在狭窄迂曲的血管内，可使血管痉挛和夹层的风险降至最低。

（2）Envoy 相对较硬，在血管迂曲情况下可以提供较好的支撑。它的不足在于硬，头端边缘锐利。

（3）Neuron 非常柔软，可以到达颈内动脉颅内段或椎动脉远段。它的不足在于稳定性不够，太滑，透视下不易辨认。

二、微导丝的选择

一般选用 0.014in 的微导丝，不同的微导丝各具特点，理想的微导丝要有良好的操控性、示踪性、支撑力及头端柔软。根据不同的病变，要选择不同的导丝。对于血管路径不是非常迂曲且狭窄程度不重（＜90％）的病变，可以选择颅内专用导丝，如专用于动脉瘤栓塞用的微导丝。该类导丝一般是非常柔软的头端，对血管壁的损伤较轻，缺点是对于高度狭窄病变，导丝通过困难，另外，导丝的支撑力也不够强。对于较迂曲且高度狭窄的病变，选择某些冠状动脉专用导丝具有优势，这些导丝具备柔软的亲水性头端、支撑力较强等优点，如 PT 系列导丝（BSC）、Pilot 系列等。导丝的长度一般根据技术方法的不同而不同，单导丝技术和球囊扩张支架一般选择常规长度（160～190cm），微导管交换技术和自膨式支架要选择较长的交换导丝（300cm）。

（1）Transend 具有良好的示踪性、扭控性，抗弯性强于 Silverspeed。

（2）Silverspeed 具有良好的扭控性，透视下头端清晰可见，易弯曲。

（3）Synchro-14 头端非常柔软，便于穿行于小血管或解剖复杂的血管，扭控性极好。

（4）Pilot 50 支撑力及操纵性强，适用于有残端、近端迂曲、无分支的慢性闭塞病变和次全闭塞病变。

（5）X-Celerator 头端柔软，导丝体稍硬，非常柔滑。

三、球囊的选择

颅内病变应选择非顺应性球囊，Gateway 球囊较常使用，也有使用 Maverick、NC Ranger、NC Raptor 的报道。

球囊直径选择目标血管直径的80％（参考病变近端或远端正常血管较细一侧的直径），Gateway 球囊直径有 1.5mm、2.0mm、2.25mm、2.5mm、2.75mm、3.0mm、3.5mm 和 3.75mm。如果计算出拟选用的球囊直径为两个规格之间，则一般选择较小的直径，稍大一点的充盈压。球囊充盈后直径不能超过病变血管的直径。

根据病变长度选择球囊长度，尽可能选用短球囊。Gateway 球囊长度为 9mm、15mm、20mm。长病变如果血管较直，可选择与病变长度一致的球囊；如果病变弯曲成角，长的球囊扩张容易牵拉形成夹层或破裂，建议选择短球囊，分次扩张。

Gateway 球囊命名压 6atm，额定爆破压 12atm。

四、支架的选择

用于颅内动脉狭窄的专用支架在最近几年才开始推出，在这之前基本上都使用柔软的冠状动脉支架，除了个别路径较迂曲的病变之外，支架到位成功率在96％左右，所以一些柔软的冠状动脉支架仍然可以使用，另外由于再狭窄的问题，一些药物洗脱冠状动脉支架在颅内动脉狭窄的治疗中也取得了很好的远期疗效。目前颅内专用的球囊扩张支架只有阿波罗支架（Micropod）、自膨式支架有 Winspan（BSC）。也有人使用专用于动脉瘤辅助栓塞的自膨式支架，如 Neuroform 治疗狭窄病变，但文献报道不多。

Wingspan 支架长度有 9mm、15mm、20mm 3 种规格可选。支架应超越病变两端各 3mm，因此支架长度应至少大于病变长度 6mm。应注意支架释放后有一定的短缩率（2.5mm 为 2.4％，4.5mm 为 7.1％），需要计算在内。

第五节　颅内血管成形技术分类

根据文献报道和术者经验，可将颅内动脉狭窄成形术分为两种方法，即单纯球囊扩张成形术和支架辅助血管成形术。而支架辅助血管成形术又可根据支架的不同种类分为球囊扩张支架辅助成形术和自膨式支架辅助成形术。另外，可根据术者的操作习惯将目前所应用的技术总结为单导丝技术、双导丝技术及微导管交换技术。

一、单导丝技术

适合于绝大多数病变，操作简单。当导引导管到位后，选择合适的导丝在路径图下将导丝小心穿过狭窄，导丝头端到达相应位置后，造影证实导丝位于血管腔内，然后沿导丝置入选择的球囊和支架穿过病变段血管，第二次造影证实球囊或支架位置，然后实施扩张或支架释放，释放后即刻造影观察扩张的情况。单导丝技术适合单纯球囊扩张术及球囊扩张支架辅助技术，其优点是操作简单、方便，不需要微导管交换步骤，简化操作，降低由于交换过程带来的导丝穿破血管等并发症，其缺点是有潜在误入夹层的风险。

二、双导丝技术

一般在路径迂曲的病变，使用两根导丝，其中一根导丝通过狭窄段，另外一根导丝作为辅助导丝，将迂曲的血管拉直，更加有利于支架到位，但是自从顺应性很好的自膨式支架的出现后，这一技术便很少有人使用，因为这种技术本身会增加手术风险。

三、微导管交换技术

就是在单导丝技术的基础上附加额外的操作，即微导管交换，一般选择合适的导丝穿过颅内动脉狭窄病变。随后，将微导管推送过病变并注射小量造影剂证实其在血管真腔内。然后将一个长交换导丝交换出微导管，使用交换导丝实施球囊和支架的置入，后面步骤同单导丝技术。其优点是证实支撑导丝进入血管真腔内，但是由于操作复杂，增加了额外的风险。对于路径高度迂曲的病变，长段病变、完全闭塞病变再通及伴有夹层的病变，可以使用微导管交换技术，分解见图7-4。操作步骤可以分解为：①微导丝同轴微导管，微导丝穿过病变（图7-4A）；②微导管穿过病变（图7-4B）；③撤出微导丝（图7-4C）；④微导管超选择造影（图7-4D）；⑤单纯球囊扩张或球囊扩张支架植入（图7-4E）；⑥预扩张后自膨式支架植入（图7-4F）。

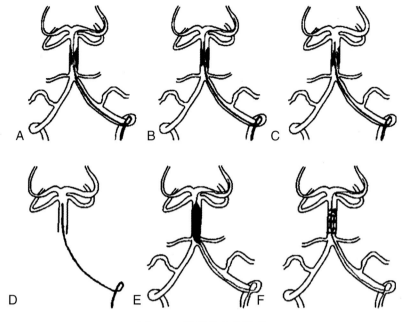

图 7-4　微导管交换技术

第六节　颅内血管成形技术要点

一、麻醉

多选择全身麻醉，微导丝操作及球囊、支架定位要求在稳定清楚路径图下完成，因此全身麻醉后操作更加安全。另外，当置入物（球囊或支架）通过迂曲动脉如颈动脉虹吸段及椎动脉 V₃ 段时会有疼痛或不适感。球囊扩张瞬间或导引导管引起的血管痉挛可能会导致短暂性脑缺血发作，全身麻醉会避免由此而引起的患者躁动，使术者从容完成手术。患者平卧于造影床上，在全身麻醉过程中可进行常规消毒铺巾，麻醉成功后开始手术。也可以选择局部麻醉，两者各有利弊。局部麻醉有利于观察患者的症状体征改变；全身麻醉可以使患者配合良好，且术者有良好的心态以便顺利完成手术。

二、穿刺置鞘

常规选择股动脉入路，股动脉穿刺置 6F 动脉鞘。椎动脉颅内段和基底动脉病变也可考虑经桡动脉入路。桡动脉穿刺技术在冠状动脉疾病治疗中已经是常规技术，积累了丰富的经验，但是在神经介入操作中应用较少，因此要注意规范操作，经桡动脉穿刺时应注意：①穿刺前一定要做 Allen 试验或血管超声检查，证实同侧尺动脉侧支循环良好，否则术后桡动脉闭塞后可能会导致前臂缺血；②可以使用专用桡动脉穿刺鞘，也可以使用 5 ～ 6F 股动脉穿刺鞘；③导管导丝的操作要轻进轻出，避免造成上肢动脉痉挛；④术后可以使用专用桡动脉压迫装置，如果用手压迫，要逐渐放松压迫的力度，避免长时间用力压迫造成术后桡动脉闭塞。

三、导引导管到位

与颅内动脉瘤及出血性病变治疗不同的是，对于狭窄病变的治疗，除了要求导引导管头端柔软外，还要求导引导管本身有较强的支撑力，因为球囊和支架相对于迂曲的颅内动脉来说还是比较僵硬的材料，没有很好的支撑力，可能会出现到位困难。目前所用的导引导管绝大多数是 5～6F Envoy。除了血管本身结构及导引导管材质影响支架到位外，导引导管头端的位置非常重要，导引导管距离靶血管位置越近，支架到位就越容易，但是导引导管距离颅内靶血管越近，越容易导致血管痉挛或动脉夹层的发生。通常，对于前循环病变（颈动脉末端或大脑中动脉 M_1 段），导引导管头端位置放置在岩段以下，如果术中支架到位困难，可以适当调高导引导管的头端位置。后循环病变，导引导管头端放在 V_2 段，如果支架到位困难，也可以适当调高位置。根据主动脉弓的分型、颈动脉迂曲程度及血管壁的斑块情况选择导引导管。多选用 6F 导引导管，尾端连接 Y 阀＋三通＋加压滴注，在路径图下，泥鳅导丝导引将其送至病变近端血管平直处，尽量靠近病变以保证良好的支撑性。导引导管头端轴线要与动脉的走行轴线平行，避免直接抵住血管壁，避开动脉粥样硬化斑块。冒烟观察导管头端位置，局部血管有无痉挛和夹层形成。

四、造影

导引导管到位后撤出导丝，选择最佳工作角度，放大造影，观察病变及远端血管，导引导管头端必须在视野内。再次分析评估病变（测量狭窄的病变长度及血管的直径，计算狭窄率，分析成角、钙化、溃疡斑块等可能影响手术的因素），最后确认手术方案并选择手术材料。

准确的测量是合理选择手术材料的前提，也是手术成功的保障。但不能完全相信并依赖机器，要个体化分析并根据经验判断，否则当机器出现误差时会出现很大失误。一般要参考个人经验及中国人颅内动脉血管的平均管径。我们经常植入支架的是大脑中动脉 M_1 段，基底动脉椎动脉颅内段，颈内动脉末段。大脑中动脉的平均管径是 2.5mm，基底动脉的平均管径是 3mm，椎动脉平均管径是 3.5mm。我们选择的球囊不能超过平均管径，否则可能导致血管破裂。因此在机器辅助的情况下，还要根据经验再进行判断。

五、材料准备

根据病变结构特点及路径迂曲程度选择合适的微导丝，在肝素盐水中充分浸泡。根据病变长度和血管直径选择合适的扩张球囊，注射器用肝素盐水从球囊导管尾端正口冲洗，至头端孔出水；压力泵抽取造影剂（2∶1）约 10ml，接三通及球囊导管尾端侧口；负压抽出球囊导管内气体，同时泵内造影剂自然流入球囊导管，解除负压备用。肝素盐水从 Wingspan支架尾端冲洗，旋紧尾阀继续冲洗至橄榄头端孔和外鞘口出水，接持续加压滴注。微导丝穿入球囊导管，微导丝头端根据入路血管迂曲角度及病变形态塑弯，然后将微导丝头端完全拉入球囊导管，扭控子安装至微导丝的尾端。

六、微导丝通过病变

微导丝的头端一般放置在距病变足够远的位置以给支架到位提供足够的支撑力。通常情况下，M_1 段大脑中动脉狭窄需要将导丝头端置于大脑中动脉的岛段分支（M_2 或 M_3 段），基底动脉狭窄置于大脑后动脉的 P_2 段或 P_3 段，而颅内段颈内动脉狭窄置于大脑中动脉的 M_1 段或 M_2 段。术中微导丝操作要注意以下问题：①当支架越过迂曲血管时导丝可能会向后移位离开原来的位置，此时如果支架能够沿导丝前行，暂时不要急于恢复导丝到原来的位置，缓慢等待支架到位，当支架到位后再轻轻向后一起拉支架和导丝，卸去后面的张力，然后再释放支架。②支架释放完毕后撤除支架系统时导丝会向反方向移动，一定要掌握好导丝的位置，否则导丝前移会刺破正常动脉。③无论单纯球囊扩张还是支架植入术，撤除球囊或支架系统后，一定要保留导丝在血管内，一旦出现扩张，夹层可以补救植入支架。打开 Y 阀，将微导丝 + 球囊导管组合置入 6F 导引导管。确认进入后旋小 Y 阀开口，左手拇指及示指固定球囊导管，右手轻轻将微导丝送入约 10cm。之后右手将微导丝 + 球囊导管组合送入 6F 导引导管头端。微导丝露头后，在选择好的工作角度上给路径图。在路径图指引下，旋转扭控子将微导丝小心通过病变至病变远端。

七、球囊扩张

1. 球囊到位　助手固定微导丝，注意整个系统顺直。右手推送球囊导管至病变狭窄处，导引导管造影，确认球囊定位准确。

2. 扩张　透视下缓慢旋转压力泵加压，球囊充盈呈柱状，停止踩透视、存图，保持压力 3 秒后负压抽瘪球囊。颅内病变球囊扩张讲究"慢打慢放"。

3. 造影　扩张后立即造影观察病变扩张情况、残余狭窄率，有无夹层和局部血栓形成，有无造影剂外渗，有无动脉痉挛，同时观察微导丝有无移位。球囊下撤至病变近端，再次造影观察。球囊下撤时注意需用右手固定微导丝，避免因球囊下撤引起微导丝前窜导致血管穿破出血。

4. 撤出　确认扩张成功后撤出球囊导管，适当旋开 Y 阀，透视下观察微导丝位置不移动，助手固定导引导管位置不动，交换动作撤出球囊导管。球囊导管头端露出后，助手旋紧 Y 阀，撤下球囊导管，用肝素盐水纱布擦拭微导丝。

第七节　术前术后抗血小板药物应用

目前对于术后抗血小板药物的使用没有一致的规范，一般共识建议对裸金属支架行阿司匹林（75 ～ 100mg/d）加氯吡格雷（75mg/d）双联治疗 12 个月后，单纯用阿司匹林治疗。对于接受药物洗脱支架的患者，建议阿司匹林（75 ～ 100mg/d）加氯吡格雷（75mg/d）双联治疗至少 12 个月。1 年后如果没有出血或其他耐受性问题的发生，建议继续无限期地进行阿司匹林 + 氯吡格雷治疗。

欧洲心脏病学会的指南建议阿司匹林加氯吡格雷双联治疗在裸支架植入后至少3～4周，在药物洗脱支架后至少6～12个月。基于冠状动脉支架植入的最新证据提示预防药物洗脱支架植入术后的迟发支架血栓形成也许需要长达24个月的治疗。对于颅内支架植入术没有类似的共识性建议。在SSYLVIA中，植入支架后采用阿司匹林（每天最小剂量100mg）至少1年和氯吡格雷（75mg/d）至少4周行抗血小板治疗。在美国多中心Wingspan注册中，患者出院时通常同时服用阿司匹林（325mg/d）和氯吡格雷（75mg/d）。支架植入术后维持双联抗血小板方案至少4周，之后继续阿司匹林治疗（325mg/d）。

目前国内大多数中心使用的方案是裸支架植入术前3～5天阿司匹林100mg或300mg联合氯吡格雷75mg，术后3个月至半年，然后终身服用阿司匹林100mg或氯吡格雷75mg。对于药物洗脱支架联合用药12个月，然后单用其中一种维持。除了抗血小板药物之外，术后使用低分子肝素抗凝3天。单纯球囊扩张术后用药同裸金属支架，但是抗凝时间稍延长2天，一般持续1周左右。而对于扩张后有夹层形成者，适当抗凝2周。

术后用药注意要点如下。

1. 双倍抗血小板治疗的目的是为了预防支架内血栓形成，但是增加了出血的风险，大多数被认为适合支架辅助的血管成形术的颅内动脉粥样硬化患者符合应用氯吡格雷治疗近期短暂脑缺血发作或缺血性脑卒中患者的动脉粥样硬化（MATCH）试验的研究患者群体。MATCH旨在验证氯吡格雷和阿司匹林联合是否比单纯氯吡格雷对近期非心源性缺血性脑卒中或短暂脑缺血发作并至少有一种其他血管危险因素的患者中缺血事件的预防更好。这些被认为复发性缺血性脑血管事件的高危患者被随机分到氯吡格雷（75mg/d）或氯吡格雷（75mg/d）加阿司匹林（75mg/d）联合治疗组。在MATCH中，与单纯氯吡格雷组比较，联合治疗组中严重出血的危险明显增加，危及生命出血的绝对危险增加1.3%。选择应用药物洗脱支架需要长期双联抗血小板治疗，出血的风险可能更高，因此，术后嘱患者密切观察有无出血征象如皮肤瘀斑、牙龈出血、咳痰带血丝等应及时停用双抗血小板治疗，改为单抗血小板治疗。

2. 对于氯吡格雷过敏患者，可以服用双倍阿司匹林。相反对阿司匹林过敏者，可以服用双倍氯吡格雷。

3. 术后有出血性并发症的患者，立即停止双抗，根据出血的程度可以只服用阿司匹林100mg，如果出血量较大，需要手术清除血肿或患者处于昏迷状态时，可以全部停止使用抗凝药和抗血小板药物。

第八节 示 例

见图 7-5。

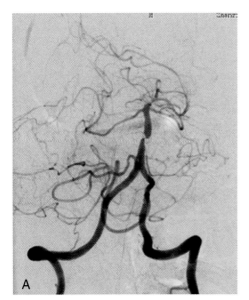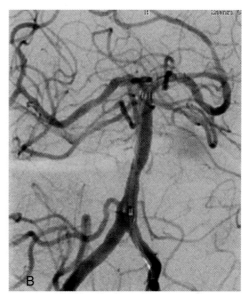

图 7-5 基底动脉中段重度狭窄球囊扩张术 + 支架植入术

（山西省心血管病医院 水新俊 赵 容 何 勇）

第8章　其他颅外动脉

第一节　锁骨下动脉狭窄血管成形技术

一、概述

Contorni 于 1960 年首先报道了因锁骨下动脉狭窄造成的椎动脉血流逆转，Reivich 则第一次描述了因血流逆转造成神经系统症状的现象，而"锁骨下动脉盗血（subclavian steal）"的概念是由 Miller Fisher 提出的。锁骨下动脉狭窄很少引起症状，如锁骨下动脉严重狭窄或闭塞可以引起上肢缺血症状，表现为患肢无力、麻木、发凉、脉弱或无脉。此外，也可引起锁骨下动脉盗血综合征（subclavian steal syndrome），导致脑血流经 Willis 环、再经同侧椎动脉逆行进入患侧上肢，从而引起脑缺血，出现椎 - 基底动脉供血不足的一组症状，如眩晕、视觉障碍、步态不稳、一过性轻度运动障碍及头痛等，或是由左侧胸廓内动脉血流逆转造成心肌缺血。

临床上有多发血管病变的患者常存在头臂干或是锁骨下动脉狭窄，在颅外血管病变引起神经系统症状的患者中约 17％是由头臂干或锁骨下动脉狭窄引起的。而存在头臂干或锁骨下动脉闭塞性疾病的患者，约 50％同时存在冠状动脉病变，27％存在颈动脉 / 椎动脉病变。与其他动脉粥样硬化性血管疾病相比，这类病变发生在相对年轻的患者中，男性患者发生率稍高。总的来说，锁骨下动脉或头臂干的狭窄主要是由动脉粥样硬化引起的，随后是 Takayasu 动脉炎、肌纤维发育不良、创伤、胸廓出口综合征及放射性血管狭窄。

Labropoulos 等报道：6 年中，进行了 7881 例颈部动脉多普勒超声，其中 514 例（6.5％）双侧上肢血压差大于 20mmHg，左侧上肢占 82％；锁骨下动脉盗血完全型占 61％，部分型占 23％，隐匿型占 16％；38 例患者表现出缺血症状，其中 32 例表现为后循环缺血，4 例表现为上肢缺血，2 例表现为心脏缺血；双上肢血压差升高的患者更多出现缺血症状；38 例症状性患者中只有 7 例接受了干预（2 例锁骨下 - 颈动脉旁路移植，5 例经皮腔内锁骨下动脉支架成形术）。不管是头臂干还是锁骨下动脉狭窄，都可以引起上肢缺血的症状。

颈部杂音、双上肢血压差、手指溃疡等都是头臂干或锁骨下动脉狭窄的表现。此外，MR 血管成像、CT 血管造影及数字减影血管成像也是重要的评估内容，为诊断和治疗方案的制订提供信息。

　　治疗方面，近年来，随着血管内介入治疗技术和材料的迅速发展，通过介入方法治疗锁骨下动脉狭窄或闭塞性病变具有创伤小、术后恢复快、临床疗效满意等优点，已逐步取代动脉旁路移植术，成为首选的治疗手段。但当闭塞段血管 > 2cm 时仍以外科手术为主，当介入方法未能成功时必须依靠外科手术。积极干预的指征包括：①椎 - 基底动脉缺血的症状或体征；②上肢远端缺血的症状或体征；③经旁路供血区域的缺血症状。

　　锁骨下动脉介入治疗的成功率很高，并发症发生率为 0 ～ 10%。Brountzos 等回顾了 48 例基础状况差的头臂干 / 锁骨下动脉闭塞性疾病的患者接受支架治疗后中期预后：技术成功率为 96%，临床成功率为 94%，共有 4 例并发症，包括 2 例穿刺点血肿，1 例远端手部栓子栓塞，1 例脑血管 TIA；术后 30 天内，有 2 例患者因其他原因死亡；平均随访 16.7 个月后，7 例患者失访，5 例患者有复发病变，初期累积血管通畅率为 91.7%（12 个月）和 77%（24 个月），二期累积通畅率为 96.5%（12 个月）和 91.7%（24 个月）。

　　Amor 等报道了 89 例支架治疗锁骨下动脉闭塞性疾病的患者：76 例狭窄（85.3%）和 13 例完全闭塞（14.6%），83 例（93.3%）达到技术成功标准（全部的狭窄病例和 53.8% 的闭塞病例）；并发症发生率为 10.1%（9 例），包括 5 例（5.6%）穿刺点血肿、2 例（2.2%）远端栓塞和 2 例（2.2%）严重缺血事件；平均随访 3.51 年，13 例（16.8%）再狭窄，2 例（2.6%）再次闭塞；根据是否预扩张分组，仅在预扩张组发生院内并发症，再狭窄率预扩张组 28.5%，直接支架植入组 4.7%。Bates 等报道了对 91 例患者植入 101 个支架，5 年通畅率为 72%。

二、侧支循环

　　锁骨下动脉闭塞或狭窄代偿途径主要有以下几种：①对侧椎动脉通过双侧椎动脉吻合逆行充盈病变远端锁骨下动脉向患侧上肢供血，完全由对侧椎动脉代偿的患者如果后交通动脉发育不好，可出现相对后循环缺血症状，尤其是在活动患侧上肢后可能会诱发或加重后循环缺血症状；②在患侧椎动脉起始段闭塞患者侧支循环可来源于对侧颈升动脉或颈深动脉肌支及对侧内乳动脉肌支代偿，该类患者如果对侧椎动脉发育良好，没有病变，患者可以没有后循环症状；③如果椎动脉 V_3 段以后闭塞，可通过同侧枕动脉肌支和患侧椎动脉肌支吻合逆行代偿，颈外动脉甲状腺上动脉及枕动脉肌支和颈升动脉肌支吻合都可以提供代偿。

三、狭窄病变分类

　　根据解剖特点，可将锁骨下动脉病变部位按照累及椎动脉的情况分成椎动脉前段，累及椎动脉段及椎动脉远端，因病变部位不同，其临床症状和操作技术上也不尽相同。

　　1. 椎动脉前段病变　椎动脉前段病变常会累及锁骨下动脉开口，给支架植入带来一定困难，主要难点是支架定位的准确性，支架留在弓内长度及是否会覆盖椎动脉起始段。如果支架突出弓内较多，有可能会导致支架脱落入弓内或血栓形成。既往支架都采用自膨式支架，但是近两年随着外径较大的球囊扩张支架的上市，使锁骨下动脉局限性病变，尤其是开口病变的处理变得更加容易，降低了术中意外的发生率。

2. 累及椎动脉病变　主要问题是担心支架覆盖椎动脉开口导致椎动脉闭塞，分为两种情况，一种情况是椎动脉起始段正常，不需要特殊保护或植入支架，锁骨下动脉支架覆盖椎动脉开口一般不会导致椎动脉闭塞。另外一种是椎动脉本身存在狭窄，对于椎动脉本身存在病变的处理，可以采用 Y 形双支架技术，在椎动脉起始段和锁骨下动脉同时植入支架。

3. 椎动脉远端病变　一般对颅内血管影响较小，侧支循环主要通过对侧锁骨下动脉肌支及双侧颈部肌支代偿，如果狭窄程度较重，一般会出现患侧上肢的缺血症状，如疼痛、发凉等。介入操作非常简单，如果病变距离椎动脉起始段较近，可以覆盖椎动脉开口。

四、椎动脉保护技术

从代偿途径可知，锁骨下动脉狭窄或闭塞时，如果双侧椎动脉完好，从对侧椎动脉盗血是主要的途径，同侧椎动脉是逆行血流，所以在操作时没有必要在患侧椎动脉内置入保护装置，因为栓子进入患侧椎动脉内可能性不大。但是如果对侧椎动脉闭塞，而同侧椎动脉向颅内供血，在这种情况下要注意保护椎动脉，在扩张或支架植入过程中可能会有栓子逸脱到椎动脉内导致远端栓塞。但是，与颈动脉狭窄保护装置的置入不同，在椎动脉置入保护装置会增加锁骨下动脉狭窄支架术操作的复杂性。

球囊保护方法：①使用两根导丝，将其中一根导丝置入椎动脉内，另外一根导丝置入锁骨下动脉狭窄远端；②在椎动脉起始段置入选择合适大小的球囊（直径与椎动脉管径一致，冠状动脉扩张球囊最合适，较柔软），然后沿锁骨下动脉将另外一个导丝置入预扩张球囊；③2 个球囊同时扩张，释放时首先释放扩张球囊，完全泄空后再排空保护球囊；④撤除保护球囊，植入支架。

五、并发症及风险

1. 血栓形成　和所有血管成形术一样，锁骨下动脉支架成形术同样有急性期或远期血栓形成的风险。

2. 动脉夹层　包括锁骨下动脉本身夹层形成和主动脉夹层形成，如果主动脉夹层形成，会导致严重后果，因此要引起足够重视和正确处理。

六、再狭窄及处理

锁骨下动脉再狭窄率较低，狭窄后可能再次出现症状，再狭窄的处理和颈动脉再狭窄的处理一样，可以行支架内再次扩张或支架成形术。

七、示例

见图 8-1。

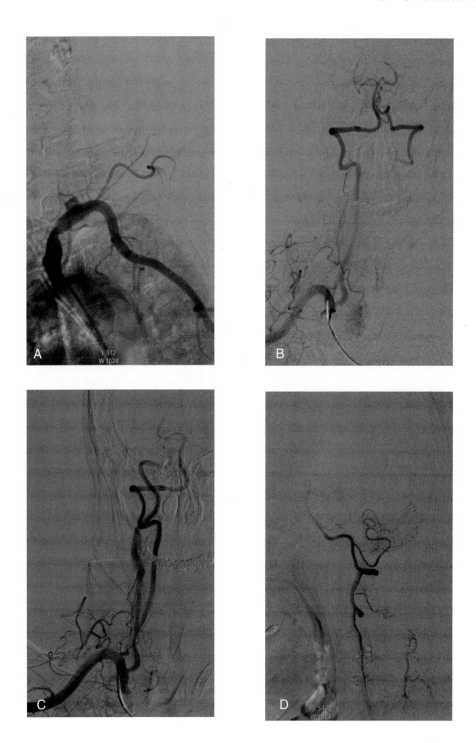

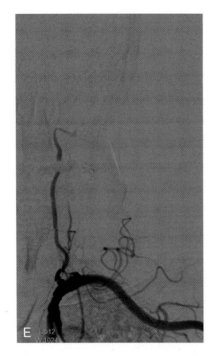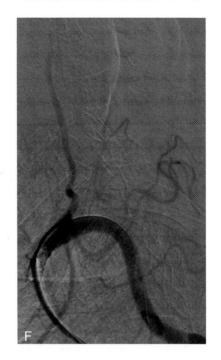

图 8-1　锁骨下动脉支架植入术

第二节　完全闭塞锁骨下动脉病变介入再通技术

由于解剖结构的特点,锁骨下动脉闭塞病变的血管内再通相对颈动脉和颅内动脉风险可能要小一些,但是也要严格掌握适应证的选择,规范操作,否则同样会导致严重并发症。与颈动脉病变不同的是双侧锁骨下动脉在解剖上有所区别,左侧锁骨下动脉直接从主动脉弓发出,而右侧锁骨下动脉从头臂干发出,是头臂干的一个分支,而头臂干的另外一个主要分支是右侧颈总动脉,因此,右侧锁骨下动脉闭塞病变的操作风险除了要考虑同侧椎动脉系统外,还要考虑同侧颈动脉系统。从文献报道及个人经验看,满足以下条件时可以尝试血管内再通术:①有后循环相对缺血症状或患侧上肢缺血症状;②从临床症状及影像上推测闭塞时间在3个月至半年,闭塞时间的长短可以初步从血管造影上判断;③血管造影或 CTA 提示闭塞近端有残端,闭塞长度在 2cm 以内,闭塞远端血管正常;④闭塞原因是由动脉粥样硬化所致。

一、左侧病变操作技术

①一般经股动脉和桡动脉双入路。②如果近端主动脉弓上残端较长,> 5mm,可以使用 8F 导引导管头端直接放置在残端,两端同时做路径图或造影后显示骨性标记,使用 0.035in 泥鳅交换导丝(2.6m),小心旋转试探进入闭塞段,如果前方阻力较大,切勿使用暴力或将泥鳅导丝反过来使用坚硬的另外一端穿刺。如果闭塞时间不长,穿过闭塞段比较容易。如果弯头导丝穿过困难,可以试用直头泥鳅导丝,比弯头导丝更容易通过病变。③如果近端尝试失败,可以从远端尝试,方法同前。④当泥鳅导丝穿过后可以选择能够通过 0.035in 泥鳅导丝的小扩张球囊行预扩张,也可以撤出 0.035in 泥鳅导丝换 0.014in 微导丝,然后通过微

导丝行球囊扩张和支架植入。

根据所选择材料的不同，操作方法也有所不同。目前绝大多数医师使用快速交换系统的球囊和支架，这些材料只能通过 0.014in 微导丝，而微导丝的穿过能力有限，一般成功的可能性很小，因此，当 0.035in 导丝穿过后存在着一个交换的问题，有两种方法可以尝试，首先当 0.035in 泥鳅导丝穿过后沿导丝将导引导管紧贴闭塞残端，可以尝试将微导丝沿泥鳅导丝边缘穿过狭窄（因为泥鳅导丝穿过的位置可能是闭塞管腔内最疏松的位置）。如果不能通过，把握好导引导管头端的位置，小心撤除泥鳅导丝，然后沿泥鳅导丝穿过的腔隙将微导丝穿过，当微导丝穿过后选择合适的球囊行预扩张，最后植入支架。

二、左侧病变操作技术

①如果担心操作时栓子脱落导致颈内动脉系统的栓塞，可行双侧股动脉穿刺加右侧桡动脉穿刺，通过一侧股动脉将 6F 导引导管送至右侧颈总动脉，在颈内动脉内置入保护装置，8F 导引导管放置在头臂干锁骨下动脉残端，6F 造影管通过桡动脉穿刺入路放置在闭塞远端。与左侧病变操作相比，右侧病变一般从远端尝试通过比较容易，而且能够降低风险（栓子脱落进入颈动脉系统）。导丝成功穿过后操作同左侧。②通过股动脉和桡动脉 2 个穿刺途径，6F 导引导管放置在头臂干，通过导引导管将保护装置放在右侧颈总动脉或颈内动脉，同时，可以通过这一通道做路径图，为导丝逆行穿过提供方向。另外一个 6F 导引导管放置在闭塞远端，通过远端穿刺操作，逆行扩张并植入支架。逆行操作的优点是支架释放较准确，可以控制在头臂干内的突出长度。要点是选择外径较小的球囊和支架（能够通过 6F 导引导管）。也有学者在桡动脉使用 8F 血管鞘，但是可能会导致头臂干动脉撕裂或严重痉挛。

三、常见并发症及处理

1. **手术不成功** 对于锁骨下动脉闭塞病变，血管内再通只是其中一种方法，如果手术困难或者出现明显夹层，可以时刻终止手术，建议血管外科行旁路移植手术。

2. **动脉夹层** 包括锁骨下动脉夹层和主动脉夹层，无论逆行或顺行穿过导丝，都有可能会进入内膜下而导致夹层形成。一般当导丝穿过后要即刻行造影观察导丝是否导致夹层形成。若是锁骨下动脉本身夹层，调整导丝方向重新进入可能会进入真腔，但是一旦导致主动脉夹层，患者会有明显胸痛等伴随症状，要立即停止操作，观察病变严重程度，然后决定是否实施即刻主动脉支架术或外科手术。

第三节　椎动脉颅外段病变介入治疗技术

一、概述

椎动脉是锁骨下动脉的第一个较大的分支，发自锁骨下动脉的上、后壁，但也有时直接发自主动脉弓（2%～5%），发出后在前斜角肌的深面稍向后、向头部走行，88% 的人

在 C_6 水平进入横突孔，6% 的人在 C_5 或 C_7 水平，4% 的人在 C_4 水平。椎动脉分为 4 段：V_1 段自椎动脉开口到进入颈椎横突孔的位置；V_2 段走行在横突孔内，直至 C_2，这一段较为垂直，但是高龄患者可能因颈椎骨刺增生压迫而致走行迂曲；V_3 段是指从 C_2 横突孔穿出至穿硬膜处；V_4 段指从穿硬膜后直至椎 - 基底融合处。椎动脉肌支通常发自 $V_2 \sim V_3$ 段，供应颈部肌肉，并与甲状颈干、肋颈干及颈外动脉有丰富的吻合支，对这些吻合支的了解是必需的，因为在近端重度狭窄时这些吻合支提供极其重要的侧支循环。

后循环脑卒中约占全部脑卒中的 25%，而其中 20% ～ 25% 是由椎动脉起始段狭窄或椎动脉闭塞造成的。涉及椎动脉起始段的闭塞性疾病可能因为血流动力性不足或是动脉 - 动脉栓塞引起后循环的脑卒中。后循环缺血 TIA 的患者，5 年内发生梗死的概率为 22% ～ 35%，死亡率为 20% ～ 30%。

椎 - 基底动脉供血不足因其非特异性的症状，常易误诊。颅外段椎动脉狭窄而致椎 - 基底动脉缺血的机制呈多样性，包括动脉 - 动脉栓塞和动脉狭窄、闭塞、发育不良或对侧椎动脉缺失导致的血流动力性损伤。其中一个主要原因是椎动脉起始段的动脉粥样硬化性狭窄。椎动脉起始段的动脉斑块与颈动脉分叉的斑块相比，多是较硬的、平滑的、同心的，不易形成溃疡及斑块内出血，因此栓塞的风险要小得多。此外对于椎动脉近端病变，新英格兰中心后循环登记处（New England Medical Center Posterior Circulation Registry）调查了 407 例连续患者，发现 20% 的患者存在 V_1 段的狭窄。数据分析显示 24% 的后循环缺血事件患者的原因是来源于椎动脉起始段的动脉 - 动脉栓塞，如果加上可能的动脉 - 动脉栓塞病例则高达 50%。同时，研究人群中双侧椎动脉病变造成的血流动力学 TIA 约占 16%。

椎动脉起始段进行影像学检查比较困难。彩色多普勒超声可提供重要的诊断信息和血流动力学信息，而 CT 血管造影和 MR 血管造影的发展，提高了 VA 起始段的可视性，可快速诊断 VA 起始段的狭窄。动脉血管造影仍是量化 VA 起始段狭窄程度、评估斑块情况、检测溃疡或血栓及评估颅内外侧支循环的"金标准"。同时评估优势 VA 并发现椎 - 基底动脉缺血的可能机制（栓塞或是血流动力学原因）。

治疗方面，椎 - 基底动脉缺血首先应该进行抗血小板、抗凝或是两者联合治疗，但是这是根据颈动脉狭窄研究数据提出的，药物治疗是否有益或者是否应作为一线治疗并没有明确证据。当最佳内科治疗不能预防后循环缺血症状时，则血管内治疗可以进入治疗者的选择方案。就目前的研究来看，血管内治疗（血管成形术和支架植入术）的潜在收益高于操作的风险。因此，当患者在内科治疗下仍有后循环缺血症状并且 DSA 显示椎动脉起始段（包括椎动脉开口）狭窄大于 70% 时，可以考虑行血管内治疗。如果考虑后循环缺血事件起因是栓子栓塞并且排除其他来源的栓子（如心源性），则有理由认为栓子来源于椎动脉病变，这时即使椎动脉狭窄不足 50% 也应考虑血管内治疗；血管成形术或是支架术后内膜增生可以使不规则的管腔变得平滑，减少椎动脉起始段血液湍流引发的血栓形成。对于无症状重度狭窄的治疗目前仍有争论。尽管大部分无症状患者不需要介入治疗，一些学者仍认为对于优势椎动脉或仅有的单支椎动脉起始段的重度狭窄（> 70%）应该治疗以降低其更高的脑卒中风险；还有学者认为在某些情况下，椎动脉作为重要的侧支循环，即使存在无症状狭窄也应该治疗。

椎动脉起始段含有大量弹性纤维和平滑肌，因此血管成形术后弹力回缩明显，易造成早期再狭窄，因此目前多选用支架而非单纯球囊扩张。如前所述，大量文献已经证实椎动脉血管成形和支架植入治疗椎动脉起始段狭窄的可行性、安全性、有效性及低并发症，但是远期效果还需要进一步调查。

远期效果的评估内容主要包括症状的缓解、再狭窄及椎 - 基底动脉缺血的复发。但是患者选择、临床对比影像学的随访及随访时间等都会影响随访的结果。

近年还有些文献报道了椎动脉支架术中使用保护装置的研究。Qureshi 等使用远端保护装置治疗了 12 例患者，在其中的 11 例中取得成功，1 个月随访没有发现脑卒中和死亡，表明远端保护装置在术中使用的可行性和安全性。Wehman 等建议在较粗大的椎动脉（直径＞3.5mm）中，如果椎动脉起始段角度合适，或有溃疡斑块，可以使用远端保护装置。然而，是否应该广泛使用保护装置还需要进一步研究。

二、侧支循环

和前循环一样，椎动脉颅外段闭塞或狭窄后侧支循环如果很好，可能不会导致严重的临床症状，侧支循环一般来源于锁骨下动脉肌支，颈外动脉通过枕动脉肌支代偿。

三、术前准备

同颈动脉支架术。

四、操作技术

1. 起始段病变　对起始段狭窄病变的处理技术并不是非常困难，但要注意以下几点：①使用球囊扩张式支架较好，因为自膨式支架很难准确定位。②支架一定要骑跨在锁骨下动脉和椎动脉内，但突入锁骨下动脉内的支架长度不宜过长，2mm 左右最为适合。如果不突入锁骨下动脉内，支架有时候很难完全覆盖病变，是目前再狭窄的一个主要原因。突入太多，有可能会导致锁骨下动脉内血栓形成及如果以后支架内发生再狭窄或其颅内发生病变，在技术上处理起来会变得非常困难。③对于迂曲的锁骨下动脉，导引导管如果不稳定，可以使用双导丝技术，一根辅助导丝放置在锁骨下动脉内固定导引导管，另外一个放置在椎动脉内实施支架植入，也可以采用经桡动脉支架植入。

2. 椎间隙段病变　解剖上，椎动脉颅外段有一段走行于椎间孔内，在此段椎动脉发生狭窄或压迫时可以导致后循环明显的症状，此时需要判断是骨性结构导致的压迫还是由于动脉硬化导致的管腔内狭窄，颈部 CT+CTA 有助于判断局部结构。如果属于骨性压迫建议外科手术解除压迫，改善血流。

五、手术风险和再狭窄处理

椎动脉起始段支架术相对比较简单，风险较低，但是与颈动脉或颅内动脉支架术相比，椎动脉起始段支架术后再狭窄率很高，是目前研究的热点。原因有：①为了追求影像上的完美，支架不能完全骑跨病变部位，在锁骨下动脉内突出太短，这样就不能完全覆盖斑块，因为椎动脉起始段斑块是和椎动脉开口附近锁骨下动脉延续的；②椎动脉起始段肌层较厚，大多数病变斑块较硬，如果选择支架太软，支撑力不够，释放后回缩或成形不满意，残余狭窄率太高；③椎动脉起始段特殊的解剖部位，颈部活动时容易导致支架扭动而造成内膜过度增生。

文献报道药物洗脱支架治疗椎动脉起始段狭窄的再狭窄率稍低，但是药物洗脱支架全部是冠状动脉支架，结构很柔软，对于斑块较硬的病变不适合，需要进一步探索。另外目前尚无椎动脉起始段特殊专用支架，如果能够开发出支撑力很强，再狭窄率较低的支架可能会更好。

出现再狭窄，如果侧支循环建立很好，可以没有症状，但是，若侧支循环不好则重新出现症状就需要再次治疗，一般处理方法是在支架内再次植入支架或使用球囊单纯扩张。第二次植入最好选择药物洗脱支架。

文献报道显著再狭窄（> 50%）的发生率并不一致，为 0 ~ 43%。血管成形及支架植入过程中造成的血管壁损伤会在局部引发炎症和平滑肌细胞的不规则增生，从而引发内膜增生和再狭窄。此外，近端椎动脉的迂曲程度也与再狭窄有关，人为地拉直会造成对血管壁的应力增加；支架的机械特性和支架断裂也是潜在的再狭窄相关因素。长期随访情况如下：Albuquerque 等报道 33 例患者，成功治疗 32 例，30 例随访中 43.3% 有中 - 重度再狭窄，但是再狭窄与复发症状无关。Weber 等报道对 38 例椎动脉起始段狭窄患者行支架治疗，成功率为 100%，夹层 2 例，1 例无症状，1 例症状加重，11 个月后，随访 26 例患者，其中 23 例无症状，3 例有症状者中只有 1 例属于椎 - 基底动脉系统缺血，1 例造影发现有再狭窄，但都无症状，包括 2 例闭塞。Lin 等报道 80 例症状性患者（包括 90 处病变）使用球囊扩张支架治疗，手术成功率为 100%，围手术期后、前循环脑卒中发生率分别为 2.5% 和 1.7%，对 40 处病变平均随访 7 个月后复查造影，再狭窄率为 28%，再狭窄与原狭窄长度相关，狭窄长度小于 5mm 者再狭窄率为 21% 而大于 10mm 者为 50%。Eberhardt 等分析了文献报道的超过 300 例椎动脉近端狭窄介入治疗的患者，发现联合死亡风险为 0.3%，脑卒中风险为 0.7%，围手术期神经系统并发症风险为 5.5%，平均随访 11.8 个月的再狭窄率为 25.7%，再狭窄率与症状复发无关。Karameshev 等将 39 例椎动脉开口重度狭窄（> 70%）的患者分为支架组（n=10）和药物组（n=29），平均随访 2.8 年，支架组手术成功率为 100%，围手术期并发症为 10%，再狭窄率为 10%（随访第 9 个月，使用裸金属支架）；随访 4 年时，支架组与药物组在预防后循环 TIA 和缺血脑卒中方面没有显著差异 [10% vs 45%，P=0.095；相对危险度（RR）=0.24，95% 可信区间（CI）0.031 ~ 1.85]，但是双侧病变患者接受支架治疗的效果好于药物组（0 vs 91%，随访 4 年，P=0.004；RR: 0.10，95% CI: 0.022 ~ 0.49）。Taylor 等回顾了 72 例椎动脉开口狭窄支架治疗患者（共 77 处病变），30 天内脑卒中或死亡率为 5.2%，但是都与支架处病变无直接关系；对 66 例患者进行了平均 9 个月的随访，一过性神经功能缺损（transient neurological deficit，TND）为 21%，脑卒中为 3%，死亡为 3%；复发椎 - 基底动脉缺血 9 例（7 例 TND 和 2 例脑卒中），但是都与椎动脉开口病变无关，12 个月时无脑卒中和（或）生存率为 89% ±5%。

六、示例

见图 8-2，图 8-3。

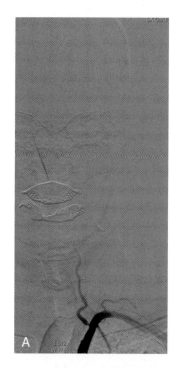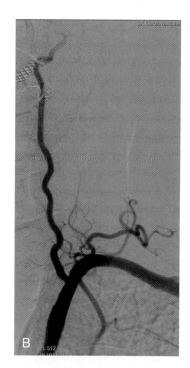

图 8-2　左侧椎动脉开口处重度狭窄支架植入术

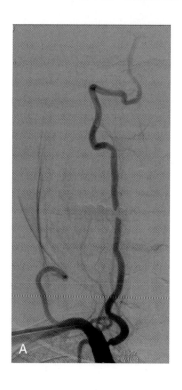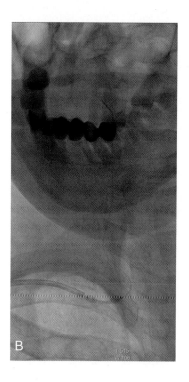

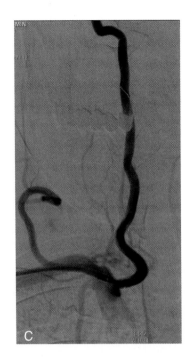
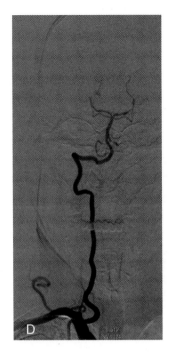

图 8-3 椎动脉支架植入术

第四节 脑动脉盗血综合征

脑动脉盗血综合征是各种原因导致的主动脉弓及其附近大动脉近段明显狭窄或闭塞，其远端动脉内压力明显下降，产生虹吸作用，使邻近动脉的血流逆流以补偿病变动脉的供血，导致供血区内的脑组织缺血产生的一组症状。如果有血流逆流盗血，但无症状，可称盗血现象。

一、病因和发病机制

（一）病因

动脉粥样硬化是最常见的病因，极少数属于先天性，罕见于胸部外伤、无脉症、巨细胞动脉炎、栓塞或瘤栓。

1. 先天性　动-静脉畸形，主动脉弓狭窄或闭塞等。

2. 继发性　动脉粥样硬化、大动脉炎（结核、梅毒性主动脉炎，多发性大动脉炎）等。

3. 医源性　手术结扎、血管内栓塞、放射性损伤等。

4. 外伤性　车祸使胸部受伤，在锁骨下动脉上，椎动脉起始处的近心侧发生挫伤性血栓形成，从而导致本病。

5. 其他　如风湿性心脏病并发左锁骨下动脉第一段栓塞，无脉症，转移性癌栓和巨细胞动脉炎。

（二）发病机制

盗血是虹吸作用引起的。在正常生理情况下，颅内动脉的动脉压低于主动脉弓或其分支的压力，以保持正常的颅内供血，但是，重要解剖部位的梗阻使这种压力梯度发生颠倒，使血流发生逆流，从而导致盗血。

不同部位的梗阻可以产生不同的"盗血"方式，在所有盗血的过程中，异常血流的流量和方向取决于：①椎动脉颅内段的解剖与否；②梗阻部位；③肢体血流的需求与脑血管床对血流的需求之间的平衡。

病变的解剖和部位不同，但是血管床之间相互需求是不断变化的，这就使逆流的血流量不断波动。由于 Willis 环的完整性，50% 的患者通常不产生临床症状。临床症状出现与否与血管狭窄或闭塞程度及侧支代偿有关。侧支代偿完全，即使血管狭窄程度重或闭塞亦可不表现症状；反之，侧支代偿不良就会引起严重血流动力学障碍，出现盗血症状。

二、临床表现

1. 锁骨下动脉盗血综合征　锁骨下动脉盗血综合征是指在锁骨下动脉或头臂干上，椎动脉起始处的近心段，有部分的或完全的闭塞性损害，由于虹吸作用（盗血）引起患侧椎动脉中的血流逆行，进入患侧锁骨下动脉的远心段，导致椎 - 基底动脉缺血性发作和患侧上肢缺血性的症状。男性多于女性，左侧多于右侧，主要临床表现分为 3 个方面。

（1）椎 - 基底动脉供血不足：症状和体征如眩晕、晕厥、视物模糊、复视、共济失调、构音障碍、吞咽障碍、头痛、肢体感觉或运动异常等。后循环 TIA 常见，而梗死相对少，比较少见，也可出现颈内动脉供血不足的症状。如常发生头臂干狭窄或双侧锁骨下动脉远端狭窄，严重时颈内动脉血流经后交通动脉逆流，如偏瘫、偏身感觉异常、失语等。

（2）上肢缺血：症状和体征如上肢活动后无力而休息后好转，发冷感、疼痛、感觉异常、皮肤苍白或发绀，上肢抬高时症状加重；患侧桡动脉、肱动脉或锁骨下动脉搏动减弱或消失，患侧血压较健侧低 20mmHg 以上。

（3）其他：症状和体征如锁骨上区、锁骨下动脉区域可闻及收缩期血管杂音，Javid 试验阳性（在压迫颈总动脉后桡动脉减弱）。

2. 颈动脉盗血综合征　左、右颈内动脉是供应脑部和眼部血液的主要血管。当一侧颈内动脉狭窄或闭塞时，另一侧颈内动脉或椎 - 基底动脉的血液会代偿性供应，如果另一侧的血液供应本来就不佳，此时再分出部分血液供给对侧，就会产生供血不足的现象，称为颈动脉盗血综合征，可分为前交通动脉盗血综合征和后交通动脉盗血综合征。还可既从健侧颈内动脉又从椎 - 基底动脉系统得到血液代偿，造成每个供血区的脑组织缺血，出现相应的症状和体征。当两侧颈内动脉狭窄或闭塞时，代偿性供血可来自椎 - 基底动脉系统和颈外动脉系统而出现这两个系统供血区的临床表现。TIA 与分水岭梗死最为常见。

3. 椎 - 基底动脉盗血综合征　椎 - 基底动脉盗血综合征是指椎 - 基底动脉狭窄或闭塞时，一般可以通过血管网络从颈内动脉系统"盗血"。如果脑内血管网络健全，脑动脉又无弥散性疾病，患者可无症状；如果颈内动脉的血液供应本身有问题，不能满足椎动脉"盗血"时，则患者可出现轻度偏瘫、失语等脑供血不足的症状。

4.大脑半球动脉盗血综合征 此种较少见，它可发生在脑血管畸形、脑肿瘤及脑梗死急性期不适当的治疗时，局部脑组织血液被"盗窃"而产生一系列精神和神经症状。

三、辅助检查

（一）超声多普勒检查

对于闭塞性病变，多普勒检查可以发现远端锁骨下动脉血流流速减慢及椎动脉的反向血流，提示椎动脉盗血。对于狭窄性病变，可发现狭窄远端血流流速加快。有时亦可通过压力试验诱发椎动脉盗血。彩色多普勒诊断椎动脉盗血的准确性超过95%。另外，介入治疗术后也应该通过超声多普勒检查对患者进行随访，观察血管的通畅性及椎动脉血流。

尤其对锁骨下动脉盗血患者，可根据狭窄同侧椎动脉血流频谱和方向的改变，将盗血程度划分为：无盗血（椎动脉血流频谱和方向正常）；盗血Ⅰ期（椎动脉收缩期有一下降切迹）；盗血Ⅱ期（椎动脉双向血流即收缩期反向，舒张期正常）；盗血Ⅲ期或完全盗血（椎动脉血流完全反向，且频谱波动性增强呈高尖波型）。

束臂试验可提高诊断符合率，避免漏诊。束臂试验：先测量患者血压，在患侧上臂加压至高于健侧收缩压30mmHg，嘱患者做握拳运动，持续约3分钟，加压过程中患者VA反向血流速度降低。突然松开袖带，反向血流速度突然升高，高于束臂前。缓慢松开袖带，使血压计放气减压，反向血流速度变化受到放气的影响，为束臂试验阳性，试验前后血流无变化为阴性。

（二）颈动脉超声

颈动脉超声是一种无创、迅速、较准确的方法，是目前性价比最高的颈动脉检查技术，可分析颈动脉斑块的大小、形态、稳定性，但它仅仅能够评估颈动脉的颅外段，不能评估颅内脑循环，难以鉴别堵塞动脉及高度狭窄动脉，其敏感性在很大程度上依赖检查者的经验。

（三）CTA及MRA

CTA和MRA检查是明确诊断的重要手段，可以清晰判断病变部位、狭窄程度及闭塞远端血管的情况，对于钙化病变的诊断优于DSA动脉造影，其诊断的特异性达到99%，同时对动脉的发育情况可做出明确判断，为下一步治疗方案的制定提供重要参考。

（四）DSA

DSA可以检查局部病变，以明确诊断，同时可以对颅内血供进行详细评估，但由于其有创性，患者常不易接受，一般不作为常规诊断手段。但在可疑的病例及介入术前判断证实椎动脉盗血逆流有重要价值，应进行检查。

四、治疗

脑盗血综合征的治疗根据患者的病情、病变部位及病因而定。

（一）介入治疗

对50%～99%脑血管狭窄患者来说，尽管采用积极的抗凝或抗血小板治疗，仍有较高的狭窄动脉供血不足及脑卒中事件发生。特别是锁骨下动脉重度狭窄和颈内动脉重度狭窄一旦引起盗血症状，药物治疗效果差，而血管内支架成形术是近年来国内外在缺血性脑血管病防治研究中的一个热点，颈动脉支架植入术的治疗效果已较为肯定，而在治疗脑动脉重度狭窄引起的盗血综合征上，支架植入术也为该类患者提供了一种较为安全有效的治疗方法。

目前多采用经皮血管内成形术（PTAX）、支架成形术（PTAS）和球囊扩张术。

研究发现，在锁骨下动脉盗血综合征介入治疗中盗血的椎动脉越粗，介入治疗后循环供血改善得越好，所以盗血椎动脉越粗的患者越应该选择 PTAS+PTA。其原因可能为近端狭窄严重的动脉远端由于缺少血液机械压力和血供导致血管萎缩、塌陷，之后管腔变窄，早期给予近端狭窄处再通可使远端血管管腔完全恢复正常，但严重萎缩塌陷动脉的损害常不可逆。即使血流再通，血管腔也不再扩大，远端供血也很难恢复。轻度锁骨下动脉狭窄对血流动力学影响不大，但重度锁骨下动脉狭窄可导致同侧椎动脉血压下降，当同侧椎动脉血压低于对侧椎动脉颅内段压力时，血流出现逆流，使同侧椎动脉成为盗血椎动脉。盗血椎动脉内始终保持一定的血流和血压，这样使其出现血管萎缩塌陷、管腔变小的同时又不会完全闭塞，但病变越久，管腔缩小越明显，因此，重度锁骨下动脉狭窄的患者早期 PTAS+PTA 不失为一种理想方法。由于各患者之间对侧椎动脉的情况及前循环向后循环代偿的情况均存在差异，PTAS+PTA 对不同患者后循环影响可能也存在差异，但可以肯定的是，盗血椎动脉越粗，PTAS+PTA 对后循环供血的改善疗效越好。

动脉重度狭窄采用单纯球囊扩张式支架虽可取得良好的近期疗效，但易发生再狭窄。据文献报道，术后 12 ~ 37 个月的复发率为 13%，而支架成形术后中远期效果良好。选择支架时，应注意选择近端和远端超过狭窄段各 1cm 的支架，自膨式支架的直径应以超过血管直径的 10% 为宜。术中应注意，支架植入过程中有发生颅内动脉栓塞的可能，因此，有学者主张应用辅助保护伞加以保护。

术后长期应用抗血小板、强力降血脂、降低危险因素等综合治疗措施，减少术后支架内再狭窄的发生，从而明显提高远期疗效。

（二）外科手术治疗

唯有当血管内治疗失败或无法施行血管内治疗、病变血管闭塞时间长且患者症状严重时，方选择外科手术治疗。

颈动脉狭窄外科治疗的目的是预防脑卒中的发生，其次是预防和减缓 TIA 的发作。标准的手术方式为颈动脉内膜切除术。颈动脉内膜切除术于 1954 年开始实施，最初的一些尝试显示效果不佳，随着技术的不断改进，其并发症越来越少，到 20 世纪 80 年代中期美国每年约有 10 万人接受颈动脉内膜剥脱术/切除术（CEA）。手术后有脑神经损伤，伤口血肿、感染，术后高血压，术后高灌注综合征等，但心肌梗死、低血压的发生率很低。

对于颈动脉闭塞的患者，可考虑颅内外血管旁路移植手术。

脑动脉是一个互相联系的供血体系，Willis 环有重要的侧支循环作用，其良好的代偿可缓解脑梗死的严重程度。但盗血现象的存在给临床定位诊断带来了很大困难，容易误导诊断和治疗，特别是对于急性溶栓的患者。因为前、后循环缺血溶栓治疗的时间窗不同，准确定位责任血管对于选择治疗方法尤其重要，所以在临床工作中应重视盗血现象的存在，避免误诊。另外对于血管病变的检查方法来说，DSA 是诊断脑动脉狭窄的金标准，脑血管超声也可以作为诊断和鉴别诊断的一项重要指标，但脑血管超声诊断的准确程度更加依赖于操作医师的经验和技巧，可作为颈部大动脉病变的筛选检查。

（山西省心血管病医院　水新俊　张　磊）

第 9 章 急性缺血性脑卒中血管内治疗

第一节 概 述

急性缺血性脑卒中治疗的关键在于尽早开通阻塞血管、挽救缺血半暗带。标准静脉溶栓治疗目前仍然是缺血性脑卒中急性期最基本的治疗方法。多项指南推荐缺血性脑卒中发病 3 小时内给予有适应证的患者应用静脉 rt-PA（重组组织型纤溶酶原激活药）治疗（0.9mg/kg，最大剂量 90mg）。尽管 ECASS Ⅱ 研究证实了在症状出现 4.5 小时内对于经选择患者的有效性，但 rt-PA 在中国的应用 CFDA（国家食品药品监督管理总局）仅批准了 3 小时内使用的指征。由于公众缺乏对早期脑卒中症状的警觉，只有少于 25% 的脑卒中患者在 3 小时内到达医院。患者到达医院的延迟和有限的治疗时间窗使得静脉 rt-PA 在中国脑卒中患者中的使用率仅为 1.61%。此外，静脉 rt-PA 的血管再通率较低，特别是对于大血管阻塞的患者，血管再通成功率低于 30%，而且治疗效果并不令人满意，90 天病死率和致残率分别达 21% 和 68%。

近年来，急诊血管内治疗（动脉溶栓、机械再通、血管成形术）显示了良好的应用前景，一些新的血管内治疗器械相继应用于临床，显著提高了闭塞血管的开通率，为大动脉闭塞患者提供了一种新的治疗选择。目前认为，对于大动脉闭塞患者进行药物溶栓和血管内机械取栓的桥接治疗是急性缺血性卒中的一线治疗方法，对于有静脉溶栓禁忌证的患者，直接进行机械取栓是合理的，关于动脉溶栓疗效需要更多研究数据证实。

具体介入治疗方法应根据医师经验、病变特点及患者具体情况选择。推荐血管内介入治疗前快速行主动脉弓及全脑血管造影，了解血管狭窄或闭塞部位、前向血流及侧支代偿情况等信息。对于颅内大动脉急性闭塞，首选 Solitaire 取栓。对于动脉狭窄合并急性血管闭塞，一般首先支架取栓或 rt-PA 动脉溶栓，再通后合并狭窄可考虑行球囊扩张，扩张后出现弹性回缩、动脉夹层等情况时需急诊支架植入术。成功血管再通定义为所治疗血管 TICI Ⅱ b 级。

从症状出现到实现再灌注的时间越短，患者的临床转归越好，应尽量减少治疗前的延误。急性缺血性脑卒中的血管内介入治疗，应该在设备完善、技术力量较强的脑卒中中心，由经验丰富的神经介入医师组成的团队，在尽可能短的时间内，完成患者的选择、评估和血管内治疗操作。

第二节 适应证和禁忌证

一、适应证

①年龄≥18岁；②发病时间24小时以内，神经系统功能症状持续未缓解（NIHSS评分≥6分），快速影像学检查证实大血管闭塞且无明确禁忌证的急性缺血性脑卒中患者；③静脉溶栓禁忌证；④影像学检查排除颅内出血，且无早期大面积脑梗死影像学改变（ASPECTS N 6分，不超过大脑中动脉供血区的1/3）；⑤签署知情同意书。

二、禁忌证

①有出血性脑血管病史，活动性出血或已知有出血倾向病史者；②6个月内有严重脑梗死或颅脑、脊柱手术史；③严重心、肝、肾功能不全；④难以控制的高血压（＞180/100mmHg）；⑤有明确的造影剂过敏史；⑥妊娠。

第三节 动脉溶栓

发病6小时内由大脑中动脉闭塞导致的严重脑卒中且不适合静脉溶栓的患者，经过严格选择后可在有条件的医院进行动脉溶栓；对于后循环动脉闭塞导致的严重脑卒中且不适合静脉溶栓的患者，可相对延长时间窗至24小时。动脉内溶栓药物可选择尿激酶和rt-PA。发病6小时内大脑中动脉溶栓再通率为66%，症状性脑出血发生率为10%。

急诊造影明确责任病变的部位及程度（完全闭塞还是部分闭塞）后，立即换导引导管及微导管行选择性溶栓。以微导丝带微导管至闭塞段，头端应该尽量靠近血栓，在闭塞近端注射1～2mg rt-PA。在微导丝引导下小心将微导管穿越血栓，在闭塞远端超选择造影明确闭塞远端血管和血流状况及血栓的长度。在血栓远端注射1～2 mg rt-PA，再将微导管置入闭塞段，余量rt-PA通过微导管注射入闭塞段内，注射速度通常为1mg/min，或采用脉冲注射的方法（常用rt-PA每10mg加生理盐水配成10ml，缓慢推注，10分钟内匀速推完，也有医师用rt-PA 25mg加生理盐水配成50ml，连接输液泵以2ml/min的速度泵入）。每10分钟造影观察血管再通情况，以最小剂量达到血管再通标准为宜。rt-PA药量一般为静脉溶栓的1/3，专家共识提出总药量不超过40mg。如使用尿激酶动脉溶栓总药量一般不超过80万U，速度为10 000U/min。也有学者指出大多数研究采用的动脉溶栓rt-PA药量不超过22mg，尿激酶最高药量一般不超过60万U。

溶栓过程注意事项如下。①如果动脉迂曲，微导管不能在短时间内到位，应该抓紧时间给予溶栓药物；②如果rt-PA或尿激酶用量超过限度，可以使用机械方法辅助再通；③溶栓后若有残余狭窄，可以使用球囊扩张或支架成形术重建血管；④导丝、导管操作要轻柔，最好在路径图下插管，以防动脉粥样硬化斑块脱落，造成新的梗死；⑤治疗过程中，要不断了解患者的状态，以决定继续治疗或终止治疗；⑥在溶栓过程中如果患者的临床症状加重，应该判断是否有出血，必要时检查，一旦有出血，立即停止治疗并中和肝素，酌情予以处理；⑦颈内动脉完全闭塞的患者，在决定打开之前要谨慎，如果准确闭塞时间 > 4 ～ 6 小时，无任何侧支循环，CT 提示闭塞侧半球肿胀，再通后出血的可能性大；⑧动脉溶栓后临床预后良好的概率可能存在高度时间依赖性，如果计划进行动脉溶栓治疗，关键在于快速进行患者的选择、转运及临床团队启动。

第四节　机械再通

急性缺血性脑卒中的急诊机械再通治疗包含机械碎栓、血栓抽吸、机械取栓。选择机械取栓时，目前多采用支架取栓器；与支架取栓器相比，Penumbra 系统相对有效性尚不明确。对于经仔细选择的患者（该取栓器是第一代取栓装置，目前已不使用），Penumbra 系统、Solitaire 和 Trevo 取栓器可单用或与药物溶栓联用，以使血管再通。

起病 8 小时内前循环急性闭塞的脑卒中患者 Solitaire FR 取栓装置血管再通率为 79.2%，90 天的临床结局良好率为 57.9%。因此最常用其进行机械取栓（循证医学证据最多），具体操作步骤如下。

（1）使用 0.014in 微导丝配合 Rebar 微导管或 0.21in 微导管穿过血栓到达闭塞远端位置。用少量造影剂超选择造影确认微导管的位置及血栓长度。用生理盐水冲洗微导管内造影剂后，将 Solitaire 装置通过微导管送入。动脉造影评估 Solitaire 支架位置是否正确和张开程度。支架到位后放置 5 ～ 10 分钟，以使支架与血栓充分嵌合。将 Solitaire 取栓装置与微导管一起轻轻拉出体外，如使用中间导管，可在中间导管负压状态情况下将取栓装置完全或部分退入中间导管，连同中间导管一起退出。如果使用球囊导引导管，在准备拉栓前，将球囊导引导管球囊充盈，以阻断近端血流降低远端血管栓塞的风险。

（2）对于闭塞血管，取栓操作达 3 次仍不能开放血管达到至少 TICI Ⅱ级的水平，需要更换取栓器具或重新判断病变性质，避免多次重复取栓造成血管损伤。如果考虑血管狭窄合并闭塞病变，可尝试首先支架取栓 1 次或经微导管 rt-PA 动脉接触溶栓，血流再通后给予替罗非班抗血小板聚集，避免狭窄处再次急性血栓形成，如果病变处血流速度明显减慢或短时间内再次闭塞，考虑急诊血管成形术。根据狭窄远端血管直径 80% 选择球囊，病变处缓慢扩张，一般在 2 分钟达到命名压，再次造影观察血管通畅情况，如血管弹性回缩明显或动脉夹层形成，可行血管内支架成形术。

第五节　血管成形术

急诊血管成形术包括球囊扩张术和支架植入术，已经越来越多地被用于恢复血流。针对责任血管植入支架，特别是在颅内段，对于血流的及时恢复是有效的。

对于时间窗内，术前影像学评估核心梗死，狭窄合并闭塞的患者，推荐在有条件的单位由有经验的神经介入医师施行急诊血管成形术或支架植入术治疗。

当脑卒中的发生是由于颅外段的颈动脉或椎动脉的血流减少或中断所致，如严重动脉粥样硬化或夹层造成的动脉完全或者接近完全的闭塞，或颅外段颈动脉严重狭窄或闭塞妨碍导管进入干预远端的颅内闭塞病变时，可选择急诊颅外段颈动脉或椎动脉血管成形或支架植入术。

动脉溶栓或机械再通后，发现血栓形成部位有高度狭窄（＞70%），需重复不同角度的血管造影，以确认该狭窄不是由血管痉挛造成的。使用 dynaCT 或常规头部 CT 排除出血，进行颅内血管成形术以改善远端血流，降低近期再次闭塞的风险。

拟接受了血管成形术非桥接患者，术前通过口服或鼻饲导管应用阿司匹林、氯吡格雷负荷药量各 300mg，术后每天联合服用阿司匹林 100mg 及氯吡格雷 75mg 1～3 个月。或术中给予血小板表面糖蛋白 II b/ III a 受体拮抗药（替罗非班），术后改为口服双抗药物。对于桥接患者，静脉溶栓 24 小时内抗栓治疗是否存在风险尚不明确，应慎重选择抗血小板药物和使用剂量。

急诊血管成形也有缺点，行球囊扩张术的过程中，容易发生血管痉挛；放置永久性支架后需要抗血小板聚集治疗，存在出血转化的风险；支架植入术可能引起迟发性支架内狭窄等。

第六节　围手术期管理

根据导管室条件、医师经验及患者的配合程度可以选择全身麻醉或局部麻醉。如需要可使用清醒镇静；气道塌陷高危的患者需考虑插管；如患者清醒镇静在术中配合也较差或由于患者的疾病情况使用清醒镇静药高危或气道情况高危，应使用全身麻醉。

局部麻醉患者在手术结束即刻应评估 NIHSS 评分和血压情况。

无论是否实现血管再通，在治疗完成后患者应进入 NICU 或卒中单元进行规范化综合治疗。术后至少 24 小时心电、血压监护，术后立即复查脑 CT，24 小时内复查，并行脑血管检查（TCD、MRA、CTA 或 DSA）。应密切观察患者生命体征和神经系统体征的变化。治疗后最初 3 小时内每 15 分钟观测 1 次生命体征，每 0.5 小时进行 1 次神经系统评估，行 NIHSS 评分。一旦发现生命体征变化（如血压明显升高或降低等）、神经系统新发阳性体征或原有症状加重，应进行相应检查，明确病因后进行相应治疗。

一般动脉溶栓术后 24 小时内不使用抗血小板聚集药物。在随访 CT 判读无颅内出血时，接受了动脉溶栓治疗的患者在 24～48 小时开始使用抗血小板聚集药物。对使用血管内机械开通治疗的患者，在无禁忌时可及早应用抗凝血药或抗血小板聚集药物。可于术后开始给予持续抗血小板治疗。对需要行血管成形术的患者，可于术前或植入支架后即刻给予阿司匹林 300mg 及氯吡格雷 300mg 的负荷药量口服或鼻饲，术后给予阿司匹林 100～300mg/d 及氯吡格雷 75mg/d 持续 1～3 个月，之后根据复查情况可考虑改为单抗长期治疗。

急诊血管内治疗术中肝素的使用药量尚有争论，推荐参考药量为 50～70U/kg，静脉推注，维持 ACT ＞250 秒。

推荐血管内开通治疗前血压应控制在 180/100mmHg 以下；血管内开通治疗后，收缩压降至正常或比基础血压降低 20～30mmHg。使用气道支持、通气辅助和氧气吸入等措施保持氧饱和度＞94％。应使用退热药或物理降温的方法处理高体温（体温超过 38℃）。应判断高体温的原因，并给予相应治疗，高温和低温均应进行纠正。深静脉血栓的预防措施也应采用。48 小时内，在给予患者任何口服药物前，应进行吞咽评估。

第七节　并发症及其处理

一、出血转化

出血转化是急性缺血性脑卒中溶栓或血管内治疗的主要并发症之一。原因可能与血管壁损伤、再灌注损伤、溶栓药物使用，以及联合抗血小板、抗凝治疗有关，出血多发生在溶栓后 36 小时内。一般认为超时间窗、大面积心肌梗死、脑 CT 已显示低密度改变的脑卒中患者接受溶栓或血管内治疗易发生出血转化并发症。严格掌握适应证、围手术期有效的血压控制、减少溶栓药物使用药量可以降低出血转化的发生率。处理可参考急性缺血性脑卒中脑出血转化处理原则。

二、脑过度灌注损伤

脑过度灌注是指阻塞脑动脉再通后，缺血脑组织重新获得血液灌注，同侧脑血流量显著增加，从而导致脑水肿甚至颅内出血的发生。围手术期有效的血压控制、充分的脑侧支循环评估可减少过度灌注损伤的发生率。癫痫发作及颅内出血被认为是严重过度灌注损伤的表现，一旦出现，应立即停止抗栓治疗。严重者可考虑脑室引流或外科治疗。

三、血管再闭塞

阻塞脑动脉再通后再闭塞是急性缺血性脑卒中血管内治疗的常见并发症。再闭塞和临床症状恶化有关，早期再闭塞预示长期预后不良，原因可能与血栓分解或血管内皮损伤后脂质核心暴露使血小板被激活聚集、围手术期抗血小板药物使用不充分或抗血小板药物抵抗有关。溶栓联合抗血小板治疗可能会减少再闭塞的发生。有报道联合应用 GP Ⅱb/ma 抑制药可减少再闭塞发生和治疗再闭塞，但尚缺乏相关随机对照研究证据，需审慎使用。

第八节　示　例

见图 9-1，图 9-2。

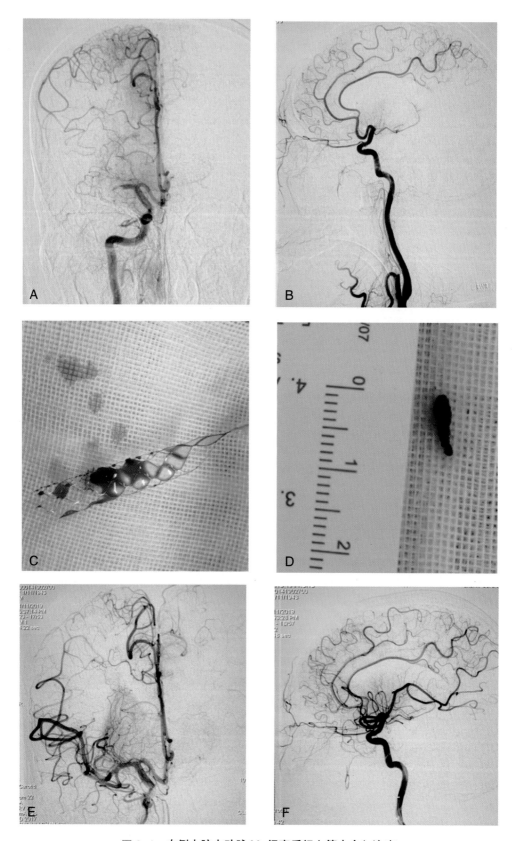

图 9-1　右侧大脑中动脉 M_1 闭塞后行血管内介入治疗

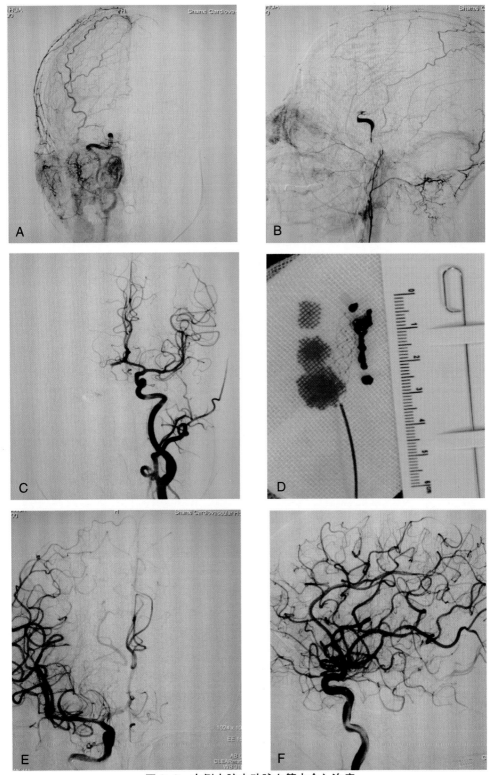

图 9-2　右侧大脑中动脉血管内介入治疗

（山西省心血管病医院　水新俊　成　涛　韩仰军　张　磊　鲍荔枝）

第三部分

出血性脑血管病

第 10 章　蛛网膜下腔出血

脑血管病是危害人类生命健康的二大慢性非传染性疾病之一。近年来我国脑卒中的发病人数不断增加，根据 1991—2000 年世界卫生组织 MoNICA 方案对我国 15 组人群（每组包括 10 万人口）脑卒中事件的监测，卒中年发病率由 20 世纪 90 年代初期每年的 98.5/10 万人逐渐上升至 2000 年每年的 138.2/10 万人，即使排除年龄增长因素，结果也令人震惊。

研究表明，我国出血性脑卒中约占全部脑卒中的 32.9%，远较欧美人群 10%～15% 的比例高。其中自发性脑出血是最为常见的出血性卒中类型，占总数的 70%～80%。据估计，我国每年有 41.3 万人发生脑出血。自发性脑出血发病率高、病死率高、致残率高，1 年内病死率接近 50%，且生存患者中超过 50% 会因严重残障而生活无法自理，给家庭和社会带来了巨大的负担。出血造成的神经损害包括血肿本身对于脑组织的直接损伤和继发损害，如炎症、水肿、出血破入脑室、脑积水等。

人脑的表面被覆三层膜，由内及外依次是软脑膜、蛛网膜、硬脑膜。蛛网膜与软脑膜之间的腔隙称蛛网膜下腔，正常由无色透明的脑脊液充盈。当脑血管发生破裂时，血液流入蛛网膜下腔，即为蛛网膜下腔出血，是脑底部或脑表面的病变血管破裂，血液直接流入蛛网膜下腔引起的一种临床综合征。约占急性脑卒中的 10%，是一种非常严重的常见疾病。世界卫生组织调查显示中国发病率约为每年 2/10 万人，亦有报道为每年（6～20）/10 万人。脑实质内出血或外伤性出血后，血液穿破脑组织和蛛网膜，流入蛛网膜下腔，称为继发性蛛网膜下腔出血。确诊 SAH 之后，应尽早行脑血管造影或 MRA 检查，一旦证实为颅内动脉瘤破裂，尽快准备实施开颅夹闭手术或血管内介入栓塞治疗。SAH 治疗目的主要是防治再出血、血管痉挛及脑积水等并发症，降低病死率和致残率。一般处理及对症处理包括监测生命体征和神经系统体征变化，保持气道通畅，维持呼吸、循环稳定。安静卧床，避免激动及用力，保持大便通畅，可对症应用镇静镇咳及抗癫痫类药物。降低颅内压，适当限制液体入量，防治低钠血症。临床常用甘露醇、甘油果糖等脱水药降低颅内压，也可酌情选用白蛋白。当伴有较大的脑内血肿时，可手术清除血肿。

第一节　病因及发病机制

凡能引起脑出血的病因均能引起本病。常见的病因有以下几种。

1. 颅内动脉瘤　本病占 50%～ 85%，好发于脑底动脉环的大动脉分支处，以该环的前半部较多见。

2. 脑血管畸形　主要是动静脉畸形，多见于青少年，占 2%左右，动静脉畸形多位于大脑半球大脑中动脉分布区。

3. 脑底异常血管网病（moyamoya 病）　本病约占 1%。

4. 其他　夹层动脉瘤、血管炎、颅内静脉系统血栓形成、结缔组织病、血液病、颅内肿瘤、凝血功能障碍性疾病、抗凝治疗并发症等。

5. 原因不明的出血　部分患者出血原因不明，如原发性中脑周围出血。

蛛网膜下腔出血的危险因素主要是导致颅内动脉瘤破裂的因素，包括高血压、吸烟、大量饮酒、既往有动脉瘤破裂病史、动脉瘤体积较大、多发性动脉瘤等。与不吸烟者相比，吸烟者的动脉瘤体积更大，且更常出现多发性动脉瘤。

动脉瘤是动脉壁因局部病变（可因薄弱或结构破坏）而向外膨出，形成永久性局限性扩张。动脉瘤的形成可能是由动脉壁先天性肌层缺陷或后天获得性内弹力层变性或两者联合作用导致。因此动脉瘤的发生在一定程度上有遗传倾向和家族聚集性。颅内动脉瘤不完全是由先天异常造成的，相当一部分是后天生活中发展而来的，随着年龄增长，动脉壁的弹性逐渐减弱，在血流冲击等因素下向外突出形成动脉瘤。无论是动脉瘤破裂、动静脉畸形病变血管破裂还是血压突然增高使血管破裂等其他情况，均可导致血流入蛛网膜下腔。血液通过围绕在脑和脊髓周围的脑脊液迅速扩散，刺激脑膜，引起头痛和颈项强直等脑膜刺激征。血液进入蛛网膜下腔后还会使颅腔内容物增加，压力增高，并继发脑血管痉挛。后者系因出血后血凝块和围绕血管壁的纤维组织的牵引（机械因素），血管壁平滑肌细胞间形成的神经肌肉接头产生广泛缺血性损害和水肿。另外，大量积血或凝血块沉积于颅底，部分凝集的红细胞还可堵塞蛛网膜绒毛间的小沟，使脑脊液的回吸收被阻，因而可发生急性交通性脑积水或蛛网膜粘连，使颅内压急骤升高，进一步减少了脑血流量，加重了脑水肿，甚至导致脑疝形成。以上均可使患者病情稳定好转后再次出现意识障碍或出现局限性神经症状。后交通动脉瘤的扩张、出血可压迫邻近动眼神经，产生不同程度的动眼神经麻痹（表现为眼球活动障碍）。也可能因血液刺激下丘脑，引起血糖升高、发热等内分泌和自主神经功能紊乱。

第二节　临床表现

任何年龄均可发病，青壮年更常见，动脉瘤破裂所致者好发于 30 ～ 60 岁，女性多于男性。突然发病，以数秒或数分钟速度发生的头痛是最常见的起病方式。患者常能清楚地描述发病的时间和情景。发病前多有明显诱因，如剧烈运动、情绪激动、用力排便、咳嗽、饮酒等；少数可在安静情况下发病。约 1/3 患者动脉瘤破裂前数日或数周有头痛、恶心、呕吐等症状。

SAH 典型临床表现为突然发生的剧烈头痛、恶心、呕吐和脑膜刺激征，伴或不伴局灶体征。剧烈活动中或活动后出现爆裂性局限性或全头部剧痛，常难以忍受，呈持续性或进行性加重，有时上颈段也可出现疼痛。其始发部位常与动脉瘤破裂部位有关。常见伴随症状有呕吐、短暂意识障碍、项背部或畏光等。绝大多数病例发病后数小时内出现脑膜刺激征，以颈项强直最明显，Kernig 征、Babinski 征可呈阳性。眼底检查可见视网膜出血、视盘水肿，约 25% 的患者可出现精神症状，如欣快、谵妄、幻觉等。还可有癫痫发作、局灶神经功能缺损体征如动眼神经麻痹、失语、单瘫或轻偏瘫、感觉障碍等。部分患者，尤其是老年患者头痛、脑膜刺激征等临床表现常不典型，而精神症状较明显。原发性中脑出血的患者症状较轻，CT 表现为中脑或脑桥周围脑池积血，血管造影未发现动脉瘤或其他异常，一般不发生再出血或迟发型血管痉挛等情况，临床预后良好。

第三节　并发症

1. 再出血　再出血是 SAH 的急性严重并发症，病死率为 50% 左右。出血后 24 小时内再出血危险性最大，发病 1 个月内再出血的风险都较高。2 周内再出血发生率为 20%～30%，1 个月为 30%。再出血原因多为动脉瘤破裂。入院时昏迷，高龄，女性，收缩压超过 170mmHg 的患者再出血的风险较大。临床表现为在病情稳定或好转的情况下，突然发生剧烈头痛、恶心、呕吐、意识障碍加深、抽搐、原有症状及体征加重或重新出现等。确诊主要依据上述表现、CT 显示原有出血的增加或腰椎穿刺脑脊液含血量增加等。

2. 脑血管痉挛　脑血管痉挛是死亡和致残的重要原因。20%～30% 的 SAH 患者出现脑血管痉挛，引起迟发性缺血性损伤，可继发脑梗死。早发性脑血管痉挛出现于出血后，历时数分钟或数小时缓解；迟发性脑血管痉挛始发于出血后 3～5 天，5～14 天为高峰，2～4 周逐渐减少。临床表现为意识改变、局灶神经功能损害（如偏瘫、失语等），动脉瘤附近脑组织损害的症状通常最严重。

3. 脑积水　15%～20% 的 SAH 患者会发生急性梗阻性脑积水。急性脑积水于发病后 1 周内发生，由于血液进入脑室系统和蛛网膜下腔形成血凝块阻碍脑脊液循环通路所致，属畸形阻塞性脑积水；轻者表现为嗜睡、精神运动迟缓和记忆损害，重者出现头痛、呕吐、意识障碍等。急性梗阻性脑积水大部分可随出血被吸收而好转。迟发性脑积水发生于 SAH 后 2～3 周，为交通性脑积水。表现为进行性精神智力障碍、步态异常及大小便障碍。脑脊液压力正常，故也称正常颅压脑积水，头 CT 或 MRI 显示脑室扩大。

4. 其他　5%～10% 的患者可发生抽搐，其中 2/3 发生于 1 个月内，其余发生于 1 年内。5%～30% 的患者可发生低钠血症和血容量减少的脑耗盐综合征或抗利尿激素分泌增多所致的稀释性低钠血症和水潴留，上述两种低钠血症需要在临床上进行鉴别；还可出现脑心综合征和急性肺功能障碍，与儿茶酚胺水平波动和交感神经功能紊乱有关。

第四节　辅助检查

一、影像学检查

1. **头颅 CT**　是诊断 SAH 的首选方法，CT 显示蛛网膜下腔内高密度影可以确诊 SAH。根据 CT 结果可以初步判断或提示颅内动脉瘤的位置：如位于颈内动脉段常是鞍上池不对称积血；大脑中动脉段多见外侧裂池积血；前交通动脉段则是前间裂基底部积血；而出血在脚间池和环池，一般无动脉瘤。动态 CT 检查还有助于了解出血的吸收情况，有无再出血、继发脑梗死、脑积水及其程度等。CT 对于蛛网膜下腔出血诊断的敏感性在 24 小时内为 90%～95%，3 天为 80%，1 周为 50%。

2. **脑 MRI**　当病后数天 CT 的敏感性降低时，MRI 可发挥较大作用。4 天后 MRI 图像能清楚地显示外渗的血液，血液高信号可持续至少 2 周，在 FLAIR 图像则持续更长时间。因此，当病后 1～2 周，CT 不能提供蛛网膜下腔出血的证据时，MRI 可作为诊断蛛网膜下腔出血和了解破裂动脉瘤部位的一种重要方法。

二、CSF 检查

通常 CT 检查已确诊者，腰椎穿刺不作为临床常规检查。如果出血量少或者起病时间较长，CT 检查可无阳性发现，而临床可疑蛛网膜下腔出血需要行腰椎穿刺检查 CSF。最好于发病 12 小时后进行腰椎穿刺，以便与穿刺误伤相鉴别。均匀血性脑脊液是蛛网膜下腔出血的特征性表现，且示新鲜出血，如 CSF 变黄或者发现吞噬红细胞、含铁血黄素或胆红素结晶的吞噬细胞等，则提示已存在 SAH。

三、脑血管影像学检查

1. **DSA**　是诊断颅内动脉瘤最有价值的方法，阳性率达 95%，可以清楚地显示动脉瘤的位置、大小、与载瘤动脉的关系、有无血管痉挛等，血管畸形和烟雾病也能清楚地显示。由于血管造影可加重神经功能损害，如脑缺血、动脉瘤再次破裂出血等，因此造影时机宜避开脑血管痉挛和再出血的高峰期，即出血 3 天内或 3～4 周后进行为宜。

2. **CTA 和 MRA**　CTA 和 MRA 是无创性脑血管显影方法，但敏感性、准确性不如 DSA。主要用于动脉瘤患者的随访及急性期不能耐受 DSA 检查的患者。

3. **经颅超声多普勒**　动态检测颅内主要动脉流速是及时发现脑血管痉挛（CVS）倾向和痉挛程度的最灵敏的方法。

4. **其他**　有些 SAH 找不到病因，即脑血管造影结果是正常的，这部分患者往往呈良性病程，以后不容易再出血。但一定注意偶尔会出现脑血管造影结果假阴性的情况，即由于医师经验不足、硬件设备不够先进或动脉瘤内血栓形成等原因导致器质性脑血管病变被漏诊。

四、实验室检查

血常规、凝血功能、肝功能及免疫学检查有助于寻找出血的其他原因。

第五节 诊断及鉴别诊断

突然发生的剧烈头痛、恶心、呕吐和脑膜刺激征阳性的患者，无局灶性神经缺损体征，伴或不伴意识障碍，应高度怀疑本病，结合 CT 证实脑池与蛛网膜下腔内有高密度征象可诊断为蛛网膜下腔出血。如果 CT 检查未发现异常或没有条件进行 CT 检查时，可根据临床表现结合腰椎穿刺 CSF 呈均匀一致血性、压力增高等特点做出蛛网膜下腔出血的诊断。

SAN 需与下列疾病相鉴别。

1. 脑出血　深昏迷时与 SAH 不易鉴别，脑出血多有高血压，伴有偏瘫、失语等局灶性神经功能缺失症状和体征。原发性脑室出血与重症 SAH 临床难以鉴别，小脑出血、尾状核头出血等因无明显肢体瘫痪易与 SAH 混淆，仔细地神经功能检查、头颅 CT 和 DSA 检查可以鉴别。

2. 颅内感染　各种类型的脑膜炎如结核性、真菌性、细菌性和病毒性脑膜炎等，虽有头痛、呕吐和脑膜刺激征，但常先有发热，发病不如 SAH 急骤，CSF 形状提示感染而非出血，头 CT 无蛛网膜下腔出血表现等特点可以鉴别。

3. 瘤卒中或颅内转移瘤　约 1.5％脑肿瘤可发生瘤卒中，形成瘤内或瘤旁血肿合并 SAH，癌瘤颅内转移、脑膜癌或 CNS 白血病有时可为血性 CSF，但根据详细的病史、CSF 检出瘤或癌细胞及头部 CT 可以鉴别。

4. 其他　有些老年人 SAH 起病以精神症状为主，起病较缓慢，头痛、颈项强直等脑膜刺激征不明显或表现意识障碍和脑实质损害症状较重，容易漏诊或误诊，应注意询问病史及体格检查，并行头颅 CT 或 CSF 检查以明确诊断。

第六节 处理及治疗

一、紧急处理

如果出现突然剧烈头痛、呕吐，应怀疑有蛛网膜下腔出血的可能，及时送医院就诊。尽量让患者保持头高侧卧位，避免舌根后坠阻碍通气，及时清理口中呕吐物，以免误吸入气道。给予脱水、降压等治疗，烦躁时给予镇静、镇痛药，并绝对卧床休息。运送过程中尽量避免震动。出血量大时可行脑室穿刺引流，有报道脑脊液置换可减轻疼痛。积极查找原因：① SAH 是由脑血管畸形破裂引起的，可以待出血吸收、病情稳定后再手术治疗脑血管畸形。因为脑血管畸形出血后近期再出血的概率并不是很高，据统计 1 年内再出血率为 4％～18％，故可以择期手术，不必像对待动脉瘤那样行急症手术。脑血管畸形的手术方式同样有开颅切除和介入栓塞两种，直径＜4cm 的小血管畸形也可以选择 γ 刀治疗中伽马射线立体定向放射疗法。大的血管畸形很难通过介入栓塞一次根治，往往需要多次栓塞，或结合 γ 刀治疗。②SAH 由烟雾病引起者，可考虑日后行颞肌贴敷、血管旁路移植等外科治疗。烟雾病最早是由日本人发现的，又称 Moyamoya 病，是一种脑动脉不明原因进行性闭塞的脑血管病，因其在脑血管造影上表现为颅底毛细血管烟雾样代偿增生而得名。它不属于介入治疗的范围。③动脉瘤破裂性的 SAH，其发病率仅次于脑梗死和高血压脑出血，占脑血管意外的第 3 位。动脉瘤破裂出血的过程是非常短暂的，是一过性的。动脉瘤破裂后造成颅内压迅速升高，瘤内外压力梯度立刻达到平衡，血就不再向外流出，破裂处很快形成血栓，这就为尽快对幸存者进行治疗提供了机会。但是这种血栓非常不稳定，在短期内（2 周左右）会发生溶解，造成动脉瘤的再出血，而再出血的病死率将成倍增加。因此，一旦明确为动脉瘤性 SAH，应尽早行手术治疗。随时注意血压变化。避免情绪紧张。确诊 SAH 之后，应尽早行 DSA 或 CTA 检查，一旦证实为颅内动脉瘤破裂，尽快准备实施开颅夹闭手术或血管内介入栓塞治疗。SAH 治疗目的主要是防治再出血、血管痉挛及脑积水等并发症，降低病死率和致残率。

二、一般处理、对症处理和治疗

1. 监测生命体征和神经系统体征变化　保持气道通畅，维持呼吸、循环稳定。安静卧床，避免激动及用力，保持大便通畅，可对症应用镇静镇咳及抗癫痫类药物。

2. 降低颅内压　适当限制液体入量，防治低钠血症。临床常用甘露醇、甘油果糖等脱水药降低颅内压，也可酌情选用白蛋白。当伴有较大的脑内血肿时，可手术清除血肿以降低颅内压抢救生命。

3. 防治再出血　①安静休息，绝对卧床 4～6 周；②控制血压，患者可能因为剧痛导致血压升高，注意去除疼痛等诱因；③合理应用抗纤溶药物，以防动脉瘤周围血块溶解引起再出血，常用药物有氨基己酸等，但现有的高质量临床研究证据不支持使用止血药；④外科手术消除动脉瘤是防止动脉瘤性 SAH 再出血最好的办法。

4. 防治脑血管痉挛　脑血管痉挛是在 SAH 后，颅底容量大血管迟发性收缩，常在血管造影或脑血流上表现为受累血管远端区域的灌注减少。造影上血管痉挛有典型的短暂过程——出血后 3～5 天开始，5～14 天狭窄达最大，2～4 周后逐渐恢复。约 50% 病例血管痉挛表现为迟发性神经系统缺损，可缓解或发展为脑梗死。15%～20% 的患者在标准治疗后发生脑卒中或死于血管痉挛，建议早期使用尼莫地平等钙拮抗药。

5. 控制低钠血症　SAH 并发低钠血症的机制尚不十分明确，可能的原因有：①抗利尿激素分泌异常综合征（SIADH）。SAH 引起丘脑下部或垂体损伤，造成抗利尿激素（ADH）分泌或释放过多，致肾小管保钠排钾功能下降而对水的重吸收增加，产生稀释性低钠血症。有研究表明前交通动脉瘤破裂后 SAH 更容易发生低钠血症，因为下丘脑的压力感受器其嘴部由前交通动脉的穿通动脉供血，一旦前交通动脉瘤破裂发生 SAH，更容易引起前交通动脉及穿通动脉痉挛，影响下丘脑血供引发下丘脑功能失调，导致 SIAM。②脑耗盐综合征（CSWS）。低钠血症是由于 SAH 直接刺激丘脑下部等多处神经细胞产生多种利钠肽，包括心房利钠肽（ANP）和脑利钠肽（BNP），导致下丘脑功能紊乱，影响垂体 - 肾上腺的交感神经和副交感神经，使去甲肾上腺素分泌增加，引起心脏负荷增加，刺激心房等处细胞分泌心、脑钠肽增加，通过抑制肾集合管对钠的重吸收达到利尿利钠的作用。如果将其定义为血钠水平不高于 134mmol/L，连续 2 天以上，1/3 的患者将被诊断为低钠血症。低钠血症在发病后第 2 ～ 10 天最易发生。严重低钠血症（120 ～ 124mmol/L）的发生率约为 4%。纠正 SAH 后的低钠血症实际上是纠正血容量不足。急性症状性低钠血症很少见，需要紧急使用高张盐水（1.8% 或甚至 3%）治疗。虽然对于慢性低钠及乙醇、营养不良、肾衰竭或肝衰竭、器官移植引起的低钠，快速纠正低钠血症可能导致脑桥中央髓鞘溶解症，但是高张盐水治疗 SAH 后低钠血症是比较安全的。一项回顾性研究总结了接受高张盐水（3%）治疗的 29 例 SAH 后低钠及临床血管痉挛的患者情况，没有一例患者发生脑桥中央髓鞘溶解症，也没有发生类似充血性心力衰竭或肺水肿等其他并发症。与此相似，我们的数据库中（超过 2500 例 SAH 患者）没有患者在纠正低钠后发生脑桥中央髓鞘溶解症；在 PubMed 中使用"髓鞘溶解及动脉瘤"或"髓鞘溶解或蛛网膜下腔出血"进行检索，没有发现 SAH 患者发生脑桥中央髓鞘溶解症。患者对轻微的低钠血症（125 ～ 134mmol/L）的耐受性通常较好，该病是自限性的，不需特殊治疗。生理盐水（0.9% NaCl 为 150mmol/L）会引起负液平衡或尿钠过多的患者出现低血钠。氟氢可的松因其具有盐皮质激素的作用（作用于远端肾小管，促进钠重吸收），理论上可以防止负钠平衡、低血容量，进而预防缺血并发症。一项包括 91 例 SAH 患者在内的随机临床研究表明，虽然醋酸氟氢可的松可以降低出血后最初 6 天的尿钠排泄，但该药对血容量不足或缺血性并发症没有肯定的效果。这可能是由于对照组的患者在出现缺血表现之后往往接受了扩容治疗，以至于氟氢可的松的作用被掩盖。该研究的结果为另一项报道 30 例患者的小型随机试验所证实。一项包含 71 例患者在内的试验使用氢化可的松预防 SAH 后低钠血症，结果发现在 14 天内使用氢化可的松优于以维持血清钠及电解质为目的的治疗措施。一篇系统综述发表在最后一项试验结果之前，主要是研究氢化可的松与安慰剂组相比对 SAH 患者的作用。该药物仅在患者出现继发性脑缺血后开始应用，结果发现氢化可的松与安慰剂组相比不能改善患者临床预后。在同样的系统综述中，皮质类固醇激素引起高血糖的风险增加了 1 倍。总而言之，这些研究不足以支持对所有 SAH 患者常规使用氟氢可的松或氢化可的松。

6. 防治脑积水

（1）治疗急性脑积水：SAH 后约 20% 的病例并发急性（梗阻性）脑积水（72 小时内脑室扩大）。推荐脑室引流术，尽管会增加再出血和感染概率（Ⅳ～Ⅴ级证据，C 级推荐）。处置方法：①观察 24 小时；②脑脊液置换；③脑室引流。

（2）治疗慢性脑积水：SAH 后常发生慢性（交通性）脑积水。推荐对症状性患者行暂时或永久性脑脊液引流（Ⅳ～Ⅴ级证据，C 级推荐）。SAH 后常发生脑室扩大，病因通常为脑室内出血导致梗阻性脑积水；SAH 急性脑积水更多地发生在临床症状重的患者。诊断依靠于影像学检查，许多患者无症状，只有一部分病例需行分流术改善临床状态。对于 SAH 后急性脑积水和意识水平减退的患者，一般推荐脑室引流术；50% ～ 80% 的此类病例引流术后有不同程度的改善。

7. 脑脊液置换术　　多年来即有学者应用此种方法,但缺乏多中心、随机、对照研究。在早期(起病后1~3天)行脑脊液置换可能利于预防脑血管痉挛,减轻后遗症状。剧烈头痛、烦躁等严重脑膜刺激征的患者,可考虑酌情选用,适当放 CSF 或进行 CSF 置换治疗。注意有诱发颅内感染、再出血及脑疝的危险。一般不推荐脑脊液置换。

第七节　病变血管的治疗

一、血管内介入治疗

介入治疗无须开颅和全身麻醉,对循环影响小,近年来已经广泛应用于颅内动脉瘤治疗。2013 年颁布的《颅内动脉瘤血管内介入治疗中国专家共识》推荐的未破裂动脉瘤介入治疗适应证主要包括:①症状性未破裂动脉瘤应尽早治疗,以避免症状继续加重,危及生命。②对于直径≥ 5mm 的无症状未破裂动脉瘤建议进行干预。如动脉瘤直径＜ 5mm 应根据动脉瘤的形态、位置、数量和患者情况等综合判断,对于伴有子囊、多发,位于前交通动脉、后交通动脉和后循环、预期生存时间＞ 1 年、伴有 SAH 病史或有家族史的患者推荐积极干预。③未治疗的未破裂动脉瘤患者,建议对其进行动态随访,随访过程中发现动脉瘤进行性增大、形态改变,建议进行干预。④由于患有未破裂动脉瘤导致患者心理障碍,严重影响工作生活的可适当放宽干预指征,采取更加积极的治疗策略。

介入治疗动脉瘤的主要难点之一是对于宽颈的复杂动脉瘤的栓塞治疗。对于窄颈的动脉瘤,单纯弹簧圈栓塞治疗就能获得良好的疗效;而对于特别宽颈的动脉瘤,学者们设计了多种复杂形态的三维弹簧圈,也创新了多种辅助技术,包括微导管微导丝辅助、双微导管技术、球囊辅助栓塞技术(balloon-assisted coiling,BAC)和支架辅助栓塞技术(stent-assisted coiling,SAC)。材料和技术的改进极大地扩展了介入治疗动脉瘤的适应证,也显著提高了颅内动脉瘤介入治疗的安全性和疗效。

对于累及极度弯曲分支血管的动脉瘤,微导管和(或)微导丝辅助有助于保留这些分支血管的通畅,提高介入治疗的安全性。而双微导管技术也使得一些宽颈动脉瘤的单纯栓塞治疗成为可能。而在非支架植入的动脉瘤栓塞治疗中,BAC 是值得我们特别关注的一项技术。这一技术是由 Moret 等首先创立的,BAC 能够提高宽颈动脉瘤的致密栓塞率和改善瘤颈成形,使得部分宽颈动脉瘤的栓塞治疗成为可能,也可降低动脉瘤的复发率,而充盈的球囊也能够迅速阻断血流,减少动脉瘤介入治疗术中破裂出血引起的死亡和残疾率。对于 BAC 的争议主要在于是否引起更多的缺血并发症。Sluzewski 等分析了单中心的 827 例患者,其中 71 例采用了 BAC 技术,BAC 组患者的残死率达到 14.1%,显著高于单纯栓塞组的 3%。但这一结论得到了多数学者的反驳,他们的结果显示,BAC 没有引起更多的并发症,相反还提高了手术安全性和致密栓塞率。由于 BAC 技术不需要抗血小板聚集准备和治疗,因此被较为广泛地应用于急性破裂出血期宽颈动脉瘤的治疗。

支架网丝的脚手架作用可以防止弹簧圈突入到载瘤动脉，因此支架辅助栓塞治疗（SAC）也很快进入人们的视野。最早的文献报道均为个案介绍，第二军医大学附属长海医院神经外科在国内最早开展了 SAC 技术。支架运用的早期均采用球囊扩张的冠状动脉支架，而球扩支架存在难以通过弯曲血管、不适合远近端血管直径不一致的缺陷，因此更加柔顺安全的颅内动脉专用自膨胀支架应运而生并得到了广泛运用，使得支架运用更加容易和安全。SAC技术大大扩展了颅内动脉瘤介入治疗的适应证，使得以往认为无法介入栓塞的动脉瘤的介入治疗成为现实，特别是超宽颈、夹层、梭形动脉瘤等。支架的使用也大大改善了介入治疗动脉瘤的长期疗效，支架网丝的脚手架作用促进了瘤颈部位内皮细胞的生长覆盖，促进了瘤颈部位的解剖愈合。另外，支架也改变了载瘤动脉的形态和角度，引起血流动力学的变化而促进动脉瘤的长期愈合，支架的运用也改变了动脉瘤治疗理念，从动脉瘤的囊内治疗向重建血管方向发展这一新理念的代表是多支架的运用和密网孔支架的研发网，也就是血流导向装置（flow-diverter，FD）。目前 FD 主要运用于开颅手术或常规介入治疗难以治疗的动脉瘤，特别是大型和巨大型的动脉瘤、梭形动脉瘤等。尽管这一方法使大型动脉瘤的治愈率显著提高，但这一新技术和产品还需要长期临床结果的证实，特别在安全性方面，FD 治疗后动脉瘤出血、迟发性同侧脑皮质出血、覆盖的分支血管能否保持长期通畅等都需要进一步验证。

对于急性破裂动脉瘤，支架运用的一个令人担心的问题是抗血小板聚集药可能导致出血并发症的增加，同时患者凝血系统的激活及抗血小板准备不够充分也可能引起血栓栓塞事件的增加。Bodily 等系统回顾了相关文献显示，急性破裂动脉瘤支架辅助栓塞治疗后症状性颅内出血的发生率为 8％，症状性血栓栓塞事件的发生率为 6％，较传统的单纯弹簧圈栓塞治疗并发症略高。同样针对这一问题，近期于 *Radiology* 上报道了目前国内最大宗的单中心 11 年 211 例临床经验的总结，发现支架辅助弹簧圈栓塞急性破裂动脉瘤的总体安全性与传统的疗法相当，但对于前交通动脉动脉瘤和大脑中动脉动脉瘤风险显著升高，需要慎重。2012 年发表的《动脉瘤性蛛网膜下腔出血指南》中也推荐在其他较安全的治疗措施难以实施的时候才考虑支架辅助弹簧圈栓塞急性破裂动脉瘤（ID 类 C 级证据）。

颅内动脉瘤的介入治疗技术根据是否保留载瘤动脉可以分为重建性治疗和非重建性治疗两大类，以重建性治疗为主。非重建性治疗主要包括动脉瘤体及载瘤动脉的原位闭塞术（trapping）和近端载瘤动脉闭塞术（proximal occlusion）。应用此类技术后血流代偿性增加的部位发生新生动脉瘤的风险增加，多见于前交通动脉和基底动脉顶端，对于预期生存时间较长的年轻患者风险更高，发生率为 7.3％～19.4％。此外，并非所有患者均能耐受载瘤动脉闭塞，对于闭塞载瘤动脉后可能引起严重功能障碍者，术前必须行球囊闭塞试验。但即使术前球囊闭塞试验呈阴性，仍有 4％～15％的缺血事件发生。因此，非重建性治疗目前仅作为部分难治性动脉瘤（如假性动脉瘤、末梢动脉瘤和夹层动脉瘤）的可选方法。

重建性治疗技术包括单纯弹簧圈瘤内栓塞、球囊辅助栓塞、支架辅助栓塞和血流导向装置等方法，其治疗目的在于在保持载瘤动脉通畅的同时，改变瘤内的血流动力学直至动脉瘤与循环系统完全隔离，以消除出血风险。其中单纯弹簧圈栓塞是最主要的方法，也是目前颅内窄颈动脉瘤的首选治疗方法。颅内宽颈动脉瘤早期被认为不适于采用介入治疗，多采用开颅夹闭治疗。但随着神经介入医师经验的积累及新型介入材料的出现，颅内宽颈动脉瘤的介入治疗可通过采用微导管（丝）辅助技术、多微导管技术、球囊辅助技术和支架辅助技术及血流导向装置等实现。这几种方法互为补充，其中球囊辅助技术和支架辅助技术应用较多。

二、颅内动脉瘤介入治疗入路的选择

良好入路是手术成功的关键，而合理的动脉入路选择也是动脉瘤血管内介入治疗成败的重要因素。现有导管鞘及导引导管的研发，使得超过90%以上的颅内动脉瘤能够通过经股动脉入路顺利完成。对于部分腹主动脉及降主动脉极度迂曲或扭转的患者，可使用长鞘以提高输送系统的支撑力；但依然有极少部分主动脉弓扭转患者，由于头臂干、锁骨下动脉明显成角，通过股动脉入路的超选非常困难；对于此类血管径路的后循环动脉瘤，可以考虑通过同侧的桡动脉入路。

导引导管在动脉瘤的血管内栓塞治疗中发挥着提供支撑和径路的作用。因此，术中要求导引导管尽可能接近或超过颅底（颈内动脉岩骨段和椎动脉 V_2 水平），特别是对于前交通和远端动脉瘤。在Ⅲ型主动脉弓或伴有腹主动脉及降主动脉迂曲扭转的患者，应考虑使用长鞘以提供足够的支撑力。对于颈部血管迂曲明显的病变，可使用头端柔软的导引导管，特别是使用同轴系统的导丝导管技术，以促使导管尽可能地输送到达理想部位，并防止发生颈动脉血管损伤导致的夹层。

三、微导管塑形与超选

如何选择合理的工作角度是开始颅内动脉瘤栓塞治疗的重要步骤。三维旋转血管造影的应用，使术者能够更加清楚地了解动脉瘤及载瘤动脉的空间3D结构。在动脉瘤的栓塞治疗中，避免弹簧圈突入载瘤动脉至关重要。因此，术中工作角度应该选择动脉瘤瘤颈切线方向的投照角度，而非按照动脉瘤的最大径进行选择。在需要使用支架或球囊辅助栓塞时，还应该充分考虑是否能够清晰显示远端血管结构。对于部分特别宽颈（瘤颈累及载瘤动脉周径 1/2 以上者）动脉瘤，从切线位上可能难以判断弹簧圈是否突入载瘤动脉内，可选择与瘤颈部位载瘤动脉轴线一致的投照角度，即"轴线位"或"马鞍位"。

在确定好工作角度后，应该根据动脉瘤及其与载瘤动脉的解剖关系进行微导管的准确塑形。用于动脉瘤栓塞微导管主要作用是输送弹簧圈的通道，可根据微导管的特性（顺应性或支撑力、管径等）和术者的经验选择。对于 Willis 环以远的末梢病变，应该考虑选择顺应性较好的微导管；而对于需要复杂塑形的病变，可选择支撑力较好的微导管。预塑形微导管头端有45°或90°单弯导管，也有 J、S 或 C 形弯曲的复合导管，在合适的病例也可选择直头的微导管。载瘤动脉和动脉瘤的角度决定着选择何种形态的微导管。良好的塑形是成功栓塞动脉瘤的第一步，根据瘤体纵轴和载瘤动脉的夹角、动脉瘤长径和载瘤动脉的直径，可以确定微导管塑形角度及长度。塑形理想的微导管甚至不需要微导丝的导引，直接进入到动脉瘤内 1/2 的位置，并在填塞动脉瘤时，微导管能紧靠载瘤动脉的对侧壁获得必要的张力，使头端自由地变化位置，且头端始终指向瘤体方向。

四、动脉瘤囊填塞技术

在栓塞动脉瘤时，对于形态规则且直径＞7mm 的动脉瘤，首枚弹簧圈的选择应略大于动脉瘤的最大径以利于成"篮"；但对于微小或形态不规则的动脉瘤则选择等于或略小于瘤体最大径的弹簧圈。部分呈"腊肠状"动脉瘤可以采取分步填塞（piece-by-piece）的方法，根据动脉瘤的宽度选择合适弹簧圈，而非最大径。其后根据填塞过程中微导管的位置及输送阻力选择后续的弹簧圈直径和长度；在收尾时弹簧圈的选择应采取"软、小、短"的原则。对于破裂动脉瘤，尽可能选择水凝胶弹簧圈或纤毛弹簧圈以提高即刻栓塞密度。

在弹簧圈栓塞过程应注意尽量缓慢填塞，避免正对破裂点；适当调整微导管的张力，以改变弹簧圈的走向，利于弹簧圈的成"篮"和填塞。成"篮"时应比很好地覆盖瘤颈；栓塞时出现分隔现象，可选择复合圈以利于改变方向，或者微导丝重新超选；解脱最后 1 枚弹簧圈，可将弹簧圈推送杆适当推出微导管外，缓慢回撤微导管，避免将弹簧圈带出，必要时使用微导丝。

对于部分复杂宽颈动脉瘤，可采用双导管技术进行栓塞治疗，即在动脉瘤腔内放置两个不同塑形角度的微导管系统，经两个微导管交替送入弹簧圈，使两个弹簧圈在瘤内互相挤压支撑而稳定在瘤内，观察弹簧圈稳定后再分别解脱弹簧圈。重复以上过程直至动脉瘤完全栓塞。该技术使术者有机会在动脉瘤内先后或同时操控 2 枚弹簧圈，使弹簧圈适应动脉瘤形状，既分布均匀又能稳定成"篮"，适用于相对宽颈（瘤颈 / 体比＞1）的颅内动脉瘤。该技术具有以下优点：交互编织的弹簧圈在动脉瘤腔内的稳定性强，不易突入载瘤动脉，提高了囊内弹簧圈稳定性；双微管技术受血管的影响较小，适用于载瘤动脉迂曲的动脉瘤栓塞。但也有一定风险，如术中应用两根微导管同时操作，因技术难度增加而使缺血性并发症的发生率也相应增加；仍有微弹簧圈脱出瘤体的风险，不适用于颈体比＞1 的动脉瘤。

五、动脉瘤的辅助栓塞技术

颅内宽颈动脉瘤是血管内治疗的难题，为避免弹簧圈在填塞过程中突入载瘤动脉，可在载瘤动脉内采取临时性或永久性的辅助栓塞策略。其中临时性辅助栓塞技术包括微导丝或微导管辅助瘤颈成形技术及球囊辅助栓塞技术。球囊辅助栓塞技术（remodeling technique）由法国 Jacques Moret 最早报道。该技术采用不可脱的球囊在动脉瘤颈部的载瘤动脉临时充盈，通过预置于动脉瘤内的微导管填塞弹簧圈，在解脱每枚弹簧圈前均需要回抽球囊内造影剂，以观察弹簧圈是否稳定于动脉瘤内。该技术的应用使得颅内动脉瘤的血管内治疗适应证得到很大的拓展。所使用的球囊从非顺应性球囊逐渐过渡到高顺应性球囊；双腔球囊导管的出现，也使得球囊辅助技术中的一些技术难点得以克服。与其他辅助栓塞技术比较，球囊辅助技术的主要优点包括：①瘤颈重新塑形，成"篮"更稳定，栓塞更致密；②由于血管内不需置入异物，围手术期可避免抗血小板聚集治疗；③并发出血时可以充盈球囊临时止血。但由于需要阻断血流，可能引起血栓栓塞并发症及加重脑组织肿胀。同时，由于缺乏对载瘤动脉的永久保护而无法适用于特别宽颈、梭形及夹层动脉瘤。相对于支架辅助技术，需要反复多次的循环操作使其更加繁琐。同时由于球囊限制微导管头端活动，张力不能释放，增加出血风险。

微导丝或微导管辅助栓塞技术是由刘建民等在 2001 年提出的，是指根据血管成角及瘤颈宽窄塑形微导丝或微导管，并将其放置于跨瘤颈的载瘤动脉内，对瘤颈起到暂时性保护作用。此类技术往往应用于血管直径较细的病变或动脉瘤远近端载瘤动脉成角较大的相对宽颈动脉瘤，如大脑中动脉分叉部或前交通动脉动脉瘤。

自 1997 年 Higashida 和 2000 年刘建民等分别报道了国际和国内首例球扩冠状动脉支架结合弹簧圈栓塞颅内梭形动脉瘤以来，颅内动脉瘤的治疗进入了崭新的时代。随后多种颅内专用支架进入临床，包括 Neuroform 支架、LEO 支架、Solitaire 支架、Enterprise 支架和 LVIS 支架等。不同的支架设计和输送与释放技术，要求术者详细了解不同的器具。同时，支架植入策略也从早期提出的"微导管穿越支架（Mesh）"技术和"支架稳定微导管（Jailing）"技术，逐渐发展出许多新的技术，如刘建民等提出的"支架后释放"技术、"支架半释放"技术、"并列型 Y 型支架"技术、"Y 型支架（Y-configuration）"技术、"倒 Y 型支架"技术、"X 型支架"技术、"冰淇淋（waffle cone）"技术、"单纯支架（stent alone）"技术、"挽救性支架植入（bailout stent placement）"技术和"支架水平释放（horizontal stenting）"技术等。支架后释放技术有别于以往提出的支架外栓塞技术（stent-jailing technique），后者是指在支架输送到位，将微导管超选进入动脉瘤，在应用弹簧圈填塞动脉瘤前将支架释放。而支架后释放技术是指应用 1 个或多个弹簧圈在动脉瘤囊内部分或完全填塞后再释放支架，以期获得更好的瘤颈覆盖。作为一种治疗策略是为了使支架将弹簧圈压在弧形的瘤颈外，形成更为致密的瘤颈覆盖而达到血管重建的目的。

支架在动脉瘤的血管内治疗中，除了发挥机械阻挡作用，防止弹簧圈突入并保证载瘤动脉通畅，还可以改变载瘤动脉和动脉瘤内的血流动力学特性，促进瘤内血栓形成；同时，支架可促进瘤颈的生物学修复，有助于载瘤血管的重建，降低动脉瘤复发的风险。特别是重叠多支架植入更加明显地改变血流动力学，而成为梭形及大型动脉瘤的重要治疗策略。但支架辅助技术需要应用抗血小板聚集药物，有可能导致待栓塞的动脉瘤破裂出血、干扰和延迟动脉瘤内的血栓形成、增加后续开颅手术的难度和风险，对于支架在破裂动脉瘤急性期治疗中的应用仍存在一定的争议。

血流导向装置（flow diverter，FD）作为颅内动脉瘤血管内治疗的重大突破，体现了从动脉瘤囊内填塞到载瘤血管重建的治疗理念的转变，为复杂性动脉瘤的治疗带来了全新的思路。作为一种新型的血管内治疗器具，血流导向装置主要用于重建动脉瘤的载瘤动脉，其设计聚焦于将血流从动脉瘤内导向远端血管以促进动脉瘤内血栓形成。与传统的血管内治疗技术不同的是，FD 作为血流导向和腔内血管重建作用的结合，为颅内动脉瘤提供更加符合生理条件的治疗手段，而这一因治疗理念和靶点的转变而产生的新器具更接近动脉瘤病变治疗的实质。目前，基于血管重建的 FD 有 Pipeline、Silk、Surpass、Fred 和 Tubridge 等，更有基于瘤腔内重建的扰流装置，如 Web 和 Luna 等装置。Pipeline 是美国食品药品监督管理局（FDA）批准用于治疗颅内动脉瘤的唯一 FD，其被批准用于 22 岁以上，颈内动脉从岩骨段至垂体上动脉段大型或巨大型宽颈动脉瘤的治疗。与所有治疗器具研发与应用相同的是，FD 的临床应用也存在适应证的选择与拓展的问题。FD 从最初被应用于大型、巨大型或其他办法无法治疗的颈内动脉动脉瘤，逐渐拓展到多部位不同类型动脉瘤的血管内治疗，甚至是部分中心的首选治疗方案。当然，FD 治疗依然存在一些需要重视的问题，抗血小板聚集治疗的最佳方案和给药时间，对于未能形成瘤内血栓的动脉瘤进一步治疗方案及如何防止出血并发症等。应用 FD 治疗颅内动脉瘤已取得重大进展，我们有理由相信，随着技术的进一步发展和合理适应证的确定，FD 治疗的疗效及安全性有望进一步提高。在颅内动脉瘤治疗中，我们应该认识到，即便是相同的病变也应遵循个体化原则确定最佳治疗方案，新技术的应用需要更多经验的积累以使其更趋安全有效。

六、术中动脉瘤破裂出血

术中动脉瘤破裂出血是颅内动脉瘤血管内治疗中最严重的并发症，发生率为 2%～4%，其中出血性动脉瘤的术中破裂发生率为 3%～4%，未破裂动脉瘤的术中破裂发生率为 1%～2%。介入栓塞治疗术中动脉瘤破裂的原因有：①微导管、微导丝操作刺穿动脉瘤，特别是在动脉瘤近端扭曲，动脉瘤较小，微导管超选困难的情况下；②填塞弹簧圈的过程中刺穿动脉瘤破裂；③过度填塞瘤颈破裂出血。

预防的主要措施：①将导引导管放置得尽量接近动脉瘤，以减少弯曲及微导管操控的阻力；②微导管头端的合适塑形有利于微导管的安全超选和后续的弹簧圈填塞，尽量避免导丝在动脉瘤内导引微导管，特别是当动脉瘤较小时；③避免选择过大和过硬的弹簧圈；④栓塞过程中密切注意微导管的头端和填塞弹簧圈的阻力，避免将微导管头端直接指向动脉瘤的破裂小泡，通过调整微导管的张力以避免弹簧圈穿破动脉瘤；⑤在最后填塞动脉瘤的残颈时要仔细评价残颈的大小以选择合适大小且较为柔软的弹簧圈，以免过度填塞而撑破瘤壁；⑥当采用支架辅助或球囊辅助时，微导丝往往超选较远，为降低微导丝刺穿分支血管，需要良好的微导丝塑形和路径图，双 C 臂透视下操作有利于提高安全性；⑦导丝导管或球囊支架等器械到位后，可引起血管移位，路径图需要重新建立；⑧支架辅助栓塞时，采用支架外后释放技术和半释放技术可以减少微导管超选的风险，降低术中出血率。

出血后的处理原则：①立即静脉推注鱼精蛋白中和肝素；②控制血压保持合理的脑灌注；③同时尽快致密栓塞动脉瘤；④必要时可采用球囊临时阻断动脉瘤处的血流；⑤降低颅内压，必要时在导管室紧急行脑室外引流；⑥尽快行头颅 CT 的检查（有 C 臂 CT 更佳），必要时行血肿清除动脉瘤夹闭和（或）去骨瓣减压术。

七、术后早期出血

术后 30 天内早期出血的发生率不高，约 1%，但致死、致残率很高，有文献报道，发生术后早期出血的患者，31% 死亡。早期出血并发症最常见发生在术后 48 小时内。虽然发生率远小于破裂动脉瘤，未破裂动脉瘤血管内治疗术后也可能发生早期出血。

术后早期出血的可能原因：①术中动脉瘤栓塞不够致密，特别是破裂小泡栓塞后仍然有造影剂显影，或假性动脉瘤及动脉瘤有假性部分。②术中使用溶栓药物。③术后维持抗血小板和抗凝治疗。另外，合并脑内血肿的动脉瘤也可能是术后早期出血的危险因素。

预防的主要措施：①对急性破裂出血的动脉瘤应尽量栓塞致密，做到破裂小泡在栓塞后不显影，选用水凝胶弹簧圈可使栓塞更加致密，减少术后出血的发生；②急性破裂动脉瘤周围有血肿，造影显示有显著的假性部分，栓塞无法致密时可考虑结合 Onyx 胶栓塞；③急性破裂出血的梭形夹层动脉瘤的多支架或血流导向装置辅助可有效改变血流，降低术后的出血发生率。

早期诊断是处理的关键，应包括：①尽快行头颅 CT 检查；②静脉注射鱼精蛋白中和体内肝素，必要时输注新鲜血小板和冷沉淀；③控制血压保持合理的灌注；④病情许可时进一步行 DSA 检查明确，必要时再次栓塞动脉瘤或闭塞载瘤动脉；⑤降低颅内压，必要时行脑室外引流、血肿清除动脉瘤夹闭和（或）去骨瓣减压术。

八、血栓栓塞并发症

血栓栓塞是颅内动脉瘤血管内治疗中最常见的并发症，发生率为 $3\% \sim 10\%$。其主要原因：①手术操作造成的血管夹层、血管痉挛及内膜损伤，进一步导致血栓形成、脱落导致栓塞；②围手术期抗凝、抗血小板不足；③血管腔内植入物诱发血栓形成；④血管内支架打开不满意等情况影响血流，并诱发血栓形成阻塞血管；⑤导管系统灌注不充分，导致血栓形成；⑥血管内治疗器具周围，乃至全身其他部位的血栓形成、脱落造成栓塞。

预防的主要措施：①术前术中规范化的抗凝和抗血小板聚集，有条件应监测术中的凝血功能和血小板聚集程度；②细致准确规范的操作，防止血管壁机械损伤及血管痉挛；③介入术中持续动脉鞘内、导管内正压滴注的维持，可防治介入器具周围的血栓形成；④放置血管内支架尤其是血流导向装置时应用 C 臂 CT 有助于判断支架打开及贴壁情况，必要时需要采用支架内球囊扩张。

发生后的处理原则：①即刻造影评估远端血管栓塞的情况，对于新鲜形成的血栓，首选静脉或动脉内给予糖蛋白 II b/ III a 受体拮抗剂；如为较大血管，有条件时行接触性溶栓或机械取栓。②如形成夹层或血管内膜受损严重，必要时使用血管内支架覆盖夹层或受损的内膜，重建管腔。

九、弹簧圈突出及逃逸

弹簧圈突出及逃逸也是颅内动脉瘤血管内治疗中的常见并发症，发生率约为 4%，但多数患者不会引起明显症状。弹簧圈突出或逃逸的主要原因：①动脉瘤栓塞策略选择不当，没有选择合适的辅助技术；②弹簧圈选择不当，选择过大弹簧圈易导致填塞困难或突入载瘤动脉内；而在瘤颈口选择过小弹簧圈，在不能很好与之前填塞弹簧圈缠绕情况下，容易发生成"篮"不稳及弹簧圈逃逸；③未能选择合适的工作角度，清晰显示瘤颈及载瘤动脉的关系。

预防的主要措施：①利用 3D 重建 DSA 图像，准确显示瘤颈和载瘤血管的关系及最佳工作角度，并仔细测量动脉瘤的大小及形态，根据动脉瘤形态和大小，选择合适的弹簧圈及栓塞策略。②栓塞过程中注意调整微导管位置，使新填入的弹簧圈与先前的弹簧圈紧密缠绕。③在最大放大倍数下透视观察收尾时弹簧圈填塞过程，弹簧圈填塞完毕后造影确认弹簧圈与血管关系后再解脱。④在支架辅助栓塞的过程中，尽可能选用支架后释放或半释放技术。⑤使用球囊辅助栓塞技术中，应在路径图下泄球囊判断弹簧圈稳定性再决定是否解脱。

弹簧圈突出的处理原则：对于弹簧圈轻微突出，不影响载瘤动脉血流的情况下，可以暂时保守治疗，给予小剂量抗血小板聚集药物，密切观察病情变化，一旦发生缺血症状，及时行造影检查并治疗；对于突出严重的，可以应用支架将弹簧圈压入动脉瘤内或将弹簧圈固定在支架与血管壁之间。而对于弹簧圈逃逸的，条件允许时，可以使用拉锁将弹簧圈取出，或用血管内支架扩张后使弹簧圈固定在血管壁上。

十、弹簧圈解旋

弹簧圈解旋在使用非抗解旋弹簧圈栓塞治疗颅内动脉瘤中时有发生。近年来，随着弹簧圈工艺的改进和技术的进步，发生率进一步降低。弹簧圈解旋的主要原因是弹簧圈选择不当，造成填塞困难需反复调整微导管位置，尤其是与先前填塞的弹簧圈或支架网丝缠绕，反复回收弹簧圈时张力大，容易引起解旋。

预防的主要措施：①根据动脉瘤大小，进行准确的微导管塑形，并选择合适弹簧圈，术中尽可能减少弹簧圈回收次数；②回收弹簧圈过程中，应适当调整微导管张力，使弹簧圈回收阻力变小；③了解各种弹簧圈的性能，合理选择抗解旋弹簧圈；④在选择支架辅助栓塞时，尽可能选用支架半释放或后释放技术，以减少弹簧圈与支架网丝交联的机会。

弹簧圈解旋的处理原则：弹簧圈解旋后如能完全回收至微导管内，则将弹簧圈撤出。若解旋后弹簧圈无法完全回收至微导管内，可尝试将弹簧圈填至动脉瘤附近或载瘤动脉内，再应用支架将弹簧圈固定在血管壁上。残留弹簧圈较长情况下，可将其连同微导管一起缓慢回撤再送至颈外动脉尽量远端，解脱弹簧圈使其尾端固定于颈外动脉，降低颈内动脉闭塞的可能性，或将解旋的弹簧圈尾端拉出体外紧贴皮肤剪断，使其留置在股动脉内。

十一、外科手术

需要综合考虑动脉瘤的复杂性、手术难易程度、患者临床情况的分级等以决定手术时机。动脉瘤性 SAH 倾向于早期手术（3 天内）夹闭动脉瘤；一般 Hunt 和 Hess 分级Ⅰ～Ⅲ级时多主张早期手术。Ⅳ、Ⅴ级患者经药物保守治疗情况好转后可行延迟性手术（10 ～ 14 天）。对 AVM 反复出血者，年轻患者、病变范围局限和曾有出血史的患者首选显微手术切除。

十二、立体定向放射治疗

主要用于小型 AVM 及栓塞或手术治疗后残余病灶的治疗。

第八节 预 后

约 10% 的患者在接受治疗以前死亡。30 天内病死率约为 25% 或更高。再出血的病死率约为 50%，2 周内再出血率为 20%～25%，6 个月后的年复发率为 2%～4%。影响预后最重要的因素是发病后的时间间隔及意识水平，死亡和并发症多发生在病后 2 周内，6 个月时的病死率在昏迷患者中是 71%，在清醒患者中是 11%。其他因素，如老年患者较年轻患者预后差；动脉瘤性 SAH 较非动脉瘤性 SAH 预后差。

脑蛛网膜下腔出血后的病程及预后取决于其病因、病情、血压情况、年龄及神经系统体征。动脉瘤破裂引起的蛛网膜下腔出血预后较差，脑血管畸形所致的蛛网膜下腔出血常较易于恢复。原因不明者预后较好。复发机会较少。年老体弱者，意识障碍进行性加重，血压升高和颅内压明显升高或偏瘫、失语、抽搐者预后均较差。

（山西省心血管病医院　王玉峰　水新俊　赵　容　柴开君）

第11章 动静脉畸形、动静脉瘘和颈动脉海绵窦瘘

第一节 脑动静脉畸形

脑动静脉畸形又称脑血管瘤、血管性错构瘤、脑动静脉瘘等。在畸形的血管团两端有明显的供血输入动脉和回流血的输出静脉。虽然该病为先天性疾病，但大多数患者在若干年后才表现出临床症状，通常 50%～68% 可发生颅内出血，其自然出血率每年为 2%～4%，首次出血的病死率近 10%，致残率更高。其发病率报道不一，美国约为 0.14%，Jellinger 回顾一般尸检和神经病理尸检资料，发现其发病率为 0.35%～1.1%，Ssrwar 及 McCormick 回顾 4069 例脑解剖，脑动静脉畸形占 4%。与动脉瘤发病率比较，国外的资料显示脑动静脉畸形比脑动脉瘤少见，Perret 等综合英美两国 24 个医疗中心收治的脑动静脉畸形和动脉瘤患者的比率是 1∶6.5。

一、病因及发病机制

在胚胎早期原始脑血管内膜胚芽逐渐形成管道，构成原始血管网，分化出动脉和静脉且相互交通，若按正常发育，动静脉之间应形成毛细血管网，如若发育异常，这种原始的动静脉的直接交通就遗留下来而其间无毛细血管网相隔，因无正常的毛细管阻力，血液直接由动脉流入静脉，使动脉内压大幅度下降，可由正常体循环平均动脉压的 90% 降至45%～62%，静脉因压力增大而扩张，动脉因供血增多而变粗，又有侧支血管的形成和扩大，逐渐形成迂曲缠绕、粗细不等的畸形血管团，血管壁薄弱处扩大成囊状。因畸形血管管壁无正常动静脉的完整性而十分薄弱，在病变部位可有反复的小出血，也由于邻近的脑组织可有小的出血性梗死软化，使病变缺乏支持也容易发生出血，血块发生机化和液化，再出血时使血液又流入此腔内，形成更大的囊腔，病变体积逐渐增大；由于病变内的动静脉畸形管壁的缺欠和薄弱，长期经受增大的血流压力而扩大曲张，甚至形成动脉瘤样改变。这些均构成了动静脉畸形破裂出血的因素。

二、病理

（一）分布

位于幕上者约占 90%，幕下者约 10%，左右半球的发病率相同。幕上的动静脉畸形

大多数累及大脑皮质，以顶叶受累为最多，约占30%，其次是颞叶，约占22%，额叶约占21%，顶叶约占10%。脑室、基底节等深部结构受累约占10%，胼胝体及其他中线受累者占4%～5%。幕上病变多由大脑中动脉和大脑前动脉供血，幕下者多由小脑上动脉供血或小脑前下动脉或后下动脉供血。

（二）大小和形状

脑动静脉畸形的大小差别十分悬殊，巨大者直径可达10cm以上，可累及整个大脑半球，甚至跨越中线；微小者直径在1cm以下，甚至肉眼难以发现，脑血管造影不能显示。畸形血管团的形状不规则，血管管径粗细不等，有时细小，有时极度扩张、扭曲，甚至走行迂曲呈螺旋状。大多数表现为卵圆形、球形或葡萄状，约有40%的病例表现出典型形状，为圆锥形或楔形。畸形的血管团一般成楔形分布，尖端指向脑室壁。

（三）形态学

脑动静脉畸形是一团发育异常的，由动脉、静脉及动脉化的静脉组成的血管团，无毛细血管存在，病变区内存在胶质样变的脑组织是其病理特征之一。镜下见血管壁厚薄不等，偶有平滑肌纤维多无弹力层。血管内常有血栓形成或机化及钙化，并可伴有炎症反应。血管内膜增生肥厚，有的突向管腔内，使之部分堵塞。内弹力层十分薄弱甚至缺失，中层厚薄不一。血管壁上常有动脉粥样硬化样斑块及机化的血凝块，有的血管可扩张成囊状。静脉可有纤维变或玻璃样变而增厚，但动静脉常难以区别。

病变血管破裂可发生蛛网膜下腔出血、脑内或脑室内出血，常形成脑内血肿，偶可形成硬膜下血肿。因多次反复的小出血，病变周围有含铁血黄素沉积使局部脑组织发黄，邻近的甚至较远的脑组织因缺血营养不良可有萎缩，局部脑室可扩大；颅后窝病变可致导水管或第Ⅳ脑室阻塞产生梗阻性脑积水。

三、临床分级

脑动静脉畸形差异很大，其大小、部位、深浅及供血动脉和引流静脉均各不相同。为便于选择手术对象、手术方式、估计预后及比较手术治疗的优劣，临床上将动静脉畸形进行分级。Spetzler分级法从3个方面对脑动静脉畸形评分，共分5级。①根据畸形团大小评分；②根据畸形团所在部位评分；③根据引流静脉的引流方式评分。

四、临床表现

绝大多数脑动静脉畸形患者可表现出头痛、癫痫和出血的症状，也有根据血管畸形所在部位表现出相应的神经功能障碍者；少数患者因血管畸形较小或是隐性而不表现出任何症状，往往是在颅内出血后被诊断，也有在查找癫痫原因时被发现。

（一）颅内出血

颅内出血是脑动静脉畸形最常见的症状，约50%的患者为首发症状，一般多发生在30岁以下年龄较轻的患者，高峰年龄较动脉瘤早，为15～20岁。为突然发病，多在体力活动或情绪激动时发生，也有在日常活动及睡眠中发生者。表现为剧烈头痛、呕吐，甚至意识不清，有脑膜刺激症状，大脑半球病变常有偏瘫或偏侧感觉障碍、偏盲或失语；颅后窝病变可表现有共济失调、眼球震颤、眼球运动障碍及长传导束受累现象。颅内出血除表现为蛛网膜下腔出血外，可有脑内出血、脑室内出血，少数可形成硬膜下血肿。较大的脑动静脉畸形出血量多时可引起颅压升高导致脑疝而死亡。出血可反复发生，约 50% 以上患者出血 2 次，30% 出血 3 次，20% 出血 4 次以上，最多者可出血 10 余次，再出血的病死率为 12%～20%。再出血时间的间隔，少数患者在数周或数月，多数在 1 年以上，有的可在十几年以后发生，平均为 4～6 年。有报道 13% 的患者在 6 周以内发生再出血。小型、隐匿型、位置深在和向深部引流的脑动静脉畸形极易出血，动静脉畸形越小，其阻力越大，易出血；位于深部的动静脉畸形的供血动脉较短，病灶内的压力大，也易出血。与颅内动脉瘤比较，脑动静脉畸形出血的特点是出血年龄早、出血程度轻、早期再出血发生率低，出血后发生脑血管痉挛较一般动脉瘤轻，出血危险程度与年龄、畸形血管团大小及部位有关。

（二）癫痫

癫痫也是脑动静脉畸形的常见症状，发生率为 28%～64%，其发生率与脑动静脉畸形的大小、位置及类型有关，位于皮质的大型脑动静脉畸形及呈广泛毛细血管扩张型脑动静脉畸形的发生率高。癫痫常见于 30 岁以上年龄较大的患者，约有 50% 患者为首发症状，在一部分患者为唯一症状。癫痫也可发生在出血时，以额、顶叶动静脉畸形多见。病程长者抽搐侧的肢体逐渐出现轻瘫并短小细瘦。癫痫的发作形式以部分性发作为主，有时具有 Jackson 型癫痫的特征。动静脉畸形位于前额叶者常发生癫痫大发作，位于中央区及顶叶者表现为局灶性发作或继发性全身大发作，颞叶病灶表现为复杂性、部分性发作，位于外侧裂者常出现精神运动性发作。癫痫发生的原因主要是由于脑动静脉畸形的动静脉短路，畸形血管团周围严重盗血，使脑局部出现淤血性缺血，脑组织缺血缺氧所引起。另外，动静脉短路血流对大脑皮质的冲击造成皮质异常放电，也可发生癫痫；由于出血或含铁血黄素沉着使病变周围神经胶质增生形成致病灶；畸形血管的点燃作用尤其是颞叶可伴有远隔处癫痫病灶。

（三）头痛

约 60% 的患者有长期头痛的病史，16%～40% 为首发症状，可表现为偏头痛、局灶性头痛和全头痛，头痛的部位与病灶无明显关系，头痛的原因与畸形血管扩张有关。当动静脉畸形破裂时头痛变得剧烈且伴有呕吐。

（四）神经功能障碍

约 40% 的患者可出现进行性神经功能障碍，其中 10% 者为首发症状。症状由血管畸形部位、血肿压迫、脑血循环障碍及脑萎缩区域而定。主要表现为运动或感觉性障碍，位于额叶者可有偏侧肢体及颜面肌力减弱，优势半球可发生语言障碍；位于颞叶者可有幻视、幻嗅、听觉性失语等；位于顶叶、枕叶者可有皮质性感觉障碍、失读、失用、偏盲和空间定向障碍等；位于基底节者常见有震颤、不自主运动、肢体笨拙，出血后可发生偏瘫等；位于脑桥及延髓的动静脉畸形可有锥体束征、共济失调、听力减退、吞咽障碍等脑神经麻痹症状，出血严重者可造成四肢瘫、角弓反张、呼吸障碍等。神经功能障碍的原因主要与下列因素有关：①脑盗血（动静脉畸形部位邻近脑区的动脉血流向低压的畸形区，引起局部脑缺血称为脑盗血）引起短暂脑缺血发作，多见于较大的动静脉畸形，往往在活动时发作，其历时短暂，但随着发作次数的增加，持续时间加长，瘫痪程度也加重；②由于脑盗血或血液灌注不充分所致的缺氧性神经细胞死亡，以及伴有的脑水肿或脑萎缩引起的神经功能障碍，见于较大的动静脉畸形，尤其当病变有部分血栓形成时，这种瘫痪持续存在并呈进行性加重，有时疑为颅内肿瘤；③出血引起的神经功能障碍症状，可因血肿的逐渐吸收而减轻甚至完全恢复正常。

（五）颅内杂音

颅内血管吹风样杂音占脑动静脉畸形患者的 2.4%～38%，患者感觉自己脑内及头皮上有颤动及杂音，但别人听不到，只有动静脉畸形体积较大且部位较浅时，才能在颅骨上听到收缩期增强的连续性杂音。横窦及乙状窦的动静脉畸形可有颅内血管杂音。主要发生在颈外动脉系统供血的硬脑膜动静脉畸形，压迫同侧颈动脉杂音减弱，压迫对侧颈动脉杂音增强。

（六）智力减退

可呈现进行性智力减退，尤其在巨大型动静脉畸形患者，因严重的脑盗血导致脑的弥散性缺血和脑的发育障碍。也有因频繁的癫痫发作使患者受到癫痫放电及抗癫痫药物的双重抑制造成智力减退。轻度的智力减退在切除动静脉畸形后可逆转，较重者不易恢复。

（七）眼球突出

血管畸形位于额叶或颞叶、眶内及海绵窦者可有眼球突出。

（八）其他症状

动静脉畸形引流静脉的扩张或其破裂造成的血肿、蛛网膜下腔或脑室内出血，均可阻塞脑脊液循环通路而引起脑水肿，出现颅内压升高的表现。脑干动静脉畸形可引起复视。在婴儿及儿童中，因颅内血循环短路，可有心力衰竭，尤其是病变累及大脑大静脉者，心力衰竭甚至可能是唯一的临床症状。

五、实验室检查

（一）脑脊液

出血前多无明显改变，出血后颅内压大多在 1.92～3.84kPa，脑脊液呈血性。

（二）脑电图

多数患者有脑电图异常，发生在病变同侧者占 70%～80%，如对侧血流紊乱缺血时，也可表现异常；因盗血现象，有时一侧大脑半球的动静脉畸形可表现出双侧脑电图异常；深部小的血管畸形所致的癫痫用立体脑电图可描记出准确的癫痫灶。脑电图异常主要表现为局限性的不正常活动，包括 α 节律的减少或消失，波率减慢，波幅降低，有时出现弥散性 θ 波，与脑萎缩或脑退行性改变的脑电图相似；脑内血肿者可出现局灶性 ε 波；幕下动静脉畸形可表现为不规则的慢波；约 50% 有癫痫病史的患者表现有癫痫波形。

（三）核素扫描

一般用 ^{99m}Tc 或 Hg 做闪烁扫描连续摄像，90%～95% 的幕上动静脉畸形出现阳性结果，可做定位诊断。直径在 2mm 以下的动静脉畸形不易发现。

六、影像学检查

（一）头颅 X 线片

有异常发现者占 22%～ 40%，表现为病灶部位钙化斑、颅骨血管沟变深加宽等，颅底 X 线平片有时可见破裂孔或棘孔扩大。颅后窝动静脉畸形致梗阻性脑积水者可显示有颅内压增高的现象。出血后可见松果体钙化移位。

（二）脑血管造影

蛛网膜下腔出血或自发性脑内血肿应进行脑血管造影或磁共振血管造影（MRA），顽固性癫痫及头痛提示有颅内动静脉畸形的可能，也应行脑血管造影或 MRA。通过造影可显示畸形血管团的部位、大小及其供血动脉有无动脉瘤和引流静脉数量、方向及有无静脉瘤样扩张，畸形团内有否伴有动静脉瘘及瘘口的大小，对血管畸形的诊断和治疗具有决定性的作用，但仍有约 11% 的患者因其病变为小型或隐形，或已被血肿破坏或为血栓所闭塞而不能被脑血管造影发现。

一般小的动静脉畸形进行一侧颈动脉造影或一侧椎动脉造影，可显示出其全部供血动脉及引流静脉；大的动静脉畸形应行双侧颈动脉及椎动脉造影，可了解全部供血动脉、引流静脉和盗血情况，必要时可进行超选择性供血动脉造影以了解其血管结构和硬脑膜动脉供血情况。颞部动静脉畸形常接受大脑中动脉、后动脉及脉络膜前的供血，故该处的动静脉畸形应同时做颈动脉及椎动脉造影。额叶动静脉畸形常为双侧颈内动脉供血；顶叶者多为双侧颈内动脉及椎动脉系统供血，故应行全脑血管造影。实际上为了显示脑动静脉畸形的血流动力学改变，发现多发性病灶或其他共存血管性病变，对脑动静脉畸形患者均应进行全脑血管造影。3D 脑血管造影能更清楚地显示动脉与回流静脉的位置，对指导术中夹闭病灶血管十分有利；数字减影血管造影可消除颅骨对脑血管的遮盖，能更清楚地显示供血动脉与引流静脉及动静脉畸形的细微结构。3D 数字减影血管造影能进行水平方向的旋转，具有较好的立体感，有利于周密地设计手术切除方案。该方法尤其适用于椎 - 基底动脉系统和硬脑膜动静脉畸形的观察，也可用于检查术后的血管分布情况及手术切除的程度。

（三）CT 扫描

虽然 CT 不像血管造影能显示病变的全貌，但可同时显示脑组织和脑室的改变，亦可显示血肿的情况，有利于发现较小的病灶和定位诊断。无血肿者 CT 平扫表现出团状聚集或弥散分布的蜿蜒状及点状密度增高影，其间为正常脑密度或小囊状低密度灶，增强后轻度密度增高的影像则更清楚；病灶中高密度处通常是局灶性胶质增生、新近的出血、血管内血栓形成或钙化所引起；病灶中的低密度表示小的血肿吸收或脑梗死后所遗留的空腔、含铁血黄素沉积等；病灶周围可有脑沟扩大等局限性脑萎缩的表现，颅后窝可有脑积水现象。有血肿者脑室可受压移位，如出血破入脑室则脑室内呈高密度影像；新鲜血肿可掩盖血管畸形的影像而难以辨认，应注意观察血肿旁的病变影像与血肿的均匀高密度影像不同，有时血肿附近呈现蜿蜒状轻微高密度影，提示可能有动静脉畸形；也有报道血肿边缘呈弧形凹入或尖角形为动静脉畸形血肿的特征。血肿周围表现出程度不同的脑水肿；动静脉畸形引起的蛛网膜下腔出血，血液通常聚集在病灶附近的脑池。如不行手术清除血肿，经 1～2 个月后血肿自行吸收而形成低密度的囊腔。

七、诊断与鉴别诊断

（一）诊断

年轻人有突然自发性颅内出血者多应考虑此病，尤其具有反复发作性头痛和癫痫病史者更应高度怀疑脑动静脉畸形的可能；听到颅内血管杂音而无颈内动脉海绵窦瘘症状者，大多可确定为此病。CT 扫描和经颅多普勒超声可提示此病，协助确诊和分类，而选择性全脑血管造影和磁共振成像是明确诊断和研究本病的最可靠依据。

（二）鉴别诊断

1. 海绵状血管瘤　是年轻人反复发生蛛网膜下腔出血的常见原因之一，出血前无任何症状和体征，出血后脑血管造影也无异常影像，CT 扫描图像可显示有蜂窝状的不同密度区，其间杂有钙化灶，增强后病变区密度可略有增高，周围组织有轻度水肿，但较少有占位征象，见不到增粗的供血动脉或扩大而早期显影的引流静脉。磁共振影像的典型表现为 T_2 加权像上病灶呈现网状或斑点状混杂信号或高信号，其周围有一均匀的为含铁血黄素沉积所致的环形低信号区，可与脑动静脉畸形做出鉴别。

2. 血供丰富的胶质瘤　因可并发颅内出血，故须与脑动静脉畸形相鉴别。该病为恶性病变，病情发展快、病程短，出血前已有神经功能缺失和颅内压增高的症状；出血后症状迅速加重，即使在出血不明显的情况下，神经功能障碍的症状也很明显，并日趋恶化。脑血管造影中虽可见有动静脉之间的交通与早期出现的静脉，但异常血管染色淡、管径粗细不等，没有增粗的供血动脉，弓流静脉也不扩张迂曲，有较明显的占位征象。

3. 转移癌　绒毛膜上皮癌、黑素瘤等常有蛛网膜下腔出血，脑血管造影中可见有丰富的血管团，有时也可见早期静脉，易与脑动静脉畸形混淆，但血管团常不如动静脉畸形那么成熟，多呈不规则的血窦样，病灶周围水肿明显且常伴有血管移位等占位征象，转移癌患者多数年龄较大，病程进展快。常可在身体其他部位找到原发肿瘤，以作鉴别。

4. 脑膜瘤　有丰富血供的血管母细胞性脑膜瘤的患者，有抽搐、头痛及颅内压增高的症状。脑血管造影可见不正常的血管团，其中夹杂有早期的静脉及动静脉瘘成分，但脑膜瘤占位迹象明显，一般没有增粗的供血动脉及迂曲扩张的引流静脉，供血动脉呈环状包绕于瘤的周围。CT 扫描图像可显示明显增强的肿瘤，边界清楚，紧贴于颅骨内面，与硬脑膜黏着，表面颅骨有被侵蚀现象。

5. 血管母细胞瘤　好发于颅后窝、小脑半球内，其血供丰富易出血，须与颅后窝动静脉畸形相鉴别。血管母细胞瘤多呈囊性，瘤结节较小位于囊壁上。脑血管造影中有时可见扩张的供血动脉和扩大的引流静脉，但较少见如动静脉畸形那样明显的血管团。供血动脉多围绕在瘤的周围。CT 扫描图像可显示低密度的囊性病变，增强的肿瘤结节位于囊壁的一侧，可与动静脉畸形区别，但巨大的实质性的血管母细胞瘤鉴别有时比较困难。血管母细胞瘤有时可伴有血红细胞增多症及血红蛋白的异常增高，在动静脉畸形中从不见此种情况。

八、治疗

脑动静脉畸形的治疗目标是使动静脉畸形完全消失并保留神经功能。治疗方法有显微手术、血管内栓塞、放射治疗，各有其特定的适应证，相互结合可以弥补各自的不足，综合治疗是治疗动静脉畸形的趋势。综合治疗可分为：①栓塞（或放疗）+ 手术；②栓塞（或手术）+ 放疗；③栓塞 + 手术 + 放疗。不适合手术者可行非手术疗法。

（一）手术治疗

1. 脑动静脉畸形全切除术　仍是最合理的根治方法，即杜绝了出血的后患，又除去了脑盗血的根源，应作为首选治疗方案。适用于 1 ～ 3 级的脑动静脉畸形，对于 4 级者因切除的危险性太大，不宜采用，3 级与 4 级间的病例应根据具体情况决定。

2. 供血动脉结扎术　适用于 3 ～ 4 级和 4 级脑动静脉畸形及其他不能手术切除但经常反复出血者。可使供血减少，脑动静脉畸形内的血流减慢，增加自行血栓形成的机会，并减少盗血量。但因这种手术方式没有完全消除动静脉之间的沟通点，所以在防止出血及减少盗血方面的疗效不如手术切除方式，只能作为一种姑息性手术或作为巨大脑动静脉畸形切除术中的前驱性手术时应用。

（二）血管内栓塞

由于栓塞材料的完善及介入神经放射学的不断发展，血管内栓塞已成为治疗动静脉畸形的重要手段。对于大型高血流量的脑动静脉畸形；部分深在的重要功能区的脑动静脉畸形；供血动脉伴有动脉瘤；畸形团引流静脉细小屈曲使引流不畅，出血可能性大；高血流量动静脉畸形伴有静脉瘘，且瘘口较多或较大者，均可实施血管内栓塞的治疗，栓塞方法可以单独应用，也可与手术切除及其他方法合用。

（三）立体定向放射治疗

该法是在立体定向手术基础上发展起来的一种新的治疗方法。该方法利用先进的立体定向技术和计算机系统，对颅内靶点使用一次大剂量窄束电离射线，从多方向、多角度精确的聚集于靶点上，引起放射生物学反应而达到治疗疾病的目的。因不用开颅，又称为非侵入性治疗方法。常用的方法有 γ- 刀、X- 刀和直线加速器。立体定向放射的治疗适用于：①年老体弱合并有心、肝、肺、肾等其他脏器疾病，凝血机制障碍，不能耐受全身麻醉开颅手术；②动静脉畸形直径＜ 3cm；③病变位于丘脑、基底节、边缘系统和脑干等重要功能区不宜手术，或位于脑深部难以手术的小型动静脉畸形；④仅有癫痫、头痛或无症状的动静脉畸形；⑤手术切除后残留的小部分畸形血管；⑥栓塞治疗失败或栓塞后的残余部分。

第二节　硬脑膜动静脉畸形

硬脑膜动静脉畸形是指单纯硬脑膜血管，包括供血动脉、畸形团和引流静脉异常，多与硬脑膜动静脉瘘同时存在，常侵犯侧窦（横窦及乙状窦）和海绵窦，也有位于直窦区者。约占颅内动静脉畸形的 12%。硬脑膜动静脉畸形可分为两种，即静脉窦内动静脉畸形和静脉窦外动静脉畸形以第一种多见。

一、病因及发病机制

可能与以下因素有关：①体内雌激素水平改变，致使血管弹性降低，脆性增加，扩张迂曲，由于血流的冲击而容易形成畸形血管团，所以女性发病率高。②静脉窦炎及血栓形成。正常情况下脑膜动脉终止于窦壁附近，发出许多极细的分支营养窦壁硬膜并与静脉有极为丰富的网状交通。当发生静脉窦炎和形成血栓时，静脉回流受阻，窦内压力增高，可促使网状交通开放而形成硬脑膜动静脉畸形。③外伤、创伤、感染：颅脑外伤、开颅手术创伤、颅内感染等，可致静脉窦内血栓形成，发展成硬脑膜动静脉畸形或是损伤静脉窦附近的动脉及静脉，造成动静脉瘘。④先天性因素：血管肌纤维发育不良，血管弹性低易扩张屈曲形成畸形团。有学者报道，在妊娠5~7周时子宫内环境出现损害性改变，可致结缔组织退变造成起源血管异常而发生硬脑膜动静脉畸形。

二、临床表现

1. **搏动性耳鸣及颅内血管杂音**　血管杂音与脉搏同步，呈轰鸣声。病灶接近岩骨时搏动性耳鸣最常见，与乙状窦和横窦有关的颅后窝硬脑膜动静脉畸形的患者约70%有耳鸣，与海绵窦有关的硬脑膜动静脉畸形中，耳鸣约占42%。有耳鸣的患者中约40%可听到杂音，瘘口小，血流量大者杂音大。

2. **颅内出血**　占43%~74%，多由粗大迂曲壁薄的引流静脉破裂所致，尤其是扩张的软脑膜静脉。颅前窝及小脑幕的动静脉畸形常引流到硬脑膜下的静脉，易发生出血，可形成蛛网膜下腔出血、硬脑膜下出血、脑内血肿。

3. **头痛**　多为钝痛或偏头痛，也有持续性剧烈的搏动性头痛者，在活动、体位变化或血压升高时加重。海绵窦后下方区的硬脑膜动静脉畸形尚可引起三叉神经痛。其原因主要有：①静脉回流受阻、静脉窦压力增高、脑脊液循环不畅使颅内压增高；②扩张的硬脑膜动静脉对硬脑膜的刺激；③小量硬脑膜下或蛛网膜下腔出血刺激脑膜；④病变压迫三叉神经半月节；⑤向皮质静脉引流时脑血管被牵拉。

4. **颅内压增高**　其原因有：①动静脉短路使静脉窦压力增高，脑脊液吸收障碍和脑脊液压力增高；②反复少量的出血造成脑膜激发性反应；③静脉窦血栓形成造成静脉窦内压力增高；④曲张的静脉压迫脑脊液循环通路，约4%的患者有梗阻性脑积水，有3%者有视盘水肿和继发性视神经萎缩。

5. **神经功能障碍**　受累的脑组织部位不同其表现各异，主要有言语、运动、感觉、精神和视野障碍，有癫痫、眩晕、共济失调、抽搐、半侧面肌痉挛、小脑或脑干等症状。

6. **脊髓功能障碍**　发生率低，约6%。颅后窝，尤其是天幕和枕大孔区的病变可引流入脊髓的髓周静脉网，引起椎管内静脉压升高，产生进行性脊髓缺血病变。

三、影像学检查

（一）头颅 X 线片

有的患者可见颅骨上血管压迹增宽，脑膜中动脉的增宽占 29%。颅底位可见棘孔增大，有时病变表面的颅骨可以增生。

（二）脑血管造影

表现为脑膜动脉与静脉窦之间异常的动静脉短路。供血动脉常呈扩张，使在正常情况下不显影的动脉，如天幕动脉等也能显示。病变位于颅前窝，其供血动脉为硬脑膜动脉及眼动脉之分支筛前动脉；病变位于颅中窝海绵窦附近，供血动脉可来自脑膜中动脉、咽升动脉、额浅动脉、脑膜垂体干前支，静脉引流至海绵窦；病变位于横窦或乙状窦附近，供血动脉可来自脑膜垂体干，椎动脉硬脑膜分支、枕动脉、脑膜中动脉及咽升动脉，静脉引流至横窦或乙状窦。引流静脉有不同程度的扩张，严重者呈静脉曲张和动脉瘤样改变，一般引流静脉顺流入邻近的静脉窦，当静脉窦内压力增高后，可见逆行性软脑膜静脉引流，有时不经静脉窦直接引流，直接引流入软脑膜静脉，个别者可进入髓周的静脉网。引流静脉或静脉窦常在动脉期显影，但较正常的循环时间长。常伴有静脉窦血栓形成。对有进行性脊髓病变的患者，如脊髓磁共振影像和椎管造影见髓周静脉扩张，而脊髓血管造影阴性，应进行脑血管造影以排除有颅内动静脉畸形引起的髓周静脉所致。硬脑膜动静脉畸形者脑血管造影的表现，有 3 个特点：①软脑膜静脉逆行引流；②引流静脉呈动脉瘤样扩张；③向 Galen 静脉引流时，明显增粗迂曲。

（三）CT 扫描

CT 扫描可见白质中异常的低密度影是静脉压增高引起的脑水肿；有交通性或阻塞性脑积水；出血者可见蛛网膜下腔出血、脑内或硬脑膜下血肿；静脉窦扩张。增强后 CT 可见扩张的引流静脉所致的斑片或蠕虫样血管影；有时可见动脉瘤样扩张；脑膜异常增强。3D CT 血管造影可显示异常增粗的供血动脉和扩张的引流静脉及静脉窦，但对瘘口和细小的供血动脉不能显示。

（四）磁共振影像

可显示脑水肿、脑缺血、颅内出血、脑积水等改变，可显示 CT 不能显示的静脉窦血栓形成、闭塞、血流增加等。

四、诊断

选择性脑血管造影是目前确诊和研究该病的唯一可靠手段。选择性颈内动脉和椎动脉造影可以除外脑动静脉畸形，并确认动脉的脑膜支参与供血的情况；颈外动脉超选择造影可显示脑膜的供血动脉及畸形团的情况，以寻找最佳治疗方法和手术途径；可了解引流静脉及其方向、畸形团大小、有无动静脉瘘和脑循环紊乱情况等。常见部位硬脑膜动静脉畸形有如下几种。

1. *横窦　乙状窦区硬脑膜动静脉畸形*　以耳鸣、颅内杂音和头痛最为常见，其次是颅内出血和神经功能障碍，如视力障碍、运动障碍、癫痫、眩晕、脑积水等。其供血动脉主要是来自枕动脉脑膜支、脑膜中动脉后颞枕支、咽升动脉的神经脑膜支和耳后动脉，其次是颈内动脉的天幕动脉和椎动脉的脑膜后动脉，偶尔锁骨下动脉的颈部分支也参与供血。静脉引流是经过硬膜窦或软脑膜血管，大多数患者伴有静脉窦血栓。

2. 海绵状区硬脑膜动静脉畸形　以眼部症状、耳鸣和血管杂音最为常见。可有眼压升高、复视、眼肌麻痹、视力减低、突眼、视盘水肿和视网膜脱离。有时引流静脉经冠状静脉或海绵间窦进入对侧海绵窦，可使对侧眼上静脉扩张，表现为双眼结膜充血，如患侧眼上静脉有血栓形成，可使患侧眼球正常而对侧眼球充血。其供血主要来自颈外动脉，包括颈内动脉的圆孔动脉、脑膜中动脉及咽升动脉神经脑膜干的斜坡分支，也可来自颈内动脉的脑膜垂体干和下外侧干。静脉引流入海绵窦，软脑膜静脉引流较少见，约占10%。

3. 颅前窝底硬脑膜动静脉畸形　该畸形很少见。临床症状以颅内出血最常见，常形成额叶内侧脑内血肿，尚有眼部症状，由于眼静脉回流障碍变粗，出现突眼、球结膜充血、眼压增高、视野缺损和眼球活动障碍；如果病灶破坏嗅沟骨质，破裂后进入鼻腔，可有癫痫和鼻出血的症状；亦常见耳鸣和血管杂音。其供血动脉主要是筛前、后动脉及其分支，其次是脑膜中动脉、额浅动脉和颌内动脉等。

4. 小脑幕缘区硬脑膜动静脉畸形　常见症状是颅内出血、脑干和小脑症状及阻塞性脑积水，有的患者因髓周静脉压力高而产生脊髓症状，少见耳鸣和颅内杂音。其供血动脉主要是脑膜垂体干的分支天幕动脉、颈外动脉的脑膜中动脉和枕动脉；此外，还有大脑后动脉天幕支、小脑上动脉天幕支、脑膜后动脉、咽升动脉、脑膜副动脉、颈外动脉下外侧干也参与供血。引流静脉多为软脑膜静脉，也可经Galen静脉、脑桥静脉和基底静脉引流，部分可引流入髓周静脉网。约57%的软脑膜静脉发生瘤样扩张。

5. 上矢状窦和大脑凸面区硬脑膜动静脉畸形　该畸形很少见，常见症状是头痛，其次是颅内出血，也可有失明、失语、癫痫、杂音、偏瘫等症状。主要供血动脉是脑膜中动脉、枕动脉和颞浅动脉的骨穿支，眼动脉和椎动脉的脑膜支。经软脑膜静脉引流进入上矢状窦，引流静脉大多有曲张。

五、治疗

硬脑膜动静脉畸形的治疗原则是永久、完全地闭塞动静脉瘘口，目前尚无理想的方法处理所有的病变。常用的治疗方法有保守治疗、颈动脉压迫、血管内治疗、手术切除、放射治疗及联合治疗。

（一）保守观察或颈动脉压迫法

病变早期再出血率较低、症状轻、畸形团较小者，可行保守治疗，轻者可自愈。也可应用颈动脉压迫法，以促进血栓形成。压迫方法是用手或简单的器械压迫患侧颈总动脉，30分钟/次，3周可见效。压迫期间注意观察有无脑缺血引起的偏瘫及意识障碍。

（二）血管内治疗

血管内栓塞已成为主要的治疗途径，除颅前窝底区病变外，所有部位的硬脑膜动静脉畸形都可应用血管内栓塞方法治疗。栓塞途径有经动脉栓塞、经静脉栓塞和联合动静脉栓塞。经动脉栓塞适用于以颈外动脉供血为主，供血动脉与颈内动脉、椎动脉之间无危险吻合，或虽有危险吻合，但用超选择性插管可避开；颈内动脉或椎动脉的脑膜支供血，应用超选择性插管可避开正常脑组织的供血动脉，也可经动脉栓塞。经静脉栓塞的适应证是对窦壁附近硬脑膜动静脉畸形伴有多发动静脉瘘，动脉内治疗无效者；静脉窦阻塞且不参与正常脑组织引流者。

（三）手术切除

适用于有颅内血肿者；病变伴有软脑膜静脉引流或已形成动脉瘤样扩张，有破裂可能者；有颈内动脉和椎动脉颅内分支供血者；硬脑膜动静脉瘘和脑动静脉畸形共存者。开颅翻开骨瓣时要十分小心，因在头皮、颅骨及硬脑膜间有广泛异常的血管，或是硬脑膜上充满了动脉化的静脉血管，撕破后可引起大出血。常用的手术方法有：①引流静脉切除术，适用于病变不能完全切除或病变对侧伴有主要引流静脉狭窄时；②畸形病变切除术，适用于颅前窝底、天幕等部位的硬脑膜动静脉畸形；③静脉窦切除术，适用于横窦 - 乙状窦区术，适用于病变不能完全切除或病变对侧伴有主要引流静脉狭窄时；④畸形病变切除术，适用于颅前窝底、天幕等部位的硬脑膜动静脉畸形；⑤静脉窦切除术，适用于横窦 - 乙状窦区病变，且静脉窦已闭塞者；⑥静脉窦孤立术；⑦静脉窦骨架术等。

第三节　海绵状血管瘤

海绵状血管瘤是由众多结构异常的薄壁血管窦聚集构成的团状病灶，也称海绵状血管畸形。可发生在中枢神经系统任何部位，但以大脑半球为最多见，72％～78％位于幕上，其中75％以上在大脑半球表面；20％左右位于幕下，7％～23％位于基底节、中脑及丘脑等深部结构；位于脑室系统者占3.5％～14％；也有位于脊髓的报道。在医学影像学应用之前，对该病的认识是在出现并发症及手术或尸检时发现。其发病率较低，可见于任何年龄，文献中报道，最小者为4个月，最大者为84岁，以20～40岁多见，无明显性别差异。海绵状血管瘤多数为多发，基因学和临床研究提示该病有家族史，并且家族性患者更易出现多发病灶，也可与其他类型的脑血管畸形同时存在。

一、病理

海绵状血管瘤外观呈紫红色，为圆形或分叶状血管团，剖面呈海绵状或蜂窝状，血管壁无平滑肌或弹力组织，由单层内皮细胞组成，多数有包膜。病灶内可含有新旧出血、血栓、钙化或胶原间质，不含脑组织，有时病灶周边可呈分叶状突入邻近脑组织内，病灶周围脑实质常有含铁血黄素沉积、巨噬细胞浸润和胶质增生；少数可能有小的低血流供血动脉和引流静脉。病灶大小0.3～4.0cm，也有报道其直径＞10cm者。病灶大小可在很长时间内无变化，但也有报道病灶随时间而增大，并可能与病灶出血、血栓、钙化和囊肿有关。

二、临床表现

1. 癫痫　癫痫是病灶位于幕上患者最常见的症状，发生率约为62％。病灶位于颞叶、伴钙化或严重含铁血黄素沉积者癫痫发生率较高。有报道估计，单发海绵状血管瘤的癫痫发生率为1.51％，多发者为2.48％。各种癫痫类型都可出现。癫痫的发病原因多认为是由于病灶出血、栓塞和红细胞溶解，造成周围脑实质内含铁血黄素沉积和胶质增生，对正常脑组织产生机械或化学刺激而形成癫痫灶所致。

2. 出血　几乎所有的海绵状血管瘤病灶均伴亚临床微出血，有明显临床症状的出血相对较少，为 8%～37%。幕下病灶、女性尤其孕妇、儿童和既往有出血史者有相对高的出血率。首次明显出血后再出血的概率明显增加，每人年出血率为 4.5%，无出血者每人年出血率仅为 0.6%，总的来看，每人年出血率为 0.7%～1.1%。出血可局限在病灶内，但一般多在海绵状血管瘤周围脑实质内，少数可破入蛛网膜下腔或脑室内，可有头痛、昏迷或偏瘫，与脑动静脉畸形比较，海绵状血管瘤的出血多不严重，很少危及生命。

3. 局灶性神经症状　常表现为急性或进行性神经缺失症状，占 16%～45.6%。位于颅中窝的病灶，向前可侵犯颅前窝，向后侵犯岩骨及颅后窝，向内可侵犯海绵窦、下丘脑、垂体和视神经，表现有头痛、动眼神经麻痹、展神经麻痹、三叉神经麻痹、视力减退和眼球突出等前组脑神经损伤的症状。患者可有肥胖、闭经、泌乳或多饮多尿等下丘脑和垂体损害的症状。

4. 头痛　不多见，主要因出血引起。

5. 无临床症状　无任何临床症状或仅有轻度头痛，据近年的磁共振扫描统计，无症状的海绵状血管瘤占总数的 11%～14%，部分无症状者可发展为有症状的病变，Robinson 等报道 40% 的无症状患者在半年至 2 年后发展为有症状的海绵状血管瘤。

三、影像学检查

（一）颅骨 X 线片

表现为病灶附近骨质破坏，无骨质增生现象，可有颅中窝底骨质吸收、蝶鞍扩大、岩骨尖骨质吸收及内听道扩大等，也有高颅内压征象，部分病灶有钙化点，常见于脑内病灶。

（二）脑血管造影

由于海绵状血管瘤的组织病理特点，血管造影很难发现该病，可能与病灶内供血动脉细小血流速度慢、血管腔内血栓形成及病灶内血管床太大、血流缓慢使造影剂被稀释有关。多表现为无特征的泛血管病变，动脉相很少能见到供血动脉和病理血管；静脉相或窦相可见病灶部分染色。如果缓慢注射造影剂使动脉内造影剂停留的时间延长，可增强病变血管的染色而发现海绵状血管瘤。颅中窝底硬脑膜外的海绵状血管瘤常有明显的染色，很像是一个脑膜瘤，但从影像学特点分析，脑膜瘤在脑血管造影动脉早期可染色及可见供血动脉，有硬脑膜血管和头皮血管增多、扩张。

（三）CT 扫描

外病灶平扫时表现为边界清楚的圆形或椭圆形等密度或高密度影，也可呈混杂密度影。有轻度增强效应，有时可见环状强化，周围无水肿。脑内病变多显示为边界清楚的不均匀高密度影，常有钙化斑注射对比药后有轻度增强或不增强。如病灶较小或等密度可漏诊。在诊断海绵状血管瘤上 CT 扫描的敏感性和特异性低，不如磁共振成像。

（四）MRI

MRI 具有较高的敏感性和特异性，是目前确诊和评估海绵状血管瘤的最佳检查方法。

典型的表现是在 T_2 加权像上有不均一高强度信号病灶，周围伴有低密度信号环，应用增强造影剂后，病灶中央部分有强化效应，病灶周围无明显水肿，也无大的供血或引流血管。当伴有急性或亚急性出血时，显示出均匀高信号影。如有反复多次出血，则病灶周围的低信号环随时间推移而逐渐增宽。应该注意的是有时海绵状血管瘤与脑动静脉畸形在鉴别诊断上很困难，一些磁共振影像上表现的非常典型的海绵状血管瘤病灶，实际上是栓塞的脑动静脉畸形或是具有海绵状血管瘤与脑动静脉畸形混合性病理特征的脑血管畸形。Zimmerman 等指出，海绵状血管瘤的出血一般不进入脑室或蛛网膜下腔，而隐匿性或小的脑动静脉畸形的出血常进入脑脊液循环系统。因为真正的脑动静脉畸形无包膜，出血常向阻力最小的方向突破而进入脑脊液，海绵状血管瘤出血常进入病灶中的血管窦腔内而不进入周围的脑组织或脑室系统，仔细观察出血的情况有助于诊断。

四、治疗

（一）保守治疗

适用于偶然发现的无症状的患者；有出血但出血量较少不引起严重神经功能障碍者；仅发生过一次出血，且病灶位于深部或重要功能区，手术风险大者；以癫痫发作为主，用药能控制者；不能确定多发灶中是哪个病灶引起症状者及年龄大体质弱者。在保守期间应注意症状及病灶的变化情况。

（二）手术切除

手术指征是有明显出血，有显著性局灶性神经功能缺失症状，药物不能控制的顽固性癫痫，单发的无症状的年轻患者，或是准备妊娠的青年女性，其病灶位置表浅或是在非重要功能区者。

（三）放射治疗

应用 γ 刀或 X 刀治疗，可使病灶缩小和减少血供，但易出现放射性脑损伤的并发症。目前仅限于手术难以切除的或位于重要功能区的有明显症状者，并应适当减少周边放射剂量以防止放射性脑损伤。

第四节　脑静脉畸形

脑静脉畸形又称为脑静脉性血管瘤或发育性静脉异常，为在胚胎发育时的意外导致脑引流静脉阻塞，侧支静脉代偿增生，或为脑实质内的小静脉发育异常所致。可发生在静脉系统的任何部位，约 70% 位于幕上，多见于额叶，其次是顶叶和枕叶，小脑病灶占 27%，基底节和丘脑占 11%。好发年龄在 30 ~ 40 岁，男性略多于女性。

一、病理

脑静脉畸形常合并脑动静脉畸形、海绵状血管瘤、面部血管瘤等。大体见病变主要位于白质，由许多异常扩张的髓样静脉和一条或多条扩张的引流静脉两部分组成，髓样静脉起自脑室周围区，贯通脑白质，在脑内有吻合；中央引流静脉向大脑表面浅静脉系统或室管膜下深静脉系统引流；幕下病灶多直接引流到硬膜窦。镜下见畸形血管完全由静脉成分构成，少有平滑肌和弹性组织，管壁也可发生透明样变而增厚；静脉管径不规则，常有动脉瘤样扩张。扩张的血管间散布有正常脑组织，这是该病的特点，不同于脑动静脉畸形和海绵状血管瘤，脑动静脉畸形的血管间为胶质化的脑组织，海绵状血管瘤的血管间无脑组织。

二、临床表现

大多数患者很少有临床症状，症状的发生主要依病灶的部位而定。主要临床症状如下。

1. 癫痫　癫痫是最常见的症状，幕上病灶发生最多，主要表现为癫痫大发作。

2. 局限性神经功能障碍　可有轻度偏瘫，可伴有感觉障碍。

3. 头痛　以幕上病灶最常见。

4. 颅内出血　发生率为 16%～29%，蛛网膜下腔出血多于脑内血肿，幕下病变的出血率比幕上病变的出血率高，尤其小脑最多，并且易发生再出血。

三、影像学检查

（一）脑血管造影

病灶在动脉期无表现，只在静脉期或毛细血管晚期显影，表现为数条细小扩张的髓静脉呈放射状汇聚成一条或多条扩张的引流静脉，引流静脉再经皮质静脉进入静脉窦，或向深部进入室管膜下系统。这种表现分别被描述为"水母头""伞状""放射状"或"星状"改变。动脉期和脑血流循环时间正常。如果不发生颅内血肿，不会引起血管移位。

（二）CT 扫描

平扫的阳性率较低，最常见的影像表现是扩张的扭曲静脉呈现的高密度影。增强扫描后阳性率明显提高，引流静脉呈现为粗线状的增强影指向皮质和脑深部，其周围无水肿和团块占位，有时可表现为圆点状病灶。CT 扫描的特异性不高，诊断意义较小，但可用于定位及筛选检查，对早期出血的诊断较磁共振优越。

（三）磁共振成像

表现类似 CT 扫描，但更清晰。在 T_1 权像上病灶呈低信号，在 T_2 加权像上多为高信号，少数为低信号。

四、治疗

大多数脑静脉畸形患者无临床症状，出血危险小，自然预后良好。对有癫痫和头痛者可对症治疗，如有反复出血或有较大血肿者，或难治性癫痫者应考虑手术治疗。该病对放射治疗反应不佳，经治疗后病灶的消失率低且可引起放射性脑损伤。

（山西省心血管病医院　王玉峰　郁　磊　鲍荔枝　柴开君）

第12章 高血压脑出血

第一节 概 述

高血压脑出血是常见的急性脑血管疾病，多发于 40～70 岁，男性稍多于女性。在所有脑血管病患者中，高血压脑出血占 10%～20%，但其病死率约占 50%，高血压脑出血的发病是在原有高血压病基础、脑血管解剖特点和血管壁的病理变化及血压骤升等因素综合所致。其发病机制可以归纳为：①脑小动脉管壁在结构上较为薄弱，且豆纹动脉、丘脑穿动脉等脑底穿支血管多以 90° 从主干发出，使其管腔承受的压力较其他血管大得多，因而成为高血压脑出血的高发部位；②高血压使脑小动脉壁发生玻璃样变和纤维样变，管壁薄弱，形成微小动脉瘤，当血压急骤升高时，微动脉瘤可发生破裂出血；③高血压引起脑小动脉痉挛造成脑组织缺氧、坏死，发生点状出血，严重时可发生大片出血。大脑半球出血部位常见于壳核、丘脑和皮质下白质；小脑出血部位主要在齿状核；脑桥出血较少但很危重；基底核区出血向内常可破入侧脑室，向外可破入额叶、颞叶皮质下形成血肿。

第二节 临床表现

患者的临床症状和体征是做出诊断、判断病情、选择治疗方法及估计预后的重要依据。

1. 病史 绝大多数患者有多年的高血压病史，通常在情绪激动、过度兴奋、排便、屏气用力或精神紧张时发病，秋冬交替期为本病的发病高峰。本病发病急剧，发病时有剧烈头痛，随即出现剧烈呕吐，严重者可逐渐出现不同程度的意识障碍、大小便失禁。根据出血部位的不同，尚可有偏瘫、失语等定位症状和体征。

2. 不同出血部位的症状和体征

（1）壳核出血：出血后血肿向内可压迫内囊，表现为中枢性面瘫及"三偏"症状（即对侧肢体偏瘫、偏身感觉障碍和对侧同向偏盲）。外囊出血的临床症状可较轻。

（2）丘脑出血：除有"三偏"症状外，眼部症状和体征较明显，眼球向病侧凝视，患侧瞳孔缩小，眼球分离。并发有下丘脑损害时还会有高热、昏迷、高血糖症。

（3）大脑皮质下出血：不同部位大脑半球皮质下出血可表现出不同的体征，如额叶出血可有精神症状和定向力障碍。优势半球出血有运动性失语。顶叶出血可出现对侧肢体偏瘫，枕叶或顶枕叶出血可出现偏盲。

（4）小脑出血：头痛剧烈、呕吐频繁、眼球震颤明显、昏迷发展快，出血还可扩散到第四脑室使脑干受压及移位，这时患者呼吸可突然停止而死亡。

（5）脑桥出血：发病后患者常迅速深昏迷，双侧瞳孔极度缩小呈针尖样孔，眼球固定，有的患者呈去大脑强直状态。

3.临床病情分级　根据 1981 年全国标准，高血压脑出血临床病情可分为 4 级。Ⅰ级：神志清楚至浅昏迷呈不完全偏瘫。Ⅱ级：浅昏迷至中度昏迷呈完全性偏瘫。Ⅲ级：中度昏迷，完全性偏瘫，病侧瞳孔散大。Ⅳ级：深昏迷，完全性偏瘫或去大脑强直，双侧瞳孔散大。

第三节　辅助检查

一、CT 扫描

CT 扫描应是首选检查方法，可在较短时间内明确出血部位和出血量，血肿扩展范围及周围脑水肿程度。CT 平扫血肿为均匀高密度，边界清楚，周围脑组织水肿明显，有明显占位征象。血肿破入侧脑室后，可见脑室积血，单侧或双侧脑室内充满血块。

二、MRI 扫描

高血压脑出血患者做 CT 平扫即可确诊，常无须做 MRI 检查。但对病情稳定，且需要进一步了解血肿与周围结构关系，以及怀疑脑出血的病因为高血压以外的因素时，也可做 MRI 检查。MRI 图像随血肿演变过程而受到影响。T_1 加权像表现在血肿早期为低信号，随着时间推移信号逐渐增高，整个血肿为高信号，T_2 加权像在早期血肿时为高信号，逐渐变为低信号。

三、脑血管造影

对临床诊断不明确需排除其他脑血管疾病，可做脑血管造影检查。

第四节　诊　断

有慢性高血压病史的中、老年患者突然头痛，有恶心、呕吐，逐渐意识障碍。体格检查有偏瘫、偏身感觉障碍、失语、双侧瞳孔不等大等体征。急诊行头颅 CT 扫描可见基底核区、脑干、小脑等部位的脑内血肿，可基本明确诊断。根据脑出血部位及出血量决定治疗方案。还应与其他原因脑出血做鉴别，必要时需行头颅 MRI 及脑血管造影检查。

第五节 治 疗

一、非手术治疗

多在神经内科诊断，行非手术支持治疗。

1. **一般处理** 使患者保持安静，必要时给予镇静药。对清醒不需手术患者应尽早进食，增加肠内营养，预防消化道出血。对意识不清的患者应早期行气管切开，以保持呼吸道通畅和改善缺氧，充分给氧并做好气管切开后的护理。

2. **有效控制血压** 脑出血后的急性期血压往往会升高，除患者原有的高血压外，由于颅内压的升高也可以引起机体代偿性血压升高。对高血压降压须慎重，用药时应使血压能缓慢下降，避免血压下降过快而影响脑的灌注。

3. **降低颅内压** 脑内出血必然会引起颅内压的增高，为缓解颅内高压，临床常用脱水药来达到此目的，通常用甘露醇、呋塞米、甘油果糖等。由于脑内血肿的吸收需要 3 周左右，如果长期使用甘露醇会对肾功能有一定影响，且脱水效果减弱，目前主张联合使用脱水药可改善疗效，如甘露醇和呋塞米合用，人血清蛋白和呋塞米合用等方法。

4. **处理并发症** 高血压脑出血患者常为多年患病，年老体弱，全身状况较差，各种器官都有不同程度的损害，发病后常会出现消化道出血、肺部感染、泌尿道感染等并发症，长期大量使用脱水药亦可能导致肾功能障碍，水、电解质平衡紊乱等合并症，需积极预防及处理各种并发症。

二、手术治疗

外科治疗是高血压脑出血的一种行之有效的治疗措施。要根据患者年龄、意识情况、出血部位和出血量及病情进展情况等因素决定是否手术。手术治疗目的在于尽量清除脑内血肿、降低颅内高压、避免发生脑疝、改善脑的血液循环、促进脑组织的恢复，从而挽救处于危险边缘的患者。由于高血压脑出血患者往往年龄偏大、全身情况差、各器官血管都有不同程度的硬化和损害，术后常会带来许多并发症而影响患者预后。因此，应严格掌握手术适应证及禁忌证。

1. **手术适应证** ① Ⅰ、Ⅱ级患者，两侧瞳孔等大，脑内血肿量＞30ml，病情加重应手术；② Ⅱ级患者，两侧瞳孔出现不等大，应及时手术；③脑叶的皮质下出血，壳核出血量＞30ml，应考虑手术治疗；④小脑出血量＞10ml，应及时手术；⑤出血破入脑室，可能引起梗阻性脑积水的，应及时行单侧或双侧侧脑室外引流，以减少脑室内积血加重病情。

2. **手术禁忌证** ①Ⅲ、Ⅳ级患者；②年龄超过 70 岁，有严重心脏、肺、肾功能障碍；③脑干出血，病情发展迅速；④病情发展凶险的巨大血肿，破入脑室，双瞳孔散大、呼吸衰竭者及 GCS 评分小于 6 分的患者。

3. **手术方法**

（1）骨瓣开颅血肿清除术：对于出血部位不深、出血量大、中线移位明显、术前病情分级在Ⅱ级以上的患者，尤其是已经形成脑疝的患者，多采用骨瓣开颅血肿清除术。此外，小脑出血也多主张采用此法。该法可以在直视下清除血肿，达到立即减压的目的，且止血满意，对术前已发生脑疝的患者，术中发现血肿较大，可进行去骨瓣减压，以顺利度过术后水肿期。

（2）小骨窗开颅血肿清除术：对壳核、脑叶皮质下和小脑出血可用小骨窗开颅直视下消除血肿，做皮质小切口（2～3cm），吸除大部分血肿后放置引流管，残留血块术后可用尿激酶或链激酶溶解，术后24小时血肿腔内注入含有重组链激酶5mg（50万U）的生理盐水3ml加入自体血浆1ml，夹闭引流管4小时后再松夹引流，1次/日，连续3天，术中不需要将血肿清除得非常彻底，以避免吸除血肿时损伤血肿周围脑组织和小血管而引起再出血。

（3）锥孔血肿清除术：紧急情况下可在急诊室或病房内行单纯锥孔穿刺，穿刺血肿腔抽出腔内液体成分以缓解症状。该方法操作简便、创伤小，只需局部麻醉。缺点是单纯锥孔血肿引流难以抽出较大的固体血块，因此减压常不理想。

（4）立体定向和内镜血肿清除术：目前立体定向和内镜技术已广泛用于神经外科各领域，高血压脑出血的治疗也是其中的一个方法，它借助冷光源微型血肿切割器可分离较大的固体血块，以彻底清除血肿，其对脑组织损伤小，患者术后恢复快。

（5）脑室持续引流术：适合用于出血破入脑室内者。根据脑室出血情况施行单侧或双侧脑室外引流术，术中应尽量引流出脑室内的积血，术后还应复查CT扫描以了解引流的效果，根据脑室残留血块可进行脑室内注入尿激酶6000～10 000U，将其溶于2～5ml生理盐水中，经引流管注入血肿区然后夹闭引流管2～4小时后再松开引流，引流管保留的时间为2～8天。

（山西省心血管病医院　王玉峰　韩仰军　解　坤　李　渊）

第四部分

血管内介入治疗基础

第 13 章　鞘、导管和"力量之塔"

选择合适的鞘和导管，按照一定的顺序合理使用相关技术，这些细微的差别对任何神经血管介入操作的成功都至关重要，也是避免灾难性并发症的关键。器材的选择取决于到达目标区域血管的解剖路径及介入计划的类型。

一、鞘

鞘是由一个单向阀和注射端组成的导管，常用于股动脉、桡动脉及肱动脉血管穿刺。鞘使得导管及装备可以快速交换，且很少造成血管穿刺点潜在的损伤。在一项随机对照试验中，使用动脉鞘可以减少股动脉穿刺点在操作过程中出血的发生率，提高导管操作的便捷性，从而不会增加穿刺侧并发症的发生率。短鞘（10～13cm）被经常使用，可供选择的直径范围为4～10F。在神经血管造影操作中，鞘需要用肝素化盐水以动脉压力持续加压冲洗。当髂股动脉粥样硬化或迂曲妨碍导管输送时，可以选择长鞘（25cm）。80cm或90cm的长鞘，如 Cook Shuttle，可到达颈动脉或锁骨下动脉，作为支撑导引导管的稳定装置或大腔的导引导管使用。

二、导管

用于神经血管介入的导管分为诊断导管和导引导管，这些导管可以到达主动脉弓上靶血管，可让微导管到达颅内循环。亲水导丝或微导丝用于帮助这些导管到达靶位置。当输送较硬的支架或球囊到远端颈部或颈内血管，且需要进一步稳定时，Cook Shuttle（Cook Medical，Bloomington，IN）鞘可用作导引导管。内部扩张器渐变适合 0.038in 导丝。

（一）诊断用导管

用于脑血管造影的标准导管是4F或5F成锥形角的导管，如 Simmons2 或 Simmons3（Cordis，Warren，NJ）或 Headhunter 型。通常导管的长度是90cm，以保证鞘外有足够长度。4F或5F Simmons2 或 Simmons3 导管可被用于牛型主动脉弓血管迂曲的患者。5F Headhunter 导管也可被用于进入右侧锁骨下动脉或右侧椎动脉。诊断导管常在亲水导丝的支撑下前行，导丝头端的路径从股动脉穿刺开始就应该在直接透视下进行追踪，导丝应该始终长出导管8～10cm，从而避免导致血管壁夹层。进入椎动脉、颈内动脉和颈外动脉时应该使用路径规划技术。

（二）导引导管

导引导管提供了一个稳定的平台，介入治疗时通过该平台微导管可以到达远端小血管。5F 导引导管允许置入微导管，具有足够的间隙进行冲洗和造影剂注入。6F 或 7F 导引导管用于要求更高支撑力的患者。

常用于神经血管造影的导引导管是 Envoy（Cordis，Johnson & Johnson Company，Warsaw，IN）、Cook Shuttle、球囊导管（Boston Scientific，Natick，MA）、Guider Softip XF（Boston Scientific），Northstar（Cook Medical）和 Neuron（Penumbra Inc.，Alameda，CA）。Envoy 导引导管是非亲水性的，在血管内更稳定，在迂曲血管中提供了一个很好的平台，而且内腔较大。Cook Shuttle 鞘具有较大腔隙，内部扩张器渐变为适合 0.038in（1in=2.54cm）的导丝，能保证鞘的顺利推进。各种形状的导管（Slip Cath，Cook Medical）呈现出不同的形态，包括 105cm 长的 JB1、JB2、Simmons2、VTK 和 H2 内衬导管。与 Shuttle 配合使用，这些导管可以选择性进入主动脉弓上不同的血管。球囊导引导管的球囊可以阻断近端血流，防止远端血管出现栓塞，尤其在颈动脉介入治疗中。这些导管的腔隙相对较小，长度只有 80cm。Guider Softip XF 导管具有柔软的无损伤头端，但是它是亲水导管，相对薄弱易损，且易滑动。Northstar 是与 Shuttle 类似的另一种鞘或导引导管，可以提供较硬的稳定支撑。Neuron 导引导管较长（105cm 或 115cm），可以置于颅内循环中，其近端部分较硬，远端部分相对柔韧，允许放置于颅内非常远的部位。

（三）导引导管使用细节

导引导管对颅内栓塞治疗的成功起着关键作用，因为它们为软而柔韧的微导管进入颅内血管提供了稳定的平台。导管可以直接插入无迂曲和动脉硬化的年轻患者的靶血管。而在解剖迂曲、动脉硬化或肌纤维发育不良的患者时，应当使用交换导丝进行交换。导引导管应在路径图的指引下进入颈动脉和椎动脉。放置得越远，其提供的稳定性就越大，提高了对微导管和微导丝的控制。在无迂曲、无病变的颈动脉系统，建议将导引导管的头端置于颈内动脉岩骨部的垂直段。在明显迂曲的颈内动脉颈部，导引导管头端只要刚置于弯曲的近端即可。椎动脉导引导管头端的理想位置是椎动脉颅外段的远端，通常在第一个弯曲（C$_2$水平）。当导引导管到位时，通过导引导管注射造影剂（透视下）来检查导管头周围血管形态，检查导管头周围是否有血管痉挛或血管夹层。若出现导管头引起的血管痉挛和血流限制，回撤导管 1mm 经常足以恢复血流。对导引导管持续灌洗肝素盐水是很重要的，可以避免血栓形成和远端栓塞。在微导管进入和介入操作期间定期透视下监视导引导管的位置也很重要，应当保证导引导管位于恰当的位置。

（四）微导管

微导管可以通过导引导管同轴到达颅内循环。分为导丝导引微导管、血流导向微导管或可操控导丝导引微导管。

导丝导引微导管最常用。一般导丝导引微导管有 Echelon（eV3/Covidien，Irvine，CA）、Excelsior（Boston Scientific）、Prowler（Cordis）、Rebar（eV3）和 Renegade（Boston Scientific），这些微导管的长度、内外径各不相同，形状各异。Echelon 和 Rebar

是与二甲基亚砜（DMSO，某种液体栓塞剂的必需品）相兼容的。微导管的选择取决于以下几点：通过微导管输送的器材类型和栓塞剂，与导引导管内径的相对直径，能允许通过导引导管进行注射，以及到达靶点必须克服的解剖或迂曲。两点标记的微导管是使用可解脱弹簧圈所必需的，而非单标记微导管。这两个标记使微导管远端 3cm 的硬度比单标记微导管相应部位要稍微硬一些。

市场上仅有很少的血流导向微导管可用。Magic（Balt Extrusion, Montmorency, France）、Marathon（eV3）和 UItraflow（eV3）是经常使用的血流导向导管。这些微导管是无损伤的，可以进入小到直径 2mm 的血管。它们的远端非常柔韧，可以被血流拉动，是高血流病变患者很好的选择，如动静脉畸形。Marathon 和 UItraflow 导管与 DMSO 是相兼容的。

可操控微导管（如 Pivot、Boston Scientific）是最常见的具有导向性微导管头端的导丝导引导管。这些导管允许进入到操作困难的成角分支血管。一旦导管到位，则会很稳定，但它是所有微导管中最硬的。

微导管可以是直的、预塑形的或可被蒸汽塑形的。塑形微导管有助于进入成角的分支血管，一旦进入，则可以提供稳定的位置（与直导管相比）。预塑形的微导管较蒸汽塑形微导管更能保持其形状。

（五）导丝导引微导管使用的细微差别

双向路径图对微导管的精确超选和操作中监视微导管的位置至关重要。操作过程中需全程使用肝素盐水持续冲洗导引导管和微导管。所有导丝导引微导管都具有亲水涂层，包装于塑料箍中，可以用无菌肝素盐水冲洗，水化涂层。将微导管与旋转止血阀相连，用肝素盐水排除微导管中的空气。使用导丝导引器将微导丝插入旋转止血阀。扭控器固定于微导丝近端，通过扭控器旋转导丝远端的弯曲头端来实现对导丝的操控。在较直的血管节段微导管头端可以超越微导丝，从而减少血管损伤或穿通。在血管急弯或分支处，要旋转微导丝，谨慎通过。当微导管到达预期位置，轻拉并撤出微导丝。在透视下观察微导管头端并撤出微导丝，因为移除微导丝会释放积蓄在微导管上的能量，使微导管向前推进。经微导管注入少量造影剂可以确定微导管的位置和通畅性。需要全程注意连接于微导管（和导引导管）的旋转止血阀，确定是否有血栓、气泡产生。

三、"力量之塔"

"力量之塔"技术指的是以同轴的形式放置一系列导管，目的是加强稳定性和支撑，这对进入远端血管很有必要，常用于那些操作困难的主动脉弓和颅外血管解剖迂曲的患者。在这些情况下，想要到达靶血管，标准技术是不够的，因此不得不使用更坚硬的导引导管，如 8F Simmons2 导管。或者在 8F 90cm 长的 Cook Shuttle 中插入直的 8F Envoy 导引导管，增加 Shuttle 平台的稳定性以形成"力量之塔"。重要的是，仅那些有"力量之塔"经验的操作者可以在困难入路的患者中尝试，因为不当的技术可能导致严重的并发症。

在此情况下，另一种应用"力量之塔"技术的选择是借用硬导丝，如 SupraCore 导丝（Abbott Vascular），增加标准导引导管的稳定性，以便使其可以穿越极其迂曲的血管。

四、风险防范

患者术前、术中解剖的详细评估、介入治疗的目标及各种不同鞘和导管特点及性能的掌握程度，对神经血管内操作的成功非常重要，也是避免并发症的关键。

（山西省心血管病医院　成　涛　王贵泉）

第 14 章　股动脉入路

一、概述

经皮股总动脉置管是脑血管造影最常用的入路。了解这一区域的血管及解剖结构有助于减少进入血管时的并发症。腹股沟韧带起于髂前上棘，止于耻骨结节。髂外动脉在腹股沟韧带下方出骨盆后被称为股总动脉。股总动脉从腹股沟韧带穿过股骨头内 1/3，至远端股骨头下方靠近股骨颈和股骨小转子结合处分叉成股浅动脉和股深动脉。在股总动脉水平，股静脉位于动脉内侧，股神经位于动脉外侧。

二、治疗原则

理想的经皮股动脉置管的位置是股总动脉。在早期的股动脉入路描述中，提倡双壁穿刺技术，即有意将穿刺针穿透动脉前壁和后壁，缓慢退针使其进入管腔，直到针芯内出现搏动样出血。对于股总动脉置管，笔者提倡单纯前壁穿刺，因为这样会减少股动脉后壁穿刺点出血的风险。

三、预期及潜在并发症

尽管通常情况下这一操作是安全的，总体并发症发生率和死亡率较低。但是，即使是最优雅的神经血管内介入也会因发生一系列血管入路的并发症而黯然失色。高位穿刺会将导管置入髂外动脉，当拔出鞘时，会将患者置于后腹膜血肿形成的高风险中，因为直接压迫无法压到股动脉穿刺点。低位穿刺会将导管置入股浅动脉或股深动脉，这与血肿、假性动脉瘤或动静脉瘘形成的风险增加相关。

股动脉穿刺插管最常见的并发症是出血（可从浅表血肿到严重的后腹膜出血）、感染、假性动脉瘤形成、动脉夹层、动静脉瘘形成和血栓栓塞，或者血管闭塞性肢体缺血。尽管人工压迫不够充分、患者肥胖、封闭装置失败及其他原因可以导致血肿形成，但是动脉穿刺点选择不当是导致并发症的常见原因。有效的压迫和患者最终的止血效果取决于与动脉穿刺相关的两个因素为：①穿刺点位于动脉的腹侧面；②穿刺点位于股骨头下方。

四、技术要点

（一）入路

穿刺侧的选择要考虑到患者肢体缺血症状和先前的手术操作。准确的既往介入性血管检查史至关重要。我们采用放射摄影和手触解剖标记相结合的办法使用系统的股动脉入路。

（1）准备好腹股沟皮肤并铺单。一般选择右侧腹股沟。患者取仰卧位，使其靠近医师。先前的血管重建或其他手术瘢痕提示使用对侧腹股沟。有学者建议使用受累大脑半球对侧的股动脉以避免可能的并发症，然而事实未必如此，大脑和股动脉的并发症可能影响双侧腿部。

（2）通过触诊确定骨性标志。触诊髂前上棘和耻骨结节 / 耻骨联合。腹股沟韧带连接这两个骨骼结构，标记股总动脉的上界。

（3）将止血钳放于腹股沟预穿刺点，通过放射摄片确定股骨头内 1/3。一般情况下，股总动脉位于股骨头中心内侧 1cm。

（4）在放射摄片确定点之上触诊股动脉（这将是股总动脉）。

（5）在皮肤及皮下股动脉上方注射局部麻醉药。笔者倾向于将 1% 利多卡因和 4% 碳酸氢钠等量混合使用。

（6）用 11 号手术刀小心做一划痕或戳一切口。

（7）将斜面朝上，平行股动脉以 45°进穿刺针。笔者倾向于使用 21G 微穿刺套件。

（8）当看到鲜红的血液从穿刺针流出时，将 J 形导丝导入穿刺针（单壁技术）。

（9）保持 J 形导丝在位，移除穿刺针并将鞘交换，导入股总动脉。某些鞘中间需要使用扩张器这一步骤。一般地，笔者倾向于使用 4F 鞘进行诊断性造影。

（二）术后与止血

一般建议在开始或结束时均要对穿刺侧进行造影。如果开始前进行造影，周围血管解剖和穿刺侧可能发现潜在的问题（如严重的血管闭塞性病变或夹层），这会影响到医师终止手术、选择另一台手术或选择另外一侧入路。操作开始时，笔者对穿刺侧一般不常规进行血管造影，除非是穿刺或刚开始进入导丝时遇到困难。当进行股动脉造影时，笔者选择向同侧前倾 40°，这有助于显示髂外动脉、股总动脉、股深动脉和股浅动脉。而常规前后位投照时，这些动脉可能重叠在一起。

股动脉穿刺后通常的止血方法是直接人工压迫动脉穿刺点。一般拔出 4F 鞘后，人工压迫 10 ～ 15 分钟即可止血，但对于应用抗血小板或抗凝血药的患者，花费的时间会更长些。止血后，患者要保持卧床 4 ～ 6 小时。如果操作过程中曾使用肝素，很多医师会直到激活凝血时间＜ 160 秒后才拔出鞘。有很多经皮血管封闭装置可用于动脉穿刺后止血。这些装置尤其对使用大直径鞘或给予组织型纤溶酶原激活物后激活凝血时间较长，或者不能耐受卧床 4 ～ 6 小时的患者有帮助。当使用血管闭合装置时，必须进行股动脉造影，要确定是股总动脉置管及无明显的股动脉闭塞性病变，因为当低位或高位穿刺时（非股总动脉），这些装置与高并发症率相关。

（三）主要用途

股总动脉因其直径大、位置表浅、穿刺和压迫都可及而成为理想的置管血管。它是其他介入和神经介入操作的主要动脉入路。

（四）替代技术

对很多需要血管内治疗的患者都选择股动脉置管作为血管入路。在那些患有多种疾病或合并其他复杂情况的患者，如严重外周血管疾病、腹主动脉和髂动脉闭塞、累及腹股沟的股动脉旁路手术或骨盆损伤，股动脉入路是禁忌的或是高风险的。在这类患者，需要考虑备选的血管入路。备选的神经血管内介入入路包括肱动脉入路、桡动脉入路和直接颈动脉穿刺。

（五）风险防范

避免陷入麻烦的要点如下。

（1）不要单独依靠腹股沟皮肤褶皱作为穿刺的标记。腹股沟皮肤皱褶并非是与股总动脉走行一致的标记，它因体形而变化很大。

（2）对脉搏较弱或无脉搏的患者，准备双侧腹股沟皮肤并使用超声辅助。在超声检查时股静脉可以被压扁，而动脉则不能；沿动脉向近端和远端移动超声探头，股总动脉、股浅动脉和股深动脉很容易被辨别；很多先进的血管穿刺针具有回声头端。

（3）尝试动脉穿刺前常规在腹股沟区域透视，尤其是股骨头。髂部、股部及主动脉支架或血管夹在 X 线下可以被发现，有助于决定入路选择。

（4）在穿刺困难的病例，将穿刺针保持原位观察。当针接近动脉时，针会朝向动脉搏动。

（5）进针时如果患者感到锐痛，应询问疼痛位置。当针刺到股骨头时，疼痛点位于穿刺点；若针刺到股神经，疼痛会放射至腿部（神经位于动脉外侧）。

（6）当通过穿刺针推进 J 形导丝遇到阻力时，首先要做的是停止推进导丝。考虑在透视下推进导丝；考虑使用镍钛合金导丝，因镍钛合金导丝更长、更坚固，有时可以通过狭窄或迂曲的血管。

（7）如果意外穿刺到股静脉，将导丝留在原位作为穿刺动脉时的静脉标记。考虑置入直径小的鞘作为额外的静脉入路。

（山西省心血管病医院　成　涛　张　丽）

第 15 章　肱动脉和桡动脉入路

一、概述

尽管股动脉置管是脑血管造影最常用的血管入路，但是上肢动脉置管也可以提供一个备选入路。

二、治疗原则

了解这一区域的血管及解剖结构有助于减少并发症，并使血管入路建立变得容易。锁骨下动脉在胸廓出口穿过第 1 肋后即被称为腋动脉。肱动脉是腋动脉的延续，在腋动脉穿过大圆肌下缘后即被称为肱动脉。肱动脉沿手臂内侧下行到达肘前窝，然后分叉形成尺动脉和桡动脉。在肘前窝，肱动脉位于肱二头肌腱内侧、正中神经外侧。约 12% 的个体肱动脉分叉在异常高位，偶可近至腋下，临床上这意味着肘前窝可能有两支小动脉经过，而不是预料的较大的肱动脉。

三、预期与潜在并发症

可以在腋动脉、肱动脉或桡动脉水平获取动脉入路。曾有些神经外科医师喜欢选择腋动脉入路，引用的证据是较大直径血管的栓塞事件较少。一般情况下有两个基本的肱动脉穿刺点：肘前窝皮肤折痕处和上臂近心端距离肘前窝 5～10cm 的肱二头肌内侧。在肘前窝皮肤折痕处，肱动脉通常易被触及，容易穿刺和压迫，即使在病理性肥胖的患者。最近，一些介入科医师开始采用桡动脉入路，他们列举了该入路的优势，如患者舒适和来自尺动脉的侧支灌注。

四、潜在并发症

腋下入路的缺点包括前臂必须伸展导致的不适和与这一位置穿刺点相关的疼痛。尽管这一入路血栓形成的并发症可能较少，但发展为腋鞘血肿会导致手臂永久性神经功能损害。而且腋鞘血肿分外危险，因为临床上一系列严重的神经受压可以在无血肿形成的任何外部征象下发生，且仅表现为疼痛，而疼痛常是动脉穿刺点无关紧要的表现。

肱动脉入路的局限性包括动脉血栓形成的并发症，尤其是使用 6F 或更大直径的鞘时。

幸运的是，血栓事件可以通过有效而简便的血栓切除术解决，如果发现及时，经常在局部麻醉下即可实施。Uchino 回顾了其采用肱动脉入路进行脑血管造影的一大组病例研究，有 342 例置管，并发症发生率为 2.1%（7 例并发症：2 例严重，5 例轻微）。严重的一例患者需要手术清除巨大血肿，另外一例在被发现脉搏缺失时注入尿激酶并成功溶解血栓。在这组病例中，所有发生并发症的患者均恢复良好。

五、技术要点

决定是否使用动脉鞘或不使用动脉鞘而直接使用导引导管仍存有争议。尚无比较两种技术的前瞻性研究。然而有些回顾性研究证据认为选择的导管或鞘越大，入路侧的并发症发生率越高。肱动脉入路置管与股动脉相似。

（一）入路

（1）穿刺侧的选择要考虑到患者上肢操作的既往史及双臂血压情况。锁骨下动脉近端闭塞临床上可以是隐匿的，仅当双侧上肢血压相差 10 ～ 20mmHg 时才出现症状。

（2）准备肘前窝和手臂内侧近心端。一般选择右侧手臂，使其近端靠近医师，患者取仰卧位。然而在某些病例，选择左侧，因为可以不必经过右侧的头臂干到达主动脉弓。锁骨下动脉狭窄或闭塞患者使用未受影响的一侧。

（3）通过触诊确定标记。在肘前窝触诊肱二头肌腱。肱动脉脉搏位于该肌腱内侧。在上臂内侧，距离肘前窝 5 ～ 10cm，触诊肱二头肌腱下界。

（4）触诊肱动脉。

（5）在覆盖肱动脉的皮下和皮下组织注射局部麻醉药。笔者喜欢用 1% 利多卡因和 4.25% 碳酸氢钠混合液。

（6）用 11 号手术刀小心做一划痕或戳一切口。

（7）斜面朝上，以 45° 角平行动脉进针。

（8）当看到鲜红的血液从穿刺针孔搏动性流出时，将 J 形导丝导入穿刺针（单壁技术）。

（9）保持 J 形导丝在位，移除穿刺针，并将鞘或导管交换，导入肱动脉。一般情况下，笔者更倾向于用 4F 鞘或直接置入中间导管或诊断导管。当需要交换使用更大直径的鞘时（5F 或 6F），置鞘之前笔者会通过扩张器注射维拉帕米 5mg。

（10）穿刺成功后常规对患者进行肝素化，使激活凝血时间处于 250 ～ 300 秒。

（二）操作后注意事项与止血

久经考验的动脉穿刺后止血方法是直接人工压迫动脉穿刺点。与股动脉入路相比，肱动脉入路的益处之一是，操作后患者不必卧床制动数小时。一般情况下，止血后手臂制动 3 小时，但是患者可被移动和出院回家。笔者要求患者在一天中剩下的时间内手臂及手不要参与任何活动。第二天可以参加正常活动。

六、适应证

尽管上肢动脉置管可能充满技术挑战性，但对于合并其他复杂情况的患者很有用，如腹主动脉与髂动脉闭塞性病变、腹股沟水平的血管操作、骨盆损伤、腹股沟区感染、病理性肥胖或其他导致股动脉入路禁忌或高危的情况。

七、替代技术

一般情况下，肱动脉入路作为股动脉入路的备选。脑血管造影时肱动脉入路和股动脉入路的备选入路有桡动脉、尺动脉、腋动脉和颈动脉的直接穿刺。

八、风险防范

避免陷入麻烦的要点包括以下几点。

（1）在医师熟悉肱动脉入路这一技术前，笔者建议使用超声辅助。在肘窝上下沿着动脉移动超声探头，可以很容易地辨别出肱动脉和尺动脉分支（非压缩性的）。很多先进的血管穿刺针具有回声头端。

（2）在穿刺困难病例时将穿刺针保持原位观察。当针接近动脉时，针会搏动，典型的是朝向动脉。

（3）当在肘前窝进针时，如果患者感到锐痛，应询问疼痛的位置。当针刺到肱骨时，疼痛位于穿刺点，但是当针刺到正中神经时，疼痛会沿手臂向下放射（神经位于动脉内侧）。

（4）通过穿刺针进入 J 形导丝遇到任何阻力时，首先要做的事情就是停止进导丝。考虑在透视下导入导丝。考虑使用镍钛导丝，因镍钛合金导丝更长、更坚固，有时可以通过狭窄或迂曲的血管。如果 J 形导丝卷曲，撤出导丝，确定针仍在动脉内。抽出鲜红色回血，在透视下注入少量造影剂。

（5）监测远端（手）缺血。即使是急性肱动脉闭塞，仍然可以表现为正常的运动和感觉功能，因为通过肘部的侧支循环很丰富。检查肱动脉通畅性的最好方法是确认桡动脉远端脉搏的持续存在。

（山西省心血管病医院　成　涛　胡　琼）

第 16 章　血管内操作的直接入路技术

一、概述

传统的股动脉入路是血管内操作的主要入路，但偶尔会因解剖因素限制使用该入路到达病变部位。通常这是由于血管的极度迂曲或动脉硬化闭塞性病变，使得导丝在腔内无法通过。在这种情况下，一种选择是通过开放手术治疗这一病变；另一种选择是复合手术：通过手术暴露病变近端血管，避开限制入路的迂曲血管或动脉粥样硬化的病变血管，这样血管内治疗的优势仍然可以实现。对每一位神经介入医师来说，了解这些备选入路的方法是很重要的。

二、治疗原则

一般情况下，开放手术暴露血管之前通常采用传统入路。尤其是后循环病变，选择同侧桡动脉入路比选择近端锁骨下动脉入路的角度更适合。对椎动脉 V_1 段近端狭窄的患者，可以采用锁骨上入路。对于远端迂曲血管，需要暴露至 V_3 段。对于海绵窦入路，笔者总是首先尝试经岩下窦和岩上窦的后方入路，之后经内眦静脉到达眼上静脉。如果这些入路都无法实现，那么可以尝试将眼上静脉切开或直接经眶穿刺海绵窦的方法，开颅直接穿刺海绵窦是最后的选择。对于面临相同的近端血管入路困难的前循环病变，由于大多数神经外科医师熟悉颈动脉的暴露，可以直接穿刺颈动脉。

三、预期及潜在并发症

股动脉入路主要的风险是血栓栓塞性并发症和出血，并且直接暴露也不能消除这些风险。另外，直接手术暴露有其自身的风险，这些风险因暴露部位不同而多变（如颈动脉暴露时引起的脑神经损害）。一般情况下，开放性暴露的部位是不太能受压的，另外，由于部位太近，血管闭合装置万一出现问题会导致更高部位栓子栓塞的风险，因此常需要直接缝合。

四、操作技术

尽管这些操作的理想地点是在外科、血管内治疗复合手术室，但是这些开放性操作经常不得不在手术室和术中造影中进行，尤其是颈动脉和椎动脉的暴露。经眶入路（眼上静脉切开，经眶穿刺）可以在造影室进行。如果可能的话，股动脉入路对到达拟直接暴露的动脉近端是有帮助的，术者可以在路径图的指引下进行切开/直接穿刺。动脉暴露后选择穿刺点，以6-0缝线做荷包缝合。微穿刺装置穿刺后插入造影管，微导管通过造影管插入。操作结束时，移除鞘，收紧荷包缝线。偶尔需要用7-0线缝合止血。之后，将患者置于重症监护室监测。

（一）颈动脉和椎动脉暴露

暴露颈动脉和椎动脉时，一旦暴露了动脉，用微穿刺装备中21G穿刺针穿刺动脉。使用Seidinger技术交换置入18G套管针鞘，并通过针鞘置入微导管。不将鞘接旋转止血阀或使用肝素化冲洗。

（二）颈动脉暴露

（1）患者头部轻度伸展，肩胛下垫毛巾，头稍微转向对侧，使颈部角度展开，颈内动脉朝向术者。

（2）从锁骨上方2cm开始，平行胸锁乳突肌在其内侧面做一直切口。做传统颈动脉切口延至下颌角。更精准的切口可以依据颈动脉分叉的位置而定。备选的切口是皮肤折痕内横切口，这个切口具有更加美观的优势。

（3）切开皮肤后，用组织剪平行切口钝性分离皮下脂肪直至颈阔肌，避免损伤位于脂肪下层的颈外动脉。

（4）手指触及胸锁乳突肌，紧邻其内侧面切开。切口全长都要保持展现这一视野，避免随着切口加深而形成锥形。分离的目标点实际位于胸锁乳突肌下面，这样可以避免像颈前路椎间盘切除术加融合术中经常发生的向内侧偏移的倾向。

（5）放置自动牵开器时，内侧齿刃要浅些，外侧齿刃要深及胸锁乳突肌，这样可以避免过度牵拉走行于内侧面的喉神经。

（6）关键的手术标记是确认胸锁乳突肌下面的颈内静脉。沿着颈内静脉的内侧面分离，使其向外侧松解以暴露颈动脉鞘。因为面静脉走行于颈内静脉内侧，越过颈动脉鞘，为了便于暴露，经常需要离断面静脉。舌下神经可能恰好位于面静脉后壁，因此需要分离清楚，确定不要离断该神经。

（7）打开颈动脉鞘，辨认颈动脉分叉。

（三）椎动脉暴露：V_1段

（1）患者取仰卧位，头圈固定，头呈伸位并转向对侧。轻柔牵拉同侧手臂，将肩部向下拉以改善暴露。

（2）与L形切口相反，考虑到美容的原因，笔者倾向于采用横行直切口。因为仅仅是简单的穿刺，而不像椎动脉移位术那样需要更多的暴露。

（3）在锁骨上2cm做一横行直切口，中心位于胸锁乳突肌外侧头，从胸骨切迹向外侧延伸7cm。

（4）确认颈阔肌并以平行切口切开，这样可以暴露胸锁乳突肌两个头端和在胸锁乳突肌外侧界暴露颈外静脉。

（5）切断胸锁乳突肌外侧头（锁骨端的）并向上牵开，暴露颈动脉鞘并打开，暴露颈内动脉、颈内静脉和迷走神经。在手术野的外侧缘，膈神经位于胸锁乳突肌的深面，前斜角肌的顶部，因此所有分离需要在内侧面进行，以避免损伤膈神经。

（6）将颈内动脉牵向内侧，颈内静脉牵向外侧，打开颈动脉鞘后壁。在颈内动脉和颈内静脉之间操作，确定锁骨下动脉和近端椎动脉。区别于甲状颈干，与甲状颈干相反，椎动脉起于后上方，无分支血管，而甲状颈干起于前面且具有分支。另外一个标记是甲状腺下动脉，可以向近端追溯到锁骨下动脉，然后从那里向近端可以发现椎动脉。

（7）胸导管经常阻挡导管进入这一区域，需要将其离断。在导管的右侧，有很多小淋巴管注入锁骨下动脉；在左侧，导管由粗的管道汇集。在任何病例中，胸导管很难被凝住，因此需要结扎和切断。与椎动脉移位术的暴露不同，在不结扎胸导管的情况下暴露椎动脉穿刺是可行的。

（四）椎动脉暴露：V₃ 段

（1）患者取俯卧位或 3/4 俯卧位，将三点颅骨固定。

（2）暴露颅颈交界外侧，可选择几种切口。笔者倾向于中线切口从 C₃ 椎体至枕外隆凸，弯向外侧至乳突（"曲棍球"切口）。旁正中切口作为备选，即所谓的 lazy S 形切口。这一切口的优势在于可以避免必须向前牵拉大块的枕下肌肉组织。不足之处在于解剖困难，因为没有考虑到组织间的自然平面，而是代之以肌肉分离的入路。

（3）笔者倾向于选择曲棍球切口，之后将头皮和枕下肌肉从枕骨下分离，在项线处保留一块肌筋膜瓣，便于关闭时缝合。

（4）将椎旁肌肉从 C₁ 和 C₂ 椎体层面分离开来，通过骨膜下剥离保留周围静脉丛，从而暴露椎动脉位于动脉沟内段。使用多普勒超声微探头有助于确认动脉。

（5）穿刺后将透视臂引入手术野，患者仍保持俯卧位，使用造影导管进行造影。

（五）通过暴露眼上静脉至海绵窦入路

（1）采用股动脉入路，将导管置于颈内动脉，以使眼上静脉在透视指引下能被显示。

（2）在上眼睑褶痕处做一小切口，弯向鼻侧。切开皮肤，确认眼轮匝肌并切开。

（3）确认眶隔并切开，暴露眼眶脂肪。钝性分离脂肪就可确认动脉化的眼上静脉。

（4）清除眼上静脉的脂肪，形成 2cm 长的节段，在静脉近端和远端环绕缝线，当穿刺静脉时收紧以防止出血，并置入马拉松微导管。

（5）通过颈内动脉诊断导管完成静脉阶段的路径图，用来指引微导管到达海绵窦前方。

（6）通过微导管造影确认其在海绵窦内的位置。

（7）按照通常模式使用弹簧圈或液体栓塞剂栓塞海绵窦。

（8）移除导管后，在穿刺点远端结扎眼上静脉。

（六）通过直接经眶穿刺至海绵窦入路

（1）采用股动脉入路，将导管置于颈内动脉。

（2）在造影期间进行三维 CT 扫描（Dyna CT，Siemens AG，Erlangen，Germany）进行三维重建。这个三维重建可以旋转到显示最有效的通向眶上裂的角度。

（3）一旦工作角度确定后，固定前后位透视像作为工作视野，CT 重建被用作路径图来引导穿刺针。侧位像作为颈内动脉的路径图，在进针时能被显示。

（4）在眶下缘中外 1/3 结合处，用 20G 腰椎穿刺针经皮插入。

（5）沿眶底缓慢进针，使用 3D CT 重建指引穿刺针进入眶上裂。间歇移除针芯，检查静脉回血。

（6）到达眶上裂后，颈内动脉内注射造影剂以确认颈内动脉与穿刺针的相对位置。

（7）通过腰椎穿刺针造影以确定已正确定位于海绵窦前方。

（8）采用二甲基亚砜冲洗后，在空白路径图直接透视下使用 Onyx18 栓塞海绵窦。

（9）移除穿刺针，进行 Dyna CT 检查以确认无眶内出血。

五、适应证

取决于所要治疗的病变。

六、替代技术

这些技术为传统股动脉或肱动脉入路的备选技术。一般情况下，如果通过常规入路可以到达病变部位，应该在尝试上述直接切开暴露之前采用这些常规入路。尤其是后循环，桡动脉入路可以在很大程度上克服因椎动脉近段血管迂曲带来的导管操作困难。

颈动脉也可以经皮直接穿刺。若有必要，笔者倾向于开放暴露颈动脉，以便可以通过缝合动脉穿刺点直接止血，而不是通过颈部压迫。开颅手术可以到达海绵窦，开颅后可以穿刺海绵窦。笔者倾向于选择眼上静脉切开或直接经眶穿刺海绵窦的方法，而不是通过开颅手术。

七、风险防范

采用切开方法直接暴露血管入路一定会给血管内治疗增加一些复杂性。要注重术中细致地止血，且顾及自然组织层面，这将会在很大程度上预防并发症的发生。如果神经介入医师不熟悉这些解剖，眼科或外周血管外科医师可以帮助操作。直接经眶穿刺海绵窦，可能会引起明显的眼球水肿或眶后血肿，有时可能不得不进行引流或外眦切开。

（山西省心血管病医院　成　涛　王智云）

第 17 章　股动脉入路并发症的管理

一、概述

穿刺点并发症是导致患病率和死亡率上升的重要原因，而且增加了动脉造影后的住院时间。血管并发症包括出血、血肿、假性动脉瘤、动静脉瘘及继发于血管夹层、血栓形成或闭合装置故障的急性肢体缺血。有很多患者因素和医源性因素都会增加发生这些并发症的风险。由于介入科医师经常面临这些并发症，因此恰当地选择患者、细致研读手术前影像及选择合理的手术入路技术都能帮助减少这类问题发生。

二、术前患者评估

患者的评估和选择对减少穿刺点并发症很重要。在经皮血管介入开始之前，介入医师应当彻底询问病史和进行体格检查，详细了解患者提到的症状，因为这些症状可能会提示存在外周血管病（peripheral vascular disease，PVD）和血管手术史。外周血管病的症状包括跛行、静息痛和远端缺血性组织缺失。由于外周血管病经常是无症状的，故检查双侧股动脉、腘动脉、胫骨后动脉和足背动脉搏动同等重要，注意脉搏是否缺失、减弱或正常（通常 0、1 或 2 个或 2 个以上）。动脉上皮肤有切口的，提示之前做过血管介入，包括动脉旁路移植和内膜切除。此外，股动脉听诊听及杂音时，提示存在狭窄。彻底的体格检查不仅能检出外周血管病，提高动脉入路的精准性，而且为术后检查建立了重要的基线信息。

如果股动脉搏动消失或减弱，很可能是腹主动脉、髂动脉闭塞性疾病，提示需要进行术前影像学检查，如 CT 扫描或磁共振（magnetic resonance，MR）血管造影。影像检查结果可能导致选择不同的穿刺点（对侧股动脉、肱动脉或桡动脉）。肾功能减退的患者，采用多普勒超声检查可能有益。如果股动脉搏动正常，但远端搏动减弱或缺失，很可能是股动脉 - 腘动脉疾病。尽管这不是股动脉入路的禁忌证，但是在手术前获得踝 - 肱指数和（或）进一步进行影像学检查建立恰当的基线信息是很重要的。

遗憾的是，并非所有穿刺点并发症的危险因素都能得到控制。这些因素包括高龄（病变迂曲的血管）、身材矮小（血管细小）、女性（血管细小）、糖尿病（病变的血管钙化）、肥胖（增加血管至皮肤表面的距离）和出血素质（止血效果差）。对于这些高危患者群体，需要考虑传统动脉造影以外的其他方法。

（一）入路技术

股动脉入路是常规的入路，肱动脉入路常用于腹主动脉、髂动脉闭塞性疾病的患者。使用股动脉入路的主要优势是血管腔较大（因此降低了血栓性并发症），导管容易导入至主动脉弓各个分支，以及股动脉就在股骨头正上方。第三个特征很重要，因为它提供了一个可以固定的结构，在股骨头上可以压迫被穿刺的股动脉而止血。

股总动脉的位置位于股骨头正上方，这使得其成为很理想的穿刺点。这一穿刺点往往比理想的预期更高，可以很简单地通过触诊腹股沟皮肤褶痕而被发现。触及搏动后，应该透视显示股骨头。麻醉覆盖股骨头下缘的皮肤及围绕股动脉的深部组织。微穿刺针（21G 穿刺针，Cook Inc.，Bloomington，IN）以 45°角进入股总动脉前壁，穿刺成功后，将 0.014 in 导丝通过穿刺针进入髂动脉系统。通过透视，若导丝位于腰椎左侧并呈搏动性，则确定为动脉入路（导丝若在腰椎右侧，提示可能是静脉入路）。然后将穿刺针换成微穿刺鞘，它允许最大尺寸为标准 0.035 in 的导丝系统通过。

保证进入股骨头正上方的股总动脉的备选技术是使用术中多普勒超声检查。这种方法可以辨别股总动脉分叉部，确保穿刺点恰好位于其上方。

就预防并发症而言，动脉穿刺的精准性无论怎么强调都不为过。穿刺进入髂外动脉有出血风险，因为这时无法对着股骨头压迫止血。穿刺进入近端股深或股浅动脉，由于同样的原因也会有出血风险，而且如果动脉直径较小的话，血栓的发生率较高。

在具备这些影像技术和微穿刺针的条件下，笔者更倾向于选择这些技术而不采用双壁穿刺法。双壁穿刺法对于有明显动脉粥样硬化斑块的患者可能的确是有用的，尤其是当病变累及要被穿刺的动脉前壁时，但对于抗凝患者或可能接受溶栓治疗的患者不太适合。

（二）动脉造影术后

操作结束后，笔者推荐经穿刺鞘进行髂动脉造影来评估穿刺血管是否存在夹层（尤其是血管细小或插入导管进入主动脉遇到困难时）、血栓形成、动脉粥样硬化及确定穿刺点准确的血管造影位置。同侧斜位观有助于显示股总动脉分叉的位置（如右前斜位 30°观察右侧股总动脉分叉）。辨认这一部位的夹层和（或）血栓性并发症是避免术后肢体缺血和任何治疗延误的关键。此外，严重的血管病变提示最好通过人工压迫的方法止血而不是应用闭合装置。笔者的经验表明在严重病变的血管，闭合装置往往释放得都不好。

三、并发症的管理

与任何手术一样，对并发症的迅速认识和治疗对降低手术致残率和死亡率极其重要。穿刺点的并发症可以是出血性的，也可以是缺血性的，可导致血流动力学不稳定、心源性并发症和肢体缺血或截肢。可出现在术后即刻或延迟出现（术后数小时到几天）。

（一）出血 / 血肿

1. 诊断　动脉穿刺点止血不充分可导致动脉出血和随后的血肿形成。尽管诊断通常根据体检做出，但是高位动脉穿刺点出血（如髂外动脉）可以逆行发展至后腹膜腔，直到患者发生失血性低血压时才被发觉。在这种情况下，腹部和盆腔 CT 检查可以明确诊断。

2. 治疗　当意识到动脉穿刺点出血时，直接压迫止血经常可以奏效。同时治疗系统性低血压和手术操作后凝血功能障碍也很重要。如果出血未被觉察，穿刺点上方的血肿形成将会导致止血不充分和进一步出血，可能需要手术干预，有些也会导致假性动脉瘤形成。治疗血肿的关键是评估其对周围结构的压迫。被压迫的结构包括内侧的股静脉（导致深静脉血栓 / 水肿）、外侧的股神经（导致感觉和运动缺失）和其上方的皮肤（可以发生坏死）。这些结构中任何部分受到明显压迫均提示需要手术清除血肿。

动脉穿刺点的开放式修复经常要求在全身麻醉下进行，能使患者感觉舒适，同时必要时可对远、近端血管进行控制。血肿清除后经常可以暴露动脉壁上的小撕裂口，可以直接修复。而对于严重动脉粥样硬化的血管常需进行局部内膜切除和补片血管成形术。如果皮肤没有坏死，可进行引流并缝合筋膜和皮肤。但对于广泛皮肤坏死的患者，需要扩创和使用真空辅助封闭敷料。

（二）假性动脉瘤

1. 诊断　明显的血肿形成，血肿内形成腔隙，并由动脉穿刺点向其内主动供血就会导致假性动脉瘤。连接腔隙与动脉穿刺点的区域成为动脉瘤颈。如果在动脉穿刺点上有血肿，血肿内闻及收缩期杂音，就应意识到存在假性动脉瘤。一般情况下，如果有明显血肿，无论是否有杂音，均需要对这一区域进行动脉多普勒超声检查，确诊是否有假性动脉瘤。动脉多普勒超声检查能准确确定腔隙大小（相对假性动脉瘤的大小，血肿本身会更大些）及瘤颈的长度和宽度。

2. 治疗　假性动脉瘤的自然史取决于其大小。一般情况下，小于 1 ～ 3cm 的假性动脉瘤经常会有自发性血栓形成，不需要进一步治疗。相反，大于 1 ～ 3cm 的假性动脉瘤可能会增大和破裂，因此建议治疗。

很多假性动脉瘤可以通过无创的方式得到治疗。可以在多普勒超声引导下注射凝血酶原诱导假性动脉瘤内血栓形成。报道显示成功率在 69% ～ 100%。这一方法的禁忌证是瘤颈基底较宽（有潜在动脉血栓形成的风险）和伴随动静脉瘘（有静脉血栓栓塞风险）。

对表现为瘤颈基底较宽或动静脉瘘者，治疗包括多普勒超声引导下压迫瘤颈诱发血栓形成。这个技术有点痛苦，因为它要求压迫 90 分钟，患者会感到疼痛。很多文献报道成功率在 27% ～ 100%。

在大型假性动脉瘤无法用无创方法治疗时，需要开放手术修复。与手术处理出血和血肿相似，手术包括简单的穿刺点闭合或补片血管成形术。处理最棘手的并发症是感染性假性动脉瘤。必须手术清创血肿，并采用与股总动脉尺寸相当的静脉自体移植（如近端大隐静脉）。

（三）动静脉瘘

1. 诊断　动脉穿刺后形成的动静脉瘘表现为穿刺点（通常是股总动脉）与邻近静脉（通常股总静脉直接参与或通过分支参与，如大隐静脉）的直接相通。因为与假性动脉瘤相关，动静脉瘘通常是在用多普勒超声对覆盖在穿刺点上的血肿进行评估时被偶然发现并诊断的。在体格检查时，闻及穿刺点连续性杂音就提示存在动静脉瘘；而假性动脉瘤则相反，杂音局限于心脏收缩期。如果在穿刺点闻及任何杂音，应该使用多普勒超声来评估动静脉瘘形成的可能。

2. 治疗　因为很多动静脉瘘表现为穿刺动脉与静脉间的微小连接，很多不需要治疗就会自发性愈合。而那些不能自愈的动静脉瘘，很多是无症状的，因此，通常临床观察就足够了。很少情况下动静脉瘘会持续存在、扩大和出现症状。症状通常表现为同侧肢体水肿，动脉盗血和高排血量性心力衰竭很少见。

症状性动静脉瘘需要治疗。如果动静脉瘘是急性的（2周内），超声引导下压迫可能会有效。当动静脉瘘是慢性时，可能需要开放手术修复。一般手术是控制动脉的远、近端，切除瘘并对累及的动脉和静脉进行补片修补。血管内治疗同样有效，包括用带膜支架覆盖动静脉瘘的动脉部分。尽管这样可以避免开放切口，但需要行对侧动脉穿刺，可能会有相应的并发症。

（四）急性肢体缺血

1. **诊断**　动脉穿刺后同侧肢体血流急剧减少导致肢体急性缺血。这通常是由于在小动脉中使用偏大的动脉鞘、动脉穿刺点血栓形成所导致的。动脉穿刺点或髂动脉近端的破坏/夹层（股动脉穿刺病例），在术前可能被忽略的这一区域的动脉粥样硬化，动脉闭合装置失灵等因素也可造成急性动脉闭塞。尽管动脉痉挛可以造成暂时性/相对缺血，但需要排除其他原因，以免延误治疗，这是至关重要的。

动脉穿刺最可怕的并发症是急性肢体缺血，尽管少见，但它可以导致骨筋膜室综合征和被截肢。急性肢体缺血的标志是5P：疼痛（pain）、无脉（pulselessness）、冰冷（poikilothermia）、感觉异常（paresthesias）、麻痹（paralysis）。当意识到急性肢体缺血、有神经功能障碍表现时（感觉和运动缺失），必须急诊进行血管重建。

2. **治疗**　当意识到急性肢体缺血时，应当立即静脉注射肝素抗凝，除非有其他药物和手术禁忌情况，这有助于防止闭塞血管的远、近端血栓形成。

随后进行动脉造影充分评估闭塞程度，并详细了解动脉情况。如果时间允许（如无肢体运动和感觉变化），可以先做头颈部CT血管成像，如果怀疑有局部异常情况（如仅动脉穿刺点血栓形成），进行动脉多普勒超声成像可能有帮助。但在情况更紧急的病例，患者应该立即被送入手术室进行动脉造影，同时进行血管重建。

血管重建可以采用血管内或开放手术两者中的任何一种。在股动脉穿刺和动脉缺血病例，笔者通常通过对侧腹股沟穿刺进行动脉造影，显示主动脉、髂动脉和股动脉系统。从这一入路，髂血管夹层可以用支架处理。尽管血栓可以用机械溶栓治疗，但是这一方式在新鲜的动脉穿刺点内及其周围一般是禁忌的。

开放修复一般通过暴露被穿刺的动脉。采用Fogarty导管在动脉穿刺点横断面的近端和远端进行取栓。在闭合装置失败的病例，清除动脉栓子经常需要纵行切开动脉，随即行补片血管成形术。完成后进行动脉造影以评估血管重建是否充分。在严重缺血性动脉病例，应该考虑预防性地切开腿部4个骨筋膜室，以免骨筋膜室综合征再灌注损伤发生。

血管重建后，对于弥漫性血栓形成的患者应该考虑持续抗凝治疗。即便是筋膜切开的患者，监测骨筋膜室综合征也很重要，同时要经常评估肢体再灌注情况。

（山西省心血管病医院　成　涛　赵　容）

第18章　动脉弓选择性插管

一、概述

识别主动脉弓正常和异常解剖及颅颈循环是脑血管造影和血管内介入治疗成功的关键。在近端大血管狭窄、迂曲或解剖变异的情形下，使用标准导管通过将会非常困难，因此进行主动脉弓造影是必要的。通常使用多孔猪尾巴导管注射造影剂＜30ml。主动脉弓本身及大血管的起始点在左前斜位通常显示得比较清晰。

二、正常与异常解剖

认识主动脉弓的正常解剖与异常解剖同等重要。

（一）正常解剖

胸主动脉分为4段。①升主动脉：起于左心室基底，在胸骨后垂直上升，长度5cm。②横主动脉或主动脉弓：有2个弯曲，第一个弯向上方，第二个弯向前方至左侧。主动脉弓有3个主要分支，即我们所知的大血管发出点，正常的排列顺序如下：头臂干、左侧颈总动脉（CCA）、左侧锁骨下动脉。③主动脉峡部：位于左侧锁骨下动脉起点与胸导管之间的正常狭窄区域。④降主动脉。

（二）动脉弓变异

上述提及的标准主动脉弓上大血管起始点的顺序在所有病例中占60%～70%，代表着左侧第四胚胎性血管弓的存留。主动脉弓有很多可能的变异，因为在主动脉弓上直接发出的大血管的数目可以少至2个多至6个。尽管这些不同的变异可能给插管带来困难，但最常见的变异（如迷走右锁骨下动脉、牛型弓或左侧椎动脉直接发起于主动脉弓）往往很容易被识别，可以在无主动脉路径图的情况下选择插管。

三、治疗原则

一些不同品牌的导丝和导管可以通过动脉弓和大血管。选择的喜好因医疗机构及造影者的不同而不同。笔者的经验是使用单弯末端开孔导管（如 Angle glide 导管，Terumo Corp，Somerset，NJ）。首选用于无高血压病史和主动脉弓正常的年轻患者。这些导管的远端有一弯曲，因此不需要在弓内塑形（重新成形或再塑形），这有利于对同时连接持续冲洗系统的导管的操控。然而，单弯导管在迂曲血管内很难控制，可能无法进入迂曲的血管。相比较而言，多弯末端开孔导管有 2 个弯曲（如 Simmons2 导引导管，Cordis Corp.Warren，NJ），在进入大血管之前，要对远端弯曲的头端再成形。造影者对导管的操控很多，这使得这类导管连接持续冲洗系统变得不切实际，不得不间断重复冲洗导管。这些导管的优势在于能够插管进入弯曲大血管的近端，但是这些导管的形状妨碍其顺着亲水导丝（最常使用的是 0.035 in 成角的 Glide wire，Terumo）前行得更远，因此不适合进一步选择性插管血管造影。当遭遇复杂主动脉弓时，为了安全、高效地完成颅颈动脉插管，通常先进行主动脉弓 CT 血管成像或主动脉弓造影。

四、预期与潜在并发症

动脉弓选择性插管的目标是快速而顺利地进入大血管以进行诊断和介入治疗。需预先选择合适的诊断导管，通常可根据患者的年龄进行选择。对 50 岁以下的患者选择使用单弯导管，50 岁以上的患者选择双弯导管。最严重的并发症是未注意到的主动脉弓斑块碎裂导致的栓塞。这些斑块经常是脆弱易碎的。发现这些斑块最好的方式是在术前进行主动脉弓计算机断层血管成像（CT angiogram，CTA）或磁共振血管成像（magnetic resonance angiogram，MRA）。如果无法进行这些检查，对严重钙化的主动脉弓，造影者要警惕斑块的存在，有必要进行主动脉弓造影。另外，多发性血管供血区栓塞应当引起术者警惕。对栓子栓塞性脑梗死患者笔者常规进行主动脉弓 CTA，并作为首要条件。

五、技术要点

当股动脉造影排除了夹层或异常穿刺点后，将头端弯曲导丝（或使用 0.035in 成角 Glidewire，该导丝柔软、有弹性并容易操控，或者使用 0.038 in 成角 Glidewire，该导丝比 0.035 in 的导丝稍微硬一些，当需要增加导丝支撑力时是有帮助的）从股动脉穿刺点（或偶尔使用的桡动脉或肱动脉）进入降主动脉。这一操作应该在透视下完成。需要注意的是：如果导丝在行进中遇到困难，透视是很关键的，可以确定导丝不在错误的主干，如同侧髂内动脉、对侧髂外动脉、肾动脉或自身成襻。在对已知的动脉粥样硬化性疾病、髂动脉支架或存在主动脉瘤的患者操作时尤其会遇到这些困难。当导丝进入升主动脉时，术者应当固定导丝并捏紧，推送导管到达主动脉弓。导丝操作、大血管插管和导管冲洗技术的顺利开展取决于是使用单弯还是多弯导管。

（一）使用单弯导管进行大血管插管

进行脑血管选择性插管时，单弯导管是首选，尤其是针对无动脉粥样硬化性疾病（"正常"弓）或高血压病的年轻患者。这些导管即使接上持续冲洗系统通常也比较容易操作。当导丝越过主动脉弓进入升主动脉时，保持导管头端指向下方，沿导丝向前朝主动脉瓣方向推进。大血管置管时，当导管进入其垂直位时扭转导管，并轻轻回撤导管。通常这一方法会选择在头臂动脉开口处。通过操控导丝，沿着导丝以旋转的方式推进导管，将其选择性插入右侧颈总动脉或右侧椎动脉，然后移除导丝，会顺着冲洗管回血。当术者推进导管遇到困难时，要考虑到近端血管迂曲造成弯折的可能。当将患者的头转向靶血管对侧并行进导丝时，要求患者深吸气后屏住呼吸或反复轻咳，这样的技术可以将这类弯曲的血管拉直。术者可能面临的另一个困难是导管不能顺畅地沿着导丝前行。对于这个困难，除了上述技术，需要将导丝比通常行进得更远。因此，当导管要进入椎动脉时，导丝应当沿着锁骨下动脉到远端。当导管进入颈总动脉时，导丝应进入到颈外动脉分支。这通常在路径图指引辅助下完成。沿着导丝，以很小的、平稳的力量推进导管。当导管到位时，撤出导丝。透视下，试验性注入造影剂以保证导管位于恰当的位置，确认无夹层或血流淤滞。

前位左侧颈总动脉插管通常有一定的挑战性。当从头臂动脉缓慢回撤导管时，逆时针旋转导管使其指向前方，以此完成颈总动脉插管。否则导管头端会错过颈总动脉开口而"跳"到左侧锁骨下动脉。当准备让导丝前行时，导管头应当保持在竖直位置。

（二）使用多弯导管大血管插管

多弯导管首选用于老年患者的脑血管造影，尤其是患有动脉粥样硬化性疾病、高血压病、近端血管迂曲或主动脉弓变异的患者（例如，右侧锁骨下动脉迷行、牛角型动脉弓或左侧椎动脉直接起于主动脉弓）。多弯导管（例如，Simmons 2 导管）的远端弯曲在进入大血管前需要重塑形，可以采用不同的入路完成塑形。在左侧锁骨下动脉塑形是最简单和损伤最小的方法。未塑形的导管通常进入左侧锁骨下动脉后，将导丝撤到导管近端的弯曲作为支撑，当导管行进时，导管头端会以已塑形的形状掉入主动脉弓，然后撤出导丝，冲洗导管。如果主动脉弓粗大而且 Simmons 2 导管柔软，在主动脉弓塑形也是可行的。通常将导丝轻柔地拉向导管近端弯曲，然后逆时针旋转导管，将其塑形成 8 字形。之后对导管进行减张（轻柔回拉），快速进入导丝，直到导管回弹并在降主动脉成形。通过主动脉瓣的导管塑形显然有其缺点，因为这可能会增加栓塞和（或）心律失常的风险。这一方式是通过主动脉壁一直向前推进弯头导丝，从主动脉瓣反弹回升主动脉，沿着导丝推进导管而使其成形的。

多弯导管塑形后的第一步是积极冲洗导管。通过导管回抽血 10 ～ 15ml，回抽应是无阻力的。如果遇到阻力，通常意味着导管卡在主动脉壁上，通过轻柔地旋转导管这一简单操作即可释放导管头端。之后用肝素化盐水 10 ～ 20ml 冲洗导管，为注射肝素化造影剂溶液做准备。术者现在可以继续大血管插管。通过保持导管头端指向头部，并推进导管，而将其插入大血管。我们首选从右到左的顺序将导管插入大血管。

选择进入无名动脉时，在腹股沟处轻拉导管并不断少量注入造影剂（"冒烟"），以排除通过了斑块时可能形成的夹层及显示头臂干开口。当头端进入靶血管时，有力地回撤会使导管进入大血管的远端，这时可以造影确认位置。如果想到达更远的位置，可以做个路径图，使用泥鳅导丝进入靶血管，并将导管进入想要到达的位置。通过软导丝跟进导管通常是安全有效的，但必须轻柔并警惕，避免拉直弯曲导管而失去塑形形状。

由于前置开口，用多弯导管进行左侧颈总动脉置管的难度要大于右侧颈总动脉。通过在腹股沟区推进导管直到导管头端不再继续位于头臂干；回拉导管同时逆时针旋转导管，并保持其头端朝向上方并略向前，直到插入左侧颈总动脉。在腹股沟区回撤导管并拧向恰当的方向，拉直导管的弯曲，这将确保导管在动脉内的位置。

用多弯导管尝试对牛型开口的左侧颈总动脉置管可能需要所谓的"剪刀法"。在操作这一方法时，当导管头端置于头臂干近端时，扭转导管直到它形成8字形，彻底反转导管头在头臂动脉内的方向，使其朝向内侧的左侧颈总动脉开口。然后保持导管的这个头端指向患者左侧，在腹股沟区轻轻推送导管使其头端落入左侧颈总动脉开口。当置入多弯导管时，在回撤导管的同时捻转导管，直至与"剪刀法"中所用的方向相反，使8字形襻展开，以确保导管头端的位置在颈总动脉近端。选择进入锁骨下动脉时同样遵循上述方法。

因为有第二个弯曲，多弯导管在用于近端迂曲血管时成为很有效的工具。然而与此同时，多弯也阻止该导管进入血管的远端。在这种情况下，可以用交换导丝配合交换使用不同型号导管的方法。

六、主要用途

主动脉弓插管必然是任何大血管插管的第一步。诊断导管因其形状与患者主动脉弓的解剖形态相匹配，可以有效地完成选择性大血管插管。当导管插入这些血管开口时，通常在路径图的辅助下，通过将导丝插入想要到达的远端位置而使导管到达远端。为了进行颅外或颅内介入，可以用硬导丝进行交换，以输送更大的导引导管进入远端血管。

七、替代技术

有时可以避免主动脉弓插管，尤其在尝试经桡动脉或肱动脉入路逆行进入椎动脉时，这通常更加稳定，尤其在处理椎动脉近端迂曲时。这些病例中，都可将较硬的导引导管简单地插入椎动脉开口，通过这一近端入路，微导管可以直接进入椎-基底动脉系统。由于桡动脉和肱动脉的管腔尺寸较小，与股动脉入路相比，当向颅内推送较硬器材时，导引导管很少被弹出。

另一个备选技术，尤其在严重的动脉弓迂曲的病例，是直接行近端颈部血管切开和弓上血管直接插管。

八、风险防范

在主动脉弓插管时，最常遇到的问题是：由于血管迂曲导致的靶血管插管失败。如果单弯导管无效的话，应当尝试多弯导管，如Simmons2导管。如果软的Simmons2导管（Terumo）无效，可以使用更硬的Simmons2导管（Cordis）。

主动脉弓插管最严重的并发症是未被注意到的动脉弓斑块碎裂。避免这一并发症的最好方法是术前诊断。如果患者在多个供血区存在栓塞性梗死或动脉弓严重钙化，术前应该行主动脉弓CTA检查。如果确定有斑块，应该终止操作。主动脉弓斑块碎裂可以导致灾难性的后果，因为这些斑块较大而且易碎，斑块碎裂后可以产生大量栓塞性碎片释放到循环中。确诊的主动脉弓斑块应被视为主动脉弓插管的绝对禁忌证。如果一定要插管，可考虑行直接弓上插管。

（山西省心血管病医院　成　涛　韩仰军）

第19章 复杂主动脉弓插管

一、概述

任何血管内操作最基本的步骤是血管入路。要想到达颈部和（或）脑血管结构，介入医师不得不在主动脉弓选择插管进入大血管，如头臂干、左侧颈总动脉（common carotid artery，CCA）和左侧锁骨下动脉。因此通过复杂主动脉弓解剖的挑战对任何血管内操作的成功都是最重要的。

随着年龄的增长，主动脉弓被拉长、钙化和顺应性降低，大血管的起始部也变得不那么径直，与主动脉弓顶端相比，头臂干和其他大血管发出点逐渐地向近端靠拢。为了描述被拉长的主动脉弓和头臂干相对主动脉弓顶端的关系，设想了 3 种主动脉弓类型。Ⅰ型主动脉弓是指所有三个大血管起始于主动脉弓顶点，或者头臂干的开口到主动脉弓顶点的垂直距离小于左侧颈总动脉直径。这是从股动脉入路插管最容易进入大血管的主动脉弓类型。Ⅱ型主动脉弓是指头臂干的起始点位于主动脉弓顶点水平弯曲的外层和内层顶点引出的两个水平面之间。头臂干开口到动脉弓顶点的距离是 1～2 倍左侧颈总动脉直径。Ⅲ型主动脉弓是指头臂干起始点位于主动脉弓顶点水平内层弯曲顶点引出的水平面以下。头臂干开口到动脉弓顶点的距离大于 2 倍左侧颈总动脉直径。这种类型由于主动脉弓被拉长使得经股动脉入路进行大血管插管的困难增加，并发症和风险也相应增加。

发生于老年人和高血压病患者的变化是大血管被拉长。由于颈部血管受限制，尤其在颅底，血管不断迂曲，在大血管的近段尤其明显，这给到达远端血管获得稳定的入路带来了巨大困难。因为反作用力，将导丝送到远端的正向推力容易导致导引导管逆向移动，并疝进主动脉弓。

主动脉弓本身存在解剖变异，这也很重要。最常见的解剖变异之一是所谓的"牛型弓"，左侧颈总动脉和头臂干共享一个开口（"真牛型弓"），或者左侧颈总动脉起始于头臂干（更常见）。在这些病例中，左侧颈总动脉与主动脉弓的成角使标准入路变得困难，需要使用反向弯曲或多弯（向后弯）导管。介入医师必须注意这些变异以便成功获得血管入路。在以上这些情况，以及在血管明显迂曲、血管被拉长或其他大血管从主动脉弓起始这类解剖变异的情况下，能够安全地通过主动脉弓是成功完成血管内操作面临的巨大挑战。因为这些病例的入路需花费更多时间并要求操作很多器材才能完成（从尝试到失败），而且这些动脉弓壁上和血管开口处很可能有动脉粥样硬化斑块，更易存在栓子栓塞性并发症的风险。在这一章，笔者介绍让介入科医师安全获得入路并成功通过复杂主动脉弓的技术。

二、治疗原则

（一）术前评估

通过复杂主动脉弓解剖结构的首要原则是要知道你所面临的是什么。CTA 和 MRA 是无创检查，在介入操作之前应该进行这些检查，尤其是危险的患者（老年人），除了可以提供可能的解剖变异及动脉弓和血管开口处粥样硬化性疾病的信息之外，还可以了解主动脉弓和大血管解剖及对主动脉弓进行正确分型（Ⅰ型、Ⅱ型或Ⅲ型）。在安排择期手术之前，笔者常规进行这些检查并对影像进行研读。如果动脉弓或开口处存在明显的粥样硬化斑块，笔者有时会弃用股动脉入路，代之以尝试肱动脉入路，或者放弃血管内治疗计划而采用直接手术入路，例如，颈动脉内膜剥脱或开颅夹闭动脉瘤手术。当预料到入路困难时，在主动脉弓操作前，患者应该接受系统肝素化治疗，以减少血栓栓塞的风险。

（二）导引导管尺寸

用于获得血管入路的导引导管的尺寸取决于具体的血管内操作计划。例如，当完成治疗目标必须使用较大支架或球囊时，就需要使用较粗的导引导管；相反地，如果仅使用较小的装置，则较细的导引导管已经足够了。显然，直径越小的导引导管越容易通过主动脉弓进入大血管，但这必须与必要的输送装置所要求的尺寸相匹配。另外，导引导管直径越大，在颈部血管内就越稳定（一旦导引导管到达那里）。而当尝试通过导引导管输送较硬的器材时，直径较小的导引导管则更容易向近端疝入主动脉弓。例如，6F Cook Shuttle 导引导管（内径 0.09in）（Cook Medical Inc.，Bloomington，IN）比 6F Envoy 导引导管（内径 0.07 in）（Codman&Shurtle Inc.，Raynham，MA）稳定，但 Envoy 更容易输送。

（三）导引导管硬度

入路装置的硬度也很重要。很多入颅的导引导管近端较硬而远端较软，使其对颈内动脉（internal carotid artery，ICA）或椎动脉的损伤性很少。然而它们的属性可以变化很大。例如，6F Envoy 通常比 6F Navien（Covidien LP，Mansfield，MA）或 6F Neuron（Pen-um bra Inc.，Alameda，CA）硬，因此被输送到颈内动脉或椎动脉的可能性不大。然而，一旦输送到远端，当向颅内输送诸如支架等装置时，它就不太可能疝入主动脉弓。在那些近端血管迂曲但需要到达远端并输送较硬装置的病例，通过 6F Shuttle 导管输送诸如 Navien 或 Neuron 这种较软的 6F 导引导管的复合二轴入路可能会更有效。

（四）入路导管

对于多数颅内血管内手术，包括动脉瘤或动静脉畸形（arteriovenous malformations，AVMs）栓塞，6F 导引导管如 6F Envoy 已经足够了。如果需要较大直径的导引导管（如颈动脉支架植入），则可使用 6F Cook Shuttle 鞘。在任何病例，介入科医师首先必须获得入路进入近端大血管，将这些装置向上通过并进入颈动脉和（或）椎动脉远端。在径直的Ⅰ型主动脉弓，6F Envoy 导引导管通常可以通过 0.035in 泥鳅导丝被直接导入最终位置，而不需要任何中间导管。在Ⅱ型和Ⅲ型主动脉弓，或者需要使用大的长鞘时，可以使用中间 5F 诊断导管获得入路进入大血管，在路径图辅助下，将 0.035in 或 0.038in 泥鳅导丝置于远端。在远端泥鳅导丝和 5F 中间导管充当支撑结构，在其支撑下，较大的导引导管可以进入并到达最终位置。这是将长鞘通过股动脉入路置入并进入降主动脉近端的直接入路，一旦鞘到位，所需的 5F 入路导管在泥鳅导丝的指引下选择进入大血管近端，选定靶血管后，撤出导丝，获得路径图。将 0.035in 或 0.038in 泥鳅导丝送入靶血管远端，一旦确定，借助中间导管和泥鳅导丝将长鞘送入到位。值得注意的是，血管迂曲越显著，血管相容性越差，越需要软的泥鳅导丝获得进入远端血管的入路。

对于大多数 I 型主动脉弓和选择右侧颈总动脉入路的病例，5.5F Slip 导管（Cook Medical）可以在路径图指引下用来输送泥鳅导丝至远端，同时也适合被用来输送长鞘。然而在近端迂曲或进入困难的主动脉弓病例，笔者发现 5F Vitek 导管（Cook Medical）最适合作为入路导管。其特有的向后弯曲的头端外形允许它成功地选择右侧或左侧颈总动脉开口，即使是在Ⅲ型主动脉弓，也可以在动脉弓水平围绕动脉开口保持其形状，为输送装置提供稳定的结构，如 6F 或 7F 长鞘。交换导丝在路径图指引下进入颈外动脉（external carotid artery，ECA）或 KA 远端以获得额外的支撑力，导引导管可以通过 5F Vitek 导管和导丝以同轴的形式行进，到达预期的位置。

在血管严重迂曲并伴有解剖不利的主动脉弓病例，上述讨论的技术有时还不能使导引导管进入大血管，并进一步前行到预期位置，在这种情况下可以采用间接策略。可以选用较软的 5F 导管，如 Simmons 2（Terumo Medical Corp.，Somerset，NJ）导管用于选择靶血管。在路径图指引下，将较软的 0.035 in 泥鳅导丝送入远端血管，如颈外动脉的颌内分支。导丝到位后，将软的导管通过导丝送至远端位置（如颌内动脉）。这时将软导丝撤出，换成超硬导丝，如 Amplatz（Cook Medical）或 Supra Core（Abbott Vascular Inc.，Jamaica，NY）。如果导管向近端弹出，应该将导丝换成稍微软一些的。当导丝位于其靶点时，交换出 5F 导管，将所需的导引导管或长鞘置入。需要置入 9F Gore（W.L.Gore&Associates，Flagsta，AZ）或 MoMa（Medtronic Inc.，Minneapolis，MN）血流逆转导引装置时，我们常规使用这种间接方法。当术者采用交换技术时，在粗大的导引导管或鞘内使用一根中间入路导管会带来便利。

（五）向后弯曲（反弯或多弯）导引导管

在操作最困难的动脉弓，上述措施都无法提供一个入路时，更硬更粗的反弯导管，如 6F 或 8F Simmons 2 导管可以获得血管入路并充当导引导管。这是针对操作极其困难、解剖复杂的动脉弓而采用的最后解决手段。6F 导管可以为颅内操作提供入路，如动脉瘤栓塞，而 8F 导管更适合颈动脉血管成形术和支架植入术。对于需要这些导管的病例，笔者使用 5F 中间导管进入左侧锁骨下动脉，并用硬导丝到达远端的肱动脉。将反弯导管带入左侧锁骨下动脉近端，将远端导丝和中间导管撤回导引导管，恰至导管自然弯曲的近端。然后向前推进导管，引导自然弯曲形成反弯形状。一旦在动脉弓获得 Simmons 2 导管的自然弯曲，即可选择靶血管。在这些病例，导管的硬度和自然形状可以提供极好的支撑，使得远端导管通过导引导管被置入而完成手术。

（六）伙伴导丝

在预料近端迂曲可能增加导引导管疝入主动脉弓风险的病例，伙伴导丝，如 V-18 0.018 in 较硬的超滑导丝（Boston Scientific，Natick，MA），通过导引导管可以被置入目标远端血管，以提供额外的支撑来完成手术。

（七）球囊锚定技术

为了使导引导管到位，有一种特殊的入路技术是将球囊导管输送至远端并充盈，通过在靶血管像锚一样地回拉球囊导管，驱使导引导管从主动脉弓上行到达靶血管。这一技术要求中间导管或导引导管至少要进入靶血管开口。球囊的直径要略大于靶血管直径。通过中间导管或导引导管沿着进入靶血管的微导丝推进球囊。要避免在明显动脉粥样硬化处充盈球囊。当球囊到位时，用手加压充盈球囊，将球囊作为锚，通过回拉球囊导管（保持球囊本身不要动）将导引导管带入到位，从而靶血管被拉直，迂曲被消除。导引导管到位后，泄掉球囊并撤出。

（八）微导管长度和稳定性问题

在使用反弯导管的病例，颈部操作可以简单地直接通过动脉弓内稳定的导引导管来完成。然而，由于多数导管长 90cm，在到达颅内前可能长度已不足，尤其当目标位置较远时，如动静脉畸形栓塞。在这类病例，要提前测量导管和输送装置以确保可以到达颅内靶点。在计划进行动脉瘤栓塞的病例，直接通过位于主动脉弓的导引导管放置微导管可以导致微导管极其不稳定，增加微导管或弹簧圈疝出动脉瘤的风险。在这些病例，笔者通常通过远端入路导管（Stryker，Kalamazoo，MI）输送微导管，在弹簧圈栓塞或支架释放时提供支撑。

（九）切开

最后，如果上述所有的技术都无法完成主动脉弓入路或患者动脉弓有明显的动脉粥样硬化性病变，直接颈动脉或后颈部椎动脉切开仍然是有效和安全的选择（见第 16 章，血管内操作的直接入路技术）。直接在颈部血管置鞘，可以提供极高的稳定性，而不明显增加风险。

三、预期与潜在并发症

与复杂主动脉弓入路相关的并发症包括：在手术重要步骤，如弹簧圈栓塞动脉瘤或释放支架时，丧失入路、主动脉弓和（或）大血管损伤、主动脉弓夹层、远端栓塞和卒中。

在复杂主动脉弓需要使用硬的粗大导管保证血管入路的情形下，主动脉弓夹层更容易发生。如上所述，使用 8F Simmons 2 导管发生主动脉弓损伤和夹层的风险远高于直径较小的导管。主动脉弓越迂曲、被拉得越长、钙化越明显，在主动脉弓夹层患者和（或）在大血管置管过程中，主动脉弓释放动脉粥样硬化碎片导致远端栓塞的可能性就越高。

置管困难的迂曲、钙化的主动脉弓通常都有动脉粥样硬化性病变，影响的不仅是主动脉弓本身（所谓的"绒毛弓"），也影响了大血管开口。当存在明显的动脉粥样硬化性病变和大血管开口狭窄时，必须权衡血管内操作的益处与潜在风险。在这种情况下，采用无创的主动脉弓影像检查（如 CTA），观察的不仅是主动脉弓本身的解剖，而且对潜在的灾难性栓子源也是个评估。在笔者看来，术前或术中主动脉弓影像显示"绒毛弓"是主动脉弓置管的绝对禁忌证，应该考虑选择直接手术或切开。

四、技术要点

对于非常迂曲的Ⅲ型主动脉弓，进入大血管遵循以下步骤：①使用 Vitek 导管进入右侧或左侧颈总动脉。②在路径图的指引下，通过 Vitek 导管导入交换导丝，进入到颈外动脉或颈内动脉（取决于病变靶点的位置）远端以获得稳定性。③通过 Vitek 导管和交换导丝导入导引导管（如 6F Envoy 或 6F Shuttle 鞘）至所需的位置。例如，如果病变靶点是位于颈部颈内动脉近端的狭窄，导引导管仅置于颈总动脉远端；如果病变靶点位于颅内，则导引导管将被置于颈部颈内动脉远端。④如果这一策略失败，可以使用更粗和更硬的导管（如 8F Simmons2 导管）进入到右侧或左侧颈总动脉开口，借此中间导管可以更接近病变。

（山西省心血管病医院　成　涛　郁　磊）

第 20 章　血管闭合装置

一、概述

动脉穿刺后人工压迫是止血的标准方法。然而，对医师来说这是一项繁重的工作，导致对患者的处理延迟，也可能导致患者不适，还要求暂停抗凝治疗。闭合装置可以取代人工压迫，作为更简便的选择，既能节省时间、减轻工作量并使患者感觉更舒适，又不增加并发症的发生率。

二、预期和潜在的并发症

人工压迫代表着自然愈合，仍然是血管闭合的标准方法。在过去的 20 年，闭合装置的发展目标是让患者和医师舒适，然而直到今天，其作用和安全性仍存有争议。仍然不清楚闭合装置是否优于人工压迫或更安全。最近有报道提示，闭合装置可能优于人工压迫，显然在慎重选择止血策略和闭合装置方面做出了努力。与使用闭合装置相关的最常见的并发症是血肿（最多达 70%），其次是假性动脉瘤（最多达 20%）。其他并发症还有下肢缺血、穿刺点感染及某些需要手术的动静脉瘘。而人工压迫止血出现这些并发症是很少的。为了减少闭合装置的相关并发症，对于具有穿刺点相关风险因素和由于其他疾病导致较高出血风险的患者，使用闭合装置需要审慎行事。使用抗生素可能对应用闭合装置的糖尿病患者具有预防穿刺点感染的作用。介入治疗手术出现穿刺点并发症的风险比诊断性造影高得多，可能与抗凝治疗有关。很多术者在高危患者中避免使用闭合装置，以防止血管闭合装置的相关并发症，这反过来会对闭合装置与人工压迫的比较结果产生偏倚。

值得提出的是，文献报道在诊断和介入治疗时使用 Angio-Seal Evolution 装置（St.Jude Medical，Inc.，St.Paul，MN），以及仅在诊断性操作时使用 Perclose（Abbott Vascular Inc.，Jamaica，NY）可以降低主要并发症的发生率。

三、技术要点

血管闭合装置可以分为被动的和主动的。下面列出了各种类型的装置，对一些比较常用装置的使用技术也进行了描述。

（一）被动装置

被动装置通过应用促凝血物质或机械压迫来加强止血。使用这类闭合装置并不减少离床活动前所需的卧床时间。

1. 止血垫片　一些止血垫片可以与人工压迫联合使用。这些垫片表面覆盖带有正电荷的止血药物（如壳聚糖凝胶），能够吸引带负电荷的血小板和红细胞，因此可以加速血块形成和止血。目前很少有证据说明使用垫片止血可以实现早期离床活动，该方法仍存在争议。

2. 压迫装置　使用这些装置的目的是取代人工压迫，但是并不会明显减少离床活动前所需要的时间。一项随机对照研究比较了机械夹压迫和人工压迫，机械夹具有较高的止血成功率，但与一些罕见的主要并发症相关。压迫装置使用比较方便，因为可以减轻护士的负担，使护士有更多的时间去关心其他患者，然而它们可能会给患者带来不适。当由于解剖变异导致高位置鞘，患者有弥漫性动脉粥样硬化性疾病伴股动脉壁病变，以及股动脉管径小于4.5～5.0mm时，这些装置通常作为首选的被动闭合装置。下面讨论了两种最常用的压迫装置。

FemoStop II Plus 压迫系统（St.Jude Medical）是一个透明、气动的可充盈的圆顶，与压力计相连，并被置于支撑弓上，该支撑弓通过可调节带粘在患者身上。圆顶可置于穿刺点上方1cm处。在移除鞘时，圆顶内的压力应保持在60～80mmHg，之后保持高于收缩压的压力（最多比收缩压高20mmHg）1～3分钟，然后保持平均动脉压15分钟，确保可触及足动脉搏动，之后可以轻轻地将压力减至30mmHg，保持1～2小时，最后可将装置小心移除。

ClampEase 装置（Semler Technologies, Inc., Milwaukie, OR）由置于患者下面作为支撑的扁平金属垫、带有清洁压力垫的C形夹钳组成。当拔出鞘时，降低夹钳以便压力垫可以压迫穿刺点。夹钳可以在15分钟后被移除。在肝素化的患者，主动闭合装置是首选的。然而，如果在肝素化患者有指征使用压迫装置时（如上所述：高位穿刺、病变动脉、管径较小），通常是部分凝血酶原时间＜50秒时进行压迫装置止血，在这种情况下，夹钳放置的时间要长些，取决于鞘的尺寸（如6F或更大直径的鞘需要25～45分钟）。同样，在肝素化的患者，夹钳压力的释放也要在超过10分钟的时间内缓慢进行，然后仔细检查股动脉穿刺点以防可能发生的血肿。

（二）主动装置

主动装置可分为胶原栓装置、缝合装置或夹闭装置。

1. 胶原栓装置　Angio-Seal Evolution 装置（St.Jude Medical）是一种胶原止血的穿刺闭合装置，从20世纪90年代中期发展而来，作为传统人工压迫的备选，已成为应用最广泛的血管闭合装置之一。这个装置的主要成分为矩形锚、胶原栓和缝线。这些成分在60～90天可以被吸收。为了释放装置，需要使用导丝将动脉鞘 X Angio-Seal 鞘和穿刺点定位器。定位器有搏动样血液反流出时可以帮助术者将鞘放入动脉腔。将鞘固定于原位，移除导丝和穿刺点定位器。将 Angio-Seal 装置插入鞘内直到听到咔嗒声，然后释放锚，并拉向动脉壁内侧直到彩色的压实标记（通常为绿色）出现。随着装置的进一步撤出，胶原栓被释放并围绕缝线扭曲覆盖在动脉壁穿刺点外侧。当回拉装置时，紧按缝线释放按钮。在皮下用剪刀剪断缝线，仅留下可吸收部分。

MynxGrip 血管闭合装置（AccessClosure, Moun-tain View, CA）是最近研发出的 Mynx 装置，由聚乙二醇密封剂、水溶性和惰性的非凝血酶原聚合物组成。当系统的半顺应球囊在血管内临时阻断动脉穿刺点时，将密封剂在动脉外释放。MynxGrip 提供 5F、6F 和 7F 型号。它适合介入和诊断操作时使用，并推荐用于临界管径的动脉（4.5～5.0mm）。

冲洗操作鞘管，在带锁注射器中装入 2～3ml 无菌盐水，并接于旋塞阀。通过充盈球囊检查判断其是否漏气，直到充盈指示器上的黑色标记完全显示，然后再泄掉球囊。将 MynxGrip 插入操作鞘直到白色杆状标记。充盈球囊直至充盈指示器上的黑色标记完全显示，关闭旋塞阀。接着抓住装置手柄，回撤导管直到球囊紧靠操作鞘管的远端，然后直到球囊紧靠动脉穿刺点，这可以通过鞘管回血得到确认。在保持温和张力的同时，分离并进入梭子，直至感觉到阻力。然后从穿刺点撤出操作鞘直至梭子锁在手柄上。轻柔地沿皮肤水平送入推进管直至单个标记完全显示，然后原位保持 30 秒。这样就把密封剂涂于动脉壁上了。拉回柱塞锁住注射器以形成最大的负压。打开旋塞阀泄掉球囊，通过推进管腔回撤球囊导管，移除推进管。MynxGrip 密封剂会在 30 天内被吸收。

2. 缝合装置　Perclose ProGlide 缝线介导的闭合系统（Abbott Vascular）是为 5～21F 股动脉穿刺点血管闭合而设计的。ProGlide 有一条缝线和两根针。通过导丝以 45°角将装置插入。当装置的鞘管出口部分一旦临近皮肤表面就可将导丝撤出。回血提示装置已完全定位于血管腔，然后拉起装置前面的操作杆。操作杆仅在确认回血时才可以被拉起。这就从管腔内针道上释放了一只脚，脚内有两个缝线袖套；每个缝线袖套与缝线襻的一端相连。轻轻地向后拉出装置，将脚对着动脉前壁。正确的定位是通过血流中断来确认的。可能需要调整装置的角度以获得血流中断。推送手柄上的柱塞释放这两根针，穿过动脉壁到达缝线袖套。下一步，柱塞和针一起从装置主体上撤出，留下缝线尾部。回拉柱塞以收紧缝线，从针上剪断缝线。装置松懈后，操作杆返回到中立位。打一结并向动脉穿刺点推送以止血。新一代 ProGlide 有附属的打结推杆和缝线剪可供选用。6F ProGlide 是为使用 5～8F 鞘的操作而设计的。如果在操作一开始就安放装置，可以使用更大的鞘。操作结束后，缝线打结并推向动脉穿刺点以封闭之。

3. 夹闭装置　Starclose 装置（Abbott Vascular）的特点是植入 4 mm 的镍钛合金夹。首先将装置插入动脉腔，然后释放其翼。撤出装置时，翼被拉向动内壁。这时夹子在动脉壁外被释放。夹子将动脉穿刺点两端合在一起而止血。Starclose 可以用于诊断和介入操作，且适用于 5～8F 动脉穿刺点的封闭。使用这一装置后要警惕持续渗出的风险，尤其在肝素化患者。

四、主要用途

闭合装置作为更简便的备选手段来取代人工压迫，它可以节省时间和体力，使患者更舒适，而不增加并发症的发生率。

五、替代技术

最常见的备选方法是人工压迫，在动脉穿刺点直接施以一致的、稳固的压力。为了完成这一操作，建议术者用一个手指（如果使用右手就是示指）在切口上方定位股动脉搏动点，用两个手指（如果使用右手就是中指和环指）在切口下方定位。术者在拔出鞘时应该在切口上施以稳固的压力。当鞘被拔出时，建议术者朝着股骨头对切口施以不变的、稳固的压力。建议对 5 ～ 6F 动脉穿刺点，人工压迫 15 ～ 20 分钟。如果正在接受抗凝治疗，需要更长的压迫时间。在有些特殊病例可采用手术缝合。

（山西省心血管病医院　成　涛　张　磊　李　渊）